TRAUMAFOLGESTÖRUNGEN – VORBEUGEN, BEHANDELN UND REHABILITIEREN

Herausgegeben von Robert Bering und Christiane Eichenberg

Krieg, Erdbeben, Hochwasser, Corona, häusliche Gewalt, Amokläufe, Gewalt im Internet – psychische Beeinträchtigungen als Folge von Gewalt, Unfällen oder Naturkatastrophen finden in der Öffentlichkeit und in Fachkreisen zunehmend Aufmerksamkeit und stellen Psychotherapeutinnen und sozialpädagogische Helfer vor besondere Herausforderungen. Die psychosoziale Versorgung nach potenziell traumatisierenden Erfahrungen reicht von der Psychosozialen Akuthilfe über eine Psychotherapie bis zur Rehabilitation am Ende einer Versorgungskette.

Die einzelnen Bände der Reihe informieren über die Methoden der psychosozialen Versorgung für einzelne Risikogruppen, die Möglichkeiten der Prävention von Belastungsstörungen und innovative Wege der Beratung und Behandlung bei unterschiedlichen Traumata und Verlaufstypen.

Die Herausgeber:innen:

Robert Bering, Prof. Dr., war Mitgründer und zuletzt Chefarzt des Zentrums für Psychotraumatologie/Klinik für psychosomatische Medizin der Alexianer Krefeld GmbH. Heute lehrt er an der Universität zu Köln und ist Chefarzt in der Regionspsychiatrie Gødstrup in Dänemark.

Christiane Eichenberg, Prof. Dr., ist Leiterin des Instituts für Psychosomatik der Sigmund Freud PrivatUniversität Wien, Fakultät für Medizin.

Die Einzelbände behandeln folgende Themen:

1. Band: Trauma und moralische Konflikte
2. Band: Kompendium Traumafolgen – Verlauf, Behandlung und Rehabilitation der komplexen PTBS
3. Band: Trauma und digitale Medien – Therapiemöglichkeiten und Risiken
4. Band: Trauma und Gegenübertragung (Herbst 2023)
5. Band: Krisenintervention und Akuttherapie (Frühjahr 2024)

Weitere Bände in Vorbereitung

Christiane Eichenberg und Jessica Huss

Trauma und digitale Medien

Therapiemöglichkeiten und Risiken

Klett-Cotta

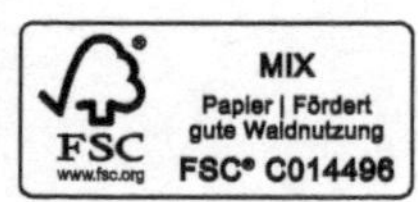

Klett-Cotta
www.klett-cotta.de

Cover: Bettina Herrmann, Stuttgart
unter Verwendung einer Abbildung von Urupong/iStock by Getty Images
Gesetzt von Eberl & Koesel Studio, Kempten
Gedruckt und gebunden von GGP Media GmbH, Pößneck
Lektorat: Dipl.-Psych. Mihrican Özdem, Landau
ISBN 978-3-608-98427-9
E-Book ISBN 978-3-608-12165-0
PDF-E-Book ISBN 978-3-608-20626-5

Bibliografische Information der Deutschen Nationalbibliothek
Die Deutsche Nationalbibliothek verzeichnet diese Publikation in der Deutschen Nationalbibliografie; detaillierte bibliografische Daten sind im Internet über http://dnb.d-nb.de abrufbar.

Inhalt

Dank

Ein Buch kommt nicht ohne hilfreiche und sachkundige Unterstützung zustande, Studien nicht ohne die geduldige Bereitschaft der Probandinnen, an ihnen teilzunehmen. In diesem Sinne danken wir all unseren Befragungsteilnehmenden für ihre intrinsische Motivation, einen Beitrag zum Wissenszuwachs im Bereich Mediennutzung und psychische Traumatisierung zu leisten. Für die wissenschaftliche Zuarbeit danken wir den engagierten Psychologinnen Raphaela Schneider und Lilian Strobl ebenso wie unseren Studierenden, deren Erkenntnisse aus empirischen Masterarbeiten ein zentrales Fundament für die Aufarbeitung des Buchthemas darstellen.

Wir danken der hoch professionellen wie verständnisvollen Begleitung des Verlags, namentlich Herrn Heinz Beyer für die Starthilfe bei der Begründung unserer Reihe »Traumafolgestörungen – vorbeugen, behandeln und rehabilitieren« sowie Frau Katharina Colagrossi und Mihrican Özdem als Lektorinnen dieses Bands. Danke auch an Herrn Robert Lehrenfeld für die akribische Umbruchkorrektur. Nicht zuletzt danken wir all unseren Kollegen aus den Forschungsbereichen der Psychotraumatologie und E-Mental-Health, die mit uns seit vielen Jahren einen befruchtenden Dialog über unsere gemeinsamen Forschungsthemen führen. Ohne diesen Austausch und engagierte internationale Forschung hätten wir keine Basis gehabt, um den breiten Wissensfundus zusammentragen zu können und unserer Leserschaft einen wissenschaftlichen Hintergrund und praktische Hinweise zu geben, welche Chancen, aber auch Risiken mit digitalen Medien im Bereich der Psychotraumatologie verbunden sind.

Im Februar 2023,
Christiane Eichenberg, Wien
Jessica Huss, Berlin

KAPITEL 1

Einführung – Bedeutung digitaler Medien für die Psychotraumatologie

Etwa seit der Jahrtausendwende steigt die Bedeutung der Digitalisierung im Bereich der Gesundheitsdienstleistungen stetig an. Mittlerweile existieren unzählige Gesundheitsportale, Apps, Foren und Communitys, die von einem immer stärker wachsenden Segment der an Gesundheitsthemen interessierten und digital agierenden Gesellschaft genutzt werden. Inzwischen integrieren auch verschiedene Anwendungen künstliche Intelligenz. Was bedeutet diese Entwicklung für die Psychotraumatologie?

Dieser Frage widmen wir uns in dem vorliegenden Band. Um Antworten auf diese Frage zu finden, ist es zunächst nötig, die vielfältigen Schnittstellen zwischen der Psychotraumatologie und den digitalen Medien zu systematisieren. Unsere interessierten Lesenden werden mit dem Titel unseres Buches wahrscheinlich unterschiedliche Assoziationen verknüpfen, die Fragen in ihnen aufwerfen, wie z. B.: Können mittels digitaler Medien Traumafolgestörungen erfolgreich behandelt werden? Welche Konzepte gibt es, wie effektiv sind internetgestützte Behandlungen im Vergleich zu klassisch durchgeführten Traumatherapien? Welche Patienten präferieren welche Behandlungsmodalität? Möchte ich als Therapeutin (auch) im digitalen Setting arbeiten, oder sollte ich es, weil bestimmte Situationen, wie z. B. die aktuelle Covid-19-Pandemie, eine Öffnung des traditionellen Settings notwendig machen? Gleichzeitig begegnen uns in der Praxis Patienten, die von traumatischen Erfahrungen im Zusammenhang mit der Nutzung von digitalen Medien berichten: Cybermobbing oder verschiedene Formen sexueller Gewalt sind Beispiele hierfür, die inzwischen schon unter dem Begriff des »Cybertraumas« subsumiert werden (Knibbs 2016).

Nach der Darstellung der verschiedenen Schnittstellen führen wir in zentrale Begriffe von E-Mental-Health ein, um unsere Leserschaft mit der Fachsprache digitaler Medien vertraut zu machen. Gleichermaßen stellen wir ausgewählte Konzepte der Psychotraumatologie dar, allerdings beschränken wir uns dabei auf diejenigen, die für das Verständnis des Einflusses von digitalen Medien auf das therapeutische Handeln relevant sind. Wir schließen das Kapitel ab mit dem aktuellen Forschungsstand zur Inanspruchnahme digitaler Medien bei psychischen Erkrankungen sowohl vonseiten der Patienten als auch vonseiten der Therapeutinnen. Studien belegen, dass in der psychotherapeutischen Versorgung heutzutage digitale Therapieoptionen nicht nur auf breites Interesse stoßen, sondern inzwischen einen wesentlichen Anteil darstellen. Damit ist E-Mental-Health auch ein Thema für die Psychotraumatologie, denn es wird davon ausgegangen, dass viele Menschen, die traumatische Ereignisse erleben mussten, auch bei der psychologischen Versorgung auf einen flexiblen Einsatz unterschiedlicher Technologien verstärkt Wert legen.

Umso wichtiger erscheint es uns, dass auch Traumatherapeuten hier über diesbezügliche Chancen, aber auch Grenzen fundiert informiert sind.

1.1 Schnittstellen zwischen der Psychotraumatologie und digitalen Medien – zentrale Begriffe und Konzepte

1.1.1 Zentrale Begriffe im Bereich E-Mental-Health

Betrachten wir die Schnittstelle zwischen digitalen Medien und psychischen Erkrankungen im Allgemeinen (ausführlich siehe Eichenberg & Kühne 2014), so stellen wir fest, dass zwei Perspektiven wesentlich sind, die sich selbstverständlich auch auf psychotraumatische Störungen im Speziellen anwenden lassen: zum einen die Nutzung digitaler Medien in der Prävention, Selbsthilfe, Beratung,

Behandlung und Rehabilitation psychotraumatischer Störungen, was in das Forschungs- und Praxisfeld des E-Mental-Health fällt, zum anderen die klinisch relevanten Auswirkungen der Nutzung digitaler Medien, d. h. die Entwicklung psychotraumatischer Folgestörungen aufgrund traumatischer Erfahrungen im virtuellen Raum (Cybertrauma).

E-Mental-Health bei psychotraumatischen Störungen. Grundsätzlich muss unterschieden werden zwischen der Informations- und Kommunikationsfunktion digitaler Medien. Das Internet beispielsweise vereint als sogenanntes Hybridmedium beide Funktionen: Als Medium der Information ermöglicht es einen breiten Zugang zu störungsspezifischen Informationen. In seiner Kommunikationsfunktion bietet es Optionen zur Individual-, Gruppen- und Massenkommunikation. Dabei muss unterschieden werden, ob die Kommunikation zwischen Patienten und Therapeuten (z. B. Online-Einzeltherapie oder Online-Gruppentherapie) oder zwischen Betroffenen untereinander erfolgt (z. B. in Online-Selbsthilfegruppen). Bei der Kommunikation von Betroffenen ist wiederum zu unterschieden, ob die Kommunikation »many to many« erfolgt, wie in den Online-Selbsthilfegruppen, oder »one to many«, was z. B. über YouTube-Channels umgesetzt wird, in denen Betroffene über ihren Krankheits- und Genesungsverlauf berichten. Ebenso ist es möglich, dass Patientinnen ausschließlich mit dem Computer kommunizieren, wie z. B. in Therapieprogrammen, die auf Chatbots basieren, die zum Teil künstliche Intelligenz nutzen. Der Massenkommunikation kommt vor allem bei der Vermittlung von gesundheitsbezogenen Informationen eine zentrale Bedeutung zu, indem beispielsweise Organisationen entsprechende Websites veröffentlichen. Insgesamt umfassen in der Klinischen Psychologie und Psychotherapie digitale Medien inzwischen ein breites Spektrum, zu dem unter anderem Internetanwendungen, mobile Apps, Computerspiele und Virtual Reality zählen.

Gut handhabbar ist demnach die Systematisierung patientenzentrierter E-Mental-Health-Angebote nach folgenden Aspekten:

- Welche digitalen Medien werden eingesetzt?
- Wie viele Empfänger werden adressiert (z. B. Individual- oder Gruppenangebote)?
- Erfolgt die Kommunikation zwischen professionell Helfenden und Betroffenen, zwischen Betroffenen oder zwischen Betroffenen und einer Computeranwendung?
- Auf welche Störungen beziehen sie sich (akute oder chronische Traumafolgestörungen)?
- Zu welchem Zeitpunkt wird die Intervention gesetzt (präventiv, kurativ usw.)?

In den nachfolgenden Kapiteln wird deutlich, dass diese erste Systematisierung noch weiter auszudifferenzieren ist. An dieser Stelle soll sie jedoch nur kurz dargestellt werden, um die vielfältigen Schnittstellen greifbar zu machen.

Cybertrauma. Während digitale Medien also eine Vielzahl an Diensten zur Unterstützung traumatisierter Menschen bieten, bergen sie jedoch ebenso die Gefahr einer Traumatisierung ihrer Nutzer. Die zweite zentrale Schnittstelle betrifft demnach die psychotraumatischen Auswirkungen, die die Nutzung digitaler Medien mit sich bringen können. Dazu zählen z. B. *Cybermobbing/-bullying* und *Cyberstalking*. Wir wissen, dass immer mehr jugendliche Nutzer sozialer Netzwerke oder Chatrooms zu Opfern von Beleidigungen oder Verleumdungen werden, häufig mit Folge massiver psychischer Belastungen. Eine weitere Quelle traumatischer Erfahrungen stellt das Internet als Austragungsort *sexueller Gewalt* mit vielfältigen Formen dar. Ebenso stellt sich die Frage, inwiefern virtuelle Beziehungserfahrungen traumatisierend sein können (z. B. beim Falschen Profil/Love-Scamming, →Kap. 3.3.1) und ob virtuelle Übergriffe z. B. in Online-Spielen realen Übergriffen in ihren psychischen Folgen gleichkommen. Die Forschung hat sich mit diesen Fragen beschäftigt, sodass bereits neue Begriffe wie »online dating abuse« (Missbrauchserfahrungen bei der Online-Partnersuche) oder »Cybertrauma« als Oberbegriff für psychotraumatische Folgen nach Cyberdelikten geprägt wurden.

Definition: Cybertrauma

Cybertrauma wird nach der britischen Psychotherapeutin Catherine Knibbs (2016–2021) wie folgt definiert:

»Any trauma that is a result of self- or, other-directed interaction with, mediated through, or from any electronic internet/cyberspace ready device or machine learning algorithm, that results in impact now or the future. This event/interaction can be multi-modal, multi-platform and multi-interval, delayed or immediate, legal or not, singular or plural, and may include images, sound, touch and or text and may or may not be vitriolic in nature. Events may include covert and overt typology and may be virtual and corporeal and/or at the same time.«

Um die Folgen eines Cybertraumas adäquat behandeln zu können, ist es wichtig, die Besonderheiten von Cyberdelikten sowohl aufseiten des Täters als auch des Opfers zu kennen.

Weitere Schnittstellen. Weitere Schnittstellen zwischen der Psychotraumatologie und den digitalen Medien betreffen zum einen die Möglichkeiten des *kollegialen Austauschs,* wie z. B. Intervision und Supervision über Videokonferenzen oder Mailinglisten, der aber auch breiter angelegt in sogenannten Online-Traumanetzwerken organisiert wird. Ebenso eröffnet das Internet Optionen zur *Fort- und Weiterbildung* sowie zur *Forschung*, indem z. B. in Online-Befragungen leicht große Stichproben rekrutiert werden können. Schließlich werden auch Fragen der *Medienwirkungen* virulent; so wissen wir z. B., dass mediale Berichte über Gewaltverbrechen die Einstellung gegenüber Täterinnen und Opfern verändern (Eichenberg & Ebert 2008; Huss & Eichenberg 2016), sodass vor allem dem Internet als inzwischen wichtigem massenmedialem Nachrichtenmedium auch hier eine zentrale Funktion zukommt. Dies hat zur Konsequenz, dass wir Internet-Journalistinnen psychotraumatologische Kenntnisse vermitteln müssen, sodass »gute« Berichterstattung möglich wird; d. h. Berichte entstehen, die psychische Störungen entstigmatisieren und mögliche sekundäre Traumatisierungen der Rezipienten vermeiden.

Um die Chancen der digitalen Therapie, aber auch Risiken des digitalen Raums für die Entwicklung und Chronifizierung psychotraumatischer Störungen zu verstehen, müssen zentrale Begriffe aus dem Bereich von E-Mental-Health erläutert und Konzepte aus der Psychotraumatologie herangezogen werden. Um zu analysieren, für welche Patientengruppen und in welcher Phase des traumatischen Verlaufsprozesses der Einsatz dieser Medien indiziert ist, müssen wir verschiedene Arten von Traumata und Traumafolgestörungen unterscheiden, das Verlaufsmodell psychischer Traumatisierung berücksichtigen und Betroffene einteilen nach dem Kriterium des spezifischen Risikos, nach einem traumatischen Ereignis eine Traumafolgestörung zu entwickeln. Allgemeine Krankheitstheorien, kurze Hinweise zum diagnostischen und therapeutischen Vorgehen in der traditionellen Praxis sind zentral, um zu prüfen, inwiefern diese auch für das Behandeln im Online-Setting handlungsleitend sind bzw. an das veränderte Setting adaptiert werden müssen.

Im Folgenden führen wir die zentralen Begriffe im Bereich des E-Mental-Health sowie deren Rahmenbedingungen auf.

E-Health. Trotz der Uneinigkeit über die Definition von E-Health haben alle Definitionen und unterschiedlichen Schreibweisen von E-Health gemeinsam, dass diese den Einsatz von Kommunikations- und Informationstechnologien im Gesundheitswesen umfassen (Christensen et al. 2002; Lux 2018).

Definition: E-Health

Die WHO definiert E-Health als die Nutzung von Informations- und Kommunikationstechnologien im Gesundheitswesen, z. B. für die Behandlung von Patienten, die Ausbildung von Gesundheitspersonal, die Verfolgung von Krankheiten und die Überwachung der öffentlichen Gesundheit (World Health Organization 2016).
In ähnlicher Weise definiert die Europäische Kommission E-Health als Nutzung moderner Informations- und Kommunikationstechnologie zum Zwecke der Bedürfnisbefriedigung von zahlreichen Anwendergruppen, z.B. Leistungserbringer im Gesundheitswesen, Bürger, Patienten und Angehörige (European Commission 2003).

Die Definition von E-Health wurde in den letzten Jahren über den bloßen Nutzen von Kommunikationstechnologie hinaus dahingehend erweitert, dass E-Health durch die Bereitstellung geeigneter Methoden und Konzepte Akteurinnen im Gesundheitswesen vernetzt sowie patientenorientierte Prozesse integriert. Dabei sind unterschiedliche Anwendungsfälle und Vernetzungen von Akteuren denkbar, z. B. Arzt zu Patient, Leistungsträger zu Patient, Patient zu Arzt usw. Je nach Beziehung sind unterschiedliche Anwendungsszenarien sowie Dienste, Plattformen, Portale usw. möglich. Ziel der meisten E-Health-Lösungen, die auch als soziotechnische Systeme zu verstehen sind, ist es, die Menschen bei der Erfüllung von Aufgaben mithilfe von Technik zu unterstützen (Lux 2018). Als Vehikel für die Nutzung von Informations- und Kommunikationstechnologie im Gesundheitswesen fungieren die Telematikinfrastruktur sowie rechtliche Rahmenbedingungen, die einen sicheren Transfer von personenbezogenen Daten garantieren (zum Thema Datenschutz siehe Eickmeier 2018).

Rechtliches. Wie sehen die formalen Regelungen im Umgang mit und durch E-Health-Anwendungen aus? Die Beschlüsse, Richtlinien und Gesetze umfassen das Bundesdatenschutzgesetz, Datenschutzgrundverordnung, Telemediengesetz, Strafgesetzbuch, Musterberufsordnung für Ärzte sowie IT-Sicherheits- und Medizinproduktgesetze. Ohnegleichen bietet die Digitalisierung viele Chancen und innovative Räume im Gesundheitswesen, andererseits entstehen dadurch auch Risiken, besonders wenn es um die Erhebung von personenbezogenen Daten geht (Lux 2018). Diese gelten als besonders schutzbedürftig, denn darunter fallen Informationen, wie z. B. Name, Kontaktdaten und Adresse des Nutzers, aber auch Standortdaten, Login-Daten sowie Gerätekennungen. Gesundheitsdaten zählen ebenso zu den personenbezogenen Daten, die Aufschluss über den Gesundheitszustand eines Individuums geben, enthalten in ärztlichen Behandlungen, Befunden oder Vorsorgemaßnahmen (Bauer 2018). Das Bundesdatenschutzgesetz (BDSG) definiert den Umgang mit personenbezogenen Informationen in Deutschland. Als Grundsatz des Gesetzes gilt, dass die Erhebung, Weiterverarbeitung und

-nutzung von personenbezogenen Daten nur erlaubt ist, wenn Personen ausdrücklich ihre Zustimmung geben (§ 4, § 4a BDSG). Das Gesetz folgt zudem den Prinzipen der Datensparsamkeit und -vermeidung, d. h., Datenverarbeitungssysteme sollen möglichst wenige personenbezogene Informationen sammeln. Weiterhin sollen Daten dadurch geschützt werden, in dem sie anonymisiert oder pseudonymisiert werden. Das Bundesdatenschutzgesetz gilt für öffentliche und private Unternehmen (Eickmeier 2018). Abgesehen von der Tatsache, dass Datensicherheit und -verarbeitung von personenbezogenen Informationen rechtlichen und gesetzlichen Vorlagen unterliegen, ist ein hohes Datenschutzniveau ein wichtiger Pfeiler für die Inanspruchnahme von digitalen (Gesundheits-)Anwendungen sowie für das Vertrauen bei Nutzerinnen (Weichert 2014).

E-Health stieß erst langsam auf das Interesse von politischen Entscheidungsträgern; erst vor wenigen Jahren wurden die ersten E-Health-Gesetze verabschiedet (Bundesministerium für Gesundheit 2016). Eines der ersten E-Health-Gesetze war das »Gesetz für sichere digitale Kommunikation und Anwendungen im Gesundheitswesen«, das im Januar 2016 in Kraft getreten ist (Bundesgesetzblatt I 2015, Nr. 54 v. 28. Dezember 2015; Eickmeier 2018). Mithilfe des E-Health-Gesetzes wird konkret geregelt, wie Patientendaten im Gesundheitswesen sicher genutzt und übertragen werden. Zum Beispiel bekamen Patienten durch dieses Gesetz erstmals die Gelegenheit, ihre eigenen Daten (z. B. von Wearables oder Fitnesstrackern) an Ärztinnen zu übermitteln. Das E-Health-Gesetz stellt somit auch den Einstieg in die viel diskutierte elektronische Patientenakte dar. Im Jahre 2019 wurde das Digitale-Versorgung-Gesetz (DVG) mit dem Ziel ins Leben gerufen, fortschrittliche digitale Infrastruktur, Verschreibung von Gesundheitsanwendungen und weitere Pilotprojekte zu fördern (Beerheide 2019).

Digitale Gesundheitsanwendungen. Durch das Digitale-Versorgung-Gesetz und der spezifischen Änderung des Sozialgesetzbuches V (SGB V) haben gesetzlich versicherte Personen einen Anspruch auf die Kostenübernahme von bestimmten und geprüften digitalen Gesundheitsanwendungen (DiGA), die besonders durch die Covid-

19-Pandemie und deren Folgen einen wichtigen Stellenwert gewonnen haben. Dennoch müssen die DiGA einige Kriterien erfüllen. Beispielsweise muss eine digitale Gesundheitsanwendung ein Medizinprodukt mit geringem Risiko sein, was zur Erkennung, Überwachung, Linderung oder Behandlung von Erkrankungen eingesetzt wird. Die Hauptfunktion der DiGA beruht auf Technologien und der medizinische Zweck wird durch diese Hauptfunktion wesentlich erreicht. Diese werden in ein neu eingerichtetes amtliches Register für DiGA aufgenommen, das vom Bundesinstitut für Arzneimittel und Medizinprodukte (BfArM) geführt wird. Nach erfolgreicher Prüfung hinsichtlich Sicherheit, Funktionalität, Qualität des Medizinprodukts, Datenschutz, Datensicherheit sowie positiver Auswirkungen der jeweiligen DiGA auf die Versorgung können DiGA mit Genehmigung der Krankenkasse oder durch Verordnung von behandelnden Ärzten oder Psychotherapeutinnen für Patienten eingesetzt werden (Gerke et al. 2020; Bundesinstitut für Arzneimittel und Medizinprodukte 2022). Zitat aus dem BfArM (2022):

> »Das Verfahren ist als zügiger ›Fast-Track‹ konzipiert [→ Abb. 1-1]: Die Bewertungszeit durch das BfArM beträgt höchstens drei Monate nach Eingang des vollständigen Antrags. Kern des Verfahrens sind die Prüfung der Herstellerangaben zu den geforderten Produkteigenschaften – vom Datenschutz bis zur Benutzerfreundlichkeit – sowie die Prüfung eines durch den Hersteller beizubringenden Nachweises für die mit der DiGA realisierbaren positiven Versorgungseffekte. Das sind Effekte, durch die sich der gesundheitliche Zustand eines Patienten oder die Möglichkeiten zum Umgang mit seiner Erkrankung durch die Benutzung der DiGA verbessern.«

Falls positive Versorgungseffekte nach Ablauf der Frist nicht hinreichend nachgewiesen werden können, besteht auf Basis der bisher eingereichten Erprobungsergebnisse eine Wahrscheinlichkeit eines späteren Wirksamkeitsnachweises, sodass das BfArM die DiGA vorläufig in das Verzeichnis aufnehmen kann (Verlängerung der Erprobungszeit auf 12 Monate) (GKV Spitzenverband 2022). Jedoch steht vor allem das Fast-Track-Verfahren in der Kritik, da eine noch nicht vollständig nachgewiesene Evidenz den Qualitätsanspruch von Medizinprodukten untergräbt.

Kolominsky-Rabas et al. (2022) untersuchten sechs DiGA hinsichtlich ihrer methodischen Qualität mit folgendem Ergebnis: Es fehlte eine Verblindung und es gab hohe Drop-out-Raten in der Interventionsgruppe sowie keine Vorabveröffentlichung eines Studienprotokolls, was ein hohes Verzerrungspotenzial birgt.

Informationen zu den DiGA werden den Patienten, Ärztinnen und Psychotherapeuten im Rahmen des DiGA-Verzeichnisses zur Verfügung gestellt, um gut informierte Entscheidungen treffen zu können und eine vertrauensvolle Anwendung zu gewährleisten. Im aktuellen DiGA-Verzeichnis (Stand: 14. Mai 2023; einsehbar unter https://diga.bfarm.de/de/verzeichnis), gibt es 51 DiGA mit dem Schwerpunkt auf folgende Erkrankungen: Geschlechtsorgane, Herz- und Kreislauf, Hormone und Stoffwechsel, Krebs, Muskeln, Knochen und Gelenke, Nervensystem, Psyche sowie sonstige Erkrankungen. Von den 51 DiGA sind 18 dauerhaft aufgenommen, die restlichen sind vorläufig aufgenommen. Insgesamt 23 (dauerhaft und vorläufig aufgenommene) DiGA für die Erkennung, Überwachung, Linderung und Behandlung von psychischen Erkrankungen, wie z. B. Depression, Panikstörung, Agoraphobie mit Panikstörung, generalisierte Angststörungen, soziale Phobien, somatoforme Störungen, psychische Verhaltensstörungen durch Tabak/Alkohol sowie nichtorganische Insomnie sind in das Verzeichnis aufgenommen worden.

Auch wenn die DiGA kritisch zu betrachten sind, da diese nur mit minimalem bzw. gar keinem therapeutischen Kontakt und somit als reine Selbsthilfe verschrieben werden (entgegen den zahlreichen Forschungsergebnissen, die zeigen, dass begleitete Online-Interventionen am wirksamsten sind), stellt das DVG und seine Erstattungsstandards für DiGA einen wichtigen Schritt dar, um das deutsche Gesundheitssystem zu modernisieren und die Qualität für Patienten zu verbessern (Gerke et al. 2020).

Eine Umfrage des Handelsblatts (2021), das die 20 größten gesetzlichen Krankenkassen befragte, ergab, dass hochgerechnet 45 000 DiGA verschrieben wurden. Es lässt sich bereits eine steigende Ten-

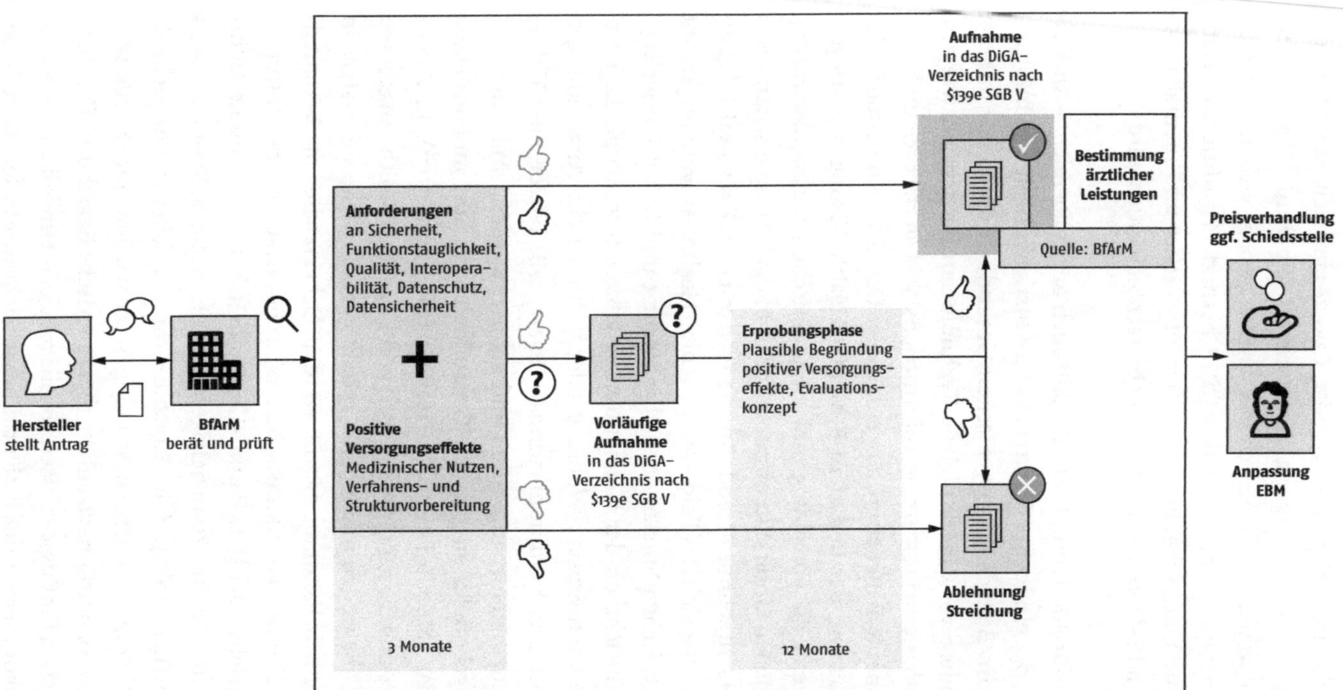

Abb. 1-1 Antragsstellung einer digitalen Gesundheitsanwendung (DiGA) für das Bundesinstitut für Arzneimittel und Medizinprodukte (2022) (»Fast-Track«)

denz erkennen, da zu erwarten ist, dass es eine Zeit dauert, bis das Konzept in der Versorgung angekommen sein wird. Weitere Erhebungen werden auch Aufschluss darüber geben, welche Patienten oder Personengruppen von den DiGA besonders profitieren, gerade wenn die Unterscheidung zwischen physischer und mentaler Gesundheit (E-Mental-Health) näher betrachtet werden wird.

E-Mental-Health. Unter E-Health fällt auch der Teilbereich E-Mental-Health, der ein breites Spektrum an Dienstleistungen und Informationen im Bereich der psychischen Gesundheit durch das Internet und andere verwandte digitale Technologien bereitstellt, wie z. B. internetbasierte Programme, Informations-Websites, Foren und Apps (Moessner & Bauer 2017). Angesichts der Covid-19-Pandemie ist das Interesse und der Bedarf an E-Mental-Health-Lösungen gestiegen, auch wenn die Forschung und die praktische Auseinandersetzung mit digitalen Unterstützungsmethoden in der Therapie schon mehr als zwei Jahrzehnte alt sind. Angefangen mit dem Fokus auf Telepsychologie hat sich das Feld von E-Mental-Health-Anwendungen mit therapeutischen Spielen, virtueller Realität und Robotik erweitert. Auch hinsichtlich der Gerätenutzung gibt es technologische Fortschritte vorzuweisen. Während telepsychologische Anwendungen via klassischer Kommunikationssoftware, z. B. Telefon oder Videokonferenzsysteme, angeboten und genutzt werden, sind viele digitale Angebote für die mentale Gesundheit auch über mobile Geräte verfügbar (Mobile Health [mHealth]) (Ellis et al. 2021). In Abbildung 1-2 sind die gängigsten Typen von E-Mental-Health-Angeboten gelistet, die in den folgenden Kapiteln bezüglich eines Einsatzes in der Traumabehandlung geprüft werden. Dabei reichen die E-Mental-Health-Dienste vom klassischen Wissensaustausch über Internetseiten (siehe nächsten Punkt »Gesundheitsbezogene Online-Informationen«) bis hin zu neuartigeren Tools, wie z. B. Serious Games oder Virtual Reality. Alle Angebote können dabei in unterschiedlichen therapeutischen Phasen eingesetzt werden mit jeweils spezifischen Auswirkungen auf die therapeutische Beziehung. Die diesbezüglichen Einflüsse müssen jeweils reflektiert und die individuelle Medienkompetenz der Patientin berücksichtigt werden. Gerade bei

Online-Informationen
Online-Austausch
Online-Therapie und Selbstmanagement-Programme
Apps
Online-(Selbst-) Diagnostik/ Monitoring
Online-Beratung (z.B. Hotlines, Chat)
Gaming-Tools
Virtual Reality (z.B.Expositionstherapie)
Therapeutische Beziehung

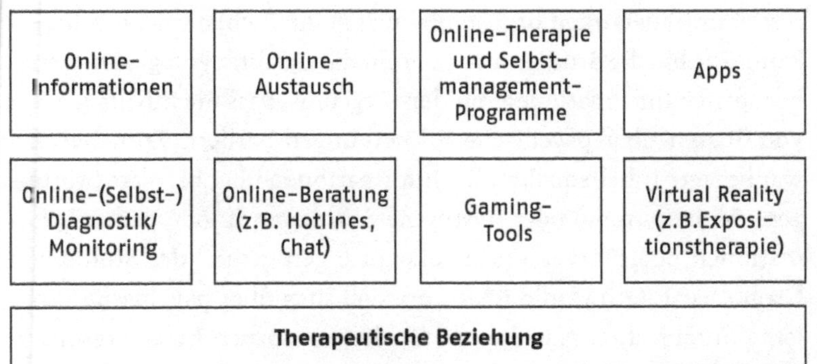

Abb. 1-2 Gliederung der E-Mental-Health-Angebote (adaptiert und modifiziert nach Hegerl et al. 2017; Ellis et al. 2021)

traumatisierten Personen gilt es, die Retraumatisierungsgefahr durch eine unsachgemäße Anwendung von besonders immersiven E-Mental-Health-Tools zu vermeiden.

Gesundheitsbezogene Online-Informationen. Neben den ärztlichen bzw. psychotherapeutischen Fachexperten ist das Internet (z.B. »Googeln« von Symptomen) die wichtigste und erste Anlaufstelle für die Auseinandersetzung mit psychischen Problemen und stellt somit den ersten Schritt in einem Online-Hilfesystem dar (→Kap. 2.1). Vorteilhaft ist, dass man eine Internetrecherche völlig anonym, ohne Angabe von Namen oder E-Mail-Adresse, zu jeder Zeit und zudem noch relativ kostengünstig (abgesehen von den Internet- oder WLAN-Kosten) durchführen kann. Informationen können schnell und zeitnah zu verschiedenen Problemstellungen und Krankheitsbildern recherchiert werden. Dies stärkt auch die Gesundheitskompetenz und Autonomie der Patienten. Gleichzeitig kann sich dies auch nachteilig auswirken, wenn Informationen nicht aktuell, widersprüchlich oder sogar falsch sind, die Patienten verunsichern können oder diese sogar die Meinung bzw. Diagnose von Fachexperten dadurch anzweifeln können (Eichenberg & Kühne 2014). Nach Marstedt (2018) verschweigen manche Patienten ihre Internetrecherche zu ihren Symptomen oder ihrem Krankheitsbild bei ihren Behandlern, was sich problematisch auf den Aufbau einer therapeutischen

Beziehung auswirken und somit auch keine Fachkorrektur erfolgen kann. Zahlreiche Studien analysierten die Qualität von gesundheitsbezogenen Informationen mit dem Ergebnis, dass die Inhaltsqualität von Texten über psychische Erkrankungen variiert. Zum Beispiel war besagte Inhaltsqualität bei Informationen über bipolare Störungen, Schizophrenie oder dysthyme Störungen höher als bei Informationen über Phobie und Panikstörungen gemäß der Studie von Grohol et al. (2014), die über 400 Websites über psychische Probleme untersuchte. Aus diesem Qualitätsanspruch heraus resultierten unterschiedliche Ansätze, um den Standard von gesundheitsrelevanten Online-Informationen zu erhöhen. So hat z. B. die Health On the Net Foundation (HON) die »HON code of conduct« erarbeitet; das sind Kriterien, mit deren Hilfe Websites nach ihrer Glaubwürdigkeit beurteilt werden können (Eichenberg et al. 2019). In einer eigenen Studie (Eichenberg et al. 2013) haben wir die Qualität von PTBS-Seiten im deutschsprachigen Raum untersucht (N = 20 Suchergebnisse bei Google), und zwar die Art des Anbieters, die Qualität und die Nützlichkeit der Informationen, die präferierten Behandlungsansätze sowie die Benutzerfreundlichkeit der Website. Das Ergebnis war, dass verschiedene Arten der Behandlung (Psychotherapie, Pharmakotherapie usw.) in einem ausgewogenen Verhältnis dargestellt wurden, jedoch innerhalb der Psychotherapieschulen kognitiv-behaviorale Ansätze im Vergleich zu psychodynamischen Verfahren deutlich überrepräsentiert waren. Die Informationsqualität war mittelmäßig, bedingt durch die mangelhafte Benutzerfreundlichkeit der Websites. Falsch- und Fehlinformationen waren jedoch eher weniger zu finden.

Gesundheitsbezogener Online-Austausch. In dem Kontext ebenfalls relevant sind die Informierung und der gemeinsame Austausch über störungsspezifische Themen entweder mit gleichgesinnten Betroffenen im Sinne einer Online-Selbsthilfegruppe (→ Kap. 2.3.3) oder mit Fachexpertinnen. Dies wird über Online-Foren ermöglicht, in denen Nutzer, meist anonym mit Pseudonymen oder »Nicknames«, Inhalte ohne Zeitdruck lesen und auch verfassen können. Online-Foren gibt es für unterschiedliche Zielgruppen (z. B. Jugendliche), Erkrankungen (z.B. Depression) und mit variierender wissenschaftlicher Fundiertheit und Betreuung (z.B. durch Moderatoren). Für Traumabetroffene gibt es z.B. folgende Forenangebote:

- Für sexuellen Missbrauch (https://forum.wildwasser.de)
- Für Mobbing (https://www.mobbing.net)
- Für Traumafolgestörungen, insbesondere PTBS (https://ptbs-selbsthilfeforum.de/forum/)

Wesentliche Vorteile von Online-Foren sind die tageszeitunabhängige Erreichbarkeit sowie die Möglichkeit des Austauschs für mobil eingeschränkte und ländlich lebende Personen (Hegerl et al. 2017). Die Einhaltung von Forenregeln (idealerweise durch Moderatoren) ist jedoch zentral, um sichere Diskussionsräume zu schaffen.

Eine andere Form des Online-Austausches stellt das (asynchrone) Vloggen, Bloggen im Videoformat, dar (→Kap. 2.3.1). Vlogs sind beispielsweise über YouTube oder über Social-Medial-Kanäle für alle jederzeit einsehbar. Bei dieser Art des Austausches ist besonders die Entstigmatisierungsbemühung erkennbar, daneben auch die Informierung über Krankheiten und die Isolierung der Betroffenen (Sangeorzan et al. 2019). Über die Kommentarfunktion können Betroffene und Interessierte in den Austausch treten, was sich förderlich für die eigene Selbstwirksamkeit auswirken und Selbststigmatisierung reduzieren kann. Gerade der Online-Austausch über eigene traumatische Erkrankungen über Social Media muss auch hinsichtlich einer Retraumatisierungsgefahr hinterfragt werden. Beispielsweise haben Studien zur Online-Bewegung #MeToo (= Teilen von Erfahrungen mit sexuellem Missbrauch) (Eichenberg et al. 2022) gezeigt, dass es auch Betroffene gibt, die sich über das öffentliche Teilen von sexuellen Missbrauchserfahrungen belastet gefühlt haben (→Kap. 2.3.2). Es werden auch Vlogs zur Kommunikation über Traumata im Militärbereich genutzt. Militär-Videoblogs werden z.B. von Militär-Veteranen auf YouTube veröffentlicht, die über ihre Einsatzerfahrungen und damit verbundene Traumata berichten.

Selbstdiagnostik und Monitoring. Im Internet gibt es zahlreiche Angebote zur Online-Selbstdiagnostik von vielen Problembereichen und Störungsbildern (→Kap. 2.2). Ähnlich wie bei der eigenen Internetrecherche zu psychischen Symptomen ist die Selbstdiagnostik vor allem deshalb beliebt, weil weder Arzt noch Psychotherapeutin konsultiert werden müssen und dies völlig anonym erfolgen kann. Die Selbstdiagnostik kann entweder durch psychologische Selbsttests oder sogenannte Diagnosegeneratoren oder Symptomchecker erfolgen. Viele Tests mit seriösen Skalen, aber auch eher unterhaltungsorientierte Tests finden sich auf www.queendom.com mit Angabe zu Art des Tests, Durchführungsdauer, Art des Feedbacks und Informationen zu Qualitätsmerkmalen (z. B. Validität/Reliabilität der verwendeten Skalen). Andere Tests werden von den Entwicklerinnen auch für die eigene klinische Praxis (in diesem Fall ohne kommerziellen Nutzen) angeboten. Die Diagnosegeneratoren funktionieren, indem psychische oder körperliche Symptome eingegeben werden. Die Ergebnisse dieser Diagnosegeneratoren variieren von einfachen Kopfschmerzen bis hin zu Krebserkrankungen. Dies kann schlimmstenfalls dazu beitragen, dass Nutzer ihre Symptome entweder nicht ernst nehmen und somit keine Fachberatung erfolgt oder dass sie sich selbst behandeln. Laut unserer Studie (Eichenberg & Auersperg 2015) betreiben Frauen häufiger Selbstmedikation als Männer, zu der auch der Erwerb von sogenannten Over-the-counter-Präparaten, also rezeptfreien Präparaten gehört. Es existieren auch Angebote für die Online-Diagnostik von psychischer Traumatisierung (→Kap. 2.2), wie z. B. das »Smart Assessment on your Mobile« (SAM) (van der Meer et al. 2017). SAM ist ein Screening für traumabezogene Symptome durch eine webbasierte Anwendung. Das Ziel ist es, Betroffene zu identifizieren, die weiterer Behandlungen bedürfen. Studienergebnisse zeigten eine wesentliche Übereinstimmung zwischen SAM und der analogen diagnostischen Beurteilung (= diagnostisches Interview) von PTBS und Depression.

Online-Beratung. In der nationalen und internationalen Fachliteratur wird teilweise wenig bis gar nicht zwischen Online-Beratung und Online-Psychotherapie unterschieden. Wir halten jedoch diese

Unterscheidung, wie sie auch in der Klinischen Psychologie für die Beratung und Psychotherapie im traditionellen Setting getroffen wird, für wichtig und haben zu beiden Optionen separate Kapitel geschrieben. Online-Beratung und Online-Therapie können im virtuellen Setting entweder in asynchroner oder synchroner Form erfolgen. Eine weitere Differenzierung ist die Kommerzialisierungsart, z.B. nach Profit bzw. Non-Profit-Angeboten (→Kap. 2.4), die jedoch vor allem für die Online-Beratung relevant ist, da – außer im Rahmen von Forschungsprojekten – Online-Therapie in der Regel nicht unentgeltlich angeboten wird. Ergänzend beschreibt Engelhardt (2018) die Online-Beratung als dialogisches Instrument im Gegensatz zur Online-Therapie, das oft einen festen Programmcharakter oder auch Interventionsstufen besitzt. Das wohl wichtigste Abgrenzungskriterium ist aber, dass Online-Beratung nicht bei der Diagnose und Behandlung von psychischen Erkrankungen indiziert ist, sondern höchstens als Begleitmaßnahme.

Die Online-Beratung hat jeweils zwei Phasen hinsichtlich der Institutionalisierung durchlaufen. Begonnen hat die erste Generation der Online-Beratung 1995 mit Beratungen über das Telefon und teilweise noch über unverschlüsselte und ungeschützte E-Mail-Programme (Telefon, Mail- und Chatseelsorge), was heute im Anbetracht des Datenschutzes gar nicht mehr denkbar wäre. Einer der sogenannten »early adopters« war »Sextra«, eine anonyme und deutschlandweite Mailberatung zu Themen wie Schwangerschaft, Partnerschaft, Familienplanung, aber auch sexuelle Gewalt, die nach wie vor angeboten und genutzt wird. Zirka ab 2003 kann von einer zweiten Phase von Online-Beratungen gesprochen werden, die durch eine zunehmende Professionalisierung geprägt war. Nicht nur wurde die »Deutsche Gesellschaft für Online-Beratung« 2005 gegründet, sondern es entstanden auch Fachzeitschriften, themenspezifische Kongresse und Tagungen, Lehrgänge sowie Qualitätsstandards. Nicht zuletzt sind weitere zahlreiche Online-Beratungsdienste für diverse Themen und Zielgruppen entstanden. Spannend ist sicherlich die Frage, wie sich Online-Beratungen weiterentwickeln und ob z.B. neuere Beratungsdienste über Messenger sich im Zuge der fortschreitenden Technologisierung durchsetzen werden.

Online-Therapie und Selbst-Management-Interventionen. Die erste Auseinandersetzung mit Therapie über oder mithilfe des Computers geht auf den Chatbot »Eliza« zurück, der von dem deutsch-amerikanischen Informatiker Weizenbaum 1964 entwickelt wurde. Der Chatbot simuliert einen Psychotherapeuten, der den klientenzentrierten Therapieansatz nach Rogers verwendet. Eliza reagiert auf bestimmte Schlüsselbegriffe bzw. Aussagenmuster passend, z. B. sagt der Nutzer: »Ich habe Probleme mit meiner Mutter«, und Eliza antwortet beispielsweise: »Berichten Sie mir mehr über Ihre Familiensituation«. Lustigerweise hatte Weizenbaum gar nicht die Absicht, mit künstlicher Intelligenz eine ernsthafte und neuartige Therapieoption aufzuzeigen. Bis er und auch damalige psychologische Fachkreise feststellen mussten, dass sich die Personen gerne mit Eliza unterhalten haben und nicht vermutet hätten, dass es sich um keinen echten Menschen handelt. Seitdem hat sich das Feld der Online-Therapie stark weiterentwickelt, selbst wenn strenggenommen Chatbots und Nachfolger von Eliza weiterhin noch Entwicklungsbedarf haben (Reiner & Schölzhorn 2009). Aufgrund von Engpässen in den psychotherapeutischen Versorgungssystemen erhalten Online-Psychotherapie- und Selbstmanagement-Interventionen national wie international massiv Zuwachs, nicht zuletzt auch ausgelöst durch die Covid-19-Pandemie. Das Spektrum an Online-Angeboten reicht von der eigenständigen Dokumentation von Symptomen und Krankheitsverläufen in Selbstmanagement-Programmen (reine Selbsthilfe ohne Therapeutenkontakt) bis hin zu Blended-Psychotherapien, also Therapien, in denen die konventionelle Therapie durch Online-Elemente ergänzt werden (Hegerl et al. 2017; → Kap. 2.5). Bei Blended-Therapien sind unterschiedliche Anwendungsmodi in allen Behandlungsphasen denkbar, z. B. gibt es digitale Interventionen als Hausaufgabe, die in der regulären Therapiesitzung mit dem Therapeuten besprochen werden, oder sie werden als Online-Nachsorge eingesetzt für eine bessere Rückfallprophylaxe (Eichenberg 2021). Aber trotz der Möglichkeit der Online-Selbsthilfe bleibt besonders die therapeutische Begleitung entscheidend, was bereits in über mehr als 200 Studien über vor allem internetbasierten kognitiven Verhaltenstherapien inklusive positiver Wirksamkeitsnachweise nahegelegt werden konnte (Carlbring et al. 2018). Die Effekte sind mit jenen der klassischen Psychotherapie vergleichbar (Berger 2015). Laut Andersson (2018) ist eine »gemischte« Therapie mit minimalem Therapeuten-Kontakt nicht nur wirksamer, sondern wird auch gegenüber reinen Selbsthilfeprogrammen von den Patienten bevorzugt. Die meisten Interventionsprogramme sind kognitiv-behavioral orientiert und beziehen sich vor allem auf Depressionen und Angststörungen, es gibt aber inzwischen auch einige Online-Therapieprogramme für weitere Störungen, und auch solche, die auf psychodynamischen Prinzipen beruhen, z. B. KEN-Online (Zwerenz et al. 2017).

Das Online-Interventionsprogramm »Interapy« wurde ursprünglich für den Anwendungsbereich der PTBS kreiert, ist aber nun auch für viele andere Störungen und Probleme (z. B. Panikstörung, Burnout oder Trauer) adaptiert worden. Interapy nutzt Theorien der Schreibtherapie, dem sogenannten »Amsterdam Writing Project« (Lange et al. 2002). Studien über strukturierte Schreibaufgaben nach einem traumatischen Event zeigten, dass sich das Wiederholen von schmerzvollen Gedanken günstig auf den Behandlungserfolg von Trauma-Betroffenen auswirkt (Knaevelsrud et al. 2015).

Neben Online-Interventionsprogrammen als reine Selbsthilfe oder in Kombination mit einem Therapeuten (»blended treatment«) können Online-Therapien auch als Remote-Therapie ausschließlich telefonisch oder über Video erfolgen, was besonders in Zeiten von der pandemischen Krise häufiger Anwendung fand (Eichenberg 2021). Eine großangelegte Umfrage der Deutschen Psychotherapeutenvereinigung (2020) während des ersten Covid-Lockdowns im Frühjahr 2020 hat ergeben, dass fast 80 % der befragten Therapeuten Videobehandlung angeboten haben, sogar 95 % erstmalig seit Beginn der Covid-19-Pandemie. Auch wenn einige Therapeuten noch Bedenken äußerten, überwogen der Wunsch und die Not, Patienten weiterversorgen zu können. Remote-Therapie kann auch gerade Traumabetroffenen entgegenkommen, die ein erhöhtes Kontrollbedürfnis in der Kommunikation haben. Mehrere Studien zeigten, dass sich die traumafokussierte kognitive Verhaltenstherapie und auch die EMDR-Therapie im Rahmen von Remote-Therapie als effektiv erwiesen haben, um PTBS zu behandeln (Bongaerts et al. 2022).

Serious Games. Serious Games dienen entgegen den klassischen Computer- und Videospielen nicht primär der Unterhaltung, sondern beabsichtigen das Trainieren, Erlernen und Verbessern von Verhaltensweisen in einer digitalen Lernumgebung (Shute et al. 2009). Wissensvermittlung sowie Steigerung von beispielsweise Problemlösefähigkeiten oder Aufmerksamkeitsprozessen können durch den Einsatz eines Serious Games spielerisch – ohne dass der Nutzer es explizit wahrnimmt – erreicht werden. Auch wenn der Wissenserwerb den wesentlichen Zweck von Serious Games darstellt, argumentieren viele Autoren bezüglich der passenden Gewichtung von Unterhaltungsfaktoren unterschiedlich: Michael und Chen (2006) sehen die edukative Komponente als zentral, Zyda (2005) hingegen die Unterhaltungsfunktion.

Unabhängig von den unterschiedlichen Bemühungen um eine Definition von Serious Games, werden Serious Games aufgrund ihres vielseitigen Gestaltungskonzepts in vielen Anwendungsfeldern genutzt, wie z.B. in der psychotherapeutischen Behandlung (Göbel 2016). Serious Games helfen in der Psychoedukation beim Aufbau von Wissen über psychische Störungen und unterstützen bei der Verbesserung von sozialen, emotionalen und kognitiven Verhaltensfertigkeiten im Rahmen einer Behandlung (Eichenberg et al. 2016; Fleming et al. 2016). Von Kindern bis hin zu älteren Personen erreichen Serious Games diverse Altersgruppen sowie unterschiedliche Behandlungsphasen, wie z.B. Prävention, Gesundheitsförderung- und Früherkennung, Psychotherapie oder psychologische Unterstützung bei medizinischen Beschwerden (Fleming et al. 2016). Beispielsweise ist »Camp Cope-A-Lot« als eines der ersten und bekanntesten Serious Games für Kinder mit einer Angststörung entwickelt worden. Das Computerspiel ist in 12 Levels von jeweils 35-minütiger Dauer unterteilt, hat Cartoon-Charakter und ist multimodal mit Ton, Video und Animation zu benutzen. In den ersten sechs Levels lernt der Nutzer Bewältigungsstrategien für Angstsymptome. Die letzten Levels erfolgen unter therapeutischer Begleitung und in Interaktion mit den Eltern. Für Serious Games charakteristisch ist das immersive Eintauchen in die Spielwelt, was durch ein (Fantasie-)Narrativ besonders begünstigt wird (Khanna & Kendall 2010). Während es in »Camp Cope-a Lot« ein Vergnügungspark ist, ist es in »MindLight« von Wijnhoven et al. (2020) ein gruseliges, altes Schloss. Es handelt sich dabei um ein Serious Game aus der neuen Generation, was sogar schon mittels Xbox Controller und in Kombination mit Biofeedback gespielt werden kann. Der Spieler schlüpft in die Rolle des »Arty« und muss einige Aufgaben absolvieren, um seine Großmutter, besessen von bösen Kräften, zu retten. Die Aufgaben enthalten ebenfalls unterschiedliche Strategien zum Umgang mit Angst. Das computerbasierte Spiel »Vil DU?!« (Dänisch für »Möchtest du [darüber reden]?!«) wurde für Kinder mit sexuellen Missbrauchserfahrungen entwickelt. Das nonverbale Kommunikationsspiel funktioniert so, dass Kinder ihrer Therapeutin durch eine selbst ausgewählte Figur zeigen können, was ihnen widerfahren ist. Dies erfolgt mittels zweier miteinander synchronisierter Tablets, sodass Spielaktionen auf beiden Bildschirmen sichtbar sind (→ Kap. 2.7). Neben speziell für therapeutische Zwecke entwickelten Serious Games eigenen sich auch gewöhnliche Entertainment Games für die Behandlung von psychiatrischen Störungen im Allgemeinen und Traumafolgestörungen im Speziellen. Zu den bekanntesten Entertainment Games in der Traumaforschung zählt »Tetris«, das Flashbacks von Traumabetroffenen erfolgreich reduzieren konnte (→ Kap. 2.7; Hagenaars et al. 2017).

Virtual Reality. Virtual-Reality-Anwendungen simulieren dreidimensionale Umgebungen, mit denen interagiert werden kann. Bereits vor 25 Jahren starteten die ersten Versuche, durch virtuelle Reize reale Ängste mit den entsprechenden physiologischen Reaktionen (Schwitzen, erhöhter Blutdruck etc.) auszulösen. Dies sollte als Ergänzung zu Expositionstherapien von Angststörungen im analogen Setting dienlich sein. In der konventionellen Expositionstherapie erfolgt die Auseinandersetzung entweder in der Vorstellung (in-sensu) oder in der Realität (in-vivo), wonach Virtual-Reality-Anwendungen quasi einen Mittelweg beider Szenarien darstellen (Eichenberg 2021). Mithilfe von Virtual Reality können z. B. Expositionen durchgeführt werden, die logistisch und finanziell sonst nur sehr schwierig zu erreichen sind (z. B. bei Flug- oder Höhenangst).

Auf diese Weise können Expositionen mehrfach wiederholt werden und garantieren trotzdem ein privates und vertrauliches Setting. Aber nicht nur für Angststörungen liegen bereits positive und vielversprechende Wirksamkeitseffekte vor, sondern auch für andere Störungsbilder, wobei auch die Kombination von Virtual Reality und unterschiedlichen Therapieansätzen (z.B. verhaltenstherapeutisch und psychoanalytisch; Eichenberg 2021) diskutiert wird. Psychotherapie mit Virtual Reality ist kein Zukunftstrend, sondern als erstattbare Leistung im DiGA-Verzeichnis zu finden: Mit »Invirto« können Personen, die unter einer Agoraphobie, Panikstörung oder sozialen Phobie leiden, ihre Ängste besser verstehen, reduzieren und bewältigen. Zunächst muss ein Erstgespräch mit einer Ärztin oder einem Psychotherapeuten erfolgen, der Invirto verschreibt. Nach dem Einlösen des Rezepts bei der Krankenkasse erhalten Betroffene einen DiGA-Code, einen App-Zugang und eine VR-Brille. Die Patienten können bereits selbständig starten, mit der App zu arbeiten. Invirto kann dann flexibel in die therapeutische Arbeit miteingebunden werden, durch begleitende Expositionsvorbereitung oder -nachbereitung. Virtual Reality kann auch in der Behandlung von traumatisierten Personen eingesetzt werden (→Kap.2.8). Virtual-Reality-Anwendungsbeispiele und -szenarien in der Traumatherapie haben ihren Ursprung in der Nachstellung von Terroranschlägen und Kriegssituationen. Aufgrund der zahlreichen Terroranschläge auf Busse in Israel haben Josman et al. in 2006 als einer der Ersten eine spezielle Virtual-Reality-Umgebung (»BusWorld«) zur Behandlung der Traumastörung erstellt. Mit Virtual Reality können nicht nur traumainduzierende Stimuli realistisch dargestellt werden, sondern sie ermöglicht den Benutzern auch, die Perspektive anderer (traumatisierter) Personen einzunehmen. Neue Studien haben gezeigt, dass Virtual Reality auch für die Sensibilisierung von Gewalt gegen Frauen sowie für das Einfühlungsvermögen von Männern durch die Verkörperung von virtuellen, weiblichen Avataren eingesetzt werden können. Beispielweise kann die Fähigkeit bei Männern verbessert werden, Emotionen von Frauen zu erkennen (Ventura et al. 2020).

Apps. Apps werden, nicht zuletzt durch die DiGA, immer bedeutsamer für die psychotherapeutische Behandlung, so ist die Nachfrage nach sogenannten »Digital Health Apps« weltweit groß (Marshall et al. 2020). Im Verglich zu Serious Games sind Apps nicht sehr aufwendig und teuer in der Entwicklung; das hat aber den Nachteil, dass es mittlerweile viele Apps im Gesundheitsbereich gibt, die zum Großteil nicht evidenzbasiert sind. Allerdings gibt es schon offizielle Qualitätskriterien, die eine erste Einschätzung ermöglichen. Die »Mobile App Rating Scale« (MARS) von Stoyanov et al. (2015) ist eines der umfassendsten und am stärksten multidimensionalen Instrumente bzw. Standards, um eine App zu bewerten. Abgesehen von der Qualitätsbewertung lassen sich Apps danach unterscheiden, ob diese eine erste Orientierung für Psychotherapie bieten bzw. ein Präventionsangebot darstellen oder ob diese auf therapeutische Behandlungsinhalte abzielen. Darüber hinaus können Apps entweder auf eine bestimmte Störung (z.B. Depression) oder transdiagnostisch (z.B. Achtsamkeit) ausgerichtet sein. Eine der bekanntesten Apps für Meditation und Achtsamkeit und somit transdiagnostisch vielseitig einsetzbar ist »Calm«. Die App bietet Meditationsübungen für verschiedene Themen und mit unterschiedlicher Dauer. Ziel der Übungen ist die Reduktion von Stress, Ängsten und belastenden Gedanken sowie die Förderung von erholsamem Schlaf. Es gibt auch schon Effektivitätsnachweise für Calm. Die Meditations-App »Seven Mind« für den Umgang mit Stress basiert ebenfalls auf wissenschaftlich fundierten Achtsamkeitskonzepten und ist auch von der Krankenkasse erstattbar. Ein Beispiel für eine störungsspezifische App zur Nutzung vor oder während einer therapeutischen Behandlung ist »MindDoc«. Die App ist videobasiert, ist orientiert an der Kognitiven Verhaltenstherapie und geeignet für Personen mit emotionalen Belastungen bis hin zu diagnostizierten psychischen Erkrankungen, wie z.B. Depression. Mittels der App können Betroffene ihre Symptome protokollieren sowie Übungen und Kurse absolvieren – auch in Ergänzung mit einer bestehenden Psychotherapie. Auch für die PTBS und die weiteren Traumafolgestörungen wurden eine Reihe von Anwendungen entwickelt, die auf verschiedene traumatische Situationstypen fokussieren, wie z.B. Kampfeinsätze oder sexueller

Missbrauch (für unterschiedliche Altersgruppen) (→ Kap. 2.6). Beispielsweise ist die »Child Abuse Prevention App« basierend auf einem Serious-Games-Ansatz entwickelt worden, um Kenntnisse zu sexuellem Missbrauch zu vermitteln. In 26 Geschichten für Kinder im Alter zwischen 3 und 10 Jahren werden Präventionsregeln nähergebracht. Das Ziel ist dabei, Kinder bei der Wissensanwendung im Alltag zu unterstützen.

Die bisher genannten Konzepte (wie Serious Games) sind noch nicht in der Routineversorgung angekommen. Dennoch gibt es durch den technologischen Fortschritt schon neue digitale Trends und Entwicklungen in der psychotherapeutischen Behandlung, wie z. B. Robotik und Sensorik.

Fort- und Weiterbildung. Einer aktuellen Befragung von deutschen Psychotherapeuten (in der stationären Routineversorgung) zeigt, dass der Bekanntheitsgrad von E-Mental-Health-Anwendungen teilweise noch gering ist. Zirka 77 % der Teilnehmenden hatten noch nie eine Online-Intervention in ihrer therapeutischen Praxis genutzt (Sander et al. 2021). Auch Piening et al. (2021) wiesen mit ihrer Befragung deutscher und österreichischer Therapeuten nach, dass über die Hälfte ihrer Patienten noch nie die Möglichkeit digital gestützter Psychotherapiesitzungen vorgeschlagen hatte. Etwa 72 % der befragten Therapeuten gaben an, dass sie keine Fortbildung zum Einsatz von Medien in der Psychotherapie besucht haben.

Es wurde ein Fortbildungscurriculum »Digitale Psychotherapie« für ärztliche und psychologische Therapeutinnen entwickelt, die digitale Interventionen in ihrer therapeutischen Arbeit einsetzen möchten (Deutsche Gesellschaft für Psychiatrie und Psychotherapie, Psychosomatik und Nervenheilkunde e. V. 2022; siehe auch https://www.dgppn.de/en/Core-areas/e-mental-health.html). Im Rahmen von Workshops, jeweils verteilt auf zwei Wochenenden, werden rechtliche, technische und ethische Aspekte sowie die Evidenz digitaler Gesundheitsanwendungen (DiGA) und der Videosprechstunde diskutiert, begleitet von Selbsterfahrungen, Hausaufgaben und praktischen Übungen. Auch der »Spitzenverband Digitale Gesundheitsversorgung e. V.« (2021) bestehend aus E-Health-Anbietern und anderen Förderern, informiert regelmäßig gemeinsam auf der Internetseite www.digitalversorgt.info über Fortbildungsangebote zur digital unterstützten Behandlung von Patientinnen. Dabei handeln einige Fort- und Weiterbildungen zur Einsatzmöglichkeit von einzelnen DiGA, die von den DiGA-Herstellern selbst angeboten werden. Inwieweit das Erlernen von Kompetenzen relevant für den Umgang von und mit E-Mental-Health schon in die Aus- und Weiterbildungsprogramme der Psychotherapieausbildungsinstitute integriert wurde, lässt sich abschließend nicht beurteilen, auch wenn die Vermutung naheliegt, dass die Covid-Pandemie auch hier als Katalysator gewirkt hat, um Inhalte diesbezüglich zu ergänzen.

eMEN-Projekt. Die Deutsche Gesellschaft für Psychiatrie, Psychosomatik und Neurologie (DGPPN) sowie das Aktionsbündnis Seelische Gesundheit haben das transnationale Projekt »e-mental health innovation and transnational implementation platform North-West Europe« (eMEN) gegründet. Angeführt und geleitetet von den Niederlanden, europa- und weltweit in einer Vorreiterposition bezüglich E-Mental-Health-Forschung und Implementierung, sind Belgien, Deutschland, Frankreich, Irland sowie Großbritannien als Länderpartner beteiligt. Mithilfe dieses Projekts soll ein internationales Netzwerk aus Wissenschaft, Produktentwicklung, Politik und Kommunikation geschaffen werden, um Personen mit psychischen Erkrankungen sowie Fachprofessionelle mit E-Mental-Health-Lösungen zu unterstützen (Gaebel et al. 2020). Mithilfe des eMEN-Projekts und Netzwerks werden auch Pilotstudien durchgeführt, um länderübergreifende E-Mental-Health-Empfehlungen für politische Entscheidungsträgerinnen (z.B. der Europäischen Kommission) zu formulieren, was die erste wichtige Voraussetzung für die Umsetzung von digitalen Gesundheitsangeboten darstellt. Erste Forschungsergebnisse zeigten, dass das Bewusstsein für E-Mental-Health noch erhöht und Potenziale aufgezeigt werden müssen. Dies trifft insbesondere auf Deutschland zu. Während beispielsweise die Anwendung von E-Mental-Health in Großbritannien, allen voran England (Gaebel et al. 2020), schon seit 2014 gezielt gefördert wird, hat Deutschland erst ein paar Jahre später überhaupt die rechtlichen

Rahmenbedingungen für die Möglichkeit der Fernberatung (Bundespsychotherapeutenkammer 2018) sowie das Digitale-Versorgung-Gesetz geschaffen (Beerheide 2019). Jedoch ist in fast allen beteiligten Ländern die Frage nach der Kostenerstattung noch nicht oder nur teilweise geregelt. Weitere Pilotstudien werden anhand von Best-Practice-Beispielen die Einführung von E-Mental-Health-Anwendungen für einige Störungsbilder, darunter auch für die PTBS erforschen. Diese Hinweise werden wertvoll sein, um beurteilen zu können, wie eine Integration in der Routineversorgung gelingen kann und welche Hürden antizipiert werden müssen (DGPPN 2022).

E-Mental-Health-Leitlinien. Es liegen bereits einige internationale sowie nationale Empfehlungen vor, die den korrekten Einsatz von E-Mental-Health beschreiben. Mit den »Guidelines for the Practice of Telepsychology« war die American Psychiatry Association (2013) eine der ersten Organisationen, die die Nutzung von Medien und damit verbunden die Sicherheit und den Datenschutz für telepsychologische Zwecke festgehalten hat. Auch die Organisation »The Royal Australian College of Practitioners« (2014) hat früh Leitlinien für die E-Mental-Health-Therapie veröffentlicht. Die Canadian Psychologial Association (2020) hat ebenfalls schon umfangreiche Leitlinien für den praktischen Nutzen von Telepsychologie entwickelt. Blicken wir auf die deutschsprachigen Länder, stellen wir fest, dass sowohl das Bundesministerium für Gesundheit (2017) in Österreich mit der Internetrichtlinie die ethischen Verpflichtungen bei internetgestützter Beratung als auch die Bundespsychotherapeutenkammer (2017) in Deutschland Empfehlungen für digitale Medien in der Psychotherapie sowie entsprechender Datensicherheit veröffentlicht hat.

Zusammenfassend lässt sich sagen, dass die rechtlichen und ethischen Rahmenbedingen für einen ordnungsgemäßen und vertrauensvollen Einsatz von E-Mental-Health aufseiten der Therapeutinnen und Patienten unabdingbar ist, um Daten- und Rechtssicherheit zu gewähren und somit auch einen klaren Rahmen für die therapeutische Arbeit zu besitzen und potenzielle Grenzverletzungen zu vermeiden. Dies sollte Bestandteil in den zukünftigen Ausbildungen von Psychotherapeuten sein (Eichenberg & Küsel 2017).

1.1.2 Zentrale Konzepte in der Psychotraumatologie

Das psychische System kann durch punktuelle oder dauerhafte Belastungen in seinen Bewältigungsmöglichkeiten überfordert und schließlich traumatisiert, d. h. »psychisch verletzt« werden. Dabei ist das traumatische Ereignis von außergewöhnlicher Bedrohung oder hat ein katastrophales Ausmaß, das nahezu bei jedem tiefgreifende Verzweiflung und das Gefühl von ohnmächtigem Ausgeliefertsein auslösen würde. Die *Psychotraumatologie* befasst sich mit der Struktur, dem Verlauf und den Behandlungsmöglichkeiten von seelischen Verletzungen.

Typen von Traumata

Nach den Leitlinien der Arbeitsgemeinschaft der Wissenschaftlichen Medizinischen Fachverbände (AWMF) werden Traumata grob in sogenannte *man-made-disaster* und *natural-disaster* unterteilt sowie nach einer *unmittelbaren* oder *mittelbaren Betroffenheit.*

Für die psychische Verarbeitung macht es einen Unterschied, ob die Traumatisierung durch einen anderen Menschen (man-made-disaster) erfolgt, also durch vorsätzliche körperliche und/oder sexualisierte Gewalt, Vergewaltigung, einen gewalttätigen Angriff, Entführung, Geiselnahme, Terror, Krieg, Kriegsgefangenschaft, politische Haft, Folterung, Gefangenschaft etc., oder durch Naturereignisse wie Erdbeben oder Unwetter (natural-disaster) und in manchen Fällen auch durch Menschen verursachte Katastrophen wie Unfälle oder auch die Diagnose einer lebensbedrohlichen Krankheit. Die Nähe zum Traumaereignis spielt auch eine Rolle, also ob es sich um eine unmittelbare Betroffenheit handelt wie bei sexueller oder physischer Gewalt oder um eine mittelbare Betroffenheit, also Zeuge einer Gewalttat, eines Unfalls oder bei dem plötzlichen Tod eines nahen Angehörigen zu sein.

Eine weitere Unterscheidung betrifft die Art der traumatischen Erfahrung. So ist ein *Monotrauma* (Typ-I-Trauma) ein einmaliges belastendes Ereignis, z. B. eine sexuelle Gewalttat oder ein Verkehrsunfall. *Komplexe Traumatisierungen* (Typ-II-Trauma) sind fortgesetzte seelische Verletzungen, oft in Verbindung mit körperlicher Gewalt, die oft bereits in frühen Lebensjahren beginnen, wie Misshandlungen oder Vernachlässigung durch Personen, die oft aus dem familiären Umfeld stammen. Solche Traumatisierungen werden auch als *Beziehungstraumata* bezeichnet.

Unter *kumulativer Traumatisierung* versteht man eine Traumatisierung in sukzessiven Abfolgen von Ereignissen, die in der Regel einzeln nicht traumatisierend wirken, jedoch in ihrer Häufung. In der einsetzenden Erholungsphase wird jedoch jedes Mal die Restitutionstätigkeit der Person durch erneute Ereignisse gestört und somit auf Dauer das psychische System zum Zusammenbruch gebracht.

Traumafolgestörungen

Die Folgen psychischer Traumatisierung umfassen ein breites Spektrum an Traumafolgestörungen, die in der ICD-11 Betaversion wie folgt zusammenzufassen sind und gegenüber der ICD-10 einige Änderungen aufweisen (ausführlich siehe Augsburger & Maercker 2018).

Posttraumatische Belastungsstörung (6B40). Eine posttraumatische Belastungsstörung (PTBS) kann sich entwickeln, wenn eine Person einem extrem bedrohlichen oder entsetzlichen Ereignis oder einer Reihe von Ereignissen ausgesetzt war. Sie ist durch alle der folgenden Punkte gekennzeichnet:

- Wiedererleben des traumatischen Ereignisses oder der traumatischen Ereignisse in der Gegenwart in Form von Intrusionen (z. B. aufdringlichen Erinnerungen, Rückblenden oder Albträumen). Das Wiedererleben wird typischerweise von starken oder überwältigenden Emotionen, insbesondere Angst oder Entsetzen, und starken körperlichen Empfindungen begleitet.
- Vermeidung von Gedanken und Erinnerungen an das Ereignis bzw. die Ereignisse oder Vermeidung von Aktivitäten, Situationen oder Personen, die an das Ereignis bzw. die Ereignisse erinnern.
- Anhaltende Wahrnehmung einer erhöhten aktuellen Bedrohung, die sich z. B. durch Hypervigilanz oder eine verstärkte Schreckreaktion auf Reize wie unerwartete Geräusche zeigt. Die Symptome halten mindestens mehrere Wochen an und führen zu einer erheblichen Beeinträchtigung in persönlichen, familiären, sozia-

len, schulischen, beruflichen oder anderen wichtigen Funktionsbereichen.

Komplexe posttraumatische Belastungsstörung (6B41). Die komplexe posttraumatische Belastungsstörung (komplexe PTSD) wurde als neue Kategorie in die ICD-11 aufgenommen (ausführlich siehe Bering & Thüm 2022). Diese Störung kann sich entwickeln, nachdem eine Person einem Ereignis oder einer Reihe von Ereignissen extrem bedrohlicher oder schrecklicher Natur ausgesetzt war. Es handelt sich meist um lang anhaltende oder sich wiederholende Ereignisse, denen man nur schwer oder gar nicht entkommen kann, z. B. Folter, lang anhaltende häusliche Gewalt, wiederholter sexueller oder körperlicher Missbrauch in der Kindheit. Dabei sind alle diagnostischen Voraussetzungen für eine PTBS erfüllt, allerdings ist die komplexe PTBS zusätzlich gekennzeichnet durch schwere und anhaltende

- Probleme bei der Affektregulierung;
- Überzeugungen über die eigene Person, wertlos zu sein, begleitet von Scham-, Schuld- oder Versagensgefühlen im Zusammenhang mit dem traumatischen Ereignis;
- Schwierigkeiten, Beziehungen aufrechtzuerhalten und sich anderen nahe zu fühlen.

Diese Symptome führen zu erheblichen Beeinträchtigungen in persönlichen, familiären, sozialen, schulischen, beruflichen oder anderen wichtigen Funktionsbereichen.

Anhaltende Trauerstörung (6B42). Auch die anhaltende Trauerstörung findet sich als Diagnose erstmals in der ICD-11 wieder. Die emotionale Reaktion auf den Verlust eines nahen Angehörigen ist nachvollziehbar und normal. Jeder Trauernde hat einen unterschiedlichen Ausdruck für seine Trauer und auch die Trauerphasen sind individuell. Ebenso können sich Trauerzeiten je nach Religion und Kultur unterscheiden. Kinder und Adoleszente können bei Verlust der primären Bindungsfiguren, beispielsweise der Eltern, eine intensive oder lang anhaltende Trauerreaktion zeigen. Die Trauer kann sich an verschiedenen Punkten in der Individualentwicklung reaktualisieren, z. B. am Beginn von neuen Entwicklungsschritten. Diese Reaktionen sollten als normal betrachtet werden und nicht einer anhaltenden Trauerstörung zugeordnet werden. Die Diagnose einer anhaltenden Trauerstörung sollte dann getroffen werden, wenn es eine anhaltende Trauerreaktion bei Verlust eines Partners, Kindes, Elternteils oder einer anderen nahestehenden Person gibt. Die allgegenwärtige Trauerreaktion geht mit einer intensiven Sehnsucht oder der persistierenden gedanklichen Beschäftigung mit der verstorbenen Person sowie intensivem emotionalem Schmerz einher.

Anpassungsstörungen (6B43). Die Symptome der Anpassungsstörung in der ICD-11 umfassen als Auslösekriterium psychosoziale Belastungsfaktoren, beispielsweise Scheidung, Arbeitsplatzkonflikte, Krankheit, und müssen innerhalb eines Monats nach dem auslösenden Ereignis auftreten. Die Störung ist gekennzeichnet durch die Beschäftigung mit dem Stressor oder seinen Folgen, einschließlich übermäßiger Sorgen, wiederkehrender und beunruhigender Gedanken über den Stressor oder ständiges Grübeln über seine Auswirkungen sowie durch ein Versagen bei der Anpassung an den Stressor, das erhebliche Beeinträchtigungen in persönlichen, familiären, sozialen, schulischen, beruflichen oder anderen wichtigen Funktionsbereichen verursacht.

Akute Belastungsreaktion (QE84). Die akute Belastungsreaktion findet sich in der ICD-10 noch unter den belastungsbezogenen Störungsbildern. Diese Einteilung wurde in der ICD-11 aufgegeben. Die Kategorisierung unter einer neu geschaffenen Kategorie: »Problematik in Verbindung mit schädlichen oder traumatischen Ereignissen« macht deutlich, dass hier ein viel größerer Stellenwert auf Opfer von Gewalt durch verschiedenste äußere Einflüsse gegeben ist und die diesbezüglichen Reaktionen normalisiert und nicht als psychische Störung gewertet werden. Damit bezieht sich eine akute Stressreaktion auf die Entwicklung vorübergehender emotionaler, somatischer, kognitiver oder verhaltensbezogener Symptome als Folge der Exposition gegenüber einem Ereignis oder einer Situation von extrem bedrohlicher oder schrecklicher Natur. Die Symptome können autonome Anzeichen von Angst (z.B. Tachykardie, Schwitzen, Erröten), Benommenheit, Verwirrung, Traurigkeit, Angst, Wut, Verzweiflung, Überaktivität, Inaktivität, sozialer Rückzug oder Stupor umfassen. Die Reaktion auf den Stressor wird angesichts der Schwere des Stressors als normal angesehen und beginnt in der Regel innerhalb weniger Tage nach dem Ereignis oder nach dem Verlassen der bedrohlichen Situation abzuflauen.

Spektrum an Traumafolgestörungen. Psychotraumatische Erfahrungen führen insgesamt zu seelischen Folgeschäden, oft ohne dass zusätzliche Bedingungsfaktoren erforderlich sind. Psychische Traumatisierung ist demnach als eine eigenständige ätiologische Kategorie zu betrachten. Fischer und Nathan (2002) haben verschiedene Verlaufstypen herausgearbeitet, die verstehbar machen, dass traumatische Erlebnisse in unterschiedliche psychopathologische Verarbeitungsmuster münden und somit verschiedene Traumafolgestörungen hervorbringen können, die auch über die in der ICD-11 genannten Kategorie »Disorders specifically associated with stress« hinausgehen, z.B. folgende: dissoziative Störungen, Angsterkrankungen, Suchterkrankungen (als Folge der »Selbstmedikation« bei belastenden Traumasymptomen), psychische Erschöpfungssyndrome, wenn beispielsweise durch Workaholic-Verhalten versucht wird, sich soziale Anerkennung zu verdienen, weil der Betroffene durch das Trauma an Selbstwert verloren hat, oder auch eine Persönlichkeitsstörung wie der Borderline-Persönlichkeitsstörung. Somit können die Behandlungsanlässe, aufgrund derer die Betroffenen ärztliche oder psychotherapeutische Hilfe in Anspruch nehmen, stark variieren. Sie umfassen beispielsweise Schlafstörungen, Schwindel, Palpitationen, (generalisierte) Schmerzen, Verdauungsstörungen, sexuelle Funktionsstörungen.

Verlaufsmodell der psychischen Traumatisierung

Bei einer psychischen Traumatisierung wird die Entstehung von Symptomen aus einem prozesshaften Geschehen, d.h. einem Entwicklungsverlauf heraus verstanden.

Definition. Laut dem Verlaufsmodell von Fischer und Riedesser (2009) folgt auf das traumatisierende Ereignis zunächst eine *Schockphase*, aus der eine *traumatische Reaktion* hervorgeht. Die *Einwirkphase* des psychischen Schocks besteht etwa 4 bis 6 Wochen nach Erleben des traumatischen Ereignisses. Abhängig von situativen und individuellen Schutz- und Risikofaktoren kann daraufhin entweder eine *Erholung* von der traumatischen Reaktion oder aber ein *traumatischer Prozess* folgen.

In diesem Modell werden zudem subjektive und objektive Aspekte der traumatischen Situation systematisch aufeinander bezogen; Symptombilder werden prozesshaft und umwelttheoretisch betrachtet statt überwiegend aus internen Eigenschaften des Symptomträgers heraus. Das heißt, ob ein Ereignis einen traumatischen Charakter annimmt, hängt nicht nur von *objektiven Situationsfaktoren*, wie beispielsweise der Dauer des Ereignisses, dem Bekanntheitsgrad des Täters oder der mittelbaren versus unmittelbaren Betroffenheit ab. Auch personengebundene Merkmale wie die aktuelle und überdauernde psychische Disposition, protektive Faktoren (z. B. ein hilfreiches soziales Umfeld), Risikofaktoren (z. B. Vortraumatisierungen wie den Verlust einer Bindungsperson in der Kindheit) sowie die physiologische Disposition spielen eine Rolle (siehe auch Bender & Lösel 2005).

Risikogruppen psychisch Traumatisierter. Nach dem prognostischen Screening-Verfahren »Kölner Risikoindex« (KRI; Fischer 2000a) können von traumatischen Ereignissen Betroffene in drei Gruppen eingeteilt werden: die Selbsterholungsgruppe, die Wechslergruppe und die Risikogruppe.

- Bei den *Selbsterholern* sind keine Folgesymptome der Traumatisierung zu erwarten, sie erholen sich von der traumatischen Reaktion. Bei dieser Patientengruppe sollte der Schwerpunkt der Behandlung auf der Vermittlung von Stabilisierungstechniken liegen und die Distanzierung vom traumatischen Erlebnis gefördert werden. Therapeutisch kommt der Psychoedukation hier eine wichtige Rolle zu, da somit die Selbstbeobachtung gefördert und die

Betroffenen auf ein erneutes Auftreten oder eine Verstärkung der Symptome sensibilisiert werden können. Bei Selbsterholern kann Selbsthilfe unterstützend wirken, indem der individuelle Verarbeitungsprozess bestärkt und damit der Übergang in die Erholungsphase erleichtert wird.

- Für *Wechsler* besteht ein höheres Risiko, unter Folgesymptomen des traumatischen Erlebnisses zu leiden. Unter günstigen Bedingungen kann diese Gruppe zur Selbsterholergruppe übertreten, bei ungünstigen jedoch zur Risikogruppe. Bei diesen Patienten ist daher eine psychologische Nachsorge notwendig. Dabei sollten die Betroffenen auch über den Zeitraum der *Einwirkphase* hinaus psychologisch begleitet werden. Ein Schwerpunkt sollte bei dieser Patientengruppe auf Beratung und der psychometrischen Diagnostik liegen, um mögliche zusätzliche Belastungsfaktoren frühzeitig erkennen und somit gegebenenfalls eine Traumaakuttherapie einleiten zu können.
- Die *Risikogruppe* verfügt über eine hohe Wahrscheinlichkeit, eine Traumafolgestörung zu entwickeln. Diese Betroffenen sollten an einen psychotraumatologisch weitergebildeten Psychotherapeuten vermittelt werden. Die erste Therapiephase besteht aus einer Stabilisierung des Patienten. Im Anschluss sollte eine Konfrontation mit dem traumatischen Erlebnis stattfinden, um ein Durcharbeiten des Traumas zu ermöglichen. Ein weiteres Ziel stellt die Integration des Traumas in den Lebensentwurf des Patienten dar, was den letzten Therapieschritt bildet.

Es ist davon auszugehen, dass ein Drittel der Betroffenen nach einem potenziell traumatisierenden Ereignis eine Traumafolgestörung entwickelt, ein weiteres Drittel zählt zu den Selbsterholern und bei einem weiteren Drittel hängt es vor allem von der Unterstützung des sozialen Umfelds ab, ob sich die Person aus eigener Kraft erholt oder bei weiteren Belastungen eine Traumafolgestörung entwickelt.

Durch traumatische Erlebnisse kann es auch zu positiven Veränderungen kommen, was »posttraumatisches Wachstum« genannt wird (Tedeschi 2018). So kann die Traumabewältigung auch zu einem Zugewinn an Reife und Weisheit führen, konkret z.B. zu einer Intensivierung der Wertschätzung des Lebens und der persönlichen Beziehungen.

Diagnostischer Zugang

Das diagnostische Gespräch mit Patienten, die unter einer Traumafolgestörung leiden, stellt eine besondere Herausforderung für professionelle Helfende dar. Das traumatische Ereignis hat zu vielfältigen Veränderungen im Denken, Fühlen und Handeln der Betroffenen geführt, deren Erfassung eine umfangreiche klinische Erfahrung erfordert. Die Diagnostik posttraumatischer Erkrankungen stellt insbesondere beim Erstkontakt mit den Betroffenen vor das Problem, gegebenenfalls Themen ansprechen zu müssen, die zur Triggerung von Erinnerungen und damit zu erheblichen Belastungen führen können. Eine tiefergehende Exploration von Details traumatischer Situationen sollte erst dann erfolgen, wenn erste Stabilisierungsmaßnahmen erlernt und ein gutes therapeutisches Arbeitsbündnis hergestellt wurden. Andererseits kann die Beobachtung solcher, zum Teil auch vegetativer Reaktionen ein diagnostisches Merkmal sein, das darauf hinweist, dass eine stärkere traumatische Fehlverarbeitung vorliegt.

Traumadiagnostische Gespräche beinhalten aber nicht nur ein Belastungspotenzial. Das Erheben und Besprechen traumabezogener Inhalte kann für Betroffene durchaus auch eine klärende Wirkung haben, die ihnen hilft, ihre Symptomatik in einen lebensgeschichtlichen Kontext einzuordnen. Dies wiederum kann zum Abbau von Unsicherheit und Ängsten und damit zu einer Stabilisierung beitragen.

Um der Komplexität der posttraumatischen Erscheinungsformen gerecht zu werden, wird empfohlen, das fachgerechte diagnostische Gespräch durch standardisierte diagnostische Interviews und psychometrische Testung zu ergänzen (Eichenberg & Senf 2019).

Krankheitstheorien

Traumafolgestörungen sind die individuellen posttraumatischen Reaktionen von Menschen auf eine traumatisch wirksame Situation, die immer objektiv gegeben ist. Das heißt: Krankheitsauslösend trifft immer ein äußeres Ereignis auf eine spezifische Verarbeitung im Gehirn, d. h. auf personengebundene Dispositionen.

Neurobiologie. Aus neurobiologischer Sicht sind die posttraumatischen Reaktionen spezifische Verarbeitungsmuster durch eine in der traumatischen Situation maximale Aktivierung der neuroendokrinen Stressachse. Die traumatische Situation wird in Form von fragmentierten impliziten Erinnerungen abgespeichert, wodurch das Erlebte nicht integriert, d. h. in den biografischen Kontext eingebunden und kohärent verbalisiert werden kann. Traumafolgesymptome sind als eine »natürliche« Notfallreaktion zu werten. Durch ein sehr schnelles und intuitives Denken wird eine Art »Abkürzung« über den Mandelkern im Gehirn genommen mit direkten Schlussfolgerungen aus jenen Informationen, die ganz aktuell verfügbar sind, ohne nach dem Gesamtkontext zu fragen. Die Informationsverarbeitung über das Großhirn wird blockiert und es findet eine implizite (amygdaloide) statt explizite (hippocampale) Erinnerung statt mit einer Überflutung von Neurohormonen (Adrenalin, Cortisol, Endorphine) und Unterdrückung der Sprachzentren (Brocca-Region) (Bering & Thüm 2022).

Soziologie. Aus soziokultureller Sicht wird grundsätzlich von einer breiten interindividuellen Variation bei der Verarbeitung potenziell traumatischer Situationen ausgegangen. Hierbei kommt dem sozialen Umfeld eine bedeutende Rolle zu, denn zu den Schutzfaktoren gehören stabile Bezugspersonen (z. B. Partner) sowie eine verständnisvolle Umgebung (z. B. Arbeitgeberin, Funktionsträger wie Polizei, Ärztinnen), d. h. eine stabile soziale Situation senkt das Risiko, nach einem potenziell traumatischen Ereignis eine Belastungsstörung zu entwickeln.

Lerntheorie. Nach der Lerntheorie entwickelt sich eine posttraumatische Furchtstruktur im Rahmen von Konditionierungsprozessen, d. h. ein extremer emotionaler Stimulus, wie z. B. Todesangst in der traumatischen Situation, koppelt sich mit Kognitionen und körperlichen Reaktionen. So kann bei einem Bankangestellten, der überfallen wurde, beim Zurückkehren an den Arbeitsplatz oder selbst beim Vorbeigehen an einer Bankfiliale diese Todesangst reaktiviert werden. Dies ist für die sogenannte Einwirkungsphase nach dem traumatischen Ereignis normal; bleibt allerdings der darauf folgende Erholungsprozess stocken, chronifiziert diese Angst mit der für eine PTBS typischen Vermeidungshaltung, z. B. vermeidet es die Person, eine Bank aufzusuchen.

Psychodynamische Perspektive. Aus psychodynamischer Perspektive wird davon ausgegangen, dass die traumatische Situation eine Situation der maximalen Ohnmacht darstellt, in der weder geflohen noch gekämpft werden kann: Die Person ist der Situation hilflos ausgeliefert. Die Intrusionen werden verstanden als ein Versuch, die traumatische Situation doch noch zu bewältigen, »zum Abschluss zu bringen« (sogenannte Vollendungstendenz). Durch die Reizüberflutung in der traumatischen Situation können die Erinnerungen nicht adäquat abgespeichert werden, vielmehr wirken sie als nichtsymbolisierungsfähige Fragmente in unspezifischen und für den Betroffenen nicht verständlichen Symptomen und Körpererinnerungen. Zur Bewältigung des Traumas unternimmt die Person unbewusste Selbstheilungsversuche, die funktional sind, um es subjektiv erträglicher zu machen und z. B. »nie wieder in eine solche Situation zu kommen«, beispielsweise durch Vermeidung jeglicher Reize, die an das Trauma erinnern, oder durch den Glauben, Schuld am Geschehen zu haben. Wie die neurotische Kompromissbildung hat aber auch der pathologische Verlauf der Traumabewältigung seinen Preis, sodass – wenn der natürliche Verarbeitungsprozess ins Stocken gerät – traumatherapeutische Hilfe indiziert ist.

Allgemeine Aspekte der Behandlung

Die wichtigste Mitteilung an die Betroffenen ist: »Die Gefühle, Gedanken und körperlichen Reaktionen, die Sie empfinden, sind vollkommen normal. Sie stellen eine natürliche, menschliche Reaktion auf eine extreme Belastung dar.« Das ist das sogenannte »Normalisierungsprinzip«.

Traumatherapie unterscheidet sich von anderen psychotherapeutischen Verfahren unter anderem durch ein sehr strukturiertes Vorgehen, bei dem der Phasenablauf schulenübergreifend gleich ist:

1. Stabilisierung: In dieser Phase wird mit der Person daran gearbeitet, ihre Kontrollfähigkeit über traumabezogene Gedanken, Emotionen oder Impulse wiederzuerlangen oder zu verbessern. Hier erfolgt auch die bereits genannte wichtige Mitteilung, dass ihre Gefühle, Gedanken und körperlichen Reaktionen eine normale Reaktion auf eine belastende Situation sind.
2. Traumakonfrontation: Die Person wird gedanklich mit der traumatischen Situation konfrontiert und sie erlebt sie innerlich noch einmal sehr intensiv.
3. Integration und Neuorientierung: Die Person lernt, das Trauma als Teil seines Lebensweges zu betrachten, gegebenenfalls einen Sinn aus dem Erlebten abzuleiten und ihr Verhalten für die Zukunft zu verändern. Hier kommen auch z. B. Aspekte positiver Veränderungen wie das *posttraumatische Wachstum* (→ oben in diesem Unterkapitel) zur Sprache.

Diese drei Phasen bilden eine chronologische Abfolge, vermischen sich jedoch häufig miteinander und in der Regel werden während eines therapeutischen Ablaufes auch bestimmte Schritte und Entwicklungen im Wechsel mehrfach durchlaufen. Um die beiden zentralen Therapieschulen herum (Verhaltenstherapie, Psychodynamische Psychotherapie) mit ihren jeweils im Phasenablauf ähnlichen, aber dennoch spezifischen Traumatherapiekonzepten haben sich eine Reihe von Techniken und Verfahren entwickelt, die spezielle ergänzende Elemente einführen (z. B. EMDR) oder andere Zugangswege nutzen (wie die kunst- oder bewegungstherapeutischen Ansätze). Dabei gibt es konsensuelle Regeln der Traumatherapie, z. B.

- eine nicht beurteilende Akzeptanz des Opfers;
- parteiliche Abstinenz, d. h. eine abgewogene Mischung aus therapeutischer Präsenz zur emotionalen Stützung und Zurückhaltung zur Kompetenzstärkung, und
- eindeutige Positionierung gegenüber dem Patienten als Opfer.

1.2 Inanspruchnahme digitaler Medien bei psychischen Erkrankungen

1.2.1 Inanspruchnahme durch Patienten

Die Corona-Pandemie brachte in vielen Lebensbereichen einen Digitalisierungsschub. In Bezug auf die Nutzungsbereitschaft von E-Health- und E-Mental-Health-Anwendungen belegen Studien, die vor Ausbruch der Corona-Pandemie durchgeführt wurden, patientenseits schon eine große Offenheit. So zeigte z. B. eine Online-Befragung im Jahr 2020 mit dem Titel »Einstellungen zur Digitalisierung im deutschen Gesundheitswesen 2020« (Statista 2022c), dass offene und partizipative Kommunikationsnetzwerke zu Gesundheitsfragen von den Nutzenden als vorteilhaft wahrgenommen werden. Zirka ein Drittel der befragten Deutschen dieser Studie wünscht sich einen Ausbau der Patientenberatung im Internet. Eine andere repräsentative Studie (Cordina et al. 2018) kam zu dem Ergebnis, dass immer mehr Patienten digitale Gesundheitstools bereits nutzen und die zunehmende Erwartung besteht, dass diese ein Kernbestandteil der Gesundheitsversorgung werden. Auch der Wunsch nach mobilen Gesundheitsanwendungen (mHealth-Anwendungen) wächst, d. h. nach Devices, die beispielsweise medizinische Empfehlungen geben (z. B. Waligóra & Bujnowska-Fedak 2019). Ebenso zeigte sich, dass die Corona-Pandemie die Bereitschaft der Deutschen, digitale Gesundheitsangebote zu nutzen, weiter erhöht hat: Während der Pandemie sind die Downloads von Gesundheitsapps in Deutschland um 30 % angestiegen.

Die Befunde dieser Untersuchungen zeigen zusammenfassend eine positive Einstellung der Patienten gegenüber E-Health-Anwendungen. Patienten scheinen den anstehenden Paradigmenwechsel der Medizin zu unterstützen, wenn sie davon entsprechende Behandlungserfolge erwarten.

Bezüglich der *Inanspruchnahmebereitschaft von E-Mental-Health-Anwendungen* zeigt sich ebenso ein großer Kontrast in Studien zum Zeitpunkt vor der Corona-Krise und aktuell. Frühere Untersuchungen wie unsere bevölkerungsrepräsentative Studie in Deutschland (Eichenberg, Wolters & Brähler 2013) kamen zu dem Ergebnis, dass fast die Hälfte der deutschen Internetnutzenden sich vorstellen können, das Internet bei psychischen Belastungen zu konsultieren. Jedoch nur ein geringer Teil derjenigen Befragten, die eine Nutzungsbereitschaft für E-Mental-Health-Anwendungen angaben, wussten von z.B. der Möglichkeit einer psychologischen Online-Beratung, d.h., sie hatten erst im Rahmen der Befragungsstudie davon erfahren. Das gleiche zeigte sich in einer Befragungsstudie unter Therapeutinnen und Patienten zur Nutzung von Serious Games, nämlich, dass zwar eine geringe Kenntnis über die Existenz von Serious Games besteht, aber eine hohe potenzielle Inanspruchnahmebereitschaft vorhanden ist (Eichenberg et al. 2016).

Zusammenfassend lässt sich feststellen: Heutzutage ist es wichtiger denn je, dass Behandelnde verschiedene E-Mental-Health-Anwendungen kennen. Einerseits können sie so den Selbsthilfeaktivitäten ihrer Patienten informiert begegnen (z.B. Nutzung gesundheitsbezogener Internetinformationen). Andererseits erfahren sie über die zur Verfügung stehenden digitalen Tools, die sie als therapeutisches Adjuvant in die Therapie integrieren können. Auch über die reinen Selbstanwendungen für Patienten sollten Traumatherapeutinnen auf dem Laufenden sein, da, wie wir gesehen haben, große Teile der Bevölkerung inzwischen digitale Angebote als einen immer selbstverständlicheren Modus der Versorgung ansehen.

1.2.2 Inanspruchnahme durch Behandler

Vor der Corona-Pandemie wurden Studien zur Einstellung von Psychotherapeuten zu E-Mental-Health-Anwendungen durchgeführt. Sie zeigen, dass eine Offenheit für diese Anwendungen abhängig ist von der Therapieschule (z.B. Vigerland et al. 2014; Eichenberg & Kienzle 2013) und von der Technikaffinität und Mediennutzung der Behandelnden (Kerst et al. 2020; Eichenberg et al. 2016). Ebenso wurden Einstellungsunterschiede hinsichtlich bestimmter Störungsbilder, bei denen E-Mental-Health-Anwendungen zum Einsatz kommen (Surmann et al. 2017), deutlich. Insgesamt konnte vor der Corona-Krise an einer deutschen Stichprobe ermittelt werden, dass Patienten offener sind gegenüber z.B. internetbasierten Interventionen bei depressiven Symptomen als Therapeuten (Schröder et al. 2017); hierbei spielte vor allem geringeres Vertrauen der Therapeuten in die therapeutische Wirksamkeit von psychologischen Online-Interventionen eine Rolle.

Studien während der Corona-Pandemie zeigen, dass sich die praktische Realität von Online-Behandlungen drastisch verändert hat und sich bisher bekannte Determinanten zur Nutzungsbereitschaft (z.B. Medienaffinität und Therapieschule der Therapeuten) aufzulösen scheinen. Einer Umfrage der Deutschen Psychotherapeutenvereinigung (2020) zufolge, an der Anfang April 2020 4466 Psychotherapeuten teilnahmen, gaben 77 % der Teilnehmenden an, dass sie die Möglichkeiten der Videobehandlung nutzen, 95 % davon erst seit Beginn der Corona-Krise, d. h. sie stellten sich ad hoc auf dieses neue Setting ein. Trotz Bedenken und unabhängig von der Therapieschule bestand folglich eine große Bereitschaft, für viele, bis dato unbekannte Wege der digitalen Versorgung von Menschen mit psychischen Problemen zu bestreiten. Ebenso haben die in den Lockdowns gewonnenen Erfahrungen die Einstellung der Psychotherapeuten gegenüber der Online-Therapie verändert. Eine österreichische Befragung an 700 Psychotherapeuten zeigte, dass vor der Covid-19-Pandemie nur ca. ein Drittel gegenüber der Online-Therapie positiv eingestellt war; nach den Erfahrungen während der Pandemie änderte sich dies auf zwei Drittel. In der Befragung wurde auch deutlich, dass die Psychotherapeuten für eine weitere Lockerung der gesetzlichen Bestimmungen plädierten, denn 9 von 10 Psychotherapeuten gaben an, sich vorstellen zu können, das Online-Setting auch »nach Corona« flexibel anzuwenden, wenn es in den Leistungskatalog der Krankenkassen aufgenommen würde (Poltrum et al. o. J.).

Diese Bereitschaft zur Flexibilisierung des traditionellen Psychotherapiesettings scheint besonders für traumatisierte Menschen zentral zu sein: Rund 1500 Psychotherapeuten, die von der Universität für Weiterbildung Krems (2020) befragt wurden, berichteten, dass insbesondere diese Patientengruppe in der Pandemie sehr belastet war und es aufgrund der gesetzlich angeordneten Restriktionsmaßnahmen zunehmend zur Reaktivierung bereits überwundener Traumata kam. Weitere Studien berichten eine Zunahme posttraumatischer Belastungsstörungen durch die Pandemie insgesamt (Zielasek & Gouzoulis-Mayfrank 2020) sowie für bestimmte Gruppen (z.B. für Personen im Gesundheitsweisen, Lui et al. 2020; für an Covid-19 Erkrankte, Vindegaard & Benros 2020).

Mittlerweile gilt die Corona-Pandemie zwar als beendet, doch sollten Behandelnde angesichts anderer Krisen wie Klimakatastrophen und Kriege gerade im Bereich der Psychotraumatologie mit digitalen Versorgungsangeboten vertraut sein, um ortsungebundene und flexible Versorgungsangebote machen zu können. Somit widmet sich das nachfolgende Kapitel den therapeutischen Möglichkeiten, aber auch Grenzen verschiedener digitaler Angebote.

KAPITEL 2

Digitale Medien in Prävention und Behandlung psychotraumatischer Störungen

Das folgende Kapitel nimmt die Chancen digitaler Medien für die Prävention und Behandlung psychotraumatischer Störungen in den Blick. In einzelnen Unterkapiteln werden verschiedene internetbezogene Dienste und Anwendungen vorgestellt, wobei jeweils zunächst eine kurze Einführung in ihre Bedeutung für psychische Probleme und Störungen insgesamt gegeben wird. Im Anschluss wird die Studienlage für Traumafolgestörungen vorgestellt und abschließend jeweils die Chancen, aber auch Risiken für ihre Nutzer gegeneinander abgewogen sowie Empfehlung für die differenzielle Indikation der jeweiligen digitalen Anwendung gegeben.

2.1 Gesundheitsbezogene Websites

Internationale Studien zeigen, dass sich immer mehr Menschen auf die Suche nach Informationen über die eigenen Erkrankungen im Internet machen und dafür *gesundheitsbezogene Websites* lesen. So kam z. B. die bevölkerungsrepräsentative KomPas-Studie des Robert Koch-Instituts (Horch 2021) zu dem Ergebnis, dass bei der Informationssuche an erster Stelle das Internet steht. Das gilt für Frauen wie für Männer. Geschlechterunterschiede gibt es abhängig vom Alter: Bis zu einem Alter von 65 Jahren nutzen Frauen signifikant häufiger das Internet für die Suche nach Gesundheitsinformationen als Männer. Ab einem Alter von 65 Jahren dreht sich dieses Geschlechterverhältnis jedoch um. Hinsichtlich der Unterschiede im Sozialstatus zeigt sich: Menschen mit niedrigem sozioökonomischen Status suchen signifikant seltener nach Gesundheitsinformationen im Internet als Personen mit mittlerem und hohem sozioökonomischen Status.

Link und Baumann (2020) untersuchten in ihrer stratifizierten Online-Befragung (geschichtete Zufallsstichprobe) am 3000 deutschen Personen die Motive zur gesundheitsbezogenen Online-Recherche. Dabei gaben 72 % der befragten Internetnutzer an, dass sie sich schon einmal im Internet über Gesundheitsthemen informiert haben. Der Hauptnutzungsanlass war die Recherche nach akuten Krankheitssymptomen und ihren Ursachen gefolgt von der Infosuche nach Medikamenten sowie dem Einholen von Tipps für eine gesunde Lebensweise. Relativ häufig werden Gesundheitsportale und Online-Lexika genutzt, während Ratgeber-Communitys und gesundheitsspezifische Online-Foren eher selten aufgesucht werden. Allerdings wird vor allem den Informationen in Laienforen (Selbsthilfegruppen) im Vergleich zu anderen gesundheitsbezogenen Online-Quellen Glauben geschenkt (Eichenberg & Wolters 2014).

Weitere Studien belegen den Einfluss der Internetnutzung auf Behandlungsentscheidungen. So zeigte z.B. eine Studie über die Nutzung der Internetseite www.urologenportal.de (Baunacke et al. 2016) mittels einer Befragung von 200 Nutzern (78 % Männer; M = 57 Jahre), dass 73 % der Nutzer dieser Website selbst von einer urologischen Krankheit betroffen waren, wobei sich hiervon nur die Hälfte in urologischer Behandlung befand. Bei 54 % der Befragten musste zum Befragungszeitpunkt eine gesundheitsbezogene Entscheidung getroffen werden. Bei ebenso 54 % dieser Teilnehmenden konnte die Informationssuche auf der Webseite bei der Entscheidung helfen und 20 % veränderten als Konsequenz ihre Entscheidung. Diese Ergebnisse zeigen, wie wichtig es ist, dass gesundheitsbezogene Online-Informationen qualitativ hochwertig sind.

2.1.1 Inhaltsqualität von Websites

Bislang gibt es zahlreiche Studien zur Inhaltsqualität von Gesundheitswebsites mit insgesamt eher mittelmäßigen Befunden. So kamen Grohol et al. (2014) in ihrer Analyse von über 400 Websites zu verschiedenen psychischen Erkrankungen zu dem Ergebnis, dass die Inhaltsqualität von Seiten zur Schizophrenie, bipolaren Störung und Dysthymia vergleichsweise höher war als die zu Phobien und zur Panikstörung. Eine Analyse von Websites zu Essstörungen (Hernandez-Morante et al. 2015) zeigte ebenso, dass die Gesamtqualität der Websites zu Essstörungen mäßig und die Qualität der darin enthaltenen Informationen als ziemlich schlecht zu bewerten ist. Dabei wiesen Anorexia-nervosa-Websites sowohl eine geringere Informationsqualität als auch eine geringere allgemeine Qualität auf, während Bulimie-Websites eine höhere allgemeine Qualität aufwiesen und Adipositas-Websites die zuverlässigsten Informationen boten. Auch die Analyse von Webseiten zu Angsterkrankungen zeigte eine schlechte bis mittlere Qualität (Ipser et al. 2007).

Wie ist die Studienlage zur Qualität von Internetseiten zu Traumafolgestörungen zu bewerten? Es existiert ca. ein halbes Dutzend Studien, die Websites analysieren, die über die PTBS informieren. Eine Inhaltsanalyse internationaler Websites kam zu dem Ergebnis, dass 42% der untersuchten Homepages fehlerhafte Informationen enthielten oder unvollständig waren, 6% beinhalteten gar gefährliche Informationen (Nemeroff et al. 2006). Einen problematischen Befund zeigte auch die Studie von Mansell et al. (2009), nach der 42% der 50 Top-Websites zu Trauma, die von Pharmaunternehmen unterhalten oder gesponsert werden, mit signifikant mehr Hinweisen zur Psychopharmakotherapie als zur Psychotherapie ausgestattet waren. Eine aktuellere Studie (Killip et al. 2020) untersuchte die Qualität von PTBS-Websites für Einsatzkräfte der Feuerwehr, die ein erhöhtes Risiko für eine PTBS haben. Die Autoren gehen davon aus, dass aufgrund der Stigmatisierung von PTBS in diesem Berufsstand Feuerwehrleute möglicherweise vermehrt online nach Informationen suchen. Mit vier Suchbegriffen (»firefighter PTSD«, »firefighter operational stress«, »PTSD symptoms« und »PTSD treatment«) auf Google.ca (Kanada) identifizierten sie 75 Websites, die sie anhand von Qualitätskriterien für Gesundheitsinformationen für Verbraucher (DISCERN, Charnock 1998; →Kasten »DISCERN«) und anhand der aktuellen Behandlungsleitlinien analysierten. Die durchschnittliche DISCERN-Bewertung lag bei 43,8 von 75 Punkten (was auf eine mittelmäßige Qualität hindeutet) mit 9 schlechten Websites (16–30 Punkte), 31 mittelmäßigen Websites (31–45 Punkte), 26 guten Websites (46–60 Punkte) und 9 hervorragenden Websites (61–75 Punkte). Die am häufigsten genannten Behandlungen waren Medikamente (41 von 75 Websites) und kognitive Verhaltenstherapie (40 von 75 Websites).

DISCERN: Instrument zur Bewertung der Qualität schriftlicher Gesundheitsinformationen

- DISCERN ist ein Instrument, das den Nutzern eine zuverlässige Möglichkeit bieten soll, die Qualität von schriftlichen Gesundheitsinformationen zu messen.
- DISCERN ist für die Verwendung durch einzelne Verbraucher, Anbieter von Gesundheitsinformationen und Angehörige der Gesundheitsberufe konzipiert. Das Instrument enthält 15 Fragen, die auf einer Skala von 1 bis 5 bewertet werden können. Die Fragen sollen den Benutzern auf mögliche Verzerrungen, die Aktualität des Inhalts, Relevanz, Klarheit, Evidenz und Ausgewogenheit aufmerksam machen.
- Die DISCERN-Website wurde im Mai 1999 ins Leben gerufen. Obwohl das Instrument ursprünglich für gedrucktes Material entwickelt wurde, hat es sich bei der Bewertung der Qualität von Gesundheitsinformationen im Internet ebenso bewährt wie bei gedruckten Informationen (Charnock & Shepperd 2004).
- Studien zeigen, dass DISCERN ein potenzieller Qualitätsindikator mit relativ hoher Spezifität ist (Khazaal et al. 2012).
- Ausführliche Informationen finden sich auf der deutschsprachigen DISCERN-Website: http://www.discern.de

In einer eigenen Studie (Eichenberg, Blokus & Malberg 2013) untersuchten wir die Qualität von PTBS-Websites im deutschsprachigen Raum anhand von 20 Suchergebnissen bei Google. Wir analysierten unter anderem die Art des Anbieters, die Qualität und die Nützlichkeit der Informationen, die präferierten Behandlungsansätze sowie die Benutzerfreundlichkeit der Website. Die Befunde zeigen, dass die verschiedenen Behandlungsansätze (Psychotherapie, Psychopharmakotherapie, Selbsthilfe) ausgewogen dargestellt werden, jedoch psychodynamische Psychotherapieverfahren gegenüber der Kognitiven Verhaltenstherapie deutlich unterrepräsentiert sind. Die Qualität der Informationen ist generell im mittleren Bereich angesiedelt, was vor allem durch die mangelhafte Benutzerfreundlichkeit der Websites bedingt ist. Falsch- und Fehlinformationen waren wenig zu verzeichnen.

2.1.2 Klinisch relevante Effekte auf den Nutzer

Gesundheitsbezogene Internetrecherchen bringen eine Reihe von Vorteilen mit sich. Das Internet bietet – besonders im Fall von hochwertigen Informationen – die Stärkung des Empowerments des Patienten und ermöglicht damit eine partizipatorische Behandler-Patient-Beziehung. Die in Befragungsstudien erfassten positiven Effekte reichten aufseiten der Patienten z. B. von einem verbesserten Gesundheitsverhalten und -bewusstsein über mehr Sicherheit im Konsultationsgespräch bis hin zu einem höheren Ausmaß von Selbstbestimmung und wahrgenommener Selbstwirksamkeit sowie Eigenverantwortung (Mano 2015). Von ärztlicher Seite ist die Bewertung gesundheitsbezogener Internetinformationen ambivalent. Einerseits sehen sie, dass das Internet die partizipative Entscheidungsfindung von Behandler und Patient positiv unterstützen kann, doch immerhin 44 % der in einer Studie befragten Ärzte (Brezinka 2007) fanden kaum einen Nutzen darin: Aufgrund der häufig mangelhaften Qualität der recherchierten Informationen würde im Konsultationsgespräch keine eigenen Erklärungen eingespart werden können. Über 50 % der befragten Ärzte einer weiteren Studie gab an, dass der »vorinformierte Patient« ihre Arbeit sogar belastet (Eichenberg, Blokus & Malberg 2013). Auch neuere Studien replizieren diese ambivalenten Befunde: In einer Befragung von brasilianischen Fachärzten (Mota et al. 2018) gaben 85,2 % der Ärzte an, dass Online-Gesundheitsinformationen sowohl positive als auch negative Auswirkungen auf die Arzt-Patient-Beziehung haben. Rund 60 % hatten mindestens einen Patienten, der die empfohlene Behandlung änderte, nachdem er Gesundheitsinformationen im Internet gesehen hatte, und knapp 90 % waren der Meinung, dass die meisten Patienten nicht wissen, welche Online-Gesundheitsinformationen zuverlässig sind. Insgesamt sind die Auswirkungen der Online-Gesundheitsrecherche auf die Patienten positiver, wenn Gesundheitsdienstleistende den Patienten hierbei unterstützen (de Looper et al. 2021). Allerdings scheint ein Teil der Patienten nicht mit ihren Behandlern über die rezipierten Online-Informationen zu sprechen aus Angst, damit deren Autorität zu untergraben (Aref-Adib et al. 2016). Laut Marstedt (2018) verschweigen rund 30 % der Nutzenden ihre Informationssuche im Internet gegenüber dem Arzt. Dieses Verhalten von Patienten kann nicht nur auf ein problematisches Vertrauensverhältnis zwischen Ärzten und Patienten hindeuten, sondern verdeutlicht auch, dass viele Patienten mit den recherchierten Informationen allein bleiben und keine fachliche Korrektur erfahren. Ebenso ergab die Studie von Marstedt (2018), dass nach dem Arztbesuch etwas mehr Nutzer ins Internet gehen als vor dem Besuch. Die Motive sind beispielsweise, dass der Arzt zu wenig Zeit hatte (22 %) oder er sich nicht verständlich genug ausdrückte (34 %).

Ein weiteres Problem stellt die Fülle an Informationen im Internet dar: Dass sich Patienten durch die Informationsflut überlastet fühlen, ist nicht verwunderlich. Diese Überforderung kann im Extremfall bei vor allem hypochondrisch dispositionierten Nutzenden die unbegründete Angst vor ernsthaften Krankheiten noch verstärken, was in Fachkreisen unter dem Begriff »Cyberchondrie« diskutiert wird (McMullan et al. 2019).

Fallbeispiel: Verunsichert durch zu viele Informationen

Eine Krankenschwester leidet an traumatischen Symptomen. Nach medizinischen und psychologischen Untersuchungen erhält sie die Diagnose einer posttraumatischen Belastungsstörung und einer Herz-Kreislauf-Erkrankung. Selbst medizinisch vorgebildet, recherchiert sie im Internet. Sie erhält eine so große Zahl an Informationen, und vor allem widersprüchliche, dass sie immer unsicherer darüber wird, ob sie nun an einer psychischen Erkrankung leidet oder an einer organisch bedingten oder ob beide Erkrankungen zusammenhängen. Sie wird zunehmend verwirrter ob ihrer eigenen Erklärung zur Genese ihrer Erkrankung. Manchmal macht sie sich Vorwürfe, dass sie ihre Erkrankung selbst »herbeigeführt« habe, indem sie zu lange in ihrer unglücklichen Ehe verblieben ist, dann wieder denkt sie, dass für ihr Leid nur biologische Ursachen verantwortlich sind.

Die erste systematische Untersuchung zur Cyberchondrie wurde 2009 von den amerikanischen Microsoft-Wissenschaftlern Ryen White und Eric Horvitz durchgeführt. Nach Meinung der Autoren wird die gesundheitsbezogene Internetrecherche häufig als eine diagnostischen Methode genutzt, bei der aus der Reihenfolge und dem Informationsgehalt der Ergebnisse diagnostische Schlussfolgerungen gezogen wurden. Selbst allgemein verbreitete Symptome könnten somit auf Basis einer Webrecherche als ernsthafte Krankheiten fehlinterpretiert werden – mit der Folge von unnötiger Angst, Zeitinvestition und kostenintensiver Konsultation von Ärztinnen. Aktuell wird Cyberchondrie im Zusammenhang mit dem Corona-Virus und der Verbreitung damit verbundener Fehlinformationen über Social-Media-Plattformen untersucht (z. B. McMullan et al. 2019; Jungmann & Witthöft 2020). Laato et al. (2020) schildern, auf welchen Wegen vulnerable Personen mit angstschürenden Informationen über das Internet konfrontiert werden und dass mehrere Plattformen dieses Risiko gezielt aufgreifen: So werden laut Laato et al. (2020) Personen, die über die Suchmaschine Google nach Informationen über Covid-19 suchen, von Google bewusst zu Websites geführt, die verlässliche Informationen bereitstellen. Inzwischen liegen auch Erklärungsmodelle vor, die den Zusammenhang zwischen der Pandemie und exzessiver Internetrecherche darstellen. Nach Starcevic et al. (2021) zählen zu den Faktoren, die in dieser Zeit zur Cyberchondrie beitragen, folgende:

- Eine erhöhte Wahrnehmung der Bedrohung und Angst vor einer neu entdeckten und schlecht verstandenen Krankheit

- Schwierigkeiten bei der Bewältigung der mit der Pandemie verbundenen Ungewissheit
- Mangel an maßgeblichen und vertrauenswürdigen Quellen für relevante Gesundheitsinformationen
- Schwierigkeiten bei der Bewältigung der Fülle von Informationen, die oft verwirrend, widersprüchlich, ungeprüft und ständig aktualisiert sind, zusammen mit einer verminderten Fähigkeit, unnötige Informationen herauszufiltern

Diese Faktoren verstärken Angst und Verzweiflung, was die Wahrnehmung von Bedrohung und Unsicherheit erhöht und weitere Online-Gesundheitssuchen zur Folge hat.

In einer eigenen Studie (Eichenberg & Schott 2019) untersuchten wir erstmals den Zusammenhang zwischen gesundheitsbezogener Internetrecherche und Hypochondrie an einer deutschen Stichprobe von 471 Nutzenden, davon 84,5 % weiblich und 15,5 % männlich, mit einem Altersdurchschnitt von 40 Jahren. Mithilfe eines selbst entwickelten Fragebogens und der Illness Attitudes Scale (IAS) zur Erfassung klinisch relevanter Gesundheitsängste in deutscher Übersetzung (Hiller & Rief 2004) sollten die Nutzer von Gesundheitsangeboten im Internet charakterisiert werden.

Nach der IAS ließen sich gut 10 % der Teilnehmenden als hypochondrisch einstufen, weitere knapp 15 % ließen sich der Gruppe »Verdacht auf Hypochondrie« zuordnen. Auch wenn die vorliegende Online-Stichprobe nicht repräsentativ ist, so zeichnet sich doch deutlich der Trend ab, dass der Anteil gesundheitsängstlicher Personen unter den Nutzern von gesundheitsbezogenen Online-Angeboten deutlich höher zu liegen scheint als in der Allgemeinbevölkerung (Prävalenz von 6,7 % für Hypochondrie; Bleichhardt & Hiller 2007). Besonders relevant ist der Befund, dass die als hypochondrisch eingestuften Personen die Verlässlichkeit der Informationen der meisten Online-Gesundheitsdienste höher bewerteten als die wenig gesundheitsängstlichen.

Ein weiteres Problem stellt die *mangelnde Qualitätssicherung* von Internetinformationen dar. Interessanterweise scheinen viele Internet-User nicht an der Glaubwürdigkeit von Online-Gesundheitsinformationen zu zweifeln (Eichenberg & Wolters 2014). Sun et al. (2019) konnten in einer systematischen Literaturanalyse feststellen, welche Kriterien bei der Evaluation von Mental-Health-Informationen im Internet aus Konsumentensicht besonders bedeutsam sind. Dabei wurden 25 Kriterien gefunden, wobei Vertrauenswürdigkeit, Expertise und Objektivität besonders häufig erwähnt wurden. Als Indikatoren für diese Kriterien werden die Quelle, der Inhalt und das Design herangezogen (Sun et al. 2019). Eine eingehende Überprüfung der Informationsqualität wird von den Suchenden eher selten vorgenommen; professionelles Design und wissenschaftlicher oder offizieller Anschein von Webseiten werden zur Glaubwürdigkeitsbeurteilung herangezogen, und nur selten wird die hinter den Aussagen stehende Organisation überprüft.

Auch wenn sich mittlerweile im Bereich der medizinischen Informationsangebote unterschiedliche Initiativen zur Gütesicherung gebildet haben, ist Webseiten auf den ersten Blick die Seriosität und Professionalität nicht anzusehen. Als bedenkenswert erweist sich generell die Unterschiedlichkeit und die Schnelllebigkeit der jeweiligen Richtlinien und Ratinginstrumente zur Qualitätsbeurteilung, was die Vergleichbarkeit der Online-Angebote und der diesbezüglichen Untersuchungen erheblich einschränkt.

International sowie auch im deutschsprachigen Raum existieren zurzeit verschiedene Ansätze, um die Qualität von gesundheitsbezogenen Internetinformationen zu sichern bzw. zu erhöhen. Die im Jahre 1995 in der Schweiz gegründete Health on the Net Foundation hat als erste Organisation verbindliche Richtlinien zur Qualität von medizinischen Websites formuliert. Der sogenannte HONcode (HON code of conduct) ermöglicht auf der Basis acht *formaler Kriterien* (u. a. Sachverständigkeit, Datenschutz, Transparenz) – als Richtlinien für Webmaster mit einem Minimum an Standards – die Zertifizierung von Gesundheitsportalen. Ein besonderes Angebot ist eine Suchmaschine auf der HON-Website, die ausschließlich HON-zertifizierte Informationsquellen als Suchergebnisse präsentiert, wobei nach Informationen für Patientinnen und professionelle Helfer getrennt gesucht werden kann. Den HONcode gibt es inzwischen in 35 Sprachen. Es stellt sich jedoch die Frage, wie Nutzende von

Gesundheitswebsites von diesen existierenden Gütesiegeln erfahren können. Hilfreich scheint es, dass Menschen bereits in jungen Jahren (Schule, Elternhaus) entsprechende Medienkompetenzen vermittelt werden. Sie könnten aber auch vonseiten der Psychotherapeutinnen über die HON-Seite informiert werden.

So können Traumatherapeuten eine Liste von selbst geprüften störungsspezifischen Websites bereithalten, die sie interessierten Patienten weitergeben können. Folgender Kasten stellt exemplarisch erste patientenzentrierte Anlaufstellen im Web zur PTBS für unterschiedliche Zielgruppen zusammen, unter anderem für Betroffene unterschiedlicher Altersgruppen, Angehörige, Flüchtlinge.

Tipp für die Praxis

Patientenzentrierte Anlaufstellen für PTBS-Betroffene im Internet:

- psychenet – Netz psychische Gesundheit: https://www.psyche-net.de/de/psychische-gesundheit/informationen/posttraumatische-belastungsstoerung.html
- Deutsches Institut für Psychotraumatologie: http://www.psychotraumatologie.de/selbsthilfe/ueberwinden.html
- Ethno-Medizinische Zentrum e. V.: https://www.mimi-bestellportal.de/wp-content/uploads/2017/06/Leitfaden-Trauma-Deutsch-web-2017-06.pdf (Wegweiser erhältlich in verschiedenen Sprachen)

Am Wichtigsten ist jedoch, dass Traumatherapeutinnen letztlich entscheiden müssen, ob die Webrecherche des jeweiligen Patienten funktional ist und seine Genese unterstützt oder ob sie dysfunktional ist und somit auch therapeutisch bearbeitet werden muss. Dies scheint von der Medienkompetenz des Patienten abzuhängen, aber auch von seiner Disposition für Hypochondrie bzw. der konkreten Traumafolgestörung.

Fallbeispiel: Irritierende Zweitkonsultation

Eine Traumapatientin befindet sich in der dritten Sitzung. Sie berichtet, auf einer Website gelesen zu haben, dass »Augenwackeln« (EMDR) die Methode der Wahl sei. Sie reklamiert, dass diese Technik bisher nicht angewendet wurde. Der Hinweis der Therapeutin, dass zunächst eine ausführliche Anamnese stattfinden und stabilisierende Techniken vermittelt werden müssen, bevor traumakonfrontativ vorgegangen werden kann, erreicht die Patientin nicht. Sie beharrt darauf, dass sie im Internet eine »Expertin« gefunden habe, die sofort per Video-Sitzungen ihr Trauma heilt.

Zu berücksichtigen sind auch Betroffene in der Einwirkungsphase der traumatischen Situation, in der sich häufig kognitive Störungen zeigen und für die es demnach kontraindiziert sein kann, auf die selbständige Rezeption von psychoedukativen Websites verwiesen zu werden.

Grundsätzlich können alle Gruppen von traumatischen Ereignissen Betroffenen (Selbsterholer, Wechsler- und Risikogruppe, →Kap. 1.1.2) sowie Angehörige von psychoedukativen Online-Informationen profitieren, da diese Informationen das Potenzial bieten, die in der traumatischen Situation verloren gegangene Kontrolle und Autonomie durch Wissen über ihr Verhalten und Erleben ein Stück weit zurückzuerlangen. Zudem können hilfreiche Informationen die Wahrnehmung von bestehenden Handlungsspielräumen und die damit in Verbindung stehende empfundene Selbstwirksamkeit bestärken.

Dennoch muss bei Betroffenen im Einzelfall abgewogen werden, ob und wann Internetquellen empfohlen werden, mittels derer sich der Patient über das therapeutische Gespräch hinaus über seine Erkrankung, Therapieoptionen und Selbsthilfemöglichkeiten informieren kann. Die Empfehlung hängt davon ab, in welcher Traumaphase sich der Patient befindet, wie hoch seine Medienkompetenz ist (um Informationsüberflutung zu managen und Informationsqualität zu erkennen), welche Persönlichkeitsdisposition (hypochondrische Tendenzen) er hat und wie gut die therapeutische Beziehung ist. Studien zeigen, dass sich fast alle Patienten mit einer PTBS wünschen, in Behandlungsentscheidungen miteinbezogen zu werden (Harik et al. 2016). Dabei werden persönliche Gespräche mit einem professionellen Helfer gegenüber anderen Lernformaten (z. B. Websites, Broschüren) bevorzugt, was Hinweise darauf gibt, dass Empfehlungen von Websites höchstens eine Ergänzung darstellen, aber keinen Ersatz für eine ausführliche Informierung.

2.2 Online-Selbstdiagnostik

Im Vergleich zu einfachen Webrecherchen kann eine gezieltere und unmittelbarere Selbstdiagnostik im Internet über Diagnosegeneratoren und via psychologischen Selbsttests erfolgen, die mehr oder weniger standardisiert sind.

2.2.1 Symptomchecker

Symptomchecker »isabel«. *Diagnosegeneratoren,* auch Symptomchecker genannt, können bei körperlichen wie psychischen Beschwerden konsultiert werden. So verzeichnet z. B. das Programm »isabel« über 6000 Krankheiten. Nach Eingabe der individuellen Symptome werden nach einem Mausklick mögliche Erkrankungen ausgegeben. Wird z. B. »Kopfschmerzen« bei Kindern eingegeben, resultieren Krankheiten von einer harmlosen Sinusitis bis hin zu Hirnblutungen und Hirntumoren. Auch psychische Zustände können als Symptome eingegeben werden. Auf den Suchbegriff »traurig« wurden 17 Verdachtsdiagnosen ausgegeben, die vom chronischen Müdigkeitssyndrom über Kokaintoxizität und -entzug, aphasisches Syndrom, Toxoplasmose, Morbus Parkinson, »Albtraumstörung« bis hin zur akuten wie posttraumatischen Belastungsstörung reichen. Manche Erkrankungen werden mit einer roten Flagge markiert, was darauf hinweist, dass diese umgehend in der Notaufnahme behandelt werden müssen. Während bei der PTBS mit einer roten Flagge alarmiert wird, scheint bei anderen schwerwiegenden Erkrankungen wie Parkinson oder Progressive Multifokale Leukoenzephalopathie kein dringender ärztlicher Behandlungsbedarf zu bestehen. Auch verwundert, dass bei der Angabe des eigenen Geschlechts bei der Auswahl »männlich« Depressionen als Verdachtsdiagnose ausgegeben wird, bei »weiblich« allerdings nicht, obwohl die Prävalenz bei Frauen hier ja bekanntlich deutlich höher ist.

Symptomchecker von NetDoktor. Ein weiterer Symptomchecker wird von dem Gesundheitsportal NetDoktor angeboten, in dem 470 Krankheiten und 600 Symptome verzeichnet sind. Die Abfrage der Beschwerden erfolgt hier grafisch: Nach der Abfrage grober demografischer Daten (Alter, Geschlecht) soll auf dem Foto eines menschlichen Körpers zunächst die Region angeklickt werden, die Beschwerden verursacht (z.B. Hals). Nach einer Spezifizierung (z.B. Nacken) folgt die Abfrage möglicher Symptome. Auch wenn man z.B. lediglich »Bewegungseinschränkung« anklickt, folgen Dutzende von Fragen: Ist Ihre Muskelkraft gemindert? Haben Sie Schmerzen? Haben Sie einen Bluterguss? Ist das Anheben des Armes über Schulterhöhe kaum oder nicht möglich? Verneint man diese alle, erhält man am Ende mögliche Diagnosen, dabei aber z.B. nicht die wahrscheinlichste wie »Verspannung«, sondern schwere Diagnosen wie seltene Nervenkrankheiten, die im Rahmen von Krebserkrankungen auftreten (z.B. Lambert-Eaton-Syndrom) und als bis zur Atemlähmung führend beschrieben werden (Myasthenia gravis). NetDoktor gibt auch Verdachtsdiagnosen bei psychischen Beschwerden aus. Folgende Beispiele geben einen Einblick über die Ergebnisse, wobei wir auch hier »traurig« als Beschwerde eingegeben haben – mit ziemlich anderen Ergebnissen von Verdachtsdiagnosen im Vergleich zu »isabel«.

Bei der schematischen Darstellung des Körpers wählten wir die »Region »Psyche«. Dann gaben wir als Symptom »traurig« ein, alle weiteren Fragen übersprangen wir. Als mögliche Erkrankungen wurden anschließend ausgegeben:

- Bipolare affektive Störung
- Depression
- Burnout
- Fibromyalgie
- Lupus erythematodes

In einer zweiten Abfrage gaben wir als Symptom »Innere Unruhe« ein und verneinten alle Fragen nach möglichen weiteren Symptomen (z.B. »Haben Sie Luftnot?«). Als mögliche Erkrankungen wurden anschließend ausgegeben:

- Ängstliche Persönlichkeitsstörung
- (Akute) Belastungsreaktion
- Alzheimer
- Blasensteine
- Borderline

Es verwundert nicht, dass auch systematische Untersuchungen zur Validität der Symptomchecker große Defizite bei der Diagnosestellung aufzeigen. Sie weisen auf das Problem hin, dass mittels Symptomchecker häufig zur (dringenden) Inanspruchnahme des medizinischen Versorgungssystem geraten wird, obwohl eine Selbstbehandlung nicht nur ausreichend, sondern auch indiziert wäre (Semigran et al. 2015). Folglich belegen Untersuchungen, dass Ärzte den Symptomcheckern in der Genauigkeit der Diagnosestellung überlegen sind (Semigran et al. 2016).

2.2.2 Psychologische Selbsttests

Im Bereich psychischer Erkrankungen existieren im Internet noch weitere selbstdiagnostische Angebote, und zwar in Form von *psychologischen Tests*. Neben den bekannten, eher unterhaltungsorientierten Psychotests, deren Unseriosität auch für den Laien leicht zu erkennen ist, bieten selbst Psychotherapeuten auf ihren Homepages kostenlos selbst entwickelte Tests zu schweren Störungen wie »Selbsttest auf Borderline-Persönlichkeitsstörung«, »Sind Sie ein Psychopath« oder »Dissoziative Identitätsstörung Screening« an. Diese geben per Mausklick (Verdachts-)Diagnosen aus. Allerdings existieren auch seriöse diagnostische Angebote im Bereich von psychischer Traumatisierung. Einen vielversprechenden Ansatz zur Online-Selbstdiagnostik nach potenziell traumatischen Erlebnissen stellt das Projekt »KidTrauma« (www. kidtrauma.com) der Universität Zürich dar, eine Website und App für Jugendliche, aber auch für Eltern, deren Kinder ein stark belastendes Ereignis erlebt haben. Die Hauptfunktionen sind:

- Traumacheck: Überprüfung, ob eine Fachstelle aufgesucht werden soll
- Altersspezifische Informationen und Tipps zu Symptomen nach Traumatisierungen und Hilfestellung zur Bewältigung
- Kontakte zu Fachstellen in der Nähe

Da sich die psychischen Reaktionen und Verhaltensauffälligkeiten bei Kindern und Jugendlichen je nach Alter und Zeitpunkt der traumatischen Erfahrung unterscheiden, ist das Angebot in verschiedene Rubriken unterteilt: Es richtet sich einmal an Jugendliche zwischen 11 und 17 Jahre für akute oder chronische Traumata und einmal an Eltern von Kindern zwischen 0 und 6 Jahre und älter als 6 Jahre, wobei auch hier zwischen akut oder chronisch separat informiert wird.

Ein ähnliches Angebot existiert auch für Erwachsene. »Smart Assessment on your Mobile« (SAM) (van der Meer et al. 2017) bietet ein Screening auf traumabezogene Symptome mittels webbasierter Anwendung mit dem Ziel, Personen zu identifizieren, die weiterer Diagnostik und Betreuung bedürfen. SAM enthält die PTSD-Checkliste für das DSM-5 (PCL-5) und die Depressions-Angst- und Stress-Skala (DASS-21). Studienergebnisse der Forschungsgruppe zeigten eine wesentliche Übereinstimmung zwischen SAM und einem diagnostischen Interview bei der Beurteilung von PTBS und Depression.

Digitale diagnostische Anwendungen wurden auch für das Therapiemonitoring von Patienten mit PTBS entwickelt. Xu et al. (2012) stellen ein sprachbasiertes, automatisiertes Tele-PTSD-Monitor-System (TPM) vor, das dazu dient, Kliniker bei der Diagnose von PTBS aus der Ferne zu unterstützen. Das Ziel ist es, Personen aus der Hochrisikogruppe zu identifizieren, d. h. Personen, die gefährdet sind, nach einem traumatischen Ereignis eine PTBS zu entwickeln und aus Scham und Angst vor Stigmatisierung keinen direkten Kontakt zu einem professionellen Helfer aufsuchen würden. Das TPM-System kann über ein öffentliches Telefonnetz oder das Internet erfolgen. Die erfassten Sprachdaten werden dann an einen sicheren Server gesendet, um die sogenannte »PTSD Scoring Engine« aufzurufen, die einen PTSD-Score für die Person berechnet. Somit kann das TPM-System auch zu Monitoring-Zwecken genutzt werden, in dem das System den Therapeuten per E-Mail oder SMS informiert, wenn ein vordefinierter Schwellenwert überschritten wird, um eine baldige Folgeuntersuchung oder weiterführende Maßnahme einzuleiten.

Auch Online-Selbsttests wurden entwickelt, um Personen der Risikogruppe zu identifizieren und diese mittels Feedback an Fachstellen zu verweisen. Zu diesen Selbsttests gehört der erst jüngst in den Niederlanden entwickelte Test namens »Mobile Insight in Risk, Resilience, and Online Referral« (MIRROR). Seine Ergebnisse wurden verglichen mit Referenzmaßen für PTBS-Symptome (PTSD Checklist for DSM-5), Depression, Angst, Stress (Depression Anxiety Stress Scale-21), psychologische Resilienz (Resilience Evaluation Scale) und positive psychische Gesundheit (Mental Health Continuum Short Form). Die Autoren des Tests van Herpen et al. (2020) kommen zu dem Schluss, dass MIRROR ein valider und zuverlässiger Selbsthilfetest zur Ermittlung negativer (PTBS-Beschwerden) und positiver Ergebnisse (psychosoziale Funktionsfähigkeit und Resilienz) ist.

Nach der Tsunami-Katastrophe im Jahr 2004 wurde im Rahmen eines Züricher Projekts ebenso ein Online-Tool zur Selbsteinschätzung entwickelt, mit dem Opfer prüfen konnten, ob sie traumatisiert waren und eine psychologische Betreuung benötigten. Zum einen zeigte sich, dass das Angebot auf hohe Nachfrage stieß, und zum anderen, dass internetgestützte Tests mehr Männer ansprechen als Frauen und damit auch mehr Männer für die Gesundheitsfürsorge erreicht werden können. Typischerweise greifen Männer seltener auf »öffentliche« Strategien zur psychischen Gesundheit (z. B. Konsultation eines Psychotherapeuten) zurück.

2.2.3 Klinisch relevante Effekte auf den Nutzer

Hinsichtlich gesundheitsbezogener Internetrecherchen ergeben Befragungsstudien mit Betroffenen verschiedener psychischer Erkrankungen, dass ein Großteil ein aktives digitales Rechercheverhalten zeigt, z. B. Menschen mit psychotischen Erkrankungen (Aref-Adib et al. 2016), Menschen mit Depressionen oder Angststörungen (Akhther & Sopory 2022) und Menschen mit PTBS (Koo 2016), wobei im Falle von PTBS Betroffene mit weniger ausgeprägten PTBS-Symptomen aktiver Internetrecherchen betreiben und dass sich die Betroffenen dabei auch überfordert fühlen (Gowen et al. 2013). Weitere Studien zeigen, dass auch Menschen, die nicht von einer psychischen Erkrankung betroffen sind, aktiv im Internet über psychische Erkrankungen recherchieren (z. B. Ayers et al. 2013; Niu et al. 2020; Montagni et al. 2016; Obasola et al. 2016; Powel et al. 2006).

Auch Psychotherapeuten gaben in einer Befragung an, dass ihre Patienten nach Informationen im Web zu ihrer Erkrankung suchen, wobei sie in erster Linie mit Internetinformationen zu potenziellen Diagnosen von ihren Patienten konfrontiert werden (Eichenberg et al. 2016). In meiner (Eichenberg) eigenen psychotherapeutischen Praxis zeigten sich Situationen, in denen Patienten das Erstgespräch mit der Aussage »Ich bin Borderline« eröffneten. Auf die Frage, wer die Diagnose gestellt habe, kam die Antwort: »Der Test im Internet!« Auch für Patienten, die auf der Suche nach den Ursachen ihrer Symptome sind, scheint das Internet eine Art Hoffnungsträger zu sein, um in den hier aufzufindenden Angeboten vermeintlich gute Antworten zu finden.

Fallbeispiel: Auf der Suche nach den Ursachen der Symptome

Frau W. (46) sucht die psychotherapeutische Praxis auf aufgrund von Ängsten, depressiven Zuständen und des Gefühls, keine Daseinsberechtigung zu haben. Sie ist stark übergewichtig. Liebesbeziehungen habe sie in ihrem Leben eher selten gehabt, sexuelle Befriedigung mit einem Partner nie erlebt. Trotz überdurchschnittlicher Intelligenz und guter Begabung als Fotografin gelinge es ihr kaum, sich ihren Lebensunterhalt als Freischaffende zu verdienen. Wenn sie es überhaupt aus dem Bett schaffe, säße sie nur vor dem PC. Sie lese Tag und Nacht Foren für Betroffene von sexuellem Missbrauch und meint nun, den Ursachen ihrer Symptome auf die Spur gekommen zu sein. Borderline-Selbsttests hätten ihr diesen Verdacht bestätigt, da ja »alle Borderliner missbraucht« seien.

Neben des Aufwandes für Behandelnde, in der Praxis Selbstdiagnosen von Patienten korrigieren zu müssen, sind die Folgen weitreichender, wenn Patienten mit den sich selbst gestellten Diagnosen allein bleiben. So werden Patienten z. B. mit Begrifflichkeiten konfrontiert, deren Verständnis eine entsprechende Ausbildung verlangt. Neben einer dysfunktionalen Selbststigmatisierung können Symptome verschleppt und Störungen damit chronifiziert werden. Ebenso – siehe Fallbeispiele – sind die »möglichen Erkrankungen« so zahlreich und divergent, dass sie nicht nur verwirren, sondern auch Ängste auslösen können. Schlimmstenfalls können auf die Selbstdiagnose gefährliche Selbstbehandlungsmaßnahmen erfolgen. Dazu gehören zum einen selbst gekaufte Arzneimittel (zum Problembereich »Selbstmedikation und Internet« siehe ausführlich Eichenberg & Hübner 2017), zum anderen aber auch die Konsultation unseriöser »Helfer«. Denn: Für Laien ist es bereits schwierig, sich überhaupt in der psychosozialen Versorgungslandschaft zu orientieren; die Beurteilung, welche Akteure im Internet qualifizierte Angebote bereitstellen, stellt eine um so größere Herausforderung dar. Falsche Selbstdiagnosen, aber auch Fehl-, Falsch- und einseitige Internetinformationen generell können schwerwiegende Auswirkungen auf den Patienten haben, wie z. B. eine verminderte Inanspruchnahme von Therapien, Behandlungsabbrüche oder »doctor hopping« aufgrund von Verunsicherung. Diese Verunsicherung wird erst recht für Patienten mit Beziehungstraumata virulent, da gerade zu Therapiebeginn das Vertrauen zum Therapeuten häufig labil ist. Internetinformationen und Selbstdiagnosen können von den Patienten unbewusst zu Beziehungstests genutzt werden, wobei hier auch der Blick auf den persönlichkeitstypischen Kontrollstil, d. h. den typischen Abwehr- und Copingstil des Patienten therapeutisch hilfreich sein kann: Der Behandler kann so die individuelle Funktion der Netzrecherchen erfassen und daraus einen adäquaten therapeutischen Umgang finden im Sinne der komplementären Beziehungsgestaltung gerade zu Behandlungsbeginn.

Fallbeispiel: Internetinformationen als Kontrolle der Beziehung
Ein narzisstisch akzentuierter Patient sucht nach einem Banküberfall als Angestellter traumatherapeutische Hilfe auf. In jede Sitzung bringt er Ausdrucke aus dem Internet mit, die er sammelt, und weist den Therapeuten auf neuste Studienergebnisse hin. In der Gegenübertragung spürt der Therapeut seinen Ärger, doch im Sinne der komplementären Beziehungsgestaltung greift er das Kontrollbedürfnis des Patienten auf: »Gut, dass es diese Internetquellen gibt, sie geben Ihnen die Gelegenheit zu überprüfen, ob ich mit Ihnen auch sorgfältig arbeite.«

Wie bereits angeführt, bieten seriöse Tests Chancen. So können sie die Chronifizierung einer akuten Belastungsreaktion hin zu einer PTBS verhindern, wenn niederschwellige Screenings den Betroffenen Hinweise darauf geben, ob sie das Risiko aufweisen, eine solche zu entwickeln. Die damit verbundene schnelle Informierung über und Weitervermittlung an qualifizierte therapeutische Hilfsangebote kann die Person aus der sogenannten Wechsler- wie Risikogruppe (→Kap. 1.1.2) einen möglich langen Leidensweg ersparen und Selbsterholer können Entlastung erfahren, indem sie in der Wirksamkeit ihrer eigenen Selbstheilungskräfte bestärkt werden. Neben dem Ergebnis des Screenings sollten entsprechende Angebote optimalerweise auch für diese Gruppe, die keine Vermittlung an eine Traumatherapeutin benötigt, Unterstützungsmaterial bereithalten, z.B. psychoedukative Aufklärung über typische Symptome nach potenziell traumatischen Erfahrungen und Hinweise auf Stabilisierungstechniken, um die Selbsterholung zu fördern.

2.3 Online-Selbsthilfe: Online-Tagebücher und Communitys

Das Internet bietet für psychisch Kranke verschiedene Dienste, um sich mit ihrer Leidens- und Genesungsgeschichte öffentlich zu machen. Typisch für das Internet ist seine sich stets weiterentwickelnde und verändernde Landschaft digitaler Optionen, die somit auch neue Varianten für die Darstellung psychischer Erkrankungen mit sich bringen. So wurden beispielsweise klassische Homepages, auf denen Betroffene bereits in den 1990er Jahren über ihr Befinden, ihre Lebensgeschichte und Behandlungswege berichten (Eichenberg 1998), zunehmend von Blogs abgelöst, die eher dynamisch aufgebaut sind und häufig durch neue Beiträge aktualisiert werden. Neben textbasierten Veröffentlichungsformaten gibt es inzwischen auch zahlreiche videogestützte Dienste, wie z.B. YouTube-Channels. Neben diesen sogenannten One-to-Many-Kommunikationsanwendungen sind ebenso Online-Communitys relevant, die Gruppenkommunikation in Form von Many-to-Many ermöglichen und schon seit Langem für Selbsthilfegruppen eine digitale Austauschmöglichkeit bieten.

2.3.1 Online-Tagebücher: Blogs und Channels

Themen und Motive

Dass Menschen auch ihre sehr intimen Erfahrungen anderen öffentlich zugänglich machen, ist nicht neu – denken wir z.B. an autobiografische Bücher von Betroffenen, die darin schildern, wie sie ihre Krankheit überwunden haben. Bücher stehen jedoch nur für die wenigsten als Plattform zur Verfügung; so existieren entsprechende Bücher meist von Prominenten, wie z.B. »Du darfst nicht alles glauben, was du denkst: Meine Depression« von Kurt Krömer. Mit der Veralltäglichung des Internets hingegen haben auch breite Bevölkerungsgruppen die Möglichkeit – ohne Verlag und damit ohne redaktionelle Kontrolle oder gar Zensur –, sich mitzuteilen, wozu auch die Selbstöffnung bezüglich eigener psychischer Leidenszustände gehört. Das ist zunächst ein großer Gewinn für die Betroffenen, haben sie doch die Möglichkeit, auf ihre textbasierten (z.B. über Blogs) oder videobasierten (z.B. via YouTube) Online-Tagebücher Rückmeldungen von ebenso Betroffenen zu erhalten.

Eine Reihe von Studien beschäftigt sich mit der Analyse von *Blogs*, die Menschen mit psychischer Erkrankung veröffentlichen. Das Ziel der Studien ist, anhand der Veröffentlichungen das Erleben der Erkrankungen besser zu verstehen. So analysierten z.B. Kannaley et al. (2019) 19 Blogs von Menschen mit Alzheimer und verwandter Demenz und 44 Blogs von Pflegepartnern. Zu den sich herauskristallisierenden Themen gehörten folgende:

- Auswirkungen der Alzheimer-Krankheit und der damit verbundenen Demenz auf die erkrankte Person und/oder den Pflegepartner
- Die Sicht auf das Positive
- Das Gefühl, die Kontrolle zu verlieren
- Fürsprache und Empowerment
- Bewältigungsmechanismen und kompensatorische Strategien
- Offene Beschreibungen von Erfahrungen mit der Alzheimer-Krankheit und der damit verbundenen Demenz

Die Autoren erörterten mehrere Themen, die mit der Forschung zu Krankheitserzählungen von Menschen mit einer chronischen Krankheit übereinstimmen, darunter Identitätsverlust, Bewältigungsstrategien und emotionale Beschreibungen des Lebens mit der Krankheit.

Auch emotionale Traumatisierungen werden durch solche Analysen deutlich, so z.B. bei Krebserkrankten, die in Folge an chronischer Müdigkeit leiden. Watson und van Kessel (2018) analysierten 15 Blogs von Betroffenen mit dem Schwerpunkt auf ihre Erfahrungen und persönlichen Erklärungen für ihre chronische Müdigkeit. Die Blogger erklärten diese als ein schweres und unvorhersehbares Symptom in ihrem Leben. Sie nannten Angstzustände, emotionale Traumata und Nebenwirkungen der Krebserkrankung als die Hauptursachen dafür.

Auch das Bloggen in Form von Videos, auch bezeichnet als Vlog, das sich aus den Wörtern Video und Blog zusammensetzt, wurde in den Motiven von und den Auswirkungen für Menschen mit einer psychischen Störung untersucht. Sangeorzan et al. (2019) selektierten 30 Videos von Menschen, die sich selbst eine schwere psychische Störung zuschrieben (unter anderem Schizophrenie, bipolare Störung, schizoaffektive Störung und schwere Depression). Sie transkribierten die Aussagen in den Videos wörtlich und verwendeten für die Auswertung eine interpretative phänomenologische Analyse. Diese ergab drei globale Themen:

- Minimierung der Isolation
- Vlogging als Therapie
- Kampf gegen Stigmatisierung

Die Forschungsgruppe kommt zu dem Schluss, dass das Vloggen über die psychische Erkrankung die Genesung der Betroffenen fördern kann, indem es ihnen Unterstützung durch ebenso Betroffene und Interessierte bietet, die sich über die Kommentarfunktion äußern. Zudem könne die Selbstwirksamkeit erhöht und die Selbststigmatisierung verringert werden.

In einer eigenen Studie fanden wir heraus, dass das Vlogging über die psychische Erkrankung verschiedene Motive hat (Eichenberg, Roffler & Wutka 2011). Wir analysierten dazu Videobeiträge von acht Betroffenen auf YouTube. Als Kernergebnis konnten wir verschiedene Typen identifizieren, die sich in ihren Motiven, im Internet über ihre Erkrankung zu berichten, deutlich voneinander unterschieden. Beispiele:

- Der Typus des *Aufklärers* identifiziert sich mit der eigenen Krankheit, versteht sich als legitimierter Experte, steuert die Kommunikation bewusst.
- Der Typus des *Narzissten* lebt Selbstverliebtheit in der Selbstdarstellung aus, wirkt überheblich, ist aber eigentlich unsicher; das Medium erleichtert ihm, diese Rolle zu spielen.
- Der Typus des *Anklägers* versteht sich als kompetenter Kritiker zu medizinischen und gesellschaftlichen Problemen, er verhält sich eher distanziert und emotionslos zu seinen eigenen Problemen.

Dies sind natürlich idealtypische Beschreibungen, aber es macht gut verständlich, dass sich Menschen aufgrund *verschiedener Motive* online mit ihren psychischen Leidenserfahrungen zeigen.

Einige Studien widmen sich dezidiert der Analyse von Blogs und Vlogs, die Menschen mit traumatischen Erfahrungen veröffentlichen. Eine Studie von Salzmann-Erikson und Hiçdurmaz (2017) analysierte YouTube-Videos, Blogs und Forendiskussionen hinsichtlich der relevantesten Themen, zu denen die Schilderung des Traumas, Einschränkungen im Leben und Strategien des Umgangs damit gehörten, wobei ebenso die Online-Interaktionen mit den Rezipienten bzw. anderen Forenteilnehmenden zentral war. Dabei bestanden die Reaktionen vor allem aus der Würdigung des Muts, über das Trauma öffentlich zu sprechen, sowie dem Mitteilen eigener traumatischer Erfahrungen. Die Analysen der Autoren zeigen auch, dass die Struktur der Narrative in den Blogs und Vlogs recht ähnlich sind: Meist beginnen sie mit einer kurzen Vorstellung der Person und Erkrankung, dann folgen Hintergründe (meist Kindheitserlebnisse) und anschließend wird auf Therapieerfahrungen Bezug genommen. Allerdings seien, so die Autoren, die Videopostings dramaturgischer als die textbasierten Beiträge.

Folgender Kasten illustriert ein Beispiel für Motive der Veröffentlichung. Es ist ein Bericht einer Patientin, die nach sexuellem Missbrauch in der Kindheit an PTBS erkrankt ist.

Beispiel für Motive der Veröffentlichung

Eine Patientin beschreibt ihrer Therapeutin den therapeutischen Nutzen ihres Blogs wie folgt:

»Ich fing erst relativ spät in meinem Leben damit an, mich mit meinem sexuellen Missbrauch, den ich als Kind und Jugendliche erleiden musste, auseinanderzusetzen, und damit meine ich emotional. Ich habe zwar früher meinen Freunden von dem Erlebten erzählt, aber sehr distanziert, als beträfe es mich nicht.

Mir hilft das Schreiben drüber, um meine Gefühle zulassen zu können und dafür Verständnis zu bekommen. Ich erhalte sehr viele Leserbriefe auf meine Beiträge im Blog. Das ist ein zentraler Unterschied zum Tagebuchschreiben, also zu dem Effekt des Schreibens kommt noch der

des Feedbacks hinzu. Ich fühle, dass meine Geschichte von anderen anerkannt wird, ich fühle mich gesehen. Negative Kommentare gab es noch nie, zum Glück.
Diese Rückmeldungen – auch wenn ich nur wenige beantworte – sind enorm hilfreich in der Bewältigung meiner traumatischen Erfahrungen und für mich im Heilungsprozess ein wichtiger Baustein neben der Therapie.«

Auch werden Vlogs zur Kommunikation über Militärtrauma genutzt. Militärische Videoblogs, sogenannte Milvlogs, werden z. B. von Veteranen auf YouTube veröffentlicht, die ihre Erlebnisse schildern. Studien haben gezeigt, dass selbstveröffentlichte Milvlogs Vorteile wie Bildung, soziale Unterstützung und Selbstmanagement bei chronischen physischen und psychischen Erkrankungen bieten. Schuman et al. (2019) transkribierten und analysierten den Inhalt von 17 Milvlogs und extrahierten sieben Themen: Motivation, Verlust, Umgang mit Symptomen, Hilfesuche, Schuld und Scham, Suizidalität und Kontakte zu anderen Veteranen. Die Forschungsgruppe kommt zu dem Schluss, dass sich Veteranen zum Vloggen hingezogen fühlten, um sich mit anderen zu vernetzen, ihre Geschichten mit den Erfahrungen anderer zu vergleichen und sich für andere zu engagieren.

Neben diesen positiven Aspekten des Bloggings stellt sich jedoch auch die Frage, ob Blogger durch ihre persönlichen Narrative auch Belästigungen ausgesetzt sind, d. h. das Bloggen auch die Gefahr für traumatische Erfahrungen birgt. Mit diesem Anliegen befragten Mitchell et al. (2008) 1500 jugendliche Blogger per Telefon. Sechzehn Prozent der jugendlichen Internetnutzenden gaben an, im vergangenen Jahr gebloggt zu haben. Teenager und Mädchen waren die häufigsten Blogger, und Blogger gaben mit größerer Wahrscheinlichkeit als andere Jugendliche persönliche Informationen online bekannt. Im Ergebnis zeigte sich, dass für jugendliche Blogger ein erhöhtes Risiko bestand, online belästigt zu werden.

Klinisch relevante Effekte auf den Nutzer

Online-Tagebücher in Form von Blogs oder Vlogs haben nicht nur Effekte für die Produzenten solcher Formate, sondern auch für die Rezipienten und den gesamtgesellschaftlichen Diskurs. Zu den positiven Effekten zählen die Enttabuisierung psychischer Störungen, das Durchbrechen der sozialen Isolation und das Erfahren sozialer Unterstützung sowie das gemeinsame Teilen psychischen Leids. Daneben gibt es auch negative Effekte.

Enttabuisierung psychischer Störungen. Das Internet als Alltagsmedium bedeutet gerade für Menschen mit psychischen Problemen eine Chance, neue Interaktionskanäle für ihre Probleme zu öffnen und bestenfalls auch zu etablieren. Zum einen durchbricht die öffentliche Thematisierung die bisher in weitem Maße festzustellende gesellschaftliche Tabuisierung des Themas »psychische Krankheiten«. Jenseits von in der medizinischen Welt beheimateten Fachdiskursen war bisher ein unausgesprochener gesellschaftlicher Konsens vorhanden, dieses Thema der intimsten Privatsphäre zuzuschreiben; und nur hier wurden seelische Probleme von den Betroffenen auch verbalisiert. Die nun stattfindende Enttabuisierung des Themas ermöglicht, wenn nicht gar erzwingt einen öffentlichen Diskurs, der über den Kreis der Betroffenen und deren Angehörigen weit hinausgeht. In der Regel führt das Öffentlichmachen von tabuisierten Themenbereichen zumindest zu einer allgemeinen gesellschaftlichen Wahrnehmung dessen und demzufolge zu einer tieferen Auseinandersetzung damit.

Überwindung sozialer Isolation. Zum anderen durchbricht die Möglichkeit der Thematisierung des seelischen Befindens via Internet die individuelle Isolation der Betroffenen, da sie mit ihren Beiträgen andere in einer gleichen Situation erreichen können und einen Austausch initiieren. Gerade die Interaktion mit anderen Betroffenen birgt für den Einzelnen das Potenzial, Verständnis, Einfühlungsvermögen und Anerkennung zu erfahren. Ebenso löst die Möglichkeit, individuelle Probleme in einem neuen Rahmen zu thematisieren und auch zu reflektieren, einen virtuellen Diskurs aus, der dazu führt, auch sich selbst differenzierter wahrzunehmen. Dies kann eine aktivere Auseinandersetzung mit dem eigenen seelischen Befinden ermöglichen und im besten Fall Selbstheilungskräfte aktivieren. Für traumatisierte Menschen bietet die Online-Kommunikation auch die Möglichkeit, ihre Geschichte anonym zu erzählen, und darüber hinaus haben die Poster die Kontrolle und können entscheiden, inwieweit sie sich am Feedback beteiligen wollen, indem sie in ihrem Blog z.B. die Kommentarfunktion deaktivieren. Im »real life« würde ein solches Feedback von anderen hingegen außerhalb der Kontrolle des Erzählers liegen.

Chancen des traumatischen Narrativs. Traumatische Narrative niederzuschreiben, kann ein Impuls zur Heilung sein (Pennebaker 2004) und zu einer positiven Neubewertung der Situation führen, gerade wenn die Offenbarung empathische Unterstützung erfährt. Damit arbeiten auch internetbasierte Therapien, die sich an Menschen mit PTBS wenden (→Kap. 2.5). Ramanthan (2016) analysiert das traumatische Narrativ von 80 Bloggern und analysiert deren Beweggründe für das Schreiben über ihr Trauma. Diese reichen vom Bedürfnis, ihre »Geschichte zu erzählen«, über zu »schreiben, um gehört zu werden« bis hin zu »schreiben, um emotionale Probleme nicht zu verdrängen«. Für über die Hälfte der untersuchten Blogger scheint der Akt des Schreibens sie zu Erkenntnissen und Interpretationen zu bewegen, die sie nicht in Betracht gezogen haben. Für wieder andere bedeutet der Akt des Schreibens eine Verlangsamung des Denkens, was dazu führt, dass andere Erinnerungen auftauchen und somit umfassendere und alternative Interpretationen möglich werden.

Option der Selbstfürsorge. Wir wissen, dass sich posttraumatischer Stress auf mehreren Ebenen auf die Lebenssituation des Einzelnen auswirkt, diese einschränkt und häufig soziale Schwierigkeiten mit sich bringt. Der Online-Austausch von Erzählungen über die traumatischen Erfahrungen erleichtert eine Verbalisierung der Lebensumstände der Betroffenen und kann als Selbstfürsorgeaktivität genutzt werden. Insbesondere die Entdeckung, dass Symptome und Erlebnisweisen eine normale Reaktion nach einem unnormalen

Ereignis sind (»Normalitätsprinzip«, Fischer & Riedesser 2009), können für Betroffene entlastend sein und neue Horizonte eröffnen. So wird der Online-Austausch für Poster und Rezipienten zu einer Selbsthilfeaktivität. Soziale Medien zu nutzen, sollten demnach in das Spektrum möglicher Selbstfürsorgeoptionen für Menschen mit Traumafolgestörungen aufgenommen werden.

Therapieoptionen. Werden positive Erfahrungen mit Psychotherapie berichtet, können andere Betroffene dazu ermutigt werden, ebenso therapeutische und psychosoziale Unterstützungsangebote in Anspruch zu nehmen. Insgesamt können Blogs und Vlogs somit einerseits eine leicht zugängliche Ressource zur Aufklärung darstellen, gleichzeitig geben sie psychosozialen Helfenden und Institutionen aber auch vertiefte Hinweise darauf, an welchen Einschränkungen Betroffene besonders leiden und welche Hilfsangebote sie sich wünschen (siehe z.B. den Beitrag »Meine Wunschklinik für Entwicklungstraumata und kPTBS« von Rapunzel, 2016).

Gefahren. Natürlich birgt die Form der Kommunikation via Internet auch die Gefahr, missverstanden oder sogar attackiert zu werden. Durch die Möglichkeit zur Anonymität im Internet ist die Schwelle für sehr persönliche Äußerungen geringer. Der bekannte »online dishibition effect« (Suler 2004), zu Deutsch »Online-Enthemmungseffekt«, fördert auch die Kehrseite, diffamierende Kommentare zu erhalten, was zu einer Verschlechterung des Zustandes des sich Öffnenden führen kann. Allerdings zeichnet sich auch ein Trend ab, dass z.B. Blogger, die über ihre Erkrankung berichten, sich in Gruppen vernetzen. Durch die Gruppe entsteht ein Schutz gegenüber diffamierenden Äußerungen, außerdem können sich diese Zusammenschlüsse gar zu virtuellen Selbsthilfegruppen entwickeln (→ Kap. 2.3.3). Ebenso wird auf diesen Plattformen auf die Gefahr von destruktiven Kommentaren und der Online-Belästigung hingewiesen und Präventionsbotschaften werden verbreitet.

Effekte eher positiv oder negativ? Sind die Effekte der Selbstöffnung für den Betroffenen auf Blogs oder Vlogs nun eher positiv oder eher problematisch? Wir meinen: Unter bestimmten Voraussetzungen eher ersteres. Zu diesen zählt, dass sich die Personen nicht in der Akutphase der traumatischen Erfahrung (Einwirkungsphase) befinden, in denen sie von Emotionen überflutet sind, die Reaktionen der Rezipienten daher auch eher als Trigger wirken und sie sich über die Folgen ihrer Außendarstellung bewusst sind, wie z. B. wenn sie sich als konkrete Person in Vlogs zeigen.

Tipp für die Praxis

Für Psychotherapeuten ist es heutzutage zentral, ihre Patienten zu fragen, ob sie im Internet über ihre Erkrankung berichten, und zu eruieren, aus welchen Motiven sie es tun. Denn die spezifische Motivlage entscheidet im Wesentlichen darüber, welche Effekte diese Selbstdarstellung auf den Therapieverlauf hat.

2.3.2 Soziale Bewegungen im Internet

Bisher haben wir digitale Angebote betrachtet, die mit spezifischen Personen verknüpft sind. Daneben gibt es Kanäle, die eher Bewegungen gleichen. Herrick et al. (2021) beschreiben, wie über die Plattform TikTok Inhalte über Essstörungen geteilt werden, die dezidiert die Heilung adressieren. Unter dem Hashtag »EDrecovery« werden persönliche Erfahrungen von TikTok-Nutzenden miteinander geteilt, wobei Herrick et al. fünf Themengebiete identifizieren konnten:

- Bewusstsein über Essstörungen
- Klinik-Geschichten
- Essen während des Genesungsprozesses
- Verwandlungen: »Wie wäre es mit einer Gewichtszunahme?«
- Galgenhumor

Die Forschungsgruppe weist in der Diskussion ihrer Ergebnisse auf ein Risiko solcher mit psychischen Erkrankungen verknüpften Hashtags hin: dass Personen darin auch schädigenden Content finden können, der von der Pro-Essstörungs-Bewegung stammt, z. B. der

Pro-Ana- und Pro-Mia-Bewegung (Pro-Anorexia und Pro-Bulimie). Diese Teilnehmenden wollen ihre Essstörung nicht beseitigen, sondern sie idealisieren sie (ausführlich dazu siehe Eichenberg et al. 2011). Sogenannte »Therapy Influencer« wie z. B. die Psychologiestudentin, die hinter der Instagramseite @erklaerungsnot steht, können aktiv auf diese Bewegungen Einfluss nehmen. Unter @erklaerungsnot findet man Büchertipps, niederschwellige und der Ästhetik von Instagram angepasste Tipps zum Umgang mit Ängsten genauso wie Beiträge zur sensiblen Annäherung an genderspezifische Normen und Vorurteile.

Beispiel einer sozialen Bewegung im Internet: #MeToo

Im Oktober 2017 wurde in der »New York Times« dem Hollywood-Produzenten Harvey Weinstein sexuelle Belästigung vorgeworfen, woraufhin die Schauspielerin Alyssa Milano auf Twitter schrieb: »Wenn alle Frauen, die sexuell belästigt oder angegriffen wurden, als Status ›Ich auch‹ [me too] schreiben würden, könnten wir den Menschen ein Gefühl für das Ausmaß des Problems geben« (eigene Übersetzung). Die Bewegung begann in den sozialen Medien, so wurde #MeToo in den ersten 2 Wochen über 1,8 Millionen Mal auf Twitter gepostet (Gallagher et al. 2019). Sie trug dazu bei, eine breite Öffentlichkeit für sexuelle Übergriffe und Gewalt sowie für deren alltägliche Hinnahme zu sensibilisieren.

Gallagher et al. (2019) analysierten 2500 repräsentative Tweets: 97,4 % wurden von Frauen verfasst, 46,2 % beinhalteten eine persönliche Erfahrung mit sexueller Gewalt und die restlichen 53,8 % Diskussionen über sexuelle Gewalt, gesellschaftliche Prozesse sowie Aussagen über Personen des öffentlichen Lebens. Explizit deskriptiv formulierten unter den Betroffenen 32,3 % ihren sexuellen Missbrauch aus. In dieser Untersuchung reagierten nur 2,1 % mit Unglauben auf die Tweets. In einer stichprobenartigen Analyse von Tweets und Reaktionen konnten Bogen und Orchowski (2021) zeigen, dass 37,5 % der Tweets von Betroffenen den erlebten sexuellen Missbrauch zum Inhalt hatten und das Verhältnis positiver zu negativer Reaktion auf die Tweets von Betroffenen bei 2:1 lag; negative Reaktionen waren Victim Blaming (Opferbeschuldigung), Unglauben, spöttische Kommentare oder Druckausübung wie Drängen zu einer Anzeige. Richmond und Johnson (2021) berichten, dass 70 bis 72% der Betroffenen, die das #MeToo gesetzt hatten, negative Reaktionen erlebten. Daran lässt sich sehen, dass die Bewegung nicht nur positive, sondern auch negative Konsequenzen mit sich bringt, weswegen sie im Laufe der Zeit kontrovers diskutiert wurde. Als positive Auswirkungen der Bewegung werden diskutiert: die nachhaltige öffentliche Sensibilisierung, eine erhöhte Wahrscheinlichkeit der Strafverfolgung nach einem Sexualdelikt, Solidarität unter den Betroffenen und Unterstützung des Empowerments für Opfer. Kritisiert wird die Bewegung mit dem Argument, dass Vergewaltigung und sexueller Missbrauch gleichbehandelt werde mit sexuellen Kommentaren, was eine Verharmlosung ersterer Straftaten zur Folge hätte (Sagener 2017). Des Weiteren wird der Bewegung vorgeworfen, ein Klima des Denunzierens zu schaffen und Männer auf Übergriffigkeit zu reduzieren (Lückert 2018). Psychotherapeuten führen als nachteilig an, dass das Öffentlichmachen des Missbrauchs negative Reaktionen anderer, wie Nicht-Glauben bis hin zu Anfeindungen, zur Folge haben kann (Boothe 2019; Villa 2018), und dass das Setzen des Hashtags zu Retraumatisierung führen kann (LaMotte 2017). Insbesondere die Frage nach einer möglichen Retraumatisierung spielt eine große Rolle für Behandelnde traumatisierter Personen und für die Entwicklung geeigneter Präventionsmaßnahmen.

Eine von uns kürzlich durchgeführte Studie (Eichenberg, Feige & Schneider 2022) hat gezeigt, dass ein großer Teil der Teilnehmenden durch das Setzen des #MeToo erneut traumatisiert wurde. Wir hatten die Forschungsfrage gestellt, ob das Setzen des #MeToo die Verarbeitung der ursprünglichen traumatischen Erfahrung eines sexuellen Übergriffs supportiv, destruktiv oder gar nicht beeinflusst. Auf sexuellen Missbrauch, der im Zusammenhang mit #MeToo öffentlich gemacht wurde, hatten 36% der Teilnehmenden eine Verdachtsdiagnose einer posttraumatischen Belastungsstörung (PTBS) entwickelt, auf das Setzen des #MeToo selbst 27% der Betroffenen. Darüber hinaus waren 24%, also knapp ein Viertel der Teilnehmenden, von einer Verdachtsdiagnose in Bezug auf beide Ereignisse betroffen und damit durch den #MeToo erneut traumatisiert. Zum Vergleich erhielten nur 3 % aller Probanden eine Verdachtsdiagnose auf das Setzen des #MeToo allein. Das Posten des #MeToo erhöht also die Wahrscheinlichkeit, dass die Traumaverarbeitung des Sexualdelikts negativ beeinflusst wird, insbesondere wenn schon eine PTBS (als Verdachtsdiagnose) auf das ursprüngliche Delikt vorlag. Auch hatten die Personen mit PTBS (als Verdachtsdiagnose) auf das ursprüngliche Delikt mehr Flashbacks durch die Teilnahme an der #MeToo-Bewegung erlebt als die ohne PTBS. Erklärbar sind diese Ergebnisse damit, dass ohne angemessene Verarbeitung des sexuellen Übergriffs oder eine zeitlich große Nähe zu diesem eine erneute intensive Beschäftigung damit kontraproduktiv sein kann. Außerdem können negative Rückmeldungen wie abwertende, ungläubige oder schuldzuweisende Kommentare die Verarbeitung destruktiv beeinflussen. In dieser Studie hatten die Teilnehmenden mit der Verdachtsdiagnose PTBS durch das Setzen des #MeToo Victim Blaming (50 % versus 33 %) und Nicht-Glauben (43 % versus 26 %) öfter erlebt als Probanden ohne PTBS. Ein großer Teil aller Betroffenen berichtet zudem, dass sich als Folge der negativen medialen Kritik ihre negativen Zustände etwas (49 %) oder sehr oft (11 %) verstärkt hätten.

Auffällig ist mit 68 % der große Anteil der Menschen mit Missbrauchserfahrung, bei denen die juristisch schwerwiegendste Kategorie »Hands-On mit Penetration« vorlag (im Vergleich zu »Hands-On ohne Penetration« und verbalen Delikten). Damit widersprechen die Daten dieser Studie dem Vorwurf gegenüber der MeToo-Bewegung, dass die Posts hauptsächlich nicht schwerwiegende, meist verbale Übergriffe zum Inhalt hätten. Außerdem werden die hohen PTBS-Inzidenzen nachvollziehbar, da sich in der Literatur gezeigt hat, dass eine größere Tatschwere, gemessen durch die gefühlte Lebensbedrohlichkeit, mit einer stärkeren PTBS-Symptomatik verbunden ist (z. B. Ullman & Filipas 2001).

Das Setzen des #MeToo hat jedoch nicht nur negative Effekte auf die Verarbeitung des sexuellen Traumas. So geben nur 10 % aller Befragten an, dass sie sich durch das Setzen des Hashtags etwas oder viel schlechter fühlten, aber 64 %, dass sie sich eher besser fühlten. Zudem schämte sich der Großteil (79 %) eher nicht. Dazu kommt, dass die meisten (83 %) der Betroffenen anderen nicht davon abraten würden, das #MeToo zu setzen.

Die Betroffenen zeigen eine gute Selbsteinschätzung für die Auswirkungen des #MeToo: 68 % der Studienteilnehmenden verneinen, dass es nach dem Setzen des Hashtags zu einer Retraumatisierung gekommen ist, und 73 % hatten keine PTBS (Verdachtsdiagnose) durch das Setzen des Hashtags entwickelt. Auch empfand der Großteil der Befragten (77 %) die Erfahrungen mit dem Setzen des #MeToo als wenig bis gar nicht traumatisierend.

Werden die ursprünglichen sexuellen Missbrauchserfahrungen durch das Setzen des #MeToo von den Betroffenen als mehr oder weniger belastend erlebt? Diese Frage ist zentral, wenn es um die Beurteilung der Valenz der Effekte des #MeToo für die Betroffenen geht. Hier gibt der große Teil der Befragten an (69 %), den Missbrauch dadurch weder als mehr noch als weniger belastend zu empfinden. Die übrigen Betroffenen verteilen sich ungefähr gleich auf mehr bzw. weniger. Wenn es also kaum zur Verbesserung des Erlebens der traumatischen Erlebnisse kommt und gleichzeitig die mediale Kritik eher als belastend empfunden wird, hätten die Betroffenen denn das Hashtag gerne wieder rückgängig gemacht und haben sie ihn tatsächlich gelöscht? Da sind die Antworten sehr deutlich: 81 % wünschten sich kein Rückgängigmachen und 75 % haben das Hashtag auch nicht gelöscht.

Wie kommt es zu diesen Ergebnissen? Wieso fühlten sich die Betroffenen durch das Teilnehmen an #MeToo eher besser und würden zu einem großen Teil anderen nicht davon abraten, obwohl sich durch die Beteiligung das emotionale Erleben des sexuellen Missbrauchs für einen Großteil nicht geändert hat? Zur Beantwortung der Frage ist ein Blick auf die Motive für das Setzen des Hashtags hilfreich. Als häufigster Beweggrund wurde Aufklärung von sexuellem Missbrauch genannt (84 %), gefolgt von Erleben eines Zusammengehörigkeitsgefühls (63 %). In unserer Studie (Eichenberg, Feige & Schneider 2022) haben wir zusätzlich die Erwartungen, die mit dem Setzen des Hashtags einhergehen, befragt. Die meisten (71 %) gaben an, dass sie eine öffentliche Befürwortung der Bewegung und ihrer Veröffentlichung erwartet haben. Gerechtigkeit (31 %) und Hilfe bei der Traumaverarbeitung (27%) hatten nur etwa ein Drittel der Betroffenen erwartet. Diese Ergebnisse zeigen, dass sich die stärksten Motive nicht auf die Verarbeitung des Traumas beziehen, sondern auf den sozialen Zusammenschluss und die Aufklärung der Gesellschaft über das Vorkommen sexuellen Missbrauchs. Dass diese Motive zu einem gewissen Teil erfüllt wurden, wird nicht nur durch die Breite der Debatte und gesellschaftlichen Wahrnehmung der MeToo-Bewegung deutlich, sondern zeigt sich indirekt auch durch die positive Einschätzung des eigenen #MeToo.

Zusammenfassend lässt sich also festhalten, dass auch die Effekte der MeToo-Bewegung differenziert zu beurteilen sind. Einerseits droht Betroffenen eine Retraumatisierung durch das Setzen des Hashtags, insbesondere bei Betroffenen, deren Verarbeitung der traumatisierenden sexuellen Gewalterfahrung beeinträchtigt war. Darüber muss öffentlich aufgeklärt und spezielle präventive Schutzmaßnahmen entwickelt werden.

Tipp für die Praxis

Psychotherapeutinnen sollten Betroffene aktiv auf das Hashtag ansprechen, um zu eruieren, ob sie es schon gesetzt haben oder dies planen oder auch ob sie die Tweets anderer und die Reaktionen auf das Hashtag lesen. Entsprechend unserer Befunde ist es ratsam, Erwartungen und damit verbundene Chancen wie Risiken zu besprechen. Von einer Teilnahme an der Bewegung ist insbesondere dann abzuraten, wenn sich die Traumaverarbeitung noch in einem frühen Stadium befindet bzw. eine PTBS oder andere untherapierte Traumafolgestörung vorliegt. Zudem sollten die Auslöser einer Retraumatisierung und vulnerable Gruppen in zukünftiger Forschung genauer beleuchtet werden.

Andererseits schätzen die Betroffenen, die einen eigenen Hashtag gesetzt haben, die Teilnahme an der Bewegung als vorwiegend positiv ein. Da die Hauptbeweggründe für die Teilnahme in sozialer Vernetzung und Aufklärung über sexuellen Missbrauch liegen, kann man davon ausgehen, dass diese auch erlebt wurden. Im folgenden Beispiel lässt sich die soziale Vernetzung, Aufklärung und Wirksamkeit der Online-Bewegung #MeToo erkennen.

Fallbeispiel: Teilnahme an #MeToo-Bewegung

Eine Patientin (Mitte 30) berichtet, dass sie Schuldgefühle und großen Ärger verspürt, weil sie vor mehreren Jahren auf einem großen Volksfest Opfer eines sexuell übergriffigen Verhaltens geworden war. Und sie war gar nicht auf die Idee gekommen, den Mann dafür anzuzeigen. Er hatte ihr im Getummel unter den Rock zwischen die Beine gegriffen. Durch das Lesen der Kommentare zum Hashtag #MeToo und der Vielzahl der Reaktionen war ihr bewusst geworden, wie sehr sie dieses Erlebnis belastet hat. Sie war schockiert von der Masse an ähnlichen Erlebnissen von anderen Betroffenen. Jetzt nahm sie sich vor, in Zukunft nicht mehr zu schweigen. Und sie war vor allem dazu bereit, andere dazu anzustoßen, auch nicht mehr zu schweigen.

Klinisch relevante Effekte auf den Nutzer

Wie bei der Selbstöffnung traumatischer Erfahrungen auf Blogs und Vlogs gilt auch für die Selbstöffnung in Online-Bewegungen, dass die Effekte für den Nutzer differenziert zu betrachten sind und positive wie negative Aspekte aufweisen. Auch hier sind als Effekte des Öffentlichmachens eigener Betroffenheit folgende zu nennen: Enttabuisierung psychischer Störungen, Überwindung sozialer Isolation, das Erfahren sozialer Unterstützung, das gemeinsame Teilen psychischen Leids, Chancen des traumatischen Narrativs als Impuls zur Heilung, Option der Selbstfürsorge und die Vorbildfunktion bei positiven Therapieerfahrungen. Als Gefahren sind Missverständnisse und Erleben von Hate Speech zu nennen.

Insbesondere soziale Bewegungen im Internet beeinflussen durch ihre Größe und Themenrelevanz den gesellschaftlichen Dialog. Das Hauptziel der sozialen Bewegungen ist es, gesellschaftlichen Wandel auszulösen und die Machtverhältnisse zu verändern (Hara & Huang 2011). Theoretiker gehen davon aus, dass in heutigen Bewegungen kollektive Identität, Netzwerke und Wertehaltungen im Mittelpunkt stehen anstelle wirtschaftlicher Themen, wie bei früheren Bewegungen (Hara & Huang 2011). Sie ermöglichen es Personen, eigene Erfahrungen und Meinungen zu gesellschaftlich bedeutsamen Themen einem großen Publikum mitzuteilen. Sie sind mit einer sehr großen Gruppe verbunden und können insbesondere erleben, dass die Bewegung, deren Teil sie sind, Einfluss auf ihre Umwelt in ihrem Sinn hat (z.B. Aufklärung im Fall von #MeToo). Soziale Bewegungen im Internet haben durch das Sichtbarmachen von Missständen auch die Funktion, den Verstoß von gesellschaftlichen Regeln (Transgression) zu verfolgen – dies wird als digitaler Vigilantismus oder auch Digilantismus bezeichnet (Greijdanus et al. 2020). Vigilantismus allgemein dient dazu, fehlende (Straf-) Verfolgung bei Verletzen sozialer Normen oder von Gesetzen durch gesellschaftliche Prozesse oder Strafverfolgung zu kompensieren. Dies geschieht durch ein Sichtbarmachen der Transgressionen bzw. der Straftaten für eine breite Öffentlichkeit durch Basisbewegungen, wodurch sich die gesellschaftliche Haltung ändert und das transgressive Verhalten geahndet wird (Favarel-Garrigues et al. 2020). Am Beispiel #MeToo kann man nachvollziehen, wie Straftaten wie Vergewaltigung oder Nötigung durch Sichtbarmachen der Online-Bewegung verfolgt wurden, die vorher zum Schaden der Opfer ignoriert wurden. Ein Nachteil des Digilantismus kann sein, dass bestimmte gesellschaftliche Gruppen auf die Bewegung mit Reaktanz reagieren (Greijdanus et al. 2020), wodurch die Ziele der Bewegung infrage gestellt und im schlimmsten Fall diskreditiert werden. Solche Gegenbewegungen kann für einzelne Teilnehmende an Online-Bewegungen belastend sein, was das Beispiel #MeToo verdeutlicht, da sich ein Nicht-Glauben oder Verharmlosen der persönlichen Geschichten nachteilig auf die Traumaverarbeitung auswirken kann. In diesem Zusammenhang sei noch einmal auf die in Kapitel 2.3.1 beschriebene Gefahr einer Retraumatisierung bei Betroffenen traumatischer Ereignisse als negativer Effekt hingewiesen.

Tipp für die Praxis

Die Teilnahme an einer sozialen Bewegung im Internet birgt die Gefahr einer Retraumatisierung. Deshalb ist es für Behandler auch hier ratsam, ihre Patienten zu Beginn der Therapie explizit zu fragen, ob sie an einer solchen Bewegung teilnehmen, sie darüber aufzuklären und im Falle der Teilnahme sie auch zu begleiten.

2.3.3 Online-Selbsthilfegruppen

Der Austausch von Betroffenen, die unter derselben Krankheit oder demselben Problem leiden, kann im Internet über verschiedene Dienste (z.B. Webboards auf Homepage, Mailinglisten, Social-Media-Gruppen wie z.B. auf Facebook) und mit oder ohne professionelle Helfende organisiert sein. Die meisten Online-Selbsthilfegruppen sind themen- und problembezogen ausgerichtet und können grundsätzlich dieselben Funktionen wie lokale Selbsthilfegruppen erfüllen: die Integration in eine soziale Gemeinschaft Mitbetroffener, in der emotionale Unterstützung erfahren wird, Erfahrungen geteilt und Informationen ausgetauscht werden. Ein systematisches Review zeigte, dass Selbsthilfegruppen für Menschen mit einer psychischen Störung für die Unterstützung der persönlichen Genesung wirksam sein können (Lyons et al. 2021), wobei in der Literatur von vergleichbaren Effekten der lokalen und onlinebasierten Gruppen ausgegangen wird (Houlihan & Tariman 2017). Demnach liegt es allgemein an persönlichen Präferenzen, Umständen oder Art der Erkrankung, welche Modalität für den Einzelnen die beste ist. Kann beispielsweise eine Person krankheitsbedingt das Haus nicht verlassen, bietet ihr das Online-Angebot dennoch die Möglichkeit des Austausches. Oder bei sehr seltenen Krankheiten wird keine lokal erreichbare Gruppe existieren, wohingegen im Internet zu auch sehr niederprävalenten Erkrankungen wie der des männlichen Brustkrebs zu finden sind, z.B. die Selbsthilfegruppe »Forum: Male Breast Cancer«.

Trotz gleicher Funktionen weisen virtuelle Gruppen gegenüber traditionellen Gruppen eine Reihe von Besonderheiten auf (ausführlich siehe Eichenberg & Auersperg 2018):

- Anonymität: Ein wichtiges Argument für viele Nutzer, Online-Selbsthilfegruppen in Anspruch zu nehmen, ist die (scheinbare) Anonymität, mit der wir uns im Internet bewegen. Betroffene können sich mit Leidensgenossen austauschen oder Informationen durch reines Lesen der Beiträge anderer sammeln, ohne ihre Identität preisgeben zu müssen, und können so möglicherweise bestehende Ängste vor Stigmatisierung minimieren. Dieser Umstand hat nicht nur positive Folgen: Die Anonymisierung bzw. Pseudonymisierung in Online-Gruppen kann auch eine negative Enthemmung zur Folge haben, die zu wenig empathischen bis hin zu aggressiven Äußerungen führt und es dadurch verstärkt zu Verunsicherung und weiterer Labilisierung kommen kann. Der Enthemmungseffekt hat aber auch eine positive Seite, nämlich dass Teilnehmende sich leichter öffnen können (Suler 2004). Des Weiteren ist bekannt, dass wir im Internet nicht wirklich anonym sind, was uns Nutzenden stets bewusst sein sollte. So empfiehlt es sich, sich zumindest bei sehr intimen Selbstäußerungen in den Gruppen mit einem Pseudonym zu bewegen.

- Erhöhte Flexibilität: Internetgestützte Selbsthilfegruppen können mit großer Flexibilität in Anspruch genommen werden. Sie können orts- und zeitungebunden besucht werden, was insbesondere jenen Patienten entgegenkommt, deren Mobilität eingeschränkt ist. Die Option, zu jeder Uhrzeit mit anderen Betroffenen auch asynchron in Kontakt treten zu können, erhöht für die Hilfesuchenden die Chance, auch in Krisenmomenten Ansprechpartner zu finden (z. B. am späten Abend, während der Feiertage). Für bestimmte Krankheitsbilder ermöglicht die Ortsunabhängigkeit unter Umständen überhaupt erst die Teilnahme. Für mobil, aber auch psychisch eingeschränkte Menschen wie z. B. agoraphobische oder depressive Patienten stellen die Online-Gruppen die Option dar, einen ersten, subjektiv geschützten Schritt aus der eigenen Isolation zu machen. Allerdings können diese Vorteile für manche Patientengruppen auch zum Nachteil werden. Zu denken ist beispielsweise an Sozialphobiker, deren Vermeidungsverhalten durch die Möglichkeit, auf Distanz zu kommunizieren und so das Kontaktbedürfnis zu stillen, verstärkt werden kann.
- Teilnehmerzahl: Die Teilnehmerzahlen in virtuellen Selbsthilfegruppen unterscheiden sich deutlich von denen konventioneller Selbsthilfegruppen. Letztere setzen sich meist aus zehn bis fünf-

zehn Personen zusammen, während gerade Foren zur Selbsthilfe häufig von Hundertschaften genutzt werden. Diese Besonderheit führt zu einem erhöhten Ausmaß an Austausch und bereitgestellten Informationen, wodurch der Einzelne von der Fülle an gesammelten Erfahrungen sehr profitieren kann. Ein Nachteil hierbei kann eine gewisse Undurchschaubarkeit und ein starker organisatorischer Aufwand sein. Außerdem kommt dem Einzelnen häufig nicht so viel Aufmerksamkeit zu, wie es in kleineren Gruppen möglich wäre.

Die Forschung zu den Wirkungen von Online-Selbsthilfegruppen für z.B. an Krebs Erkrankten kommen zu verschiedenen Ergebnissen: Während zahlreiche Beobachtungsdaten darauf hindeuten, dass Online-Gruppen Gefühle der Isolation, Depression und Angst verringern, die Bewältigung und das Selbstmanagement verbessern und zu besser informierten Patienten führen, zeigen andere Studien auf, dass die Partizipation den Leidensdruck erhöhen können (Bender et al. 2021). Bisher liegen kaum empirische Daten zur Bedeutung von Online-Selbsthilfeangeboten für Menschen mit einer Traumafolgestörung vor. Im Rahmen einer Online-Befragung haben 137 Menschen mit einer Traumafolgestörung, die Onlineselbsthilfeforen nutzten, offene Fragen zu den Vorteilen, Nachteilen und Grenzen von Online-Selbsthilfeforen beantwortet. Die Antworten wurden mithilfe einer quantitativen Inhaltsanalyse ausgewertet. Am häufigsten wurden Vorteile bezüglich des Peer-to-Peer-Austauschs genannt, die ein Zugehörigkeitsgefühl und Hilfe zur Selbsthilfe umfassten. Eine mögliche Destabilisierung durch die Forennutzung wurde als Nachteil benannt. Als Folge der Nutzung wurden hauptsächlich intrapersonelle Veränderungen, Veränderungen in professionellen Unterstützungsangeboten sowie soziale Kontakte betreffende Veränderungen genannt. Ein substanzieller Teil der Befragten erwähnte Verzahnungen zwischen Forenteilnahme und Psychotherapie, zwei Drittel befanden sich zum Erhebungszeitpunkt in Behandlung (Frey et al. 2022). Diese ersten Daten liefern Hinweise auf die Effekte von Selbsthilfeforen für traumatisierte Menschen; weitere Forschung sollte die Ergebnisse vertiefen.

Es stellen sich weitere Fragen: Wie sind die Effekte im Spannungsfeld von gegenseitiger konstruktiver und stabilisierender Unterstützung einerseits und Trigger-Effekten andererseits einzuschätzen? Welche Probleme können sich im Kontext der False-Memory-Debatte (siehe z. B. Knecht 2005) ergeben?

Bevor wir diese klinisch relevanten Fragen beantworten, geben wir zunächst einen kurzen Einblick in die Vielfalt und Struktur von Online-Gruppen für von Traumatisierung Betroffenen.

Im Internet existieren Foren zu unterschiedlichen Typen von traumatischen Situationen, beispielsweise zu sexuellem Missbrauch, Mobbing oder zum Verlust eines Kindes. Aber auch Foren zu unterschiedlichen Traumafolgestörungen sind zahlreich zu finden, wie zur PTBS oder zur Borderline-Störung sowie zu Symptomen, die häufig als Reaktion auf traumatische Erlebnisse folgen, z. B. selbstverletzendes Verhalten oder Schlafstörungen, sodass in diesen auch traumatische Erlebnisse zur Sprache kommen (→ Fallbeispiel »Verunsichert durch zu viele Informationen« in Kap. 2.1.2).

Auszug aus einem Forum zu Schlafstörungen

»Hallo in die Runde!

Ich bin neu hier im Forum und vielleicht kann mir ja jemand einen Ratschlag geben.

Ich bin Claudia, 52 Jahre alt, und habe ein größeres Problem. Vor zwei Jahren ist mein geliebter Mann nach schwerer Krankheit verstorben und das dann doch sehr überraschend. Ich hatte kurz danach einen Schlaganfall, der mir Todesangst machte. Im Grunde kann ich seit dem Tod meines Mannes nicht mehr schlafen – ich brauche Stunden, um einzuschlafen und schrecke dann gefühlt ständig wieder hoch – mit Albträumen.

Aufgrund meines Schlaganfalls muss ich Medikamente nehmen, die ausschließen, dass ich zusätzlich Schlafmittel nehme. Ich habe es mit Melatonin-Gummis probiert, die aber nichts nutzen.

Ich bin echt am verzweifeln, da ich nachts nicht zur Ruhe komme und tagsüber aufgrund von Dauermüdigkeit nicht mehr richtig am Leben teilhaben kann. Ich fühle mich eigentlich wie gefoltert,

vielleicht versteht mich jemand? Das Schlimme ist auch, dass ich wegen der Schlafstörungen nicht mehr arbeitsfähig bin.
Ich bin für jeden Tipp dankbar.
Viele Grüße«

Die typische Forenstruktur lässt sich am Beispiel des »Wildwasser Forum« illustrieren, ein Selbsthilfe-Forum gegen sexuellen Missbrauch, zur Verfügung gestellt von Wildwasser Kreis Groß-Gerau. Nach eigenen Recherchen besteht das Forum bereits seit 20 Jahren mit aktuell 900 registrierten Mitgliedern und über 600 000 Beiträgen. Gegliedert ist die Selbsthilfegruppe in folgende Bereiche: »Über das Forum«, in dem die Forumsregeln und Nutzungsbedingungen erläutert werden, »Info« mit fachlichen Hinweisen zu Literatur, Anlaufstellen usw., »Allgemeines/Gästebuch« mit der Möglichkeit, Themen zu posten, die in den anderen Bereichen keinen Platz finden, und das Herzstück »Sexueller Missbrauch«. Hier können die Teilnehmenden selbst Themen eröffnen, aber auch das Moderatorenteam schafft »Räume« wie »EDMR-Erfahrungen« oder auch »Trauer-Raum« für Menschen, die einen Nahestehenden verloren haben. Unter »Spiele, Talk und Kreatives« soll den Usern eine Austauschmöglichkeit für Kreatives gegeben werden.

In manchen Foren wird bewusst versucht, Triggereffekte auf Mitlesende zu minimieren, indem Spoiler oder Sternchen gesetzt werden (→ Kasten »Beispiele für Techniken zur Minimierung von Triggereffekten«). Spoiler dienen als Abstandhalter, d. h., bevor z. B. belastende Erlebnisse geschildert werden, wird eine Warnung bezüglich potenzieller Trigger abgegeben und einige Zeilen freigelassen, sodass der Mitlesende nicht sofort mit dem Narrativ konfrontiert ist und entscheiden kann, ob er weiterlesen möchte. Sternchen als Platzhalter für einzelne Buchstaben sollen die Wörter etwas entfremden.

Beispiele für Techniken zur Minimierung von Triggereffekten

Beispiel 1

»Ich weiß nicht ob das triggert … ich kann das leider nicht so objektiv sagen. Ich mach trotzdem mal ein paar Spoiler

- *
- *
- *
- *
- *
- *«

Beispiel 2

»Danke für Euer Ohr. Ich möchte Euch heute von meinem se*ue**en M*ss*br*au** erzählen.«

Viele Foren integrieren in ihre Nutzungsbedingungen, dass Triggerwarnungen abgegeben werden müssen, wenn traumatisierende Inhalte geteilt werden, so auch die größten PTBS-Gruppen auf Facebook, z. B. »PTBS posttraumatische Belastungsstörung«, Gruppe von »Trauma Institut Bünde« mit fast 8800 Mitgliedern. In der psychotraumatologischen Literatur wird ausdrücklich zu geleiteten, d. h. durch erfahrene Therapeuten moderierten Selbsthilfegruppen geraten (Fischer & Riedesser 2009), um Triggereffekte und Destabilisierung von Teilnehmenden zu vermeiden. Dies ist bei Online-Selbsthilfegruppen häufig nicht gewährleistet, da sie in der Regel nicht, oder wenn doch nur durch Laien moderiert werden.

Die Bedeutung von sozialer Unterstützung als Schutzfaktor gegen die Entwicklung einer PTBS und bei der Überwindung einer PTBS wurde vielfach belegt (z. B. Vagharseyyedin et al. 2018; Han et al. 2019; Litz & Gray 2002), ebenso als Schutzfaktor von Angehörigen (z. B. Vagharseyyedin et al. 2017). So wird die Teilnahme an einer Selbsthilfegruppe auch vom National Center for PTSD des U.S. Departments of Veterans Affairs empfohlen (https://www.ptsd.va.gov/gethelp/peer_support.asp). Allerdings ist das Potenzial von sozialer Unterstützung in Form einer Selbsthilfegruppe für Traumatisierte wenig untersucht. Konya et al. (2020) unternahmen eine systematische Literaturrecherche zu Selbsthilfegruppen für sexuell missbrauchte Menschen, in die sie lediglich acht Studien einschließen konnten. Ihre Ergebnisse fassen sie wie folgt zusammen: »Scientific evidence of peer-led, group-based, approaches for adult survivors of sexual abuse and assault is limited, although generally suggestive of benefits to such individuals.« Noch weniger empirische Untersuchungen liegen zu den Effekten von Online-Selbsthilfegruppen für traumatisierte Menschen vor. Somit fußt die Diskussion um die Vor- und Nachteile vor allem auf theoretischen Überlegungen (ausführlich bei Eichenberg & Malberg 2011). So steht beispielsweise der Möglichkeit zur emotionalen Entlastung durch haltgebende Kontakte zu anderen Betroffenen die Gefahr gegenüber, dass sich die Teilnehmenden durch die Schilderungen ihrer Erlebnisse zusätzlich belasten oder gar triggern. Selbsthilfegruppen können der Tendenz entgegenwirken, sich selbst zu beschuldigen und sozial zu isolieren, wozu Opfer häufig neigen. Dies setzt ein offenes und freies Klima in der Gruppe voraus. Nach Hurley et al. (2007) sind hingegen negative Auswirkungen zu erwarten, wenn selbsternannte Autoritäten in den Gruppen neue Mitglieder unter Druck setzen, ihre traumatische Erfahrung schon früh zu offenbaren, weil dies angeblich gut für sie sei. Hier fällt den Moderatorinnen eine anspruchsvolle Aufgabe zu. Zum Beispiel Ochberg und Fojtik (1984) berichten von positiven Erfahrungen mit *dyadischen Selbsthilfegruppen* – das sind Gruppen, in denen ehemalige Traumapatienten neuen Betroffenen durch Gespräche bei der Bewältigung von Problemen helfen. Doch es besteht ein hohes Risiko zur Labilisierung der Helferpatienten. Dieses dürfte im Internet aufgrund der oft großen Gruppengröße besonders hoch sein.

Um die Diskussion empirisch zu fundieren, haben wir eine Online-Befragung an 309 Nutzenden eines Selbsthilfe-Forums zur Problematik des selbstverletzenden Verhaltens (SVV) durchgeführt (Eichenberg & Schott 2017). Ziel war es, soziodemografische Merkmale, die Psychopathologie der Forennutzer, die Motive für die Teilnahme und die subjektiven Auswirkungen der Nutzung der Foren zu untersuchen und hier vor allem die Frage zu beantworten, ob unterstützende Effekte oder Trigger- und Nachahmungseffekte (z. B. um Tipps zu selbstverletzendem Verhalten bitten) dominieren. Es zeigte sich, dass die Nutzenden zu zwei Dritteln nicht nur eine chronische Symptomatik aufwiesen, sondern sich bei einem ebenso großen Anteil klare Hinweise auf eine posttraumatische Belastung ergaben (gemessen mit der PTSS-10 von Raphael, Lundin und Weisaeth, 1989, deutsch von Schade et al. 1998). Die bedeutendsten Motive, die Foren zu nutzen, waren, sich offen mit anderen Betroffenen austauschen zu können, um Verständnis zu erfahren und anderen zu helfen, und um sich über Techniken zur Selbstverletzung auszutauschen (Tipps bekommen oder Tipps geben). Die Nutzenden von SVV-Foren finden hier einen Ort sozialer Unterstützung, an dem sie sich genauso geborgen fühlen wie in ihrem Freundeskreis und geborgener als in ihrer Familie (siehe auch Jones et al. 2011). Insgesamt wurde angegeben, dass die Forumsnutzung nur sehr selten die Durchführung von SVV nach sich zieht, was gegen die These von Triggerwirkungen spricht. Zudem wurde eine Symptomreduktion zwischen dem ersten Besuch eines SVV-Forums und dem Befragungszeitpunkt angegeben, und 70 % der Befragten konstatierten, dass durch die Forumsteilnahme ihre Motivation gestiegen sei, professionelle Hilfe in Anspruch zu nehmen. Im Kernbefund ließen sich drei heterogene Nutzertypen mit unterschiedlichen Motiven für den Besuch eines SVV-Forums und unterschiedlichen Nutzungseffekten identifiziert:

- Der »konstruktive Nutzertyp« wendet sich mit positiven Kommunikationsanliegen an die Gruppe und profitiert davon auch im therapeutischen Sinne (siehe auch Coulson et al. 2017); mit zwei Dritteln war dieser Typ die größte Gruppe unserer Stichprobe.
- Der »soziale Nutzer« (ca. 22 % Stichprobe) sucht vergleichsweise weniger nach emotionaler Unterstützung, sondern eher nach Sozialkontakten, d. h., um Kontakte zu Freunden im Forum zu halten und um anderen Betroffenen zu helfen.
- Der »problematische Nutzer« sucht die Online-Selbsthilfegruppe auf, um auch Tipps zur Selbstverletzung zu erhalten. Diese Grup-

pe bildete 9 % der Stichprobe und weist im Vergleich zu den anderen beiden Nutzertypen die höchste Symptombelastung auf. Bei dieser Gruppe löste die Nutzung eines entsprechenden Forums signifikant häufiger SVV aus als bei den beiden anderen Gruppen, bei denen dies so gut wie gar nicht zu verzeichnen war.

Klinisch relevante Effekte auf Nutzer

Selbsthilfegruppen im Internet werden in Fachkreisen insgesamt positiv gesehen, z.B. aufgrund belegter positiver Effekte auf das Wohlbefinden (Batenburg & Das 2014), und der therapeutische Nutzen wird aus Sicht der User auch als hoch eingeschätzt (Mandara & White 1997, zitiert nach King & Moreggi 1998), die Einschätzungen bezüglich der Effekte von Online-Gruppen von und für Menschen mit Traumatisierungen sind hingegen umstrittener. Allgemein werden die Vorteile von Online-Selbsthilfeforen gesehen, z.B. der orts- und zeitungebundener Austausch mit ebenso Betroffenen, der je nach der aktuellen Verfassung individuell dosiert werden kann, oder die Enttabuisierung von Themen. Doch speziell im Bereich von Trauma- und Traumafolgestörungen werden auch sorgenvolle Stimmen laut (ausführlich bei Eichenberg & Malberg 2011).

Gefahren. Wie bereits angesprochen, gibt es in Online-Selbsthilfegruppen die Gefahr von Triggereffekten, z.B. durch die Rezeption von Traumanarrativen anderer Betroffener. In den von uns untersuchten Foren zu selbstverletzendem Verhalten war dies jedoch selten der Fall (Eichenberg & Schott 2016). Weitere Gefahren bestehen darin, dass sich Betroffene aus den Face-to-Face-Beziehungen zurückziehen und sich eine Opfer-Identität verfestigt, wenn sie sich ausschließlich und sehr intensiv mit Betroffenen austauschen. Ebenso können False-Memory-Effekte insbesondere bei denjenigen Betroffenen, die noch auf der Suche nach den Ursachen ihrer Symptome sind, virulent werden. Zudem muss in diesem Kontext das Internet auch dahingehend reflektiert werden, dass es Gelegenheiten für pädophile Aktivitäten bietet (Eichenberg 2006, → Kap. 3.2). Es gibt sexuelle Belästigung z.B. von pädophil veranlagten Menschen in Foren für von Missbrauch Betroffenen; das zerstört bei Menschen mit Missbrauchserfahrungen in der Kindheit den geschützten Raum der Betroffenen und kann auch retraumatisierende Effekte haben. Hier können geschlossene/moderierte Foren zumindest ein etwas höheres Maß an Schutz bieten (Fliß & Igney 2008). Zwar können sich auch hier pädophil veranlagte oder (sexuell) anders gestörte Menschen anmelden, um nach potenziellem Material wie Narrativen von Betroffenen zu suchen oder gar direkte Kontakte zu Opfern anzubahnen. Allerdings kann eine entsprechend motivierte Aktivität einfacher identifiziert und schneller unterbunden werden.

Therapeutischer Nutzen. Zu den sekundär- und tertiärpräventiven Funktionen der Online-Gruppen gehören die gegenseitige Ermutigung zur Aufnahme einer Psychotherapie. Allerdings wird befürchtet, dass in Foren, die auf selbstschädigendes Verhalten fokussieren (wie auf Selbstverletzung), oder in Foren wie die Pro-Ana-Foren, die die Essstörung zelebrieren, bezüglich Psychotherapie Falschinformationen verbreitet und Fehlerwartungen erzeugt werden oder dass Teilnehmende sich gegenseitig von der Aufnahme einer Therapie abhalten (Eichenberg 2014b). Die Empirie zeigt jedoch ein anderes Bild: Sogar die Teilnahme an Selbsthilfeforen, die Therapien gegenüber eher ambivalent bis ablehnend gegenüberstehen (z. B. die Pro-Ana-Bewegung), kann die Therapiebereitschaft erhöhen. In einer eigenen Studie mit 220 Nutzenden eines Pro-Ana-Forums gaben rund ein Viertel an, durch die Forenteilnahme dazu ermutigt worden zu sein, sich in Psychotherapie zu begeben (Eichenberg, Flümann & Hensges 2011).

Differenzielle Effekte. Ob Selbsthilfeforen im Bereich von Traumatisierung positive oder negative Effekte auf die Traumabewältigung haben, wird von verschiedenen Faktoren abhängen, sodass nicht pauschal bestimmte Effekte angenommen werden können. Ob beispielsweise die Forumsteilnahme bei einer Person der Tendenz entgegenwirkt, sich selbst zu beschuldigen oder aber eine Opferidentität verfestigt oder ob hilfreiche Informationen oder Fehl- und Falschinformationen dominieren, ob in der Gruppe ein wohlwollendes oder destruktives Gruppenklima herrscht, wird einerseits von der *Qualität der Moderation* dieser Gruppen abhängen, zum anderen aber auch von *Personen- und Kontextmerkmalen* des Nutzenden. Zu den Personenmerkmalen zählt z.B. die Internetkompetenz. So kann z.B. eine Person beleidigende Reaktionen der Forumsteilnehmenden auf ihre Selbstoffenbarungen durch entsprechende *Internetkompetenz* kompensieren, in dem sie sich des Enthemmungseffekts (Suler 2004) bewusst ist. Dieser Effekt beschreibt unter anderem, dass im virtuellen Raum die Schwelle für destruktive Äußerungen niedriger ist als bei physischer Präsenz. Auch die *psychische Situation* der Teilnehmenden an einer Community für Traumabetroffene wird ebenso die Nutzungseffekte moderieren. Neben der aktuellen psychischen Verfassung des Betroffenen spielt hier eine Rolle, in welcher Phase der Verarbeitung der traumatischen Ereignisse er sich befindet. Wurde das Erlebte bereits in einer Traumatherapie aufgearbeitet, werden der Partizipation an der Online-Selbsthilfegruppe andere Motive zugrunde liegen und damit auch Auswirkungen haben als bei einem Menschen, der z.B. noch auf der Suche nach den Ursachen seiner Symptome ist.

Kontextmerkmale. Welchen Stellenwert die Online-Community bekommt, hängt unter anderem davon ab, ob und inwieweit die traumatischen Erlebnisse auch mit anderen Menschen im Umfeld besprochen werden können. Wenn z.B. der Partner oder die Therapeutin in den Bewältigungsprozess mit eingebunden ist, kann die Betroffene ihre Erfahrungen mit der Online-Selbsthilfegruppe mit diesen Menschen teilen. Die *soziale Integration* dieser Erfahrungen hat so Einfluss auf deren Verarbeitung. Einzelfallberichte (Schreiber 2003) illustrieren überzeugend den therapeutischen Nutzen solcher Selbsthilfeaktivitäten, wenn sie in einer laufenden Psychotherapie eingebracht und besprochen werden können. Gleichzeitig kann auch die Therapeutin gegensteuern, wenn die Patientin auf dysfunktionale Weise entsprechende Foren frequentiert (→ Fallbeispiel »Auf der Suche nach den Ursachen der Symptome« in Kap. 2.2.3).

Verknüpfung von Online-Selbsthilfe und Psychotherapie. In der Verknüpfung von Online-Selbsthilfe und Psychotherapie liegt das Potenzial, die Vorteile für den Betroffenen auszuschöpfen und mögliche Nachteile zu minimieren. Voraussetzung dafür ist jedoch, dass die Behandler zu Beginn sowie im Therapieverlauf die onlinebezogenen Selbsthilfeaktivitäten ihrer Patienten erheben. Aus unseren Studien zu den Nutzungsmotiven und Effekten von Selbsthilfeforen (Eichenberg 2014b) wissen wir, dass es verschiedene Nutzungstypen gibt. Auch wenn der Großteil positive Kommunikationsanliegen hat mit entsprechend ebenso konstruktiven Effekten auf die Krankheitsbewältigung, so gibt es eine kleine Gruppe von Nutzenden, die nicht profitieren bzw. sogar eine Symptomaggravation beschreiben durch die Forenteilnahme.

Tipp für die Praxis

Welcher Nutzungstyp der konkrete Patient im Einzelfall ist, können Behandler nur feststellen, wenn sie das Thema von Online-Selbsthilfeaktivitäten aktiv ansprechen. Für viele Patienten steht im Vordergrund, ein Teil einer Online-Community zu sein. In unserer Befragungsstudie zeigte sich das darin, dass sie sich hier geborgener fühlen als in ihrer Familie oder in ihrem Freundeskreis (Eichenberg & Schott 2016).

2.4 Online-Beratung

In diesem Kapitel werden psychosoziale Online-Beratungsangebote vorgestellt und aufgrund der thematischen Nähe von der Online-Therapie abgegrenzt, zumal diese in der internationalen Fachliteratur teilweise wenig differenziert oder fälschlicherweise sogar synonym verwendet werden (Eichenberg & Küsel 2016).

Definition. Im deutschsprachigen Raum haben wir (Eichenberg & Kühne 2014) folgende Systematisierung vorgenommen: Online-Beratung wird als Beratung im virtuellen Setting verstanden, die zeitversetzt (z.B. mailbasiert) oder zeitgleich (z.B. via Chat), mittels textbasierter (z.B. Forum, Messenger) und nichttextbasierter Medien (z.B Videotelefonie) sowie an Einzelpersonen oder an Gruppen erfolgen kann. Weiterhin können Online-Beratungen auch nach der Art der Kommerzialisierung eingeteilt werden, z.B. Non-Profit und Profit-Angebote. Beispielsweise gibt es öffentlich geförderte bzw. karitative Beratungsdienste mit haupt- und ehrenamtlichen Mitarbeitenden (z.B. Caritas), aber auch kommerzielle Beratungsangebote (z.B. kostenpflichtige Beratungsportale wie instahelp.me). Engelhardt (2018) ergänzt weiterhin, dass in der psychosozialen Online-Beratung die Beratungskommunikation und der Beratungsprozess – im Gegensatz zur Online-Therapie – häufig anonym ablaufen. Online-Beratung ist nach Engelhardt (2018) grundsätzlich immer dialogisch angelegt und besitzt damit schon ein erstes wichtiges Abgrenzungskriterium zur Online-Therapie, welche – zumindest in einer Variante (→Kap. 2.5) – häufig eher einem festgelegten Programm bzw. Interventionspunkten (digitale Gesundheitsanwendungen, DiGA, →Kap. 1.1.1) folgt.

Natürlich gibt es auch in der Online-Therapie dialogische Angebote, wie z.B. die Remote-Therapie, die über Telefon bzw. Videokonferenzsysteme erfolgt. Wichtigstes Abgrenzungskriterium ist, dass die Online-Beratung nicht dazu ausgerichtet ist, klinisch relevante Störungen zu diagnostizieren und zu behandeln (Eichenberg & Kühne 2014). Unter Berücksichtigung von Abgrenzungskriterien ist Online-Beratung eine medial über das Internet vermittelte, computergestützte und interaktive Beratung zwischen Hilfesuchendem und psychologischem Berater. Auch wenn es zahlreiche Berufsgruppen (z.B. Coaches) gibt, die Beratung offline oder online durchführen, wird im Folgenden nur auf die psychosozialen Beratungsdienste fokussiert, die sich auf anerkannte psychologische Methoden beziehen (Kupfer & Mayer 2019).

Entwicklung der Online-Beratung. Auch wenn die Online-Beratung durch die Intensivierung der alltäglichen Digitalisierung durch die Covid-19-Pandemie und die damit verbundene Integration von E-Medien im Beratungsbereich als ein neueres Phänomen erscheint, haben elektronische Kommunikationsformen im psychosozialen Bereich bereits eine lange Historie (Römer & Mundelsee 2021). Laut

Nesbitt (2012) wurden bereits 1879 Telefone eingesetzt, um Patienten zu betreuen und somit einen persönlichen Besuch in der hausärztlichen Praxis zu vermeiden. Es gab in den 1960er-Jahren bereits erste Untersuchungen zum Vergleich von telefonisch durchgeführten Behandlungen und Behandlung vor Ort (für eine ausführliche Übersicht siehe Nesbitt 2012). Durch die Weiterentwicklung des Internets und den Aufschwung der Digitalisierung wurde die Beratung auch erstmals mittels internetgestützter Medien durchgeführt (Römer & Mundelsee 2021). Die erste professionelle Online-Beratung wurde im deutschsprachigen Raum von der Telefonseelsorge 1995 angeboten. Die Tatsache, dass nicht nur Anrufe bei der Telefonseelsorge eingingen, sondern auch vermehrt Anfragen schriftlich per E-Mail formuliert wurden, öffnete die Türen für die Online-Beratung (Engelhardt & Piekorz 2022). In den darauffolgenden Jahren entstanden weitere Beratungsangebote, wie z. B. Sextra (pro familia) und Kidshotline (Kinderschutz e. V. München). Diese Angebote fielen in die erste Phase der Online-Beratung (»Vorstufe der Institutionalisierung«) zwischen 1995 und 2002, die von einem ersten Herantasten an das Feld der Onlineberatung geprägt war, sprich es gab weder viel Fachöffentlichkeit (z. B. durch Fachbücher und Kongresse) noch gezielte Aus- und Weiterbildungen. Die Beratungsdienste fanden teilweise über unverschlüsselte E-Mails statt, vereinzelt auch schon in Foren und Chats. Ebenso fehlten noch gezielte Reflexionen, wissenschaftliche Studien sowie eine gewisse Professionalisierung, wie es in der zweiten Phase der Online-Beratung (»Annähernde Institutionalisierung«) zwischen 2003 und 2012 zu erkennen war. Die bke-Onlineberatung (bke = Bundeskonferenz der Erziehungsberatungsstellen) entstand in dieser Zeit und war eines der ersten professionellen Beratungsangebote für Eltern sowie Jugendliche, die durch ausgebildete Fachkräfte mit langjähriger Erfahrung und unter Berücksichtigung von berufsethischen Prinzipien agierten (z. B. Datenschutz). Kurze Zeit später folgte die Online-Beratung für suizidgefährdete Menschen [U25] (Caritas), die bewusst mit sogenannten Peer-Beratern (z. B. [U25]) arbeiten (Engelhardt 2018) (U25 steht für »unter 25 Jahre« und die Eigenschreibweise ist die mit eckigen Klammern). Das Besondere an Peer-Beratenden ist, dass diese selbst junge

Erwachsene (bis 25 Jahre) sind und ihren gleichaltrigen Ratsuchenden – supervidiert durch Erwachsene – bei aktuellen Krisen unterstützen (Caritasverband für das Erzbistum Berlin e.V. 2022). Parallel dazu sind erste Lehrgänge sowie eine eigene Fachzeitschrift für Online-Beratung (www.e-beratungsjournal.net) entstanden. In Deutschland und Österreich wurden erste Fachgesellschaften gegründet, die wichtig für die Entwicklung von Leitlinien und Standards waren.

Ab 2012 kann von einer beginnenden dritten Phase (»Vollständige Institutionalisiertheit«) gesprochen werden (Eichenberg & Kühne 2014). Kennzeichnend ist die Sedimentierung und gewisse Bodenständigkeit von Online-Beratung, die gerade aufgrund der Covid-19-Krise nicht mehr wegzudenken ist (Römer & Mundelsee 2021). Es gibt theoretische Grundlagen sowie Forschung, auf denen die Online-Beratungspraxis mit diversen Angeboten und Themenvielfalt ansetzen kann. Die Online-Beratungsplattformen heutzutage fokussieren diverse Themen und Zielgruppen, meist auch verbunden mit einem festen lokalen Standort, andere Online-Beratungsformate sind mit mehreren Themen unter einer spezifischen standortübergreifenden Organisation zusammengefasst (siehe Caritas) (Engelhardt 2018). Die Verbreitung von Online-Beratung wurde sicherlich auch begünstigt durch die Inanspruchnahme und vereinfachte Nutzung durch das Smartphone (neben Computern) (Zeren et al. 2020). Beispielsweise kann heutzutage auch über Apps professionelle Beratung in Anspruch genommen werden (»Instahelp«, → Kap. 2.4.2); eine erhebliche Erleichterung, wenn man bedenkt, dass die Online-Beratung mit E-Mails gestartet ist.

2.4.1 Methoden und Formate der Online-Beratung

Mit zunehmender Institutionalisierung wurden einige Interventionsmethoden und Techniken, gerade hinsichtlich textbasierter Online-Beratung, beschrieben. Bekannt wurde vor allem das Vier-Folien-Modell von Knatz und Dodier (2003), basierend auf dem klientenzentrierten Ansatz von Carl Rogers und dem lösungsorientierten Ansatz von Steve de Shazer.

Vier-Folien-Modell

1. Folie – Der eigene Resonanzboden:

- Wahrnehmung erster Gefühle, Gedanken oder Bilder, die beim Lesen des ratsuchenden Textes (z. B. E-Mail/Chat) aufkommen
- Eigenes Hinterfragen, ob mit dem Ratsuchenden in Beziehung getreten werden möchte

2. Folie – Der psychosoziale Hintergrund:

- Herauslesen/-finden des Themas oder Fragestellung
- Sammeln und Ordnen von gefundenen Fakten (z. B. Geschlecht, Alter, sozioökonomischer Hintergrund) sowie Stärken und Schwächen des Ratsuchenden

3. Folie – Die Diagnose:

- Formulierung des Themas, Fragen, Wünsche und Ziel des Ratsuchenden
- Aufstellen von Hypothesen
- Fragen von noch offenen Punkten

4. Folie – Intervention:

- Anrede, Vorstellung der eigenen Person, Eingehen auf Fragen des Ratsuchenden
- Artikulierung der Antwort und Feedback:
  - Paraphrasieren und Rückspiegeln des verstandenen Problems
  - Hypothesen und Vermutungen in Fragen ausdrücken
  - Aufzeigen von Hilfestellungen
  - Rückversicherung bezüglich der Umsetzung oder möglicher Umsetzungsbeschränkungen
  - Angebot und Grenzen aufzeigen
  - Verweis auf weiteren Prozess (Antwortmodalitäten)

Besonders der Resonanzboden ist für die eigene Beraterperspektive und Reflexion von potenziellen Gegenübertragungen wertvoll und sollte gleichwertig zu einer sachlichen Auseinandersetzung mit den textbasierten Inhalten berücksichtigt werden. Noch klarer ist dieses

»psychoanalytische Lesen« bei Brunner (2006) formuliert, der vier Formen des Lesens beschrieben hat.

- Psychoanalytisches Lesen ist die Erfassung des latenten Bedeutungsinhaltes und die Berücksichtigung von Gegenübertragungsaspekten.
- Phänomenologisches Lesen ist die konkrete Auseinandersetzung mit dem Text als Gegenstand an sich mit Ausklammern von eigenen Vermutungen, Gedanken und Hypothesen.
- Dialogisches Lesen beinhaltet einen Perspektivwechsel und eine Perspektiverweiterung sowie zusätzliche Eindrücke, in dem sich vorgestellt wird, wie der Text vorgelesen wird oder wen der Text noch ansprechen könnte (z. B. aus dem eigenen Umfeld).
- Technisches Lesen ist die Analyse von Satzbau, Stil, Struktur und Sprache.

Nach Eichenberg und Kühne (2014) und Engelhardt (2018) können in der Online-Beratung unterschiedliche Medien zum Einsatz kommen. Fast alle Online-Beratungsformate können zudem anonym, pseudonym oder mit Klarnamen genutzt werden. Zudem kann die Beratung im Einzel- und Gruppensetting stattfinden (Römer & Mundelsee 2021), abhängig vom Beratungsmedium und den Bedürfnissen der Ratsuchenden (→ Tab. 2-1).

Tab. 2-1 Medien in der Online-Beratung (nach Engelhardt 2018)

	Synchron	Asynchron
Textbasiert	Messenger, Chat	E-Mail, Foren, SMS
Nichttextbasiert	Video, Videotelefonie	Sprachnachrichten, Videonachrichten

Foren, Chat und mailbasierte Beratung werden im psychosozialen Bereich am häufigsten eingesetzt (Engelhardt 2018), auch wenn die Beratung mittels Videokonferenzsystemen (Engelhardt & Engels 2021) und Messenger (Engelhardt & Piekorz 2022) sich zunehmender Beliebtheit erfreut. Es wurde bereits mehrfach diskutiert, dass die textbasierte Kommunikation im Rahmen der Online-Beratung einige Vorteile bietet (Stommel & van der Houwen 2015): Beispielsweise wird bei textbasierten asynchronen Beratungen keine sofortige Antwort erwartet, was beiden Parteien Zeit gibt, das Geschriebene zu reflektieren. Außerdem bietet der Nachrichtenaustausch eine Möglichkeit, den persönlichen Fortschritt zu dokumentieren (Eichenberg & Kühne 2014). Nichttextbasierte Beratungen über z. B. Video-Telefonie bieten wiederum den Vorteil, dass sie am ehesten einer analogen Beratung ähneln (Engelhardt & Engels 2021).

2.4.2 Varianten der Online-Beratung

Im Folgenden werden die mailbasierte, Foren-, Chat- und Messengerberatung als textbasierte Formen der Online-Beratung sowie Videotelefonie als nichttextbasierte Beratungsform näher hinsichtlich Funktionalität, Vorteilen und auch Risiken insbesondere für Menschen mit PTBS und weiteren Traumafolgestörungen näher beleuchtet.

Mailbasierte Beratung. Die Mailberatung stellt eine zeitversetzte und nachrichtenbasierte Online-Beratung dar, die zwischen Ratsuchenden und Beratenden zeit- und ortsunabhängig stattfinden kann (Engelhardt 2018). Der Vorteil besteht darin, dass beide Seiten die ausgetauschten Mails lesen, reflektieren und überarbeiten können, bevor sie diese versenden. Der Prozess des Verfassens, Lesens und Umformulierens steigert die Selbstwahrnehmung bei Ratsuchenden und hat bereits eine heilende Wirkung (»therapeutisches Schreiben«; Pennebaker 1997). Gerade im Online-Beratungskontext spielt die Möglichkeit einer anonymen Hilfesuche eine große Rolle, sodass auch Ratsuchende mit einer E-Mail-Adresse ohne Namenserkennung oder Nickname anonym bleiben. Allerdings besteht aufgrund des zeitversetzten Antwortens keine Möglichkeit, direkt auf die schreibende Person einzuwirken, zu unterbrechen oder einzuhaken, wie das im gewöhnlichen Beratungssetting möglich wäre (Engelhardt 2018). Zudem muss vor allem der Berater in der Lage sein, einen längeren, eindeutigen und unmissverständlichen Text zu strukturieren und zu formulieren (Eichenberg & Kühne 2014). Das deutet schon auf erste Kompetenzfelder, z. B. Lese- und Schreibkompetenz hin, die in traditionellen Beratungen, abgesehen von vor- oder nachbereitenden Dokumentationen, weniger von Relevanz sind und daher auch gezielt trainiert werden müssen (Eichenberg & Küsel 2016). Durch die zeitlich ausgedehnte Kommunikation wird auch schnell deutlich, dass sich diese Beratungsart weniger für die Bewältigung von akuten Krisen eignet.

Anwendungsbeispiel. Eine klassische Mailberatung ist Sextra, eine anonyme, kostenlose und deutschlandweite Online-Beratung von pro familia. Die Experten von Sextra setzen sich aus einem 100-köpfigen Team mit den Fachrichtungen Beratung, Psychologie, Medizin und sexuelle Bildung zusammen. Neben Themen der Familienplanung, Schwangerschaft und Paarbeziehung können auch traumatische Situationen im Zusammenhang mit erlebter sexualisierter Gewalt potenzielle Beratungsinhalte darstellen. Anfragen können auf unterschiedlichen Kommunikationswegen eingereicht werden, wobei eine gültige E-Mail-Adresse Voraussetzung ist. Innerhalb von 72 Stunden können Ratsuchende mit einer Antwort auf ihr Anliegen rechnen.

Im folgenden Kasten schildern wir ein fiktives Fallbeispiel zum Thema »Verliebtheit trotz Beziehung« einer Beratungsstelle, das die klassischen Prinzipien des Vier-Folien-Modells von Knatz und Dodier (2003) in der Beraterantwort gut verdeutlicht (z. B. Paraphrasierung des Problems, wertschätzendes Feedback, Formulieren von ersten Hilfestellungen und Problemlösungen, Aufzeigen von weiteren Handlungsmöglichkeiten).

Fallbeispiel: Mailbasierte Beratung von Lisa (28 Jahre)

Anfrage von Lisa:

»Hallo liebes Beratungsteam,

ich bin in einer Situation, die mich sehr belastet und hoffe, dass ihr mir helfen könnt. Ich bin seit 5 Jahren mit meinem Partner zusammen, aber in letzter Zeit habe ich Gefühle für eine andere Frau entwickelt. Wir haben uns intensiv kennengelernt und es gibt eine starke Anziehung zwischen uns. Ich habe meinem Part-

ner von meinen Gefühlen erzählt, aber ihm nicht gesagt, dass ich die Frau bereits geküsst habe. Mein Partner ist wegen des Geständnisses verletzt genug und sehr verwirrt, weil es eine Frau ist. Er liebt mich aber immer noch, möchte an unserer Beziehung festhalten. Ich bin jedoch hin- und hergerissen. Einerseits möchte ich unsere lange Beziehung nicht aufgeben, andererseits verspüre ich starke Verliebtheit für diese wunderbare Frau.
Lisa, w 28 Jahre«

Antwort vom Beratungsteam:
»Hallo Lisa,
danke für dein Vertrauen! Es ist verständlich, dass du deine langjährige Beziehung nicht einfach aufgeben möchtest. Es scheint jedoch, dass du dich in einer komplizierten Situation befindest, da du Gefühle für jemand anderen entwickelt hast. Vielleicht verwirrte dich zunächst selbst, dass diese Gefühle sich an eine Frau richten oder war dir selbst schon klar, dass du dich in Männer wie Frauen verliebst? Aber unabhängig davon: Wenn man sich plötzlich zu einer anderen Person hingezogen fühlt, stellen sich oft Fragen wie: Warum passiert das jetzt? Was fehlt mir in meiner aktuellen Beziehung, das ich bei der anderen Person finde?
Ich verstehe deinen Zwiespalt – dein Freund kämpft für eure Beziehung, die dir auch wichtig ist, gleichzeitig verspürst du eine große Sehnsucht und Verliebtheit bei der Frau.
Solche Fragen lassen sich nicht auf die Schnelle lösen. Wichtig ist, dass Ihr im Gespräch bleibt über eure Bedürfnisse.
Falls ihr in euren Gesprächen nicht weiterkommt, könnte eine professionelle Unterstützung hilfreich sein. Eine Beratung, einzeln oder als Paar, kann helfen, die eigentlichen Probleme in solchen Konfliktsituationen zu identifizieren und zu verstehen, mit wem du wirklich eine Zukunft siehst. Wir können dies sowohl im Online-Setting anbieten aber natürlich auch Adressen vor Ort vermitteln, was dir/euch lieber ist.
Wir stehen weiterhin zur Verfügung, um deine Gedanken und Fragen anzuhören.
Beste Grüße, Das Beratungsteam«

Forenberatung. Die Forenberatung ist eine besondere Form der asynchronen Online-Beratung, da diese in der Regel keine Einzelberatung darstellt, sondern im kollektiven und meist öffentlichen, virtuellen Raum stattfindet. Das bedeutet, dass jede Webseite-Besucherin den Beratungsverlauf – ohne sich selber äußern oder preisgeben zu müssen – lesen kann. Für eine Antwort oder eine eigene Anfrage muss sich die Person (mit einem Nicknamen) im Forum anmelden und registrieren. Ratsuchende haben zudem die Möglichkeit, sich mit Gleichgesinnten über Probleme anonym auszutauschen, allerdings stellt dies auch eine Gefahr dar, da mehrere Betroffene »mitberaten« und es auch zu Konflikten kommen kann, wenn sich beispielsweise andere nicht an Foren- und Kommunikationsregeln halten (Engelhardt 2018) (Online-Selbsthilfegruppen, →Kap. 2.3.3). Eine weitere Schwierigkeit ist, dass dadurch auch ungünstige Gruppendynamiken entstehen können, gerade wenn die Beraterin nicht durchgängig das Forum moderiert. Durchaus möglich ist auch, dass Beratende in der Forenberatung durch die virtuelle Gruppe bzw. Peers auch Kritik am eigenen beraterischen Handeln ausgesetzt sind (Eichenberg & Kühne 2014). Weiterhin bleibt auch die Frage spannend, inwiefern soziale Medien und neu geschaffene virtuelle Räume eventuell die Funktion von Foren langfristig ablösen könnten.

Anwendungsbeispiel. Psychomeda (https://www.psychomeda.de) ist ein unabhängiges Informations- und Beratungsportal, das kostenlose psychologische und wissenschaftsfundierte Online-Tests, Informationen und Ratgeberseiten sowie Online-Beratung durch ehrenamtliche und fachlich ausgebildete Therapeuten, Psychologinnen und Berater anbietet. Die Themen reichen von Beziehungs- und Erziehungsproblemen sowie Lebensbewältigung bis hin zum Umgang mit traumatischen Situationen. Hilfesuchende können online ihr Anliegen formulieren, welches von den Experten beantwortet wird und auch für andere Ratsuchende einsehbar ist. Ein fiktives Fallbeispiel zum Umgang mit einer traumatischen Situation:

Fallbeispiel: Forenberatung von Sabine (20 Jahre)

Anfrage von Sabine:

»Sehr geehrte Damen und Herren,
ich habe folgendes Problem: Mein Bruder hatte vor ca. 8 Wochen einen schweren Autounfall, bei dem sein Beifahrer gestorben ist. Er hat keine Schuld, dies bestätigte auch die Polizei. Allerdings macht er sich dennoch schreckliche Vorwürfe und denkt, er hätte den Unfall verhindern können und auch müssen. In den ersten Tagen weinte er viel und sprach auch mit mir, doch dann begann er, sich immer mehr zurückzuziehen. Zum Therapeuten möchte er nicht, er will es alleine schaffen und sagt es sei ihm peinlich, über seine Gefühle zu sprechen. Zudem würde der Therapeut sicher auch denken, er sei Schuld.
Ich weiß so langsam nicht mehr, was ich tun kann. Mich belasten seine Stimmungsschwankungen sehr: Mal ist er eigentlich ganz gut gelaunt und im nächsten Augenblick schreit er mich an, dass er keinen Kontakt mehr zu mir möchte. Ich möchte ihm so gern helfen. Wie kann ich das am besten?
Lieben Dank.«

Antwort vom Beratungsteam:

»Liebe Sabine,
als Fragestellerin stehen erst einmal SIE für mich im Fokus. Sie wirken verständlicherweise überfordert und belastet. Ich finde toll, dass Sie Ihren Bruder weiter unterstützen möchten, auch wenn er sich aufgrund seiner Stimmungsschwankungen Ihnen gegenüber schwierig verhält. Dies ist verständlich aufgrund seiner psychischen Verfassung und gehört auch zu den normalen Reaktionen nach einem traumatischen Erlebnis. Und dies hatte Ihr Bruder durch den Unfalltod seines Beifahrers erfahren. Sie schreiben, dass Ihr Bruder keine Hilfe möchte. Ursächlich helfen kann hier höchstwahrscheinlich nur eine Traumatherapie. Die Symptome, die Sie beschreiben, könnten auf eine posttraumatische Belastungsstörung hinweisen, die Menschen nach solchen Katastrophen häufig entwickeln. Voraussetzung ist dabei natürlich immer, dass der Betroffene eine Therapie auch möchte.

Wahrscheinlich braucht Ihr Bruder noch etwas Zeit. Sie machen es genau richtig: Einerseits respektieren Sie seinen Wunsch nach Rückzug, andererseits signalisieren Sie von Zeit zu Zeit immer wieder Ihre Hilfs- und Gesprächsbereitschaft. Als Angehörige ist es wichtig und auch für sich selbst hilfreich, zu verstehen, was Betroffene nach traumatischen Ereignissen erleben und warum sie sich auf bestimmte Weisen verhalten. Es gibt sehr hilfreiche Aufklärungsbroschüren, die ich Ihnen gerne nennen kann, wenn es Sie interessiert. Ich möchte Ihnen anbieten, weiter mit Ihnen im Dialog zu bleiben darüber, wie es Ihnen mit der Situation geht. Auch in Ihrem Bruder werden sich Verarbeitungsprozesse einstellen, die sich über die Zeit verändern, worüber wir gerne sprechen können. Ich denke, dies hilft einerseits, für sich zu sorgen, und andererseits, Ihrem Bruder mit Verständnis zu begegnen.

Herzliche Grüße und alles Gute, Berater«

Chatberatung. Die Chatberatung kann als textbasierte Beratung sowohl nur zwischen zwei Individuen als auch in einer Gruppe stattfinden. Im Kontrast zur Foren- oder mailbasierte Beratung ist die Chatberatung zeitgleich und ähnelt damit am ehesten einem persönlichen Gespräch. Sie kombiniert gesprochene und geschriebene Sprache, was »Oraliteralität« genannt wird (Hintenberger 2010). Als besonders vorteilhaft ist die noch mehr wahrgenommene Anonymität während des Chattens, die es Menschen ermöglicht, sich schneller und einfacher zu öffnen im Vergleich zu einem traditionellen Gespräch in Persona. Dies wird mit dem Online-Enthemmungseffekt (Suler 2004) erklärt, der besagt, dass Personen im virtuellen Raum sich leichter emotional öffnen als im persönlichen Kontakt. Dennoch bleibt beim Chatten herausfordernd, die Struktur und den Überblick eines Gesprächs zu behalten, da in der Regel kurze Texte verschickt werden. Auch die hohe Schreibgeschwindigkeit könnte dazu führen, dass unüberlegte Nachrichten losgeschickt werden (Engelhardt 2018). Durch die quasisynchrone und nur minimal versetzte Kommunikation kann es zu Überschneidungen und Doppelungen im Kommunikationsablauf kommen. Während die Beraterin noch eine Antwort zum vorherigen Beitrag schreibt, kann der Ratsuchende bereits schon nächste Fragen formulieren. Der Ratsuchende könnte zudem durch andere offene Chats abgelenkt werden. Neben der Schreib- und Lesekompetenz muss die Beraterin auch Kenntnisse bezüglich folgender nonverbaler Elemente haben: Emoticons (z.B. Smileys), Akronyme (z.B. afk = »away from keyboard«), parasprachliche Elemente durch Klein- und Großschreibungen (z.B. HALLO) oder Vokalduplizierungen (z.B. Hallööööchen) (Eichenberg & Kühne 2014).

Anwendungsbeispiel. Die bke-Jugendberatung (https://jugend.bke-beratung.de/views/home/index.html) ist ein für Jugendliche adressiertes Online-Angebot, das verschiedene Themen anspricht, z.B. Erziehung, Sexualität und sexualisierte Gewalt, psychische Probleme, Liebe, Konflikte mit Freunden. Der Austausch ist hier deutlich privater als in der Forenberatung, da eine persönliche Korrespondenz nur zwischen dem Berater und dem betroffenen Jugendlichen stattfindet. Die Einzelchats mit dem Experten sind allerdings als schnelle und direkte Beratung und insbesondere zur Krisenintervention angelegt, die langfristig durch die Angebote der Mailberatung der bke-Jugendberatung ergänzt werden. Neben den Einzelchats können Jugendliche auch Gruppenchats, moderiert von Experten, nutzen, die für eine weitere Einbindung und einen Austausch in der Community hilfreich ist.

Messenger-Beratung. Eine bisher noch unterrepräsentierte Beratungsform ist die Beratung via Instant-Messenger, besonders angesichts der Tatsache, dass die Messenger-Kommunikation eine wichtige Rolle in der Alltagskommunikation spielt. Mithilfe des Messengers können nicht nur reine Textmitteilungen, sondern auch Fotos, Videos oder sonstige Audiofiles, Word- oder PDF-Dateien versendet werden. Die meisten Messenger bieten zudem die Möglichkeit von Sprach- und Videonachrichten (Engelhardt & Piekorz 2022). Mit der Beratung via Messenger eröffnen sich neue Dimensionen der Online-Beratung, da dieser viele Ausdrucks- und Kommunikationsformen in einem multifunktionalen Tool vereint. Während die mailbasierte Beratung nur textbasiert und asynchron ablaufen kann, gibt es beim Messenger mehrere Möglichkeiten: asynchrone schriftliche Kommunikation (z.B. für das Entschleunigen von Prozessen), synchrone Kommunikation via Chat und Sprachnachrichten (z.B. um Nachrichten nochmals gezielt mit Akzentuierung, Intonation etc. zu intensivieren) (Hintenberger 2019). Beispielsweise können zusätzlich auditive Übungen (z.B. Imaginationsübungen und Entspannungsübungen) über den Messenger ausgetauscht werden, was bei den Ratsuchenden als gute Anleitung und Unterstützung erlebt wird. Zusätzlich kann der Ratsuchende die Audiodatei ort- und zeitunabhängig für sich abspielen und beispielsweise als Hausaufgabe wiederholen.

Wenn Beratende sich für eine Beratung via Messenger entscheiden, stehen diese vor der Herausforderung, einen möglichst weit verbreiteten bzw. bekannten, bedienerfreundlichen, kostengünstigen oder wenn nicht sogar freien sowie datenschutzfreundlichen Messenger zu finden. Auch wenn es natürlich für die Ratsuchenden zunächst erstmal abschreckend sein kann, sich einen neuen datenschutzsicheren Messenger zu installieren, die meist auch aufgrund ihrer Verschlüsselung im Anmeldeprozess komplizierter sein können, kann das gemeinsame Einrichten und Ausprobieren zusammen mit den Ratsuchenden übernommen werden (Engelhardt & Piekorz 2022).

Anwendungsbeispiel. Juuuport.de (https://www.juuuport.de/beratung) ist eine bundesweit angebotene Online-Beratungsplattform für junge Personen mit Problemen im Internet, wie z.B. Stress in sozialen Medien, Cybermobbing. Die Beratung ist über WhatsApp möglich, kostenlos und wird von Experten begleitet. Im Messenger können Fragen schriftlich oder auch per Sprachnachricht formuliert werden. Dennoch wird darauf verwiesen, dass die Messenger-Beratung keine Beratung in Krisenfällen ersetzen kann. Auf Juuuport.de können neben der Messenger-Beratung auch eine klassische webbasierte E-Mail-Beratung (über Kontaktformular) in Anspruch genommen werden. Bei diesem Angebot muss allerdings kritisch angemerkt werden, dass es sich bei WhatsApp um keinen empfohlenen und datenschutzsicheren Messenger für Online-Beratung handelt (eine Liste für empfohlene Messenger gibt es von Mark Williams auf https://www.securemessagingapps.com).

Videotelefonie-Beratung ähnelt am ehesten einer analogen Beratung; sie erfolgt zeitgleich und in der Regel nichttextbasiert (Eichenberg & Kühne 2014), es gibt aber auch Anbieter, die zur Videoberatung eine parallele Chat-Funktion ermöglichen. Diese Beratungsform eignet sich besonders für Personen, die sich schriftlich weniger gut ausdrücken können oder wollen, aber dennoch eine Distanzberatung in Anspruch nehmen möchten (Engelhardt & Gerner 2017). Bei der Videoberatung ist die mediale Reichhaltigkeit durch die Bedienung von audiovisuellen Geräten wie Kamera und Mikrofon charakteristisch, was bei Rat- und Hilfesuchenden zu Beginn als herausfordernd erlebt werden kann. Im Kontrast zur analogen Beratung ist eine längere Fokussierung (z.B. für Raumausschnitt, Beleuchtung, Sitzposition) erforderlich, um via Monitor und Kamera sich austauschen zu können. Während bei asynchronen und/oder textbasierten Beratungsformen Reflexionszeiten als sehr angenehm erlebt werden, ist die Videoberatung eine Liveübertragung von laufender Kamera. Auf der anderen Seite bietet die Online-Beratung gerade von zuhause aus die Möglichkeit, dass sich Ratsuchende in ihrem vertrauten Setting befinden und sich dadurch auch eher wohlfühlen als in einem unbekannten und eventuell für sie persönlich nicht ansprechenden Beratungsraum. Für die Beraterin bietet die Videoberatung mehr Einblicke in die private Lebenswelt der Ratsuchenden, was zusätzliche Informationen für die Beratung liefert (Rübner 2022). Eine Herausforderung auf beiden Seiten stellt die Kanalreduktion durch den verkleinerten Bildausschnitt dar, was eine Interpretation von nonverbalen Signalen auf beiden Seiten erschwert. Zusätzlich können auch Ton, Geräusche, Lichtverhältnisse und technische Probleme den Gesprächsverlauf beeinflussen (Engelhardt & Engels 2021). Wichtig ist daher, zu reflektieren, dass videobasierte Kommunikation ein Camera-to-Camera-Kontakt ist und kein persönlicher (Kühne & Hintenberger 2020).

Anwendungsbeispiel. Es gibt mittlerweile zahlreiche zertifizierte und datenschutzkonforme Videoplattformen, die eine Online-Beratung via Videotelefonie ermöglichen. Instahelp (https://instahelp.me/de) ist beispielsweise eine solche Plattform, auf der nach individuellen Bedürfnissen eine Psychologin oder ein Berater ausgewählt werden kann, um diverse psychologische Themen und Probleme, darunter auch traumatische Erlebnisse, zu besprechen.

Online-Beratungen für traumatisierte Menschen. Die bisher genannten Beispiele zeigen bereits das Spektrum von Online-Beratungen für verschiedene Typen von traumatischen Situationen. Die Online-Beratungsdienste können für eine erste Orientierung zu weiteren Behandlungsmöglichkeiten sicherlich hilfreich sein, wie z. B. die anonyme PTBS-Hotline der Bundeswehr, allerdings sind der Beratung natürlich schnell Grenzen gesetzt, wenn es um eine manifeste behandlungsbedürftige Traumafolgestörung geht. Daher sind im Bereich der Online-Psychotherapie weit mehr Angebote zu finden, die speziell auf traumatisierte Personengruppen zugeschnitten ist. Zudem gibt es keine spezifischen Online-Beratungen, die nur auf PTBS und Traumafolgestörungen spezialisiert sind, sondern die Themensuche und -auseinandersetzung erfolgt eher situationstypenbasiert (z. B. sexualisierte Gewalt). Online-Beratung eignet sich daher nach dem zielgruppenorientierten Ansatz vor allem für die Unterstützung von Selbstheiler- und Wechslergruppen (→ Kap. 1.1.2). Im traumatischen Verlauf können sie Betroffene aller Phasen adressieren, müssen jedoch an die jeweils spezifischen Besonderheiten und Bedürfnisse der Betroffenen angepasst werden. Somit kann Online-Beratung in der Einwirkungsphase und der traumatischen Reaktion z. B. eine erste haltgebende Struktur geben bzw. Stabilisierungstechniken vermitteln, in der Phase des traumatischen Prozesses aber eher an qualifizierte Traumatherapeuten vermitteln bzw. die Therapiemotivation zur Aufnahme einer solchen stärken.

Eine zentrale Rolle spielt die Online-Beratung bei der Unterstützung von Angehörigen oder auch Funktionsträgern, deren Einfluss auf den Genesungsprozess vielfach belegt wurde (Eichenberg & Harm 2008).

2.4.3 Effektivität und Wirkmechanismen

Online-Beratungen können genauso effektiv wie persönliche Beratungsgespräche sein (Drago et al. 2016; Zeren et al. 2020). Die Effektivität von Online-Beratungen konnte z. B. beim Substanzkonsum (Dugdale et al. 2019) nachgewiesen werden. Auch Studien über Online-Beratungen für ein reduzierteres Stress(-empfinden) bzw. einen verbesserten Umgang belegten eine Wirksamkeit (Kim et al. 2018). Eine aktuelle Studie (Ierardi et al. 2022) untersuchte die Wirksamkeit von Online- und Präsenzberatung auf die psychische Belastung von Studierenden einer italienischen Universität vor und während der Covid-19-Pandemie. Das Besondere an dieser Studie war, dass der Beratungsansatz auf psychodynamischen Prinzipien fußt im Vergleich zu den mehrheitlich dominierten verhaltenstherapeutischen Online-Beratungsansätzen. Im Rahmen von vier Sitzungen sollten die Hauptprobleme sowie der Entwicklungsprozess der Identität der Studierenden identifiziert werden. Das Beratungsteam bestand aus Psychotherapeuten, die entweder Studierende von Angesicht zu Angesicht (vor der Pandemie) beraten oder die Studierende bei Ausbruch der Pandemie mittels Online-Beratung begleitet haben. In der Phase vor der Intervention war die psychische Belastung in beiden Gruppen ähnlich. Die Online-Beratung während der Pandemie war wirksam bei der Verringerung von einigen psychischen Belastungen, z. B. hinsichtlich Depression, Zwangsstörungen, zwischenmenschlicher Sensibilität und Angst. Die Face-to-Face-Beratung verringerte die psychische Belastung in allen Subskalen und erhöhte die Lebenszufriedenheit. Ausgenommen der Lebenszufriedenheit war die Online-Beratung in Bezug auf die psychische Belastung fast genauso wirksam wie die Präsenzberatung.

Darüber hinaus zeigten Studien, dass die Ratsuchenden nach einer abgeschlossenen Online-Beratung genauso zufrieden waren (Backhaus et al. 2012) und ihre Beschwerden ebenso gut formulieren konnten wie bei einer Beratung im Offline-Setting (Cui et al. 2010). Als bisherige Wirkfaktoren konnte die Trias bestehend aus »Anonymität – Beziehung – erhöhte Autonomie« sowie das Schreiben identifiziert werden (Eichenberg & Küsel 2016), für die schriftbasierte Online-Beratung arbeitete Hintenberger (2022) ganz aktuell folgende heraus: »Wirkfaktor Online-Beziehung«, »Wirkfaktor Sinneskanalreduktion«, »Wirkfaktor Anonymität«, »Wirkfaktor schriftbasierte Nachhaltigkeit« sowie »Wirkfaktor selbstreflexives und zeitautonomes Schreiben« (siehe auch Hintenberger 2021).

Besonders die textbasierte Online-Beratung kann von der therapeutischen Wirkung des Schreibprozesses profitieren. Speziell für das textbasierte Beraten wurden – wie eingangs erwähnt – Strukturierungshilfen und Konzepte entwickelt, wie z. B. das Digitale Lesen und Schreiben von Brunner (2006) sowie das Vier-Folien-Modell von Knatz und Dodier (2003). Unabhängig vom gewählten Modell soll dem Beratenden beim systematischen Umgang mit einer Textvorlage und dem graduellen Vorgehen beim Formulieren einer Antwort geholfen werden (Engelhardt & Gerner 2017). Gerade das textbasierte Arbeiten enthält viel therapeutisches Potenzial für die psychodynamische Arbeit. Der Text bietet eine verstärkte Möglichkeit für Fantasie und Gegenübertragung (Runchman 2019). Unsere Evaluationsstudie (Eichenberg & Aden 2015) zu einer Mailberatung für Partnerschaftsprobleme konnte zeigten, welche textbasierten Interventions- und Schreibtechniken die Zufriedenheit der Hilfesuchenden besonders positiv beeinflussten: die Darstellung von konkreten Informationen (nicht nur das bloße Verweisen oder die Verlinkung auf Informationsseiten), (mehrmaliges) Nachfragen, Lob, Ermutigung, Beschreibung eines Zustandsbildes. In der Präsenzberatung und besonders in der Therapie ist die therapeutische Beziehung ein zentraler Baustein und einer der wichtigsten Wirkfaktoren (Knaevelsrud & Maercker 2007) (→Kap. 2.5). Auch wenn die therapeutische Beziehung vermehrt im Anwendungskontext der Online-Therapie untersucht wurde, haben einige Studien nahegelegt, dass die therapeutische Beziehung – neben dem Ausdruck von Gefühlen, Empathie und Unterstützung – auch in der Online-Beratung aufgebaut werden konnte (Zeren et al. 2020).

2.4.4 Inanspruchnahme, Herausforderungen und Empfehlungen

Wie an den einzelnen Beratungsformen schon exemplarisch skizziert, bieten Online-Beratungen sowohl für Hilfesuchende als auch für Beratende einige Vorteile:

- Flexible und niederschwellige Nutzung durch die zeit- und ortsunabhängige Anwendung (Mayer 2019)
- Leichte Zugangsmöglichkeiten besonders bei geografisch abgelegenen Regionen (Backhaus et al. 2012)
- Möglichkeit der anonymen Nutzung (Kupfer & Mayer 2019)
- Kostenreduktion durch beispielsweise Wegfall von Reisekosten (Schuster et al. 2018)

Bei all diesen vorteilhaften Aspekten der Online-Beratung gibt es Herausforderungen, z. B. die Kanalreduktion bei textbasierten Beratungen (Mangel an visuellen Hinweisreizen) oder die unterschiedlich ausgeprägten technischen Fähigkeiten seitens der Ratsuchenden. Verbindungkosten für die Online-Plattformen und technische Störungen (Verbindungsschwierigkeiten) könnten sich auch als nachteilig auf das Online-Beratungssetting auswirken (Kupfer & Mayer 2019). Weiterhin bestehen Sorgen bezüglich des Aufbaus der therapeutischen Beziehung (Simpson & Reid 2014) sowie zusätzliche Zeit für die erstmalige Beschäftigung und Einarbeitung in die Online-Beratung (Simpson 2020). Auch wenn einige Aufklärungsarbeit, akzeptanzfördernde Maßnahmen und Falsifizierung dieser Nachteile durch Studien und neue Entwicklungen im Bereich der Online-Beratung geleistet wurde, gibt es nach wie vor Vorbehalte. Die Skepsis bei Praktizierenden im Bereich der Online-Beratung wurde bislang selten untersucht. Ein Review von Smith et al. (2020) zeigte, dass Berater das Online-Setting als minderwertig, komplex und sogar störend im Vergleich zum analogen Beratungskontext wahrnehmen. Eine weitere in Deutschland durchgeführte Studie unter Beratern, Therapeutinnen und Coaches fand heraus, dass eine höhere Berufserfahrung eine negative Einstellung gegenüber der Online-Beratung befördert. Eine positivere Einstellung gegenüber dem Online-Setting hatten Frauen und Personen, die im Bereich

Coaching oder in urbanen Orten arbeiten. Weder datenschutzrechtliche Bedenken noch die technische Affinität hatten aber einen Effekt auf die Einstellungsprägung, wie sonst oft pauschal vermutet (Römer & Mundelsee 2021). Auf der anderen Seite ließen sich trotzdem positive Nutzungstendenzen bei den Ratsuchenden aufzeigen. Eine Umfrage bei einer studentischen Untersuchungsgruppe legte nahe, dass 35 % eine Online-Beratung bei Bedarf nutzen würden (Wong et al. 2018). Die tatsächlichen Nutzungszahlen liegen trotzdem laut einer aktuellen und internationalen Nutzungs- und Akzeptanzstudie zu E-Mental-Health-Anwendungen mit einer Inanspruchnahme von Online-Beratung deutlich darunter. Nur 14 % der befragten Personen (185 von 1317) haben bereits Erfahrungen mit Online-Beratung gemacht, im deutschsprachigen Raum war der Anteil der aktiv Nutzenden sogar noch geringer (Huss 2022).

Traumaarbeit in der Online-Beratung. Klinische Effekte der Online-Beratung speziell für traumatisierte Personen müssen zunächst empirisch untersucht werden. Dies stellt ein aktuelles Forschungsdesiderat dar. Zudem bedarf es weiterer Akzeptanz- und Nutzungsstudien, um herauszufinden, wie Online-Beratungsdienste beschaffen sein müssten oder welche Kompetenzen Online-Beratende erwerben müssen, damit beide Anwendergruppen diese auch in Anspruch nehmen bzw. anbieten würden. Weiterhin wäre es hilfreich, Handlungsempfehlungen und Leitlinien für den Bereich Trauma speziell für die Online-Beratung zu entwickeln, und zwar differenziert nach textbasierten und nichttextbasierten Formen.

Tipp für die Praxis

Dorninger-Bergers (2019) Gedanken zum Umgang mit traumatischen Situationen in der (textbasierten) Online-Beratung könnten eine erste Grundlage für Handlungsempfehlungen und Leitlinien für die Online-Beratung von Traumabetroffenen bieten:

- Verschiedene Traumaphasen (Beziehungsaufbau, Stabilisierung, Traumakonfrontation, Abschied und Neuorientierung) auch in der Online-Beratung berücksichtigen

- Genügend Zeit einplanen für Beziehungsaufbau und Stabilisierung
- Vermeiden, dass das traumatisierende Erlebnis zu früh und zu detailliert erzählt wird (z. B. »Beschreiben Sie mir das traumatische Erlebnis grob und in Stichpunkten«)
- Auf eigene positive Formulierungen achten (z. B. anstatt »Macht Ihnen das Gefühl Angst?« besser schreiben »Was können Sie tun, damit Sie sich sicher fühlen?«)
- Keine »Instant-Erfolge« erwarten, sondern Geduld zeigen und auf Wiederholungen setzen
- Genügend Selbstfürsorge betreiben (z. B. durch Supervision, Intervision)

Dabei ist zentral, dass Online-Beratung lediglich die Stabilisierung fokussiert. Die *Bearbeitung* des Traumas ist Psychotherapeuten bzw. in Traumatherapie weitergebildeten Therapeuten vorbehalten. Somit müssen Online-Beratende dafür sensibilisiert und traumatisierte Personen in der Hilfesuche darüber aufgeklärt werden, an welchem Punkt eine Online-Beratung endet und wann eine Online-Therapie beginnt (Eichenberg & Kühne 2014). Grundsätzlich profitieren vor allem die Gruppe der Selbstheiler und die Gruppe der Wechsler von Online-Beratungsdiensten: Sie erhalten hier erste hilfreiche Informationen (Psychoedukation), können beginnen, eigene Ressourcen wahrzunehmen und zu aktivieren sowie die Autonomie zu stärken und können bei Bedarf in eine Fachtherapie übergeleitet werden. Für die Risikogruppe ist eine alleinige Online-Beratung nicht indiziert, obwohl wir aus der Praxis Fälle kennen, die jahrelang durch eine Online-Beratung begleitet wurden, auch über ambulante und stationäre Traumabehandlungen hinweg.

2.5 Online-Therapie

Im vorherigen Kapitel haben wir die Varianten der Online-Beratung beschrieben. Auch bei der Online-Therapie muss zwischen verschiedenen Nutzungsvarianten unterschieden werden (Eichenberg 2021):

Definition: Online-Therapie

Unter die *reine Online-Therapie* fallen zwei Varianten:

- Die alleinstehenden präskriptiven Online-Interventionen ohne bzw. mit minimalem therapeutischen Kontakt (»Online-Interventionen«)
- Die Therapie ausschließlich über Videokonferenzsysteme (»Remote-Therapie«)

Dazu gibt es noch die *Blended Therapy,* bei der Medien vor, während oder nach einer traditionellen Therapie ergänzend eingesetzt werden, d. h., Online-Ansätze werden mit klassischen Therapiemethoden kombiniert.

Berger und Andersson (2009) haben eine ähnliche Unterscheidung vorgenommen:

- Online-Interventionen mit Lern- und Informationsvermittlungsmedien (z. B. Online-Selbsthilfeprogramme ohne therapeutischen Kontakt)
- Online-Interventionen mit Kommunikationsanwendungen für einen zusätzlichen therapeutischen Austausch mit dem Fachexperten

Die Kollegen betonen aber auch, dass die Selbsthilfeprogramme auch oft Kommunikationselemente – wenn auch reduziert – enthalten, sodass eine strikte Trennung zwischen beiden Formen oft nicht möglich ist. Gerade diese sogenannten »Minimal-contact«-Angebote oder auch internetbasierten geleiteten Selbsthilfeprogramme (durch und mit einer Therapeutin) sind für die Patientenmotivation entscheidend und am effektivsten. Beide Anwendungsformen können auch in unterschiedlichen Behandlungsphasen traditionelle Therapiemethoden ergänzen. Beispielsweise können Interventionsprogramme für die Überbrückung der Wartezeit auf einen Therapieplatz oder als Vorbereitung für die therapeutische Behandlung eingesetzt werden. Während einer Psychotherapie können Online-Interventionen zur Vertiefung von psychoedukativen Inhalten (z. B. Hausaufgabe) genutzt werden (Eichenberg 2021). Dadurch wird nicht nur die Behandlungsintensität erhöht sowie die Behandlungsinhalte ins alltägliche Umfeld der Betroffenen integriert, sondern frei gewordene Zeitfenster in der Therapie können für die therapeutische Prozessarbeit genutzt werden (Domhardt et al. 2021). Für welchen therapeutischen Behandlungsschritt oder für welche Behandlungsphase (z. B. Prävention, Überbrückung von Wartezeiten, Behandlung, Nachsorge, Rehabilitation) ein Einsatz von Online-Angeboten erfolgt, hängt sowohl von den Behandlern sowie von den Programmen und deren Ausrichtung ab. Online-Interventionen können auch als ein Baustein eines gestuften Behandlungsmodells (»Stepped-Care-Modelle«) verwendet werden, bei dem die Behandlungsintensität an Anforderungen und Problemkonstellation angepasst werden kann (Baumeister et al. 2019). Beispielsweise können Online-Interventionen – im Rahmen eines Stepped-Care-Models – eine erste Möglichkeit der niederschwelligen Auseinandersetzung mit aktuell auftretenden Krankheitssymptomen bieten, um einen kompletten Ausbruch einer Erkrankung zu vermeiden (indizierte Prävention). Sollte dies nicht ausreichen, kann das Angebot um die klassische psychotherapeutische Behandlung (»step-up«) ergänzt werden (Domhardt et al. 2021). Aber auch bei Behandlungsende einer konventionellen Psychotherapie können Online-Interventionen zur Nachsorge für eine weitere Stabilisierung und für eine Rückfallprophylaxe beitragen (»step-down«).

Unabhängig von der Nutzungsart und dem Nutzungszeitpunkt soll durch unterschiedliche therapeutische Techniken mittels eines entweder internetbasierten oder mobilbasierten Programms bei Patienten ein (psychoedukativer) Wissenszuwachs und eine Bewusstseinsschärfung für das eigene Krankheitsbild, für Verhaltensänderungen sowie Symptomreduzierung erreicht werden (Domhardt et al. 2018). Ritterband und Thorndike (2006) haben eine zwar nicht mehr aktuelle, aber nach wie vor gültige Definition von Online-Interventionen vorgeschlagen (hier »Internet-Interventionen« genannt).

Definition: Online-Interventionen

»Internet interventions are typically behaviorally or cognitive-behaviorally-based treatments that have been operationalized and transformed for delivery via the Internet. Usually, they are highly structured; self or semi-self guided; based on effective face-to-face interventions; personalized to the user; interactive; enhanced by graphics, animations, audio, and possibly video; and tailored to provide follow-up and feedback.« (Ritterband & Thorndike 2006, S. e18)
Anmerkung: Mittlerweile gehen viele kognitiv-behaviorale Online-Interventionen über rein kognitiv-behaviorale Prinzipien hinaus und es gibt bereits einige Online-Programme mit anderen therapeutischen, z. B. psychodynamischen Ansätzen.

2.5.1 Kognitiv-behaviorale und psychodynamische Interventionsprogramme

Kognitiv-behaviorale Interventionsprogramme. Die meisten Online-Interventionsprogramme sind kognitiv-behavioral fundiert (Baumeister et al. 2019) und sind für verschiedene Störungsbereiche konzipiert. Kognitiv-behaviorale Manuale werden im Online-Bereich bevorzugt, weil die kognitive Verhaltenstherapie neben einer hohen Standardisierung und Systematisierung (wie z. B. modularer Aufbau) das Selbstmanagement der Patientin betont. In der kognitiven Verhaltenstherapie werden insbesondere kognitive Umstrukturierung, Verhaltensaktivierung und -veränderung, Emotionsregulation, Training von Problemlösefähigkeiten oder sozialer Kompetenzen, Entspannungsverfahren als Interventionstechniken eingesetzt. Diese Interventionstechniken haben sich auch im Rahmen von Online-Interventionsprogrammen (mit einer Teilnahmedauer von 8 bis 12 Wochen) bewährt. Die Module bzw. Interventionen innerhalb eines Online-Programms sind entweder frei wählbar oder fest vorgegeben, begleitet von (automatisierten) Feedbacks zwischen den Modulen oder nach Beendigung der Module durch das Programm selbst oder durch den begleitenden Therapeuten (Domhardt et al. 2021).

Psychodynamische Interventionsprogramme. Aber auch andere therapeutische Ansätze werden zunehmend im Zusammenhang mit Online-Interventionen untersucht, wie z.B. die internetgestützte psychodynamische Therapie von Johansson et al. (2017), Lindegaard et al. (2020) oder Zwerenz et al. (2017). Das Selbsthilfeprogramm KEN mit dem vollen Namen »Die Kraft der eigenen Emotionen nutzen« unterstützt bei der Bewältigung und Regulation von Emotionen und bei der Verbesserung von zwischenmenschlicher Kommunikation. Die Wirksamkeit von KEN konnte in wissenschaftlichen Studien nachgewiesen werden; Teilnehmende mit unterschiedlichen Krankheitsbildern (z.B. Depression, Angst, Persönlichkeitsstörungen) zeigten nach der Therapie eine geringere psychische Belastung und eine höhere emotionale Kompetenz (Zwerenz et al. 2017). Dieselbe Forschungsgruppe (Zwerenz et al. 2019) entwickelte das Nachsorgeprogramm »GSA-Online plus«, welches beruflich belastete Rehabilitanden adressiert und diese bei der Rückkehr in ihr Arbeitsleben begleitet. Zentraler Bestandteil der Online-Nachsorge ist das Verfassen von Tagebucheinträgen nach der Supportiv-expressiven Therapie nach Luborsky et al. (1995). Die Teilnehmenden verfassen jede Woche einen Tagebucheintrag zu einem festgesetzten Impuls, der von Online-Therapeutinnen gelesen und beantwortet wird. Ziel der Intervention ist die Auseinandersetzung mit ihren belastenden Situationen und ein besserer Umgang mit ihnen. Zudem fokussiert die Schreibintervention das zentrale Beziehungskonfliktthema, sprich die Frage, wie die unterschiedlichen Beziehungen am Arbeitsplatz gestaltet sind. Lindegaard et al. (2020) und Johannson et al. (2017) untersuchten die Wirksamkeit derselben Online-Intervention bzw. darauf aufbauende Prinzipien für die Behandlung von sozialer Phobie.

Am Beispiel von Johansson et al. (2017) soll das Interventionsprogramm exemplarisch beschrieben werden: In dieser Studie erhielten Teilnehmende über 10 Wochen angeleitete Selbsthilfeprotokolle für den Umgang mit sozialer Phobie, bestehend aus neun Modulen, die einzeln von jeweiligen Therapeuten geschickt wurden. Die Therapeuten blieben in Kontakt mit den Teilnehmenden durch Textnachrichten. Die Online-Module basieren auf dem Konzept der »emotionalen Achtsamkeit« (Philippe et al. 2009). Die Teilnehmenden lernen mittels verschiedener Übungen, ihre emotionale Erfahrung achtsam wahrzunehmen. Das Online-Programm vermittelt auch Wissen über Beziehungen zwischen Gefühlen, Angst und Abwehrmechanismen sowie die Entwicklungstheorie der Affektphobien.

Zudem gibt es weitere Beispiele für Online-Programme, die auch interpersonelle oder achtsamkeitsbasierte Verfahren implementiert haben (Ebert et al. 2018).

Weitere Anwendungsbeispiele. Zur Illustration werden bekannte evidenzbasierte und schon von der Krankenkasse kostenerstattungsfähige Programme aus dem deutschsprachigen Raum vorgestellt. Diese zertifizierten und durch das Bundesministerium für Arzneimittel und Medizin (BfArM) geprüften Medizin-Produkte werden auch unter dem Namen »digitale Gesundheitsanwendungen« (DiGA, →Kap. 1.1.1) geführt, die bei der Behandlung oder Rehabilitation von Erkrankungen unterstützen.

> »Seit dem Inkrafttreten des Digitale-Versorgung-Gesetzes (DVG) am 19. Dezember 2019 können DiGA von Ärzten und Psychotherapeuten verordnet und durch die Krankenkasse erstattet werden. Das BfArM hat dabei die Aufgabe, Anträge zur Aufnahme von DiGA in das Verzeichnis wissenschaftlich zu bewerten. Es stellt außerdem das Verzeichnis für digitale Medizinprodukte bereit, die nach erfolgreicher Prüfung als erstattungsfähige digitale Gesundheitsanwendungen (DiGA) gelistet werden.« (BfArM 2022)

Zu den DiGA gehören Apps oder webbrowserbasierte Anwendungen, die überwiegend allein vom betroffenen Patienten in Anspruch genommen werden, aber auch ergänzend mit der Behandlerin benutzt werden können. Die DiGA sollen langfristig keinen Besuch beim Arzt oder Therapeuten ersetzen, sondern eine sinnvolle Ergänzung zur analogen Krankheitsbehandlung darstellen. Wichtig ist außerdem, dass die DiGA mindestens eine medizinische Indikation, sprich eine spezifische Diagnose haben muss. Somit sind die DiGA nicht mit Präventionsangeboten oder Maßnahmen zur Gesundheitsförderung zu verwechseln (Bundesinstitut für Arzneimittel und Medizinprodukte 2021) (→ Tab. 2-2).

Tab. 2-2 Online-Interventionen mit Definition und Zielgruppenbeschreibung, gelistet im DiGA-Verzeichnis, Stand 14. Mai 2023: https://diga.bfarm.de/de

Anbieter	Störungsspektrum	Beschreibung	Link
Deprexis	Depressive Verstimmung	Online-Intervention für eine weitere Problemanalyse und Selbsthilfe (z. B. Methoden für Stressabbau, therapeutisches Schreiben)	https://de.deprexis.com
Hello Better	Stress und Burnout, Schlafstörungen, Panikstörung, Depression, Vaginismus, Diabetes, chronische Schmerzen	Online-Gesundheitstrainings (je nach Störungsbild) mit Online-Tagebüchern und Psychologenbegleitung für Handlungsempfehlungen/Fragen	https://hellobetter.de/wir-sind-hellobetter
Invirto	Angststörungen (Agoraphobie, soziale Phobie, Panikstörung)	Online-Psychotherapie- und Expositionstherapieprogramm (inklusive Virtual-Reality-Anwendung)	https://invirto.de
NOVEGO	Depression, Angststörung	Online-Unterstützungsprogramm (inklusive Krisenhotline für Akutkrisen) zur Stärkung von Eigenverantwortung, Selbstmanagement und Stressprävention	https://www.novego.de
Selfapy	Depression, generalisierte Angststörung, Bulimia Nervosa, Binge-Eating, chronische Schmerzen	Online-Selbsthilfekurse, auch psychologisch begleitet, mit Videos und Übungen unter anderem zum Thema Achtsamkeit und Depression	https://www.selfapy.com
Velibra	Angststörungen (Agoraphobie, soziale Phobie, Panikstörung)	Interaktives, webbasiertes Gesundheitscoaching; Audios zur Anleitung therapeutischer Übungen	https://de.velibra.com
Vorvida	Sucht/Alkoholabusus	Interaktives, webbasiertes Gesundheitscoaching zum Management von gesundheitsschädlichem Trinkverhalten; digitale Übungen und Arbeitsblätter, (optionale) Textnachrichten mit kurzen Wiederholungen von dem Gelernten oder Selbsteinschätzung via Online-Fragebogen möglich; Audios zur Anleitung therapeutischer Übungen	https://de.vorvida.com

2.5.2 Online-Interventionsansätze bei PTBS

Kognitiv-behaviorale und psychodynamische Verfahren

Die psychologische Online-Therapie erfreut sich zunehmender Beliebtheit und wurde für eine Reihe von Störungsbildern entwickelt und erforscht; dies zeigt sich an der Vielzahl an Interventionsanbietern und den zahlreich durchgeführten Reviews und Metaanalysen, insbesondere für Depression und Angst (Karyotaki et al. 2018; Andersson et al. 2019). Analog zu den digitalen Programmen für den Umgang mit Depression oder Angst, basieren auch die meisten Online-Interventionen speziell für die PTBS auf kognitiv-behavioralen Elementen. Die Traumafokussierte kognitive Verhaltenstherapie (TF-KVT) beinhaltet typischerweise Psychoedukation, Angstmanagement, Exposition und kognitive Umstrukturierung (Roberts et al. 2022) sowie meist abschließend eine begleitete Rückfallprävention (Gega et al. 2004), die auch in Online-Interventionen umgesetzt werden können. Ergebnisse von Studien zur Wirksamkeit der Internetbasierten kognitiven Verhaltenstherapie (IKVT) für die PTBS wurden herangezogen, um die ISTSS-Leitlinien für die Prävention und Behandlung der PTBS zu entwickeln (Bisson et al. 2019). Der dort geführten internetbasierten traumafokussierten und an der KVT orientierten Selbsthilfe sowie der Narrativen Expositionstherapie (NET) wurde das Standard-Evidenzniveau (mindestens angemessene Qualität der Evidenz) zuerkannt.

Der Ablauf einer Traumafokussierten kognitiven Verhaltenstherapie, auch für die Umsetzung im Online-Kontext, ist wie folgt:

- *Psychoedukation* ist der erste und wesentliche Bestandteil einer psychotherapeutischen Behandlung der PTBS. Sie bietet Informationen über das Störungsbild, auftretende Symptome, Behandlungen und Techniken für eine Angstbewältigung sowie den Umgang mit dem traumatischen Erleben.
- *Angstmanagement* beinhaltet Atemübungen, Entspannungstechniken, wie z.B. progressive Muskelentspannung, oder angeleitete Imaginationen.
- *Exposition* kann entweder im realen Leben (in vivo) oder imaginär (in sensu) durchgeführt werden. Die Traumaerinnerung stellt den

ursprünglich gefürchteten Stimulus dar, die Exposition gegenüber der Erinnerung wird imaginär durchgeführt. Die Exposition in sensu inkludiert die Prinzipien der Informationsverarbeitung (Aufnahme neuer Informationen in das Traumagedächtnis und Neukonnotation von alten Informationen) und der Gewöhnung (Reduzierung der Angst nach verlängerter Expositionsdauer). Bei der In-vivo-Exposition erfolgt eine schrittweise wiederholte Exposition gegenüber gefürchteten oder vermiedenen Situationen.
- *Kognitive Umstrukturierung* ermöglicht die Identifikation und Veränderung von nicht hilfreichen Gedanken, in dem eigene Grundannahmen überprüft und hinterfragt werden.

Rückfallprävention bildet bei den meisten internetbasierten Selbsthilfeprogrammen den Abschluss, die dabei unterstützt, gesund zu bleiben, Anzeichen eines Rückfalls zu erkennen und Ratschläge zu geben, was zu tun ist, wenn die Probleme wieder auftreten (Gega et al. 2004).

Die Multidimensional-psychodynamische Traumatherapie (MPTT), entwickelt von Fischer (2000b), ist ein integratives Verfahren mit imaginativen und behavioralen Elementen, das auf einer psychodynamischen Grundlage der Beziehungsgestaltung basiert. Besonders geeignet ist die MPTT in der Trauma-Akuttherapie, sprich für bis zu 3 Monate nach der traumatisch erlebten Situation. Konzeptionalisiert wird das traumakompensatorische Schema, bestehend aus einem unbewussten Selbstheilungsprozess seitens der Betroffenen, die das traumatische Element (auf drei Ebenen) neutralisieren wollen: ätiologisch, präventiv und reparativ. An der präventiven und reparativen Komponente des traumakompensatorischen Schemas setzen die Traumainterventionen dialektisch an, indem der Selbstheilungsprozess positiv weitergeführt wird, sodass das traumakompensatorische System restrukturiert wird. Hier bestehen auch für klassische psychodynamische Traumatherapien die Möglichkeit, bestimmte Therapieschritte im Online-Setting durchzuführen bzw. zu unterstützen. Eine Möglichkeit, die präventive Komponente zu behandeln, ist die Ausübung einer Wachsamkeitsaufgabe. Der Patient notiert mittels eines (Online-)Tagebuchs oder eines (Online-)Protokolls alle Auffälligkeiten aus dem Alltag systematisch, z.B. als

Hausaufgabe. Diese können auch in einer nächsten Sitzung (Blended-Therapy, → Kap. 2.5.2 und 2.5.5) mit einem Therapeuten durchgesprochen werden, sodass die vermuteten Gefahren bei Betroffenen relativiert werden (Fischer & Riedesser 2009). Ein zweiter Ansatz stellt die dissoziative Veränderung der Wahrnehmung dar. Die Derealisierung der Wahrnehmung kann unter Zuhilfenahme der Bildschirmtechnik dialektisch umgesetzt werden (Fischer & Riedesser 2009). Imaginationsübungen, wie mittels der Bildschirmtechnik (Darstellung der traumatischen Erfahrung auf einem Computerbildschirm) beschrieben, können perspektivisch auch im Rahmen einer Online-Behandlung (Remote-Therapie) stattfinden.

Anwendungsbeispiele

Psychologische Online-Interventionen adressieren meist spezielle Zielgruppen, wie z. B. Militärangehörige, Veteranen oder Flüchtlinge (Interventionsprogramm »Interapy«, Knaevelsrud et al. 2015), aber auch (weibliche) Opfer von Vergewaltigungen oder anderen Formen von sexueller Gewalt, die eine PTBS oder einer anderen Traumafolgestörung aufweisen. Andere Programme sind vielfältig einsetzbar und sprechen generell Personen an, die durch einen anderen Situationstyp (→ Kap. 1.1.2) traumatisiert wurden, z. B. durch einen schweren Verkehrsunfall oder eine Naturkatastrophe (Roberts et al. 2022). Wie konkrete Online-Interventionsprogramme für die PTBS aufgebaut sind, soll an mehreren Beispielen inklusive Effektivitätsbefunden veranschaulicht werden.

Interapy. Das mehrfach evaluierte und weiterhin bewährte Online-Interventionsprogramm Interapy wurde ursprünglich für den Anwendungsbereich der PTBS entwickelt, ist aber nun auch für viele andere Störungen und Probleme (z. B. Panikstörung, Burnout oder Trauer) erhältlich (Eichenberg & Kühne 2014). Grundstein für die Entwicklung von Interapy sind Befunde aus der Schreibtherapie, dem sogenannten »Amsterdam Writing Project« (Lange et al. 2002). Untersuchungen von strukturierten Schreibaufgaben nach einem traumainduzierenden Moment zeigten, dass das Wiederholen von schmerzvollen Gedanken und Gefühlen sich positiv auf den Behandlungserfolg der Betroffenen auswirkten. Interapy umfasst drei wesentliche Hauptkomponenten anhand von 11 strukturierten Schreibaufgaben (Knaevelsrud et al. 2015; Küster et al. 2016):

- Selbstkonfrontation bzw. Exposition: Bei den Aufgaben zur Selbstkonfrontation schreibt der Patient über sein traumatisches Ereignis in der ersten Person und im Präsens. Dies soll dabei helfen, sich mit dem traumatischen Ereignis und den damit verbundenen Gefühlen zu beschäftigen.
- Kognitive Umstrukturierung: Übungen zur kognitiven Umstrukturierung beinhalten das Verfassen eines aufmunternden Briefes an einen hypothetischen Freund. Ziel ist es, den Betroffenen neue Sichtweisen und positive Aspekte zu vermitteln sowie dysfunktionale Gedanken zu korrigieren. Zusätzlich kann dadurch das Gefühl, Kontrolle wiederzuerlangen, gestärkt werden.
- Soziale Wiederherstellung: In dieser Phase reflektiert der Patient mittels symbolischer Abschiedsbriefe an eine ihm nahestehende Person oder auch an sich selbst über die gelernten Therapieinhalte sowie den weiteren Umgang mit dem Trauma.

Während aller Aufgabenabschnitte wird der Patient durch eine qualifizierte und auf Trauma spezialisierte Psychotherapeutin begleitet, die nach jedem Modul und in einem wöchentlichen Rhythmus ein Feedback schreibt. Auf diese Weise soll die Gewöhnung an den traumainduzierenden Stimuli erreicht werden (Kuester et al. 2016).

Abgesehen von Interapy gibt es weitere traumafokussierte KVT-Programme, die beispielsweise die klassischen Komponenten wie Traumaexposition und kognitive Umstrukturierung um Stressmanagement oder Entspannungsübungen erweitert haben (z. B. Carpenter et al. 2014). Manche online-implementierte Interventionsprogramme für PTBS nutzen ebenfalls den Ansatz des expressiven Schreibens (Pennebaker et al. 1997) wie Interapy, die auf Theorien der »emotional disclosure« zurückgehen. Programme, die den Prinzipien des expressiven Schreibens folgen, sind im Vergleich zum Interapy-Programm von kürzerer Dauer, die Schreibaufgaben eher unstrukturiert und oft ohne Therapeutenkontakt (Kuester et al. 2016).

Ilajnafsy. Ein prominentes Umsetzungsbeispiel inklusive Wirksamkeitsnachweis von Interapy ist die Studie von Knaevelsrud et al. (2015). Die Kollegen von der Freien Universität Berlin boten Interapy kriegstraumatisierten arabischen Patienten an, die an einer randomisierten Studie teilnahmen (→ Abb. 2-1). Im Vergleich zur Wartelisten-Kontrollgruppe (n = 80) erhielt die Interventionsgruppe (n = 79) zweimal pro Woche kognitive Verhaltensinterventionen (ca. 45 Minuten) über einen Zeitraum von 5 Wochen. Die teilnehmenden Therapeuten waren acht arabischsprachige Psychotherapeuten oder Psychiater, die die Schreibaufgaben lasen sowie Anweisungen für die nächsten Schritte gaben. Die PTBS-Symptome in der Interventionsgruppe haben sich vom Start bis zum Ende signifikant verbessert im Vergleich zur Kontrollgruppe. Die Analyse der Teilnehmenden ergab, dass sich 29 von 47 Patienten (62 %) in der Behandlungsgruppe von ihren posttraumatischen Stresssymptomen erholt hatten. Die Ergebnisse zeigen, dass Menschen mit posttraumatischen Belastungssymptomen von einer Kognitiven Verhaltenstherapie profitieren, selbst wenn diese vollständig über das Internet angeboten wird.

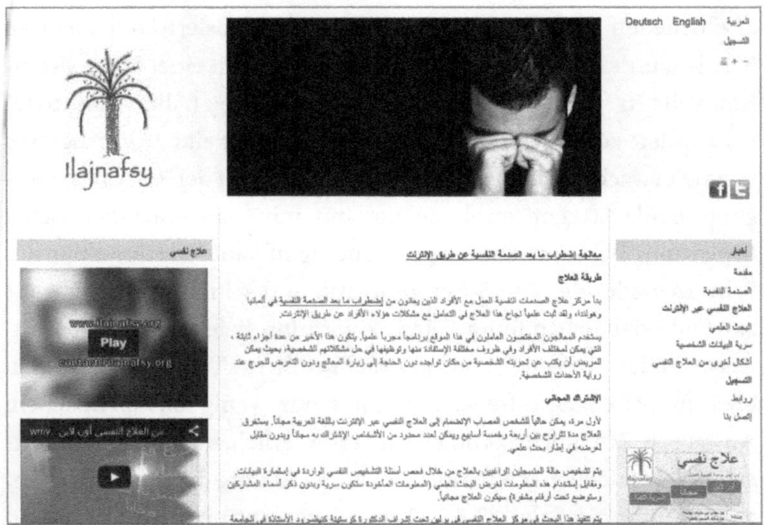

Abb. 2-1 »Ilajnafsy«: Arabischsprachige Online-Interventionen in Kriegsregionen (Knaevelsrud et al. 2015; siehe auch https://ilajnafsy.bzfo.de/portal/en/)

PTSD-Program. Allen et al. (2022) entwickelten und untersuchten die Wirksamkeit von einem traumafokussierten KVT-Programm bei Personen mit einer PTBS in Australien. Das Programm umfasst sechs Online-Sitzungen in ca. 10 Wochen. Psychoedukation, kognitive Umstrukturierung, imaginäre Exposition sowie Rückfallpräventionspläne bilden die kognitiv-behavioralen Elemente. Die Inhalte wurden mittels einer Geschichte illustriert: Eine virtuelle Figur bzw. Person mit einer PTBS lernt, sich mithilfe eines Therapeuten mit ihren Symptomen auseinanderzusetzen und diese zu bewältigen. Laut Studienprotokoll wurde das Unterrichtsmaterial, das in unterschiedlichen Lektionsfolien gegliedert ist, inklusive Lektionszusammenfassung und Aktionsplan für Hausaufgaben von den Patienten selbständig bearbeitet. Um die Patienten nicht zu überfordern, gibt es zwischen den einzelnen Lektionen eine 5-tägige Wartezeit, um die Inhalte zu überarbeiten und zu reflektieren (Bearbeitungszeit pro Lektion: ca. 3 bis 4 Stunden). Automatische E-Mail-Erinnerungen stellten sicher, dass die Patienten sich an den Zeitplan hielten. Für eine zusätzliche Unterstützung oder zum Klären von Verständnisfragen konnte der Studienarzt per E-Mail oder Telefon kontaktiert werden. Das Online-Programm wurde auch auf seine Effektivität hin in zwei kürzlich erschienenen Studien getestet: In einer randomisiert-kontrollierten Studie wurde die Interventionsgruppe (n = 21) mit einer Wartelisten-Kontrolle (n = 19) verglichen. Die Autorengruppe (Allen et al. 2022) verwendete zeitgleich selbiges Studiendesign für eine Untersuchung von 117 Erwachsenen mit einer PTBS-Diagnose in der Routineversorgung. Beide Studien erfolgten nur mit minimaler therapeutischer Begleitung. Beide Studien zeigten eine signifikante Verringerung des Schweregrades der PTBS-Symptomatik in der Interventionsgruppe am Ende der Behandlung. Diese Forschung liefert vorläufige Hinweise für den Nutzen der online durchgeführten Traumafokussierten KVT für PTBS-Betroffene, selbst mit nur wenig therapeutischem Austausch. Zukünftige Studien sind erforderlich, um die Auswirkungen unterschiedlicher Niveaus der Unterstützung durch den Kliniker auf die Ergebnisse der PTBS-Online-Interventionen zu klären und ebenso herauszufinden, für welche Patienten diese Form der Behandlung hilfreich ist (z. B. akut vs. chronisch Traumatisierte).

The From Survivor to Thriver Program. Littleton et al. (2016) entwickelten und untersuchten ein interaktives Programm mit insgesamt neun multimedialen Modulen. Die Module dauern im Schnitt 30 Minuten bis 1 Stunde, abhängig davon, wie viele interaktive Übungen die Patienten absolvieren wollen. Die ersten drei Module besitzen informierende Inhalte über Vergewaltigungen und PTBS-Symptome, Entspannungsverfahren sowie Bewältigungsstrategien (Psychoedukation). In den Modulen 4 und 5 wird die kognitive Umstrukturierung vorgestellt, gefolgt von kognitiv-behavioralen Strategien (Module 6 bis 9), um mit häufigen Problemen wie niedrigem Selbstwert, Selbstschuldzuweisung oder Schwierigkeiten mit Intimität umgehen zu können. Ein zugehöriger Therapeut stellt Feedback nach den einzelnen Modulabschlüssen bereit, was schriftlich oder per Video erfolgen kann. Littleton et al. (2016) untersuchten 78 Studentinnen, die unter einer vergewaltigungsbedingten PTBS litten. Sowohl die Interventionsgruppe (»The From Survivor to Thriver Program«) als auch die Kontrollgruppe (psychoedukative Website) zeigten eine deutliche Verringerung der PTBS-Symptomatik nach Behandlungsende, die auch noch nach 3 Monaten zum Follow-up anhielt. In beiden Gruppen reduzierten sich auch die selbstberichteten Depressions- und Angstsymptome. Das »The From Survivor to Thriver Program« mit Therapeutenkontakt führte zu besseren Ergebnissen bei Personen mit höherer PTBS-Ausprägung, während die Website mit psychoedukativen Selbsthilfe-Informationen bessere Ergebnisse bei Betroffenen mit geringerer PTBS-Symptomatik erzielte.

2.5.3 Effektivität von Online-Interventionsansätzen

Vereinzelt liegen bereits Effektivitätsnachweise pro Behandlungsprogramm vor. In diesem Abschnitt erfolgt nun eine Zusammenfassung von Wirksamkeitsstudien für Online-Interventionen im Allgemeinen und für Interventionen für die PTBS im Speziellen.

Wie eingangs erwähnt, haben Evaluationsstudien zu psychologischen Online-Interventionen in den letzten Jahren stetig zugenommen. Online-Interventionen für Depressionen und Angstzustände wurden dabei am häufigsten untersucht (z.B. Andersson 2019). Die Wirksamkeit der selbstgesteuerten oder therapeutisch angeleiteten internetbasierten KVT-Programme ist insbesondere für Depressionen bei verschiedenen jugendlichen und erwachsenen Populationen gut belegt (siehe z.B. Karyotaki et al. 2018). Selbiges gilt auch für Angststörungen (Andersson et al. 2019), Substanzkonsumstörungen (Riper et al. 2014) und Essstörungen (Beintner et al. 2014). Laut Berger (2015) und Carlbring et al. (2018) wurden die beobachteten mittleren bis großen Effekte auf den Schweregrad der Symptome als vergleichbar mit den Behandlungseffekten der traditionellen Psychotherapie beschrieben. Eine Blended-Therapie, die zumindest einen gewissen professionellen Kontakt beinhaltet, ist jedoch nicht nur wirksamer, sondern wird auch gegenüber eigenständig durchgeführten Online-Interventionen von Patientinnen und Therapeutinnen bevorzugt (Andersson 2018). Neben der Nachhaltigkeit von Effekten interessierte viele Forschenden auch die Wirksamkeit von psychologischen Online-Interventionen je nach Therapieansatz. Andersson et al. (2012) waren die Ersten, die psychodynamisch und kognitiv-verhaltenstherapeutisch orientierte Online-Selbsthilfen zur Behandlung von Angststörungen miteinander verglichen. Diese Studie zeigte, dass ein psychodynamisch angeleitetes Programm genauso effektiv wie ein KVT-Programm sein kann. Diese Ergebnisse wurden durch eine aktuellere und groß angelegte randomisiert-kontrollierte Studie bestätigt: Die Internetbasierte psychodynamische Therapie bei der Behandlung von Depressionen bei Jugendlichen erwies sich als ebenso wirksam wie die Kognitive Verhaltenstherapie (Goodeyer et al. 2017). Die meisten internetbasierten Interventionen, denen psychodynamische Theorien zugrunde liegen, richten sich überwiegend an Erwachsene mit Depression oder Angststörung oder sind transdiagnostisch angelegt. Es konnten mittlere bis große Effekte im Vergleich zur Kontrollbedingung berichtet werden (Andersson et al. 2012; Zwerenz et al. 2017; Johansson et al. 2017).

Die therapeutische Beziehung gilt als zentrale Wirksamkeitskomponente in der psychotherapeutischen Behandlung. Dies konnte bereits vor einigen Jahren auch für das Online-Setting festgestellt werden. Die Qualität der therapeutischen Allianz, die bei internetgestützten Anwendungen entsteht, war vergleichbar mit der von traditionellen Psychotherapien (Knaevelsrud & Maercker 2007). Eine aktuelle Metaanalyse von Flückiger et al. (2018) untersuchte in 295 unabhängigen Studien den Zusammenhang zwischen der therapeutischen Allianz und dem Behandlungsergebnis. Die Forschungsgruppe fand heraus, dass eine gute therapeutische Verbindung bzw. Beziehung ein Prädiktor für bessere Behandlungsergebnisse sowohl im Online- als auch im Offline-Setting war. Die Überblicksarbeit zeigt, dass eine therapeutische Beziehung auch im virtuellen Kontext aufgebaut werden kann. Dennoch muss einschränkend hinzugefügt werden, dass die Ergebnisse bei persönlichen Behandlungen deutlich besser waren als bei internetgestützten Anwendungen. Eine weitere Überblicksarbeit von Kaiser et al. (2021) konnte ebenfalls feststellen, dass die therapeutische Allianz und das Behandlungsergebnis in der webbasierten Therapie signifikant korrelierten. Die Häufigkeit des Therapeutenkontaktes, die Art des Kontakts und die Verfügbarkeit von Selbsthilfeinhalten hatten keinen Einfluss auf den Effekt. Die Studien unterstreichen die Bedeutung der therapeutischen Allianz auch in webbasierten Interventionen als zentral für den Behandlungserfolg.

PTBS. Wie bei der Vorstellung von Interapy bereits erwähnt, konnten Knaevelsrud und Maercker (2007, 2010) zeigen, dass Personen mit posttraumatischen Belastungsreaktionen im Vergleich zu einer Kontrollgruppe durch Interapy ihre PTBS-Symptome verringern konnten, darüber hinaus wiesen sie auch erstmalig Langzeiteffekte für eine psychologische Online-Intervention (für PTBS) auch nach 18 Monaten Follow-up nach. In den letzten Jahren wurden einige systematische Reviews und Metaanalysen zur therapeutischen Online-Behandlung der PTBS veröffentlicht. Geleitete internetbasierte Interventionen für Erwachsene mit einer PTBS, die den Grundsätzen der Traumafokussierten kognitiv-behavioralen Therapie folgen, waren bezüglich der Effekte mit denen von traditioneller (kognitiv-behavioralen) Therapie vergleichbar (z. B. Kuester et al. 2016). Beispielsweise wurden in der Metaanalyse von Kuester et al. (2016) 20 randomisiert-kontrollierte Studien mit Internetbasierter kognitiver

Verhaltenstherapie (IKVT) und expressivem Schreiben (EW) gegen aktive oder passive Vergleichsbedingungen getestet, einschließlich sub(-klinischen) Stichproben. Die Internetbasierte kognitive Verhaltenstherapie war bei der Nachbeurteilung signifikant wirksamer als passive Kontrollen. In einem kürzlich veröffentlichten Review zur Internetbasierten kognitiven Verhaltenstherapie für Erwachsene mit PTBS wurden 13 relevante randomisiert-kontrollierte Studien identifiziert, unter anderem mit Anleitung durch die Therapeutin. Im Vergleich zu einer Warteliste war die Internetbasierte kognitive Verhaltenstherapie mit einer klinisch bedeutsamen Verringerung der PTBS verbunden (Simon et al. 2021). In der aktuellsten Metaanalyse, durchgeführt von Simpson et al. (2021), wurde unter anderem die Wirksamkeit und auch Inanspruchnahmebereitschaft von (traumafokussierten) Online-Behandlungen im Vergleich zu konventionellen kognitiv-behavioral manualisierten (Offline-)Therapie für PTBS untersucht. Die Arbeitsgruppe inkludierte 28 klinisch-randomisierte Studien. Die Effekte der aktiven Behandlungsgruppe (psychologische Online-Intervention) hatte in den jeweiligen inkludierten Studien kleine bis große Effekte.

In Bezug auf die PTBS bei Jugendlichen wurde die Traumafokussierte kognitive Therapie in zwei Pilotstudien evaluiert. Eine Studie untersuchte niederländische Opfer sexueller Gewalt, die ein Online-Programm mit zehn Schreibsitzungen über 9 bis 16 Wochen absolvierten. Es wurden vielversprechende Verbesserungen bei der PTBS und der allgemeinen Psychopathologie mit mittleren bis hohen Effektstärken innerhalb der Interventionsgruppe festgestellt (Haas et al. 2009). Die Verringerung der PTBS-Symptomatik konnte auch bei jungen Überlebenden einer pädiatrischen Langzeitkrebserkrankung festgestellt werden, die zehn Online-Schreibsitzungen über 5 Wochen absolvierten (Seitz et al. 2014).

Zhou et al. (2021) war eine der ersten Forschungsgruppen, welche die Auswirkungen von internetbasierten Interventionen auf Veteranen mit einer PTBS-Diagnose untersuchte. Webbasiertes Selbstmanagement erwies sich als ein wirksames Online-Tool für das Militär (Bush et al. 2011). Letztendlich erfüllten nur sechs randomisiert-kontrollierte Studien die Einschlusskriterien. Es wurde ein positiver Effekt der internetbasierten Interventionen auf die PTBS-Ausprägung festgestellt. Insbesondere die auf Kognitiver Verhaltenstherapie basierende Intervention mit Peer-Unterstützung erwies sich bei der PTBS als besonders wirksam.

In den letzten Jahren wurden auch systematische Reviews und Metaanalysen zur Behandlung der PTBS und komorbiden Störungen mithilfe von Online-Interventionen veröffentlicht. Diese Studien konzentrierten sich z.B. auf die gleichzeitige Behandlung der PTBS und Substanzkonsumstörungen (Simpson et al. 2017; Roberts et al. 2015; Torchalla et al. 2012). Beispielsweise schlossen Roberts et al. (2015) 12 Studien in ihre Analyse ein. Sie stellten fest, dass traumafokussierte Behandlungen sowohl bei der PTBS als auch beim Substanzkonsum nach der Behandlung und bei der Nachuntersuchung signifikant wirksamer waren als herkömmliche Behandlungen und keine Behandlungen.

2.5.4 Herausforderungen und Empfehlungen

Apolinário-Hagen et al. (2018) untersuchten die Einstellung der deutschen Bevölkerung zu internetbasierten Interventionen mit dem Ergebnis, dass ca. 66 % der Teilnehmenden (N = 646) Internet-Interventionen als nützlich, aber nicht gleichwertig mit traditioneller Psychotherapie bewerteten. Eine Befragung von Webelhorst et al. (2020) mit ca. 400 Probanden ergab, dass nur wenige der deutschen stationären und ambulanten Patienten mit diversen psychischen Störungen (10 %) Online-Selbstmanagementprogramme genutzt hatten, aber fast die Hälfte (46 %) äußerte großes Interesse an einer Integration in die zukünftige Behandlung. In einer aktuellen Untersuchung von Sander et al. (2021) wurden deutsche Therapeuten in der stationären Routineversorgung zu ihrer Nutzung von E-Mental-Health befragt. Ungefähr 77 % der befragten Teilnehmenden hatten noch nie Online-Interventionen eingesetzt. Auch eine Befragung von deutschen und österreichischen Therapeuten ergab, dass mehr als die Hälfte ihrer Patienten noch nie den Wunsch geäußert haben, psychotherapeutische Hilfe über das Internet zu beziehen (Lincke et al. 2022). Ungefähr 70 % der Therapeuten gaben an, dass sie noch keine Weiterbildung zum Thema E-Mental-Health besucht haben (Eichenberg, Piening & van Loh 2022).

Andere Kollegen (z.B. Hennemann et al. 2017) konnten keine geschlechtsspezifischen Unterschiede bezüglich der Akzeptanz von E-Mental-Health bestätigen. Laut einer Umfrage der Deutschen Psychotherapeutenvereinigung Anfang April 2020 gaben 77% der Therapeuten an, Videobehandlungen zu nutzen. Ungefähr 95% gaben an, onlinegestützte Therapie erst seit Beginn der Pandemie einzusetzen. Dies deutet auf eine hohe Bereitschaft zu unerwarteten, aber notwendigen Anpassungen des Behandlungssettings im Kontext der Pandemie hin. In fast allen Studien über die Akzeptanz und Inanspruchnahme von E-Mental-Health bei Therapeuten wurden folgende Gründe für die Nutzung genannt: der vereinfachte Zugang und die einfache Nutzung, zeit- und ortsunabhängige Anwendung und Selbstwirksamkeitsstärkung bei Patienten. Allerdings fürchten auch einige eine geringe Behandlungseffizienz, fehlende persönliche Unterstützung, eingeschränkte Kommunikation und mögliche negative Auswirkungen auf die therapeutische Allianz (Hennemann et al. 2017; Mendes-Santos et al. 2020). Darüber hinaus wenden Therapeuten Internet-Interventionen eher aus präventiven Gründen und bei leichten bis mittelschweren psychischen Problemen an (Schröder et al. 2017). Die Befunde zur Akzeptanz von Internet-Interventionen im Allgemeinen und zum Einfluss der Symptomschwere auf die Akzeptanz von E-Mental-Health-Anwendungen bei Hilfesuchenden im Speziellen sind uneindeutig (Hennemann et al. 2016). Es konnte aber festgestellt werden, dass Kenntnisse über E-Mental-Health, z.B. von Internet-Interventionen und vorherige Internetnutzung für gesundheitsbezogene Informationen, sich positiv auf die Nutzungsbereitschaft von Internet-Interventionen von Patienten auswirken (Apolinário-Hagen et al. 2020).

PTBS. Online-Interventionen können häufig schnellere Konsultationen ohne Wartezeiten ermöglichen und dadurch nach einem traumatischen Ereignis die Chronifizierung einer akuten Belastungsstörung und somit Ausbildung einer PTBS verhindern (Eichenberg 2017). Auch Bisson et al. (2022) beschreiben – bezugnehmend auf die

Personalsituation im Gesundheitssystem des Vereinigten Königreiches –, dass eine begrenzte Anzahl von entsprechend ausgebildeten Therapeutinnen für die traumafokussierte psychologische Behandlung einen rechtzeitigen Zugang für hilfesuchende Traumaopfer verhindert. Teilweise gibt es Wartezeiten von 1 Jahr oder länger. Auch andere Autoren und Länder beklagen die limitierte Verbreitung von evidenzbasierter traumafokussierter Psychotherapie in der Routineversorgung (Rosner et al. 2020). Weitere Gründe, warum traumafokussierte Behandlungen weniger angeboten werden, sind negative Einstellungen gegenüber evidenzbasierten Praktiken (Lilienfeld et al. 2013) sowie Befürchtungen, dass Traumaexposition zu einer Verschlimmerung von Symptomen (z. B. Suizidalität) und zum Behandlungsabbruch führen kann (Ford & Courtois 2020). In der Regel wird die Traumabehandlung regelmäßig, idealerweise wöchentlich, von Angesicht zu Angesicht durchgeführt, was ökonomische und geografische Barrieren für Patienten darstellt (z. B. Arbeitsverpflichtungen, Anreise).

Wang et al. (2014) untersuchten das Nutzungsverhalten von chinesischen traumatisierten Personen für ein Online-Selbsthilfeprogramm. Zirka 59 % nutzten das Programm über 1 Monat, 39 % füllten auch die Befragung zum Follow-up-Zeitpunkt aus. Dabei korrelierte die Anzahl der Besuchstage mit dem wahrgenommenen familiären Unverständnis sowie die Anzahl besuchter Seiten mit dem wahrgenommenen generellen Unverständnis und dem bewältigungsbezogenen Selbstwert. Zusammenfassend zeigten sich ähnlich hohe Abbruchraten wie bei anderen Online-Interventionen ohne Therapeutenkontakt. Um die Nutzung zu verbessern, sollten Online-Programme für die PTBS die Bedürfnisse dieser Patientengruppe berücksichtigen – diese sind häufig um ihre soziale Anerkennung als Traumaopfer besorgt (z. B. Unverständnis durch das Umfeld). Auf der anderen Seite können Online-Programme erste positive Erfahrungen ermöglichen und damit den Weg in eine traditionelle therapeutische Behandlung ebnen. Traumatisierte Personen haben mittels eines Online-Programms auch die Möglichkeit, selbst stärker bestimmen zu können, wann sie über traumatische Erlebnisse sprechen wollen, was insbesondere Betroffenen mit Beziehungstraumata entgegenkommt. Dadurch kann auch Kontrolle und Selbstwirksamkeit bei Betroffenen wiedererlangt und gestärkt werden (Hennemann et al. 2017).

> **Tipp für die Praxis**
> Online-Interventionen mit Anleitung durch eine ausgebildete, therapeutische Fachkraft können frühzeitig Behandlungsoptionen und Hilfestellung bieten, zusätzlich Morbiditäten verhindern, Lebensqualität der Patienten verbessern und gleichzeitig Behandlungskosten für das Gesundheitssystem reduzieren (Bisson et al. 2022). In generalisierten Online-Programmen müssen aber die individuelle Traumadynamik und differenzielle Indikationsstellung berücksichtigt werden (Eichenberg 2017). Beispielweise kann in bestimmten Verarbeitungsphasen eine Online-Intervention dysfunktional sein, z. B. indem Dissoziationen gefördert werden können.
> Online-Interventionen können Traumapatienten zu einer regulären therapeutischen Behandlung motivieren, sie können aber auch als alleinige Behandlung angesehen, jedoch auch überschätzt werden. Auf diese Weise könnten sich Traumatisierungen chronifizieren und »reale« Hilfe wird zu spät oder gar nicht in Anspruch genommen.

Auch wenn die Online-Interventionsangebote für die Traumabehandlung aus historischen Gründen noch auf dem Kontext Militär und Krieg basieren, gibt es bereits einige erfolgreiche Programme, die weitere Typen von Traumasituationen, z. B. sexuelle Belästigung oder (körperliche) Gewalt, erfassen. Weiterhin wünschenswert sind Online-Interventionsprogramme, die Traumatisierung auch bei anderen Traumasituationen adressieren.

2.5.5 Remote-Therapie mittels Videotelefonie

Einsatz in der Psychotherapie. In jüngster Zeit – durch die Covid-19-Pandemie beschleunigt – wurden mehrere Formen der distanzbasierten (remotebasierten) Psychotherapie entwickelt (Varker et al. 2019). Die Remote-Therapie mittels Videotelefonie ist im Vergleich zu textbasierten Beratungs- und Therapieformen durch die nonverbale Echtzeitkommunikation am ähnlichsten zur konventionellen

Therapie (Eichenberg & Hübner 2019). Online-Psychotherapie mittels Videoübertragung hat sich als Alternative zu den textbasierten Formen erwiesen, die eine hohe Nutzerzufriedenheit hervorrufen kann (Olthuis et al. 2016). Neben den oft kostenlosen und gängigen Videodienstanbietern müssen diese für telemedizinische erstattungsfähige Behandlungen von der Kassenärztlichen Bundesvereinigung (KBV) zertifiziert sein und die Videosprechstunde muss während der gesamten Übertragung Ende-zu-Ende verschlüsselt sein (siehe aktuelle Liste von KBV-zertifizierten Videodienstanbietern: https://www.kbv.de/media/sp/liste_zertifizierte-Videodienstanbieter.pdf).

Therapeutische Beziehung. Auch die Bildung einer therapeutischen Allianz lässt sich bei einer Remote-Therapie herstellen und dies vergleichsweise einfacher als bei asynchronen textvermittelten Online-Therapieformen. Simpson und Reid (2014) analysierten im Rahmen ihrer systematischen Reviews sieben randomisiert-kontrollierte Studien, drei Fallstudien sowie einige unkontrollierte Einzelfall- und Pilotstudien mit dem Ergebnis, dass die therapeutische Allianz genauso hoch war wie in traditionellen Behandlungen. Etzelmüller et al. (2018), die Patienten zur therapeutischen Allianz im Videosetting interviewten, kamen zum selben Ergebnis. Auch Setton (2015) berichtete, dass der Einbezug von digitalen Medien, wie z. B. Videotelefonie, die therapeutische Beziehung nicht beeinträchtigt und die Herstellung eines »psychological space« möglich ist. Zu berücksichtigen ist, dass im Gegensatz zur konventionellen Behandlung Schweigen der Patientin unterschiedliche Bedeutungen haben kann. Beispielsweise schweigt sie ganz bewusst, um das Gehörte zu verarbeiten oder Gedanken zu formulieren, es kann aber ebenso an einer technischen Störung liegen (Dettbarn 2015).

Psychodynamische Ansätze. In der psychodynamisch und psychoanalytisch orientierten Forschungsgemeinschaft wurde die Remote-Psychotherapie auf verschiedene Konzepte hin diskutiert: z. B. Übertragung, Gegenübertragung, Widerstand, affektive Bindung (Jesser et al. 2022). Die Behandlung mittels Videotherapie kann, wie am obigen Beispiel gesehen, zusätzliche Deutungsräume schaffen und Aufschluss über Widerstände bieten (z. B. Ablenkung, leises Sprechen). Denn Störungen können auch Assoziationen bedingen, die wertvoll für die psychoanalytische Behandlung sind. Allerdings wiesen wir (Eichenberg & Hübner 2019) darauf hin, dass Studien begrenzt sind, z. B. hinsichtlich der Frage, wie beide Anwendergruppen, Therapeutinnen und Patienten, die Settingwechsel in der Blended-Therapie erleben, d. h. die Wechsel von der traditionellen Behandlung ins Video-Setting und umgekehrt, was gerade während der pandemiebedingten Lockdowns häufig stattfand. Eine erste qualitative Befragung aus dem Frühjahr 2020 lieferte dazu Hinweise: Die befragten Patienten erlebten die Online-Therapie aufgrund der Flexibilität des Ortes und der Zeit als durchaus positiv, auch wenn Gefühle der Einsamkeit und Isolation verstärkt wurden. Nach Rückkehr in das traditionelle Setting berichteten die Beteiligten mehrheitlich, dass sie dieses bevorzugen, auch wenn es einen erhöhten Zeitaufwand mitbringt. Festzuhalten ist dennoch, dass Remote-Therapie einige Vorteile mit sich bringt und diese Form der Therapiedurchführung über die Pandemie hinaus bestehen sollte, gerade in Anbetracht der positiven Wirksamkeitsnachweise (Eichenberg et al. 2022).

Zur Online-Gruppenpsychotherapie, insbesondere im Rahmen des psychodynamischen Paradigmas, liegen wesentlich weniger Forschungsergebnisse vor. Lemma und Fonagy (2013) haben bereits positive Erfahrungen und Erfolge für Personen mit einer Angststörung und Depression gesammelt. Der Gemeinschaftssinn, induziert durch den Gruppenprozess, wurde im Online-Setting ebenso real und wohltuend erlebt wie in konventionellen Gruppenanalysen. Online-Gruppenpsychotherapie kann auch Vorteile bringen – gerade in Pandemiezeiten, in der sich viele Menschen aus Angst vor einer Erkrankung isolieren und sich dadurch einsam fühlen. In einer Studie wurde die Wirksamkeit einer synchronen psychodynamischen Online-Gruppenpsychotherapie mittels Videotelefonie vor und nach der Behandlung sowie nach einer 6-wöchigen Nachbehandlung untersucht (Wajda et al. 2022). Bei ambulanten Patienten, die an Depressionen oder stressbedingten und somatoformen Störungen litten, verringerten sich nicht nur die psychischen Symptome, sondern auch Gefühle der Einsamkeit reduzierten sich und das Selbstwertgefühl konnte aufgebaut werden. Diese Ergebnisse blieben auch bei der nach 6 Wochen durchgeführten Follow-up-Untersuchung bestehen. Viele Autorinnen haben darauf hingewiesen, dass die Untersuchung und Berücksichtigung spezifischer Patientenmerkmale, wie z.B. Persönlichkeitsmerkmale, Bindungsstil oder Alter, für Remote-Videotherapien für alle Störungsbilder wichtig und notwendig sind (für weitere konzeptionelle Gedanken zur Psychoanalyse im Online-Setting siehe Scharf 2013).

Jesser et al. (2022) befragten gezielt psychodynamisch arbeitende Therapeuten (N = 161) zu ihren subjektiven Erfahrungen mit Psychotherapie per Telefon und Videokonferenz während des ersten pandemiebedingten Lockdowns in Österreich. Das Ergebnis war, dass Telefon- und Videokonferenzen als wertvolle Behandlungsformate für die Durchführung psychodynamischer Psychotherapie angesehen werden. Dennoch warfen die Therapeuten Fragen im Hinblick auf die Aufrechterhaltung des therapeutischen Bündnisses, die Sensibilität für unbewusste Kommunikation sowie die Entwicklung des analytischen Prozesses auf. Diese müssen sich in langfristiger Forschung mit genauer Indikationsstellung für Patiententypen zeigen.

Einsatz in der Traumatherapie. Remote durchgeführte Psychotherapie kann Personen dazu ermutigen, dem Therapeuten mehr Informationen mitzuteilen, weil sie sich weniger eingeschüchtert fühlen als in einem Face-to-Face-Kontakt. Daher könnte sich die aus der Ferne durchgeführte Psychotherapie auch gut für die Behandlung der PTBS und weiterer Traumafolgestörungen eignen. Im Einklang mit diesen Vorteilen sind mehrere Studien zu dem Ergebnis gekommen, dass die Traumafokussierte kognitive Verhaltenstherapie sowie EMDR-Therapie im Rahmen von telemedizinschen Behandlungen sich als wirksam erwiesen hat, um PTBS-Symptome zu lindern (Bongaerts et al. 2022). Metaanalytische Daten zeigten auch, dass eine PTBS-Behandlung per Telemedizin, die entweder in einem klinischen Umfeld oder zu Hause durchgeführt wird, im Vergleich zu einem traditionellen persönlichen Kontakt ähnliche Behandlungsergebnisse erzielt (Turgoose et al. 2018). Turgoose und Murphy (2019) untersuchten Veteranen (N = 27) hinsichtlich ihrer psychischen Gesundheit und PTBS-Symptomatik nach der Teilnahme an einer Cognitive Processing Therapy mit 12 Sitzungen, die über Skype durchgeführt wurden. Bei allen Aspekten der psychischen Gesundheit wurde nach 3 Monaten eine anhaltende Verbesserung festgestellt, wobei die größte Wirkung bei der PTBS-Symptomatik zu verzeichnen war. Auch die therapeutische Allianz wurde sowohl von den Teilnehmenden als auch von den Klinikern hoch bewertet. Einschränkend hinzugefügt werden muss, dass es sich bei Skype um keinen datenschutzsicheren und deshalb nicht empfehlenswerten Videoanbieter für telemedizinische Behandlungen handelt. Die Studie von Peterson et al. (2022) untersuchte die Akzeptanz und Wirksamkeit einer traumafokussierten Psychotherapie bei Militärveteranen (N = 120), die entweder persönlich (zu Hause oder in der Praxis) oder online (per Videotelefonie) behandelt wurden. Das Therapieprogramm mit einer jeweiligen wöchentlichen Dauer von 60 Minuten wurde über 12 Wochen durchgeführt. Die Behandlung via Videotelefonie war die am wenigsten abgelehnte Form der Behandlung (17 %), gefolgt von der Behandlung in der Praxis (29 %) und der Behandlung zu Hause (54 %). Die Akzeptanz der drei Behandlungsoptionen unterschied sich signifikant. Die Verbesserung der PTBS-Symptomatik (gemessen mit der PCL-5) war bei den Behandelten zu Hause und via Videotelefonie doppelt so groß wie bei den Behandelten in der Praxis. Die Abbrecherquoten waren zu Hause und per Teletherapie am geringsten.

Als Reaktion auf den Ausbruch der Covid-19-Pandemie haben Bongaerts et al. (2022) dieses intensive traumafokussierte Therapieprogramm für Personen mit einer PTBS und einer komplexen PTBS mithilfe von Telemedizin zu Hause oder von einem Ort durchgeführt, an dem die Privatsphäre gewährleistet war. Das Programm umfasste Psychotherapie mittels sicherem Videokonferenzsystem, Psychoedukationssitzungen (3 Stunden pro Tag) sowie körperliche Aktivitäten (zwischen den Therapiesitzungen). Die therapeutischen Sitzungen wurden an 4 aufeinanderfolgenden Tagen durchgeführt und bestanden aus einer individuell online durchgeführten verlängerten Expositionstherapie-Sitzung (90 Minuten) und einer EMDR-

Therapie-Sitzung (90 Minuten). Jede Sitzung wurde von einem anderen Therapeuten durchgeführt, alle waren jedoch sowohl in der Prolonged Exposure Therapy als auch in der EMDR-Therapie ausgebildet. Nach der Behandlung erfüllten 82 % der Patienten (N = 60) nicht mehr die PTBS-Diagnosekriterien, während der Anteil der Patienten mit komplexer PTBS von 47 % auf 10 % zurückging. Das Behandlungsprogramm wurde allerdings ohne eine Vorbereitungs- oder Stabilisierungsphase angeboten, was im Hinblick auf die aktuellen Empfehlungen für die Traumatherapie mit vorausgehender Stabilisierungsarbeit als kritisch zu betrachten ist.

2.6 Apps

Eine Umfrage unter deutschen Digital-Healthcare-Start-ups und -Investoren sowie eine Datenanalyse von Strategy, der Strategieberatung von PwC, zeigt, dass die monatlichen Zahlen der Nutzer von digitalen Gesundheitsanwendungen seit Mitte März 2020 in Deutschland um 16 % angestiegen sind. Zu diesem Zeitpunkt erreichte die Zahl der Digital-Health-App-User in Deutschland mit 20,4 Millionen einen neuen Höchststand (im Vergleich zu 17,6 Millionen im Vorjahreszeitraum). Rund 80 % der Digital-Healthcare-Start-ups berichteten zudem, dass ihre Kunden die Apps immer öfter nutzen. Beispielsweise belegten Apps wie »Calm« und »Headspace« in 2020 den zweiten und dritten Platz der weltweiten Umsätze für Gesundheits- und Fitness-Apps im Google Play Store und erzielten Umsätze im Wert von 838 000 US-Dollar (Marshall et al. 2020). In Deutschland verdoppelten sich die Zahlen von ärztlich verschriebenen Gesundheits-Apps (DiGA) in den ersten Monaten der Pandemie (40 000 im Mai 2020; Meurer 2022).

ORCHA, die Organisation für die Inspektion von Pflege- und Gesundheits-Apps in Großbritannien, gab in einem Bericht 2021 an, dass die Suche nach Apps für psychische Gesundheitsprobleme während der Covid-19-Pandemie explodierte (Orcha 2021). Suchanfragen nach Depressionen stiegen um 156 %, Zwangsstörungen um 422 %, Angst um 422 % und Stress um 113 %. Die Organisation beobachtete einen Anstieg der Downloads von Gesundheits-Apps um 25 % im Vergleich zu der Zeit vor der Pandemie. Die am häufigsten gesuchten Apps bezogen sich auf Achtsamkeit und Entspannung, die um 2483 % bzw. 437 % zunahmen (Parkins 2022). Unterdessen beobachtete Orcha in den ersten 7 Monaten des Jahres 2020 einen Anstieg der Apps von 1087,5 % für akut an Corona Erkrankte, die dabei halfen, Informationen in diesem Bereich zu übermitteln, zu verfolgen und Daten zu sammeln (Inkster et al. 2020).

Deloitte Global prognostiziert, dass die weltweiten Kosten für mobile Apps im Bereich psychischer Gesundheit im Jahr 2050 fast 2022 Millionen US-Dollar erreichen werden, wenn man von einer jährlichen Wachstumsrate von 20 % ausgeht (Auxier et al. 2021).

2.6.1 Systematisierung von Apps zu psychischen Problemen und Störungen

Bevor wir eine Übersicht zu aktuellen Apps für verschiedene Traumafolgestörungen vorstellen, möchten wir eine erste Orientierung im Markt von Apps, die psychische Probleme und Störungen adressieren, in Form einer kurzen Systematisierung geben. Grob kann folgende Einteilung zur Orientierung dienen:

1. Apps zur Unterstützung einer Psychotherapie oder als Präventionsmaßnahme zur Förderung der psychischen Gesundheit
2. Psychotherapie-Apps, die den Anspruch haben, eine Psychotherapie anzubieten

Dabei lassen sich jeweils störungs- und problemspezifische Apps von transdiagnostischen Angeboten unterscheiden. Letztere sollen verschiedene Prozesse unterstützen, die bei unterschiedlichen Störungsbildern eine Rolle spielen bzw. allgemeine Skills fördern. Gleichzeitig muss die Behandlungsphase beachtet werden, in der Apps zur Anwendung kommen können.

Wir geben für jeden Bereich Beispiele und fassen dann die Wirksamkeit von Apps bei verschiedenen psychischen Störungen zusammen, für die mittlerweile schon Metaanalysen vorliegen.

Störungs- und problemspezifische Apps zur Unterstützung der Therapie oder als Präventionsmaßnahme

MindDoc (https://minddoc.com) stellt ein umfangreiches digitales Konzept dar, das neben einer videobasierten, KVT-orientierten Online-Therapie auch eine unbegleitete chatbotbasierte App bietet. Die App richtet sich an Erwachsene, die ihre seelische Gesundheit im Blick behalten möchten, die sich psychisch oder emotional belastet fühlen oder bei denen bereits eine psychische Erkrankung (z. B. Depression, Essstörung) diagnostiziert wurde. Die MindDoc-App ermöglicht es, Symptome in Echtzeit über lange Zeiträume zu protokollieren. Ergänzt wird dieses Protokoll durch automatisiertes Feedback sowie Kurse und Übungen. Empfohlen wird, die Protokolle mit dem eigenen Psychotherapeuten zu besprechen.

Moodgym (https://moodgym.de) ist ein interaktives Trainingsprogramm zur Vorbeugung und Verringerung von depressiven Symptomen und beruht auf grundlegenden Methoden und Techniken der Kognitiven Verhaltenstherapie. Das Programm behandelt Themen wie den Zusammenhang von Gedanken und Gefühlen, Beziehungsprobleme, Stressbewältigung und vermittelt Entspannungstechniken. Anhand von Übungen und Aufgaben lernt man, negative und wenig hilfreiche Gedankenmuster zu erkennen und diese mit der Zeit durch positive zu ersetzen. Moodgym wird vor allem über eine Website angeboten, seit jüngerer Zeit auch als Android-App.

MoodTrainer (https://apkcombo.com/moodtrainer/edu.soic.plhi.moodtrainer) konzentriert sich ebenso auf die Bereitstellung von kognitiv-behavioralen Tools, die sich bei der Linderung von Depressionen und Angstsymptomen als nützlich erwiesen haben. Die Anwendung basiert auf den Inhalten von Moodgym und hat aufgrund der zunehmenden Verbreitung von Smartphones zum Ziel, dezidiert als App-Anwendung eine zusätzliche Unterstützung zu bieten bzw. ist ein Selbsthilfe-Tool bei leichten Depressionssymptomen.

Studien zur Effektivität. Für störungsspezifische Apps wie Moodgym, die seit rund 15 Jahren auf dem Markt sind, liegen bereits Metaanalysen zur Wirksamkeit vor (Möltner et al. 2018). Demnach scheint die Teilnahme an Moodgym sich positiv auf depressive und Angstsymptome sowie auf die allgemeine psychische Belastung positiv auszuwirken, auch wenn die Adhärenz wie bei ungeleiteten internetbasierten Interventionsprogrammen (→ Kap. 2.5) insgesamt sehr niedrig ist (Twomy & O'Reilly 2017).

Eine Studie verglich die Adhärenz und die Benutzerfreundlichkeit der App MoodTrainer mit der als Website konzipierten Moodgym. Es zeigte sich, dass MoodTrainer im Vergleich zu Moodgym eine höhere Usability-Bewertung erhielt. Insgesamt empfanden 87 % der Teilnehmenden die Navigation durch MoodTrainer im Vergleich zu 80 % der Moodgym-Teilnehmenden als einfach. Alle MoodTrainer-Teilnehmenden waren sich einig, dass die App einfach zu bedienen ist und keine externe Hilfe benötigt, während nur 67 % die gleiche Meinung zu Moodgym hatten. MoodTrainer-Benutzer absolvierten im Durchschnitt 2,5 Module mehr im Vergleich zu den Nutzern von Moodgym (Purkayastha et al. 2020).

Für Chatbots wie MindDoc zeigte eine Studie, die die Popularität und Qualität von Chatbot-Apps für Menschen mit depressiven und Angstsymptomen untersucht, dass MindDoc zu den Apps zählt, die nach den mHONcode-Prinzipien (→ Kap. 2.1.2) mit allgemein hoher Qualität bemessen wurde (Ahmed et al. 2021). Eine weitere Studie analysierte über 200 000 Kommentare von Nutzern, die Depressions- und Angst-Chatbots bewerteten, und kategorisierte diese Bewertungen als negativ oder positiv. Bei positiven Bewertungen waren die Hauptthemen: Vertrauensbildung, angemessene Beratung, Fürsorge als Freund sowie auch Benutzerfreundlichkeit. Negative Bewertungen zeigten folgende Themen: Usability-Probleme, Update-Probleme, Datenschutz und nicht kreative Gespräche (Ahmed et al. 2022).

Transdiagnostische Apps zur Unterstützung der Therapie oder als Präventionsmaßnahme

Zu transdiagnostischen Angeboten zählen Apps, die *Elemente von Achtsamkeits-, Entspannungs-, Atem- oder Körperübungen* anbieten, hauptsächlich geführt durch Audioaufnahmen.

Calm, Headspace, 7Mind. Calm (https://www.calm.com) ist eine App, die Meditationsübungen anbietet, die dabei helfen soll, Stress und Ängste abzubauen und erholsamer zu schlafen. Geleitete Meditationssitzungen unterschiedlicher Dauer zu Themen wie »Umgang mit Stress«, »Zufriedenheit«, »Durchbrechen von Gewohnheiten« oder »Körperwahrnehmungen« werden in sechs Sprachen angeboten. Ähnlich aufgebaute und beliebte Apps sind Headspace (https://www.headspace.com) mit dem Schwerpunkt auf Achtsamkeitstechniken und 7Mind mit dem Ziel der Resilienzförderung (https://www.7mind.de), die auch als DiGA von den deutschen Krankenkassen erstattungsfähig ist.

Studien zur Effektivität. Studien zeigen, dass die Nutzung von störungsunspezifischen Apps die psychische Gesundheit verbessern kann. So ergab z.B. eine Studie aus dem Jahr 2019 (Huberty et al. 2019) über die Wirksamkeit von Calm unter 88 College-Studierenden, dass die Achtsamkeitsmeditation der App Stress reduziert und Achtsamkeit und Selbstmitgefühl verbessert. Eine Wirksamkeitsstudie von Headspace ergab, dass die App eine positivere Wirkung hinsichtlich der Reduktion von Stress und Reizbarkeit hatte im Vergleich zu einem Hörbuch zur Achtsamkeitsmeditation (Economides et al. 2018). Für die App 7Mind zeigte sich in einer randomisiert-kontrollierten Studie an Berufstätigen bei der Interventionsgruppe nach einem 2-wöchigen Training in allen untersuchten Bereichen positive Effekte, zum Teil mit großen Effektstärken: Die Nutzenden wiesen höhere Werte auf in Bezug auf Achtsamkeit, Arbeitsengagement, Arbeitszufriedenheit, emotionale Intelligenz, Innovation und Kreativität sowie Selbstwirksamkeit und geringere Werte in der emotionalen Erschöpfung (Möltner et al. 2018).

Psychotherapie-Apps

Es gibt verschiedene Varianten von Therapie-Apps: Manche stellen vor allem eine digitale Plattform für eine Psychotherapie zur Verfügung (z.B. 7 Cups), andere integrieren mehrere Optionen (z.B. Sanvello) und weitere sind automatisiert in Form eines Chatbots und störungsspezifisch ausgerichtet (z.B. Woebot).

7Cups, Sanvello. Während 7 Cups (https://www.7cups.com) 450 000 ausgebildete »Zuhörer« und lizenzierte Therapeuten zur Auswahl anbietet, ist Sanvello (https://www.sanvello.com) eine App, die vier verschiedene Wege bietet, einer Person dabei zu helfen, die passenden Strategien und Ressourcen zu finden, die sie benötigt. Zu diesen Pfaden gehören:

- Selbstfürsorge: Dieser Weg gestattet es Menschen, ihre Stimmungen zu verfolgen und auf geführte Reisen, Bewältigungsmethoden und Fortschrittstrategien zuzugreifen.
- Peer-Unterstützung: Dieser Weg gibt Menschen Zugang zu Peer-Community-Boards, in denen Techniken und Bewältigungsstrategien diskutiert werden, die bei anderen Menschen mit ähnlichen Problemen geholfen haben.
- Coaching: Auf diesem Weg können sich Menschen mit einem in KVT-Techniken ausgebildeten Sanvello-Coach verbinden. Menschen können ihre Trainer über In-App-Nachrichten kontaktieren oder anonym an Echtzeitkursen mit anderen Benutzern teilnehmen.
- Therapie: Die App verbindet Menschen mit lizenzierten Therapeuten. Der Therapeut arbeitet mit dem Sanvello-Coach zusammen, um individuelle Unterstützung zu geben.

Woebot (https://woebothealth.com) hingegen ist ein Chatbot, der auf künstlicher Intelligenz basiert und der Betroffenen Hilfe beim Umgang mit Depressionen und Angstzuständen ermöglicht. Einsatzfelder sind zwar kein Ersatz für eine Psychotherapie, jedoch wird die Nutzung zur Überbrückung der Wartezeit auf einen Therapieplatz empfohlen. Die Userin kommuniziert mit einem Chatbot im Sinne eines »virtuellen Therapeuten« und erklärt zunächst, wie sie sich momentan fühlt. Durch darauffolgende Fragen versucht Woebot die Problematik zu erfassen und schlägt mehrere Möglichkeiten für nächste Schritte vor. Dazu gehören psychotherapeutische Techniken, Stimmungsmanagement und Achtsamkeitsübungen. Die eigenen Stimmungen werden über die Zeit aufgezeichnet. Woebot lernt im Laufe der Zeit seinen Nutzer immer besser kennen, um immer passgenauere Interventionen zu setzen.

Studien zur Effektivität. Li et al. (2021) untersuchten die Wirksamkeit von Apps, die den Anspruch haben, den Umgang mit den psychischen Belastungen der Corona-Pandemie zu erleichtern. Das Ergebnis war, dass Sanvello zu den bewährtesten von 44 (mittels der Mobile App Rating Scale, MARS) untersuchten Apps zählte. Eine Studie zu Woebot fand erste Ergebnisse, die für die Akzeptanz und Wirksamkeit dieser App sprach (Fitzpatrick et al. 2017). Woebot kann die Resilienz, das persönliche Wachstum und positive Beziehungen deutlich steigern (Lee et al. 2019).

2.6.2 Apps zu verschiedenen Traumafolgestörungen

Im Folgenden werden Apps vorgestellt, die sich dezidiert an Menschen mit einer PTBS wenden, gefolgt von exemplarischen Apps, die weitere Traumafolgestörungen adressieren, z. B. die Borderline-Störung. Ein weiterer Abschnitt zeigt, dass Apps für besonders gefährdete (z. B. Veteranen) oder vulnerable Zielgruppen (z. B. Kinder) ebenso existieren wie solche, die verschiedene Typen von traumatischen Situationen adressieren. Die vorgestellten Apps sind als Auswahl zu verstehen, wobei vor allem solche herausgegriffen wurden, für die Akzeptanz- oder Wirksamkeitsstudien vorliegen.

Apps zu PTBS

PTSD Coach (https://mobile.va.gov/app/ptsd-coach) wurde für Personen mit einer posttraumatischen Belastungsstörung entwickelt mit dem Ziel, Betroffenen oder deren Angehörigen Informationen über das Krankheitsbild zu vermitteln. PTSD Coach bietet Psychoedukation, Screenings hinsichtlich der PTBS, Kontakt- bzw. Hilfsangebote sowie Tools zur Symptombearbeitung (Kuhn et al. 2018). Dazu gehören z. B. Entspannungstechniken oder auch Strategien zur Aggressionsbewältigung. Diese App kann sowohl von Personen verwendet werden, die sich in Behandlung befinden, als auch von Personen ohne Behandlung.

Fallbeispiel: Fatma (20)

Fatma arbeitet im Flüchtlingslager Traiskirchen als Sozialbetreuerin mit minderjährigen Flüchtlingen. Aufgrund von Personalmangel und unzureichender Sicherheit am Arbeitsplatz sowie ihrer eigenen traumatischen Fluchtgeschichte entwickelt sie im Laufe der Jahre Angstzustände, Depressionen und eine posttraumatische Belastungsstörung. Fatma beginnt eine Therapie, in der sie PTSD Coach als Unterstützung nutzt. Sie profitiert vor allem von Achtsamkeitsübungen, die ihr helfen, ihre Emotionen besser zu regulieren. In der Therapie bespricht sie mit ihrem Therapeuten, welche angebotenen Übungen in der App ihr helfen und welche nicht. Als ihr Therapeut im Urlaub ist, geht es ihr so schlecht, dass sie die Krisenhotline kontaktieren muss. Allerdings kann sie sich nicht an die Nummer erinnern. Durch die App hat sie aber direkten Zugang zur Hotline.

Das »National Center for PTSD – Veterans Affairs«, das PTSD Coach entwickelt hat, hat 2011 die Quellcode und den Inhalt der App offen weitergegeben. Das hat dazu geführt, dass Versionen auch in sechs anderen Ländern entwickelt wurden: in Australien, Kanada, den Niederlanden, Schweden, Dänemark und auch in Deutschland, hier unter dem Namen CoachPTBS.

CoachPTBS (https://bit.ly/407P9GA) wurde im Juli 2016 anlässlich einer Veranstaltung mit dem deutschen Verteidigungsminister im App Store und bei Google Play veröffentlicht und steht seither kostenfrei zum Download zur Verfügung. Auch wenn CoachPTBS komplett neu programmiert wurde, so behielt sie die ursprünglichen vier Hauptbereiche von PTSD Coach bei und fügte eine fünfte Kategorie mit dem Namen »Logbuch« hinzu. Diese bietet die Möglichkeit einer Momentaufnahme mit einem Tagebuch, hat eine Schnellcheck-Funktion, ein »Sorgen-Tagebuch« und ein Tagesresümee. Der Schnellcheck ermöglicht es den Nutzenden, ihren momentanen emotionalen Zustand in wenigen Sekunden einzuschätzen und ihn über einen längeren Zeitraum zu beobachten. Das Sorgen-Tagebuch hilft ihnen, die Kontrolle über störende Gedanken zu gewinnen. Das Tagesresümee ermutigt sie, über positive Ereignisse während des Tages nachzudenken, indem sie dazu drei Fragen beantworten. Da CoachPTBS ausschließlich offline funktioniert, bleiben die auf diese Weise gewonnenen Informationen vollständig unter der Kontrolle der Nutzenden. Falls gewünscht, können diese Informationen mit einer Beraterin geteilt werden, um die Behandlung zu unterstützen (z. B. um Verhaltensmuster zu erkennen).

Studien zur Effektivität und Nutzerzufriedenheit. Hensler et al. (2022) untersuchten in ihrer randomisiert-kontrollierten Studie Erwachsene, die in den letzten 2 Jahren traumatische Ereignisse erlebt haben, und fanden heraus, dass diejenigen, die Zugang zu PTSD Coach hatten, gegenüber jenen ohne diesen Zugang weniger posttraumatische und depressive Symptome, jedoch gleich viele somatische Symptome entwickelt hatten. Zudem zeigten die Teilnehmenden eine klinisch signifikante Verbesserung und hatten nach 3 Monaten eine geringere Wahrscheinlichkeit PTBS-Symptome zu haben, als die Kontrollgruppe. Insgesamt wurde die PTSD-Coach-App als mäßig hilfreich und mäßig zufriedenstellend erlebt. Die Hälfte der Interventionsgruppe berichtete von mindestens einer negativen Reaktion im Zusammenhang mit der Verwendung von PTSD Coach (wie z. B. Enttäuschung über die App oder ihre Ergebnisse, Stress oder belastende Erinnerungen). In einer weiteren Studie wurde die Nutzung von PTSD Coach vom 20. April 2020 bis 19. April 2021 beobachtet; in dieser Zeit gab es 150 000 Gesamtnutzer und 20 000 Nutzer im Monat (Hallenbeck et al. 2022). Unter den Nutzenden, die mindestens einmal die PTBS-Checkliste nach DSM-5 ausgefüllt haben, lagen die PTBS-Symptome weit über der klinischen Schwelle. Bei Nutzenden, die zumindest zwei PCL-5-Bewertungen absolvierten, nahmen die PTBS-Symptome von der ersten bis zur letzten Bewertung bei etwa einem Drittel ab und die Nutzer erlebten klinisch signifikante Verbesserungen (Miner et al. 2016). Cernvall et al. (2017) untersuchten die Nutzerzufriedenheit der schwedischen Version von PTSD Coach. In Interviews gaben die 11 Teilnehmenden an, dass sie Elemente wie das Lernen über PTBS, Atemübungen und das Monitoring von Symptomen gut fanden. Mehrere Teilnehmende (n = 5) gaben jedoch an, die App nicht so oft genutzt zu haben, wie sie es beabsichtigt hatten. Tiet et al. (2019) untersuchten die Nutzung telefonischer Unterstützung in Verbindung mit der App. Neunundzwanzig Teilnehmende erhielten in den ersten 3 Monaten ihrer Nutzung von PTSD Coach sechs 5- bis 10-minütige Telefongespräche. Die Autoren fanden heraus, dass mindestens 70 % der Teilnehmenden die App während der Studie weiter nutzten. Die Depressionssymptome nahmen ab und die Selbsteinschätzung der Lebensqualität zeigte eine Verbesserung. Insgesamt zeigten die PTBS-Symptomwerte keine Verbesserung. Angesichts der Schwierigkeit der Teilnehmenden, ihre Nutzung aufrechtzuerhalten, legt diese Studie nahe, dass

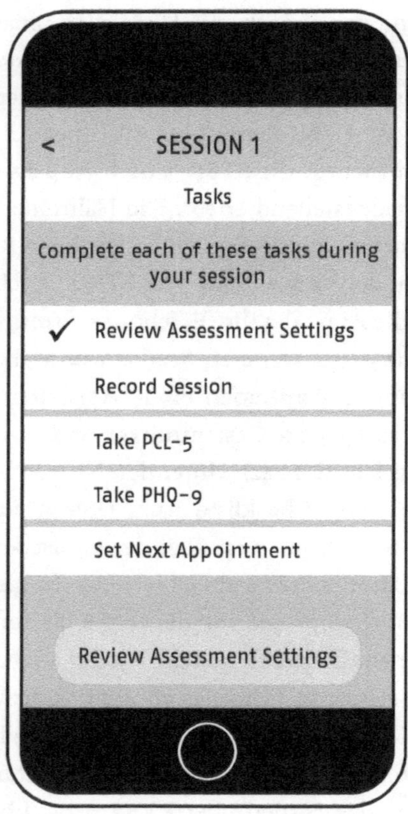

Abb. 2-2 Exemplarischer Screenshot der App »PE Coach«

ein kurzes Coaching eingesetzt werden könnte, um die Compliance zu steigern, die App über einen längeren Zeitraum zu nutzen.

PE Coach (https://mobile.va.gov/app/pe-coach) ist eine App, die Patienten zusammen mit ihrer Therapeutin während der Prolonged-Exposure-Therapie (PET) nutzen können. Die App führt den Patienten durch die von ihrer Therapeutin zugewiesenen Übungen und ermöglicht, Fortschritte über Kurzscreenings zu monitoren (→ Abb. 2-2). Die PE-Therapiesitzungen können auch als Audiodatei auf der App aufgezeichnet werden. Die App erinnert an die Erledigung von Hausaufgaben und beinhaltet auch Atemübungen.

Auch diese App erhebt nicht den Anspruch, PTBS zu behandeln. Diejenigen, die sich in einer PE-Behandlung befinden, können jedoch mit ihrer Therapeutin zusammenarbeiten, um die Hilfsmittel in dieser App zu nutzen.

Studien zur Effektivität und Nutzerzufriedenheit. PE Coach hat sich bei Personen, die sich in einer evidenzbasierten Psychotherapie für PTBS befinden, mit häufigen Komorbiditäten, wie z. B. Schlaflosigkeit und Rauchen, als hilfreich erwiesen (Owen et al. 2018). Einige Studien wurden durchgeführt, um die Wirksamkeit der PE-Coach-Anwendungen für Personen mit einer PTBS zu testen (Miner et al. 2016; Possemato et al. 2016; Kuhn et al. 2017). So haben z. B. in einer Fallserie zwei Soldaten PE Coach verwendet, indem sie von insgesamt acht PE-Therapiesitzungen in vier davon PE-Coach während der Sitzungen nutzten. Die Soldaten bewerteten PE Coach positiv und gaben höhere Zufriedenheit während der Therapiesitzungen mit PE Coach an im Vergleich zu PET allein (Reger et al. 2017). Eine Studie von Kuhn et al. (2017) untersuchte die Verwendung der App durch Psychotherapeuten (N = 271) für die PET bei PTBS. Eine webbasierte Umfrage ergab, dass 93,6 % der Therapeuten, die die PE Coach in ihre Therapien einbanden, beabsichtigten, die App weiterhin zu verwenden. Dabei bewerteten jüngere Therapeuten (< 40 Jahre) die App als positiver als ältere. Die Autoren kommen zu dem Schluss, dass spezifische Bemühungen nötig sind, um die Akzeptanz der App für bestimmte Gruppen von Klinikern zu erhöhen.

RELAX. Neben umfassenden PTBS-Apps sind auch solche konzipiert worden, die auf einzelne Symptome fokussieren. Ein Beispiel dafür ist »Remote Exercises for Learning Anger Excitation Management«, kurz RELAX (https://cra.com/projects/relax). Es ist ein ferngesteuertes, technologiegestütztes Behandlungs- und Managementsystem von Wut, das auf evidenzbasierten KVT-Interventionen basiert. Wut als ein Symptom der PTBS geht mit einer Reihe von klinischen und funktionellen Beeinträchtigungen einher, und trotz wirksamer Therapien zur Wutbewältigung werden diese häufig aufgrund mangelnden Engagements wenig angewandt. In einer randomisiert-kontrollierten Studie wurde die Wutbewältigungstherapie (anger management treatment = AMT) mit einer AMT verglichen, die durch RELAX ergänzt wurde (Mackintosh et al. 2017). RELAX liefert Informationen, Anweisungen und Feedback durch physiologische Sensoren und Signalanalyse und unterstützt die Kommunikation und Anleitung durch den Therapeuten mittels einer webbasierten Therapeutenschnittstelle (→ Abb. 2-3).

Der Startbildschirm (a) (→ Abb. 2-3) ermöglicht einen schnellen Zugriff auf alle Funktionen. Die Patientinnen können ihre Herzfrequenz anzeigen lassen und aufzeichnen (b) und Biofeedback nutzen, um sich nach einem Wutanfall zu beruhigen. Die Wutberichte (c) werden zur Überprüfung und Diskussion während der Therapiesitzungen gespeichert, sodass die Patientinnen einen tieferen Einblick in ihre Wut erhalten und erfahren, wie sie diese besser bewältigen können.

Studien zur Effektivität und Nutzerzufriedenheit. In einer randomisiert-kontrollierten Studie wurde die AMT ergänzt durch RELAX untersucht. Die Teilnehmenden waren 58 Veteranen, die in 12 Sitzungen entweder AMT allein oder AMT in Kombination mit RELAX erhielten. Zu den Outcome-Maßnahmen, die zu Studienbeginn, nach der Behandlung und in einem 3- und 6-Monate-Follow-up gemessen wurden, gehörten unter anderem Ärger als Trait- und Statemerkmal, PTBS- und Depressionssymptome, zwischenmenschliche Funktionsfähigkeit und Zufriedenheit. Die Teilnehmenden, die AMT plus RELAX erhielten, zeigten statistisch signifikante und klinisch

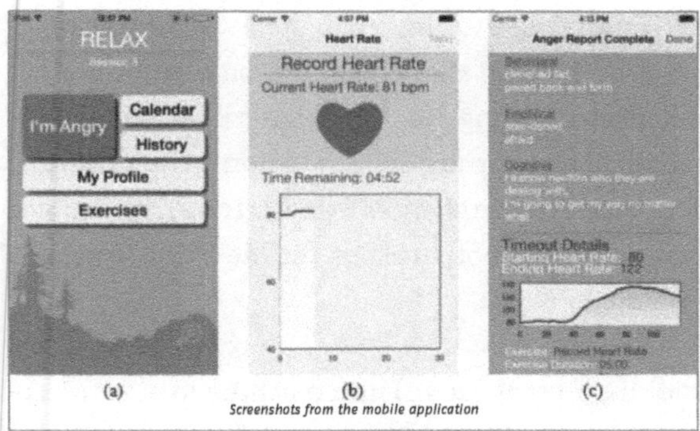

Abb. 2-3 Screenshots von RELAX

bedeutsame Veränderungen der Schwere der Wut und signifikante Veränderungen der PTBS-Symptomatik nach der Behandlung, allerdings nicht der depressiven Symptomatik und zwischenmenschlichen Funktionen. Veteranen in der AMT-plus-RELAX-Gruppe gaben an, deutlich weniger Zeit mit Hausaufgaben zu verbringen, und bewerteten die AMT plus RELAX als hilfreich und benutzerfreundlich (Mackintosh et al. 2017; siehe auch Morland et al. 2016). Die Therapeuten wurden zu ihrer Meinung zu RELAX befragt, die als Hauptvorteil die Portabilität sowie die Diskretion der App nannten. Veteranen können so ihre Fähigkeiten »im Moment« üben, anstatt Arbeitsblätter von zuhause aus bearbeiten zu müssen. Zudem wurde die Erinnerungsfunktion hervorgehoben, d.h., da die App ständig verfügbar ist, ist es möglich, dass die Veteranen daran erinnert werden, ihre erlernten Fähigkeiten regelmäßig einzusetzen, um aggressive Impulse zu regulieren (Morland et al. 2016).

Apps zu weiteren Traumafolgestörungen

Die Borderline-Persönlichkeitsstörung (BPS) kennzeichnet einen möglichen Verlaufstyp nach traumatischen Ereignissen. Auch wenn bekanntermaßen einer Borderline-Erkrankung nicht ausschließlich eine traumatische Ätiologie zugrunde liegt, so wissen wir aus Studien, dass zwischen 30 und 80% der Betroffenen die Kriterien für eine Traumastörung erfüllen oder über frühere traumabedingte Erfahrungen berichten (Habermeyer et al. 2009). Da Menschen mit unterschiedlichen Traumafolgestörungen digitale Selbsthilfeangebote als hilfreich erleben (Frey et al. 2022) und Menschen mit einer Borderline-Persönlichkeitsstörung im Vergleich zu Personen mit einer anderen Persönlichkeitsstörung dieses Medium schon früh zur Selbsthilfe adoptiert haben (Eichenberg & Streeck 2004), prüfen wir exemplarisch neben dem Angebot an Apps für die PTBS auch das Angebot an Apps für die BPS.

Studien zur Effektivität. Ilagan et al. (2020) untersuchten in einer Metastudie die Wirksamkeit von Apps, die als Interventionen für Erwachsene mit Symptomen wie Wut, Suizidalität oder Selbstverletzung konzipiert wurden – Symptome, die häufig bei der BPS auftreten. Zwölf (unkontrollierte wie kontrollierte) Studien mit zehn Apps wurden eingeschlossen und umfassten Daten von 408 Teilnehmenden. Die meisten der untersuchten Interventionen zielten auf Symptome der Emotionsdysregulation und der Verhaltensstörung ab. Metaanalysen von randomisiert-kontrollierten Studien zwischen den Gruppen ergaben keinen signifikanten Effekt von Smartphone-Anwendungen auf Symptome der BPS oder auf die allgemeine Psychopathologie, der über persönliche Behandlungen oder eine Warteliste hinausging.

Folgende Beispiele für Apps geben einen Einblick in die unterschiedlichen Versuche, Patienten mit einer BPS via Apps therapeutisch zu unterstützen.

EMOTEO (https://bit.ly/3mOavdO) ist eine App mit dem Ziel, aversive Spannungen bei der BPS zu reduzieren. Sie schlägt gezielte achtsamkeitsbasierte Übungen via Audio- und Videoanleitungen vor, und zwar in Abhängigkeit vom Spannungsniveau des Benutzers, das dieser zuvor angegeben hat. EMOTEO wurde in Verbindung mit der Dialektisch-behavioralen Therapie (DBT) für 16 Frauen mit einer BPS ohne Vergleichsbedingung getestet (Prada et al. 2017). Die Forschungsgruppe verzeichnete einen Durchschnitt von 318,1 Sitzungen (SD = 166,7) pro Teilnehmerin mit einem hohen Grad an Zufriedenheit und einer signifikanten Abnahme der aversiven Spannung über den Beobachtungszeitraum von 6 Monaten.

TecTec (https://appadvice.com/app/tec-tec/1114356340) basiert auf Prinzipien der therapeutisch bewertenden Konditionierung (TEC) und zielt darauf ab, das Ausmaß von Selbstverletzungen, die bei der BPS häufig vorkommen, zu reduzieren. Durch die kontinuierliche Paarung bestimmter Wörter und Bilder kann diese Technik Assoziationen mit bestimmten Objekten und Konzepten verändern. Im Laufe der Zeit kann es die eigene Einstellung zu bestimmten Aspekten umformen, was wiederum das Verhalten verändern kann. TecTec versucht, Assoziationen mit bestimmten Faktoren zu ändern, die das Risiko für nichtsuizidale Selbstverletzung und suizidales Verhalten erhöhen kann. Zwei von drei randomisiert-kontrollierten Studien haben ergeben, dass diese Methode selbstverletzendes Verhalten reduziert, allerdings nur kurzfristig, da die TEC-Effekte in einer 1-monatigen Katamnese nicht erhalten blieben (Nielsen et al. 2017; Franklin et al. 2016).

DBT Coach (https://resiliens.com/dbt-coach/) hat zum Ziel, die in der Dialektisch-behavioralen Therapie (DBT) erlernten Fähigkeiten zu üben und Fortschritte zu verfolgen. Sie dient auch dazu, die Zusammenarbeit mit der Therapeutin zu intensivieren, indem Daten geteilt werden können. Der Erwerb und die Verallgemeinerung spezifischer Skills ist eine Schlüsselkomponente der DBT für Personen mit einer BPS. Eine Pilotstudie an 16 Personen mit einer BPS zeigte eine gute Akzeptanz und Benutzerfreundlichkeit des DBT Coaches mit erheblicher Variabilität zwischen den Personen in der Häufigkeit der App-Nutzung. Subjektiver Stress und der Drang zur Selbstverletzung wurde nach Nutzung der App reduziert (Rizvi et al. 2016).

iBobbly (https://apple.co/3LuZOay) ist eine Suizidpräventionsanwendung, die vom australischen Black Dog Institute entwickelt wurde, eine Organisation, die im E-Mental-Health-Bereich führend ist. iBobbly fordert die Teilnehmenden auf, drei Module der Reihe nach zu absolvieren:

1. Sich von (insbesondere suizidalen) Gedanken, Gefühlen und Verhaltensweisen distanzieren
2. Fähigkeiten zur Emotionsregulation aufbauen und nutzen
3. Sich Ziele setzen, die helfen, nach eigenen Werten zu leben

Mit kulturell ansprechenden Vorschlägen und personalisierten Aktionsplänen wurde iBobbly speziell an einer Stichprobe indigener Australier im Vergleich zu einer Gruppe der Warteliste getestet (Tighe et al. 2017). Bei indigenen Australiern (gerade bei den Jugendlichen) ist die Suizidrate im Vergleich zur nationalen Bevölkerung vierfach erhöht, und diese Personen sind in der psychologischen Versorgung benachteiligt. Es zeigte sich, dass die App den Leidensdruck und die Depressionssymptomatik verringert, allerdings ergab sich keine signifikante Verringerung von Suizidgedanken. Die Forschungsgruppe kommt zu dem Schluss, dass iBobbly ein praktikables und akzeptiertes Mittel zur Verringerung der Symptome psychischer Störungen in abgelegenen Gemeinden von marginalisierten Bevölkerungsgruppen ist.

2.6.3 Apps zu verschiedenen Typen von traumatischen Situationen und Zielgruppen

Neben den allgemeinen Apps zur PTBS und weiteren Traumafolgestörungen wurden ebenso eine Reihe von Anwendungen entwickelt, die auf verschiedene Typen von Traumasituationen fokussieren, wie z. B. Kampfeinsätze oder sexueller Missbrauch. Weitere wenden sich an spezifische Zielgruppen, wie z. B. Kinder oder Angehörige.

Veteranen

Es wird davon ausgegangen, dass Veteranen besonders von mobilen Gesundheitsanwendungen (mHealth-Anwendungen) profitieren könnten, weil sie die Hilfesuche oftmals als stigmatisierend empfinden und daher auch vermeiden, sich an den psychologischen Dienst ihres Dienstgebers zu wenden (Gould et al. 2019; Eichenberg & Zimmermann 2017).

Das National Center for PTSD – Department of Veterans Affairs war in Zusammenarbeit mit dem Veterans Affairs Office of Mental Health and Suicide Prevention und der Defence Health Agency innerhalb des US-Verteidigungsministeriums an der Entwicklung, Bewertung und Prüfung von 15 Apps beteiligt, die speziell auf die Bedürfnisse und Bedenken von Veteranen, aber auch anderen Personen mit Symptomen einer PTBS zugeschnitten sind (Owen et al. 2018). Zu diesen Anwendungen gehörten im Jahr 2018 sieben behandlungsbegleitende Apps (zur Verwendung im Rahmen einer evidenzbasierten Therapie) und acht Selbstmanagement-Apps (zur unabhängigen Verwendung oder als Ergänzung oder Erweiterung der traditionellen Versorgung). Im Folgenden werden für jede der beiden Anwendungsformen Beispiel-Apps vorgestellt.

VetChange. Veteranen sind häufig mit einer Vielzahl von Problemen konfrontiert, wenn sie nach Hause zurückkehren, einschließlich einer PTBS und mit Suchtproblemen (Church 2009; White et al. 2012). Die Selbstmanagement-App VetChange (https://vetchange.org/home/index2) hat zum Ziel, bei Veteranen die Motivation zu steigern, ihre Probleme nicht mehr mit Alkohol oder anderen Suchtmitteln anzugehen. Sie bietet unter anderem Werkzeuge zur Mäßigung oder Beendigung des Alkoholkonsums und zur Verbesserung der Stressbewältigung respektive des Stress-, Wut- und Schlafmanagements. Enggasser et al. (2021) zeigten in einer Studie, dass VetChange eine große, geografisch unterschiedliche Stichprobe von zurückkehrenden Veteranen mit riskantem Alkoholkonsum und PTBS-Symptomen erreicht. Livingston et al. (2020) untersuchten über einen Zeitraum von 6 Monaten die Behandlungsergebnisse von VetChange und die nachgelagerten Auswirkungen der Alkoholreduktion auf PTBS-Symptome sowie die Abbrecherquoten. Zu den Teilnehmenden gehörten 222 Veteranen zwischen 22 und 57 Jahren. Der Alkoholkonsum sank innerhalb von 6 Monaten um 43 %, wobei der größte Rückgang innerhalb der ersten Monate auftrat. Mehr als die Hälfte (52,3 %) brach die Nutzung der App im ersten Monat ab, gefolgt von 12,2 % und 37,6 % in den Monaten 3 und 6. Hypervigilanz, aber nicht der Alkoholkonsum, sagte einen späteren Interventionsabbruch voraus.

CBT-i Coach. Schlafstörungen sind bei Menschen mit einer PTBS weit verbreitet. Untersuchungen deuten darauf hin, dass die behandlungsbegleitende App CBT-i Coach (https://bit.ly/3ZUhMaD) hier auch bei Veteranen sehr hilfreich ist, öfters sogar bessere Ergebnisse erzielt als eine medikamentöse Behandlung. CBT-i-Coach basiert auf der Cognitive Behavioral Therapy for Insomnia (CBT-I) und speziell auf dem Therapiehandbuch »Cognitive Behavioral Therapy for Insomnia in Veterans«. Sie führt Nutzer durch den Prozess, mehr über den Schlaf zu lernen, eine positive Schlafroutine zu entwickeln und ihre Schlafumgebung zu verbessern. CBT-i bietet ein strukturiertes Programm an, das Strategien vermittelt, die nachweislich den Schlaf verbessern und helfen, die Symptome von Schlaflosigkeit zu lindern. CBT-i hat sich sowohl bei Veteranen als auch bei Zivilisten als wirksam bei Schlaflosigkeit erwiesen und ist vor allem für Menschen als Adjuvant geeignet, die sich in einer Kognitiven Verhaltenstherapie befinden und ihre Schlafstörungen überwinden möchten.

Eine erste Pilotstudie untersuchte vier Veteranen mit Schlafstörungen, Cannabiskonsumstörung und Interesse an einem Entwöhnungsversuch. Die Teilnehmenden berichteten über die tägliche Nutzung von CBT-i-Coach mit einer durchschnittlichen Sitzungsdauer von 5 bis 10 Minuten und befanden, dass die App hilfreich ist, um ihren Schlaf zu verbessern. Am zufriedensten waren sie mit den Schlafprotokollen und Übungen der App zur Verbesserung des Schlafs (Babson 2015). In einer weiteren randomisierten Pilotstudie (n = 18) sollte die App hinsichtlich Durchführbarkeit, Akzeptanz und potenziellen Auswirkungen auf die Therapietreue und den Schlaf während einer CBT-I untersucht werden. Alle Teilnehmenden nahmen an einer CBT-I teil, wobei eine Gruppe die App als Ergänzung erhielt und die andere Gruppe nicht. Die Autoren stellten fest, dass die Patienten die App durchweg wie vorgesehen nutzten, insbesondere die Schlaftagebuch- und Erinnerungsfunktionen. Zentraler Befund war, dass die App die Vorteile der Kognitiven Verhaltenstherapie bei Schlaflosigkeit nicht beeinträchtigt oder untergräbt und dass die Patienten in beiden Gruppen nach der Behandlung deutlich bessere Schlafergebnisse erzielten (Koffel et al. 2018).

Zwei Umfragen des U.S. Department of Veteran Affairs erhoben die Wahrnehmung von in CBT-I ausgebildeten Klinikern (n = 138) bezüglich des CBT-i Coachs sowohl bevor die App auf dem Markt veröffentlicht wurde als auch 2 Jahre nach ihrer Veröffentlichung (n = 178). Vor der Veröffentlichung von CBT-i Coach gaben Kliniker an, dass die App mäßig bis sehr wahrscheinlich die Versorgung verbessern könnte und eine Mehrheit (87 %) beabsichtigte, sie zu verwenden, wenn sie verfügbar wäre. Die Absicht, die App zu nutzen, wurde durch den Besitz eines Smartphones und die Wahrnehmung des relativen Vorteils der App sowie der Kompatibilität mit den eigenen Bedürfnissen und Werten vorhergesagt. Zwei Jahre, nachdem CBT-i Coach veröffentlicht wurde, gaben 59,9 % der Teilnehmenden an, sie bei Patienten eingesetzt zu haben, und hatten einen positiven Eindruck von ihrer Wirkung auf die Einhaltung der Hausaufgaben und der Behandlungsergebnisse insgesamt (Kuhn e al. 2016). Eine weitere Studie kam zu dem Ergebnis, dass die App-Nutzung das Engagement von Patienten verbesserte (Miller et al. 2017).

Virtual Hope Box (https://bit.ly/42j18D5) ist eine App, die zur Verwendung durch Patienten und ihre Therapeuten als Hilfsmittel in der Behandlung entwickelt wurde. Es enthält einfache Tools, die Patienten unter anderem bei der Bewältigung von Symptomen helfen und Entspannung und positives Denken fördern sollen. In Zusammenarbeit von Patient und Therapeut können die Inhalte der Virtual Hope Box auf dem Smartphone des Patienten entsprechend seinen spezifischen Bedürfnissen personalisiert werden. So können Patienten die App verwenden, um eine Vielzahl reichhaltiger Multimedia-Inhalte zu speichern, die sie in Krisenmomenten als unterstützend empfanden. Beispielsweise kann ein Patient Familienfotos, inspirierende Zitate, Musik, die er als besonders beruhigend empfindet, Erinnerungen an frühere Erfolge und positive Lebenserfahrungen in seine Virtual Hope Box aufnehmen (Busch et al. 2015, 2017). Chen et al. (2018) untersuchten prädiktive Faktoren für die Nutzung der Virtual Hope Box und psychischer Gesundheit bei Veteranen mit Suizidgedanken (n = 58). Es zeigte sich, dass jüngere Veteranen sowie die, die mindestens einen 2-jährigen College-Abschluss hatten, die App seltener nutzten. Explorative Faktoren weisen auf einen

Zusammenhang zwischen Nutzung der App und vorhandenen Schutzfaktoren hin.

Studien zur Effektivität und Inanspruchnahmebereitschaft. In einer aktuellen Studie zur App-Evaluierung untersuchten Voth et al. (2022) die Effektivität und Qualität von 22 Apps bei Veteranen, Angehörigen des Militärs und Mitarbeitern der öffentlichen Sicherheit in Bezug auf das Erlernen von Resilienzstrategien. Zu den von den meisten Apps angebotenen Resilienzstrategien gehörten Psychoedukation, Achtsamkeit sowie weitere Elemente der Kognitiven Verhaltenstherapie und der Akzeptanz- und Commitmenttherapie (ACT). Insgesamt waren 50 % der Apps in randomisiert-kontrollierten Studien getestet worden, 32 % der Apps waren mit anderen Forschungsmethoden evaluiert und fünf Apps gar nicht untersucht worden. Anhand des Alberta Rating Index for Apps (ARIA) (Azad Khaneghah 2020) wurden die Apps mit 37 bis 56 von 72 Punkten bewertet, wobei höher bewertete Apps eine bessere Benutzerfreundlichkeit und mehr Sicherheitsfunktionen aufwiesen. Auch Gould et al. (2019) kamen in ihrem Review zu dem Ergebnis, dass mehr Nachweise für die Durchführbarkeit und Akzeptanz der Apps vorliegen und weniger für ihre Wirksamkeit.

Angehörige

Familien von Angehörigen des Militärdienstes sind mit psychischen Problemen konfrontiert. Ehegatten weisen erhebliche psychische Probleme im Zusammenhang mit dem Einsatz auf (de Burgh et al. 2011; Eaton et al. 2008).

Ein Review konzentriert sich auf Apps, die nicht nur für Militärangehörige, sondern auch für ihre Familien genutzt werden können. Nolan et al. (2019) überprüften Apps für Militärangehörige und ihre Familien in allen Phasen des Einsatzes. Sechs Apps für Kinder und Erwachsene wurden kategorisiert als solche für vor oder während des Einsatzes (Babies on the Homefront, The Big Moving Adventure und Sandbox) bzw. nach dem Einsatz (Parenting2GO, PTSD Family Coach und PTSD Coach). Aus den Beschreibungen der Apps geht hervor, dass die Apps, wie z. B. Babies on the Homefront, viele Funktionen enthalten, die Eltern dabei unterstützen können, die Emotionen von Kindern zu verstehen, wenn ein Elternteil im Dienst ist. The Big Moving Adventure verwendet Avatare, um Kindern beim Einsatz ihres Elternteils zu unterstützen. Sandbox hilft Familienmitgliedern, die im Einsatz sind, den Kontakt mit ihrer Familie aufrechtzuerhalten, beispielsweise durch eine Funktion, die eine sichere Übermittlung von Nachrichten und Bildern an die Familie ermöglicht. Parenting 2GO normalisiert elterliche Herausforderungen bei der Wiedereingliederung nach der Rückkehr vom Militärdienst und bietet Übungen zum Stressabbau, Vorschläge von Aktivitäten, die mit einem Partner durchgeführt werden können, und Werkzeuge für Familienmitglieder von PTBS-Betroffenen, um Bewältigungsmöglichkeiten zu entwickeln.

Geflüchtete

Menschen aus Syrien stellen die größte Gruppe von Geflüchteten in Deutschland dar. Viele von ihnen waren aufeinanderfolgenden traumatisierenden Ereignissen ausgesetzt, darunter Krieg, Flucht und Postmigration – Stressoren, die das Risiko, Symptome von posttraumatischem Stress und anderen psychischen Störungen zu entwickeln, signifikant erhöhen. Allerdings fehlt es in Deutschland an ausreichend adäquaten Behandlungsmöglichkeiten für traumatisierte Flüchtlinge. Zudem ist ihr Zugang zur psychosozialen Betreuung oft durch gesetzliche Regelungen, Sprachbarrieren und unklare Kostenübernahme eingeschränkt.

Die Smartphone-App »Sanadak« (https://www.sanadak.de) wurde entwickelt, um syrischen Flüchtlingen mit posttraumatischem Stress eine auf der Kognitiven Verhaltenstherapie basierte Selbsthilfe in arabischer Sprache anzubieten. Es handelt sich dabei um eine arabischsprachige, mobiloptimierte Webseite, die auf jedem Smartphone genutzt werden kann, und hat zum Ziel, z. B. im Umgang mit Ängsten, Hoffnungslosigkeit, belastenden Erinnerungen, Stress und Schlafstörungen zu helfen.

In einer randomisierten kontrollierten Studie wurden geeignete Personen nach dem Zufallsprinzip der Interventionsgruppe (App-Nutzung) oder der Kontrollgruppe (psychoedukatives Lesematerial) zugeteilt. Die Daten wurden während strukturierter persönlicher Interviews bei drei Bewertungen (»vor der Intervention / Baseline«, »nach der Intervention / nach 4 Wochen«, »Follow-up / nach 4 Monaten«) erhoben. Sanadak war bei der Reduzierung von leichtem bis mäßigem posttraumatischen Stress bei syrischen Flüchtlingen nicht wirksamer als die Kontrollbedingung, noch war sie kosteneffektiv. Durch Sanadak wurde jedoch Stigmatisierung reduziert und Sanadak hat das Potenzial, eine Überbrückungshilfe innerhalb eines abgestuften und kooperativen Versorgungsansatzes zu sein (Röhr et al. 2021).

Sexueller Missbrauch und Gewalt in Partnerschaften

Die meisten untersuchten Apps zum sexuellen Missbrauch und Gewalt in der Partnerschaft richten sich an Frauen im College-Alter. Sie bieten Ressourcen nach erlebter sexueller Gewalt bzw. Unterstützung bei der Wiedererlangung von Sicherheit bei anhaltenden sexuellen Gewalterfahrungen (Akash et al. 2016; Anderson et al. 2021; Glass et al. 2015). Weitere Apps zielen auf die Aufklärung und Prävention von sexueller Gewalt bzw. sexuellem Missbrauch im Kindesalter und Kinderhandel ab (Goldman & Goyal 2019; Moon et al. 2017).

Thrive (https://www.thrivepa.org) richtet sich dezidiert an Mütter, die Gewalt in der Partnerschaft erleben mussten. Die App umfasst drei Abschnitte: Myself (mütterliche Selbstfürsorge, Förderung von Stressbewältigungsfähigkeiten), My Child (z. B. Stresssymptome bei Kindern) und My Life (z. B. gemeindenahe Ressourcen) (Ragavan et al. 2020). Psychosoziale Helfer (n = 16) und Betroffene von Gewalt (n = 8) gaben in strukturierten Interviews Rückmeldungen zu Thrive. Sie gaben an, dass Thrive eine potenzielle Alternative für Handouts sein könnte, und empfanden die App als informativ und nutzerfreundlich. Vorschläge, um die App zu verbessern, waren, dass Nutzer ihre eigenen Inhalte inkludieren und soziale Kontakte zur Unterstützung bereitstellen könnten. Erste Rückmeldungen zeigten eine vorläufige Akzeptanz der App für Mütter, die Gewalt in der Partnerschaft erlebt haben (Ragavan et al. 2019).

myPlan (https://www.myplanapp.org) stützt sich auf Elemente von sozial-kognitiven und Entscheidungsfindungstheorien durch Selbstbeobachtung, soziale Unterstützung und Prioritätensetzung (Alhusen et al 2015). myPlan integriert außerdem Sicherheitsstrategien und -tools, die seit Jahrzehnten von Gewaltbetroffenen verwendet werden (Davies et al. 1998; Campbell & Glass 2009). Diese App ermöglicht es Betroffenen von Gewaltbeziehungen, ihre Beziehung und Sicherheit zu bewerten und einen auf ihre individuellen Bedürfnisse zugeschnittenen Plan zu entwerfen. Gleichzeitig erhalten sie Ressourcen mit eingebetteten Links. Das Ziel ist es, Änderungen ihrer von Missbrauch geprägten Situation herbeizuführen. In prospektiven klinischen Studien fand sich, dass sowohl myPlan als auch sein Vorläufer, die computerbasierte Entscheidungshilfe Internet Resource for Information and Safety (IRIS), Entscheidungskonflikte, die Anwendung von Beziehungssicherheitsstrategien sowie die Beendigung missbräuchlicher Beziehungen verbessert (Eden et al. 2015; Glass et al. 2021; Glass et al. 2017).

Pritha et al. (2021) evaluierten in einem systematischen Review Apps zur Prävention von sexuellem Missbrauch von Kindern. Sie kamen zu dem Ergebnis, dass für die individuelle Schulung von Kindern und Eltern nur die App Child Abuse Prevention (Note 3,89 von 5) und als schulbasiertes Aufklärungsprogramm lediglich Orbit Rescue (Note 3,92 von 5) geeignet ist.

Child Abuse Prevention App (https://apple.co/3mZvBWP) ist eine App, die einen Serious-Games-Ansatz (→ Kap. 2.7) verwendet, um Wissen zu sexuellem Missbrauch zu vermitteln. In 26 Geschichten für Kinder zwischen 3 und 10 Jahren werden Präventionsregeln erklärt, mit dem Ziel, Kinder dabei zu unterstützen, dieses Wissen auch im Alltag anzuwenden.

Orbit Rescue (https://apple.co/3Jn2Haz) ist eine App, die ebenfalls ein Serious Game zur Vorbeugung von sexuellem Missbrauch verwendet, in diesem Fall für Kinder zwischen 8 und 10 Jahren. In dem Spiel werden Übungen vermittelt, zudem enthält die App Informationen und Ressourcen für Eltern und weitere Bezugspersonen. Eine randomisiert-kontrollierte Studie zeigte, dass Kinder, die das Orbit-Spiel individuell spielten, als auch die, die das Spiel in Unterrichtsgruppen spielten, einen signifikant höheren Wert von Wissen über Kindesmissbrauch hatten im Vergleich zu einer Kontrollgruppe. Darüber hinaus verbesserten die Kinder, die den gesamten Orbit absolvierten, signifikant ihren Post-Test zum Wissen über Kindesmissbrauch im Gegensatz zu denen, die vorher abbrachen (Jones et al. 2020).

Kinder

KidTrauma (https://kidtrauma.org) ist eine seit Dezember 2014 verfügbare und im deutschsprachigen Raum weit verbreitete Website und mobile App, die betroffenen Kindern und Jugendlichen sowie ihren Eltern Unterstützung beim Umgang mit ihren akut traumatisierten Kindern und Jugendlichen anbietet. Sie informiert über die kompetente Begleitung von Kindern in den ersten Wochen nach einem traumatischen Einzelereignis, wobei zwischen Kindern von 0 bis 6 Jahren und Kindern über 6 Jahren aufgrund unterschiedlicher Traumasymptome unterschieden wird. Zudem wird auf die häufigsten Reaktionen und Symptome eingegangen und altersgerechte Hilfe- und Behandlungstipps gegeben. Es besteht auch die Möglichkeit, einen sogenannten Trauma-Check (wissenschaftlich validiertes Screening) zu machen, um abzuklären, ob das Kind professionelle Unterstützung benötigt. In diesem Fall werden auf der Website bzw. der App Adressen von Kinder-Traumatherapeuten und Institutionen in Deutschland, Österreich und der Schweiz angezeigt. Aufgrund der großen Nachfrage nach Unterstützung von Kindern mit chronischen Traumata (z.B. Misshandlung, Gewalt, Flucht) wurde das Angebot auch hierfür erweitert. Insgesamt enthält KidTrauma separate Bereiche für Kinder bzw. Jugendliche, ihre Eltern und Fachpersonen. KidTrauma hat damit zum Ziel, im Sinne einer Erstversorgung und Risikoeinschätzung einen wichtigen Beitrag zur besseren Versorgung traumatisierter Kinder und Jugendlicher zu leisten.

Somit kann KidTrauma im Rahmen von Prävention von Traumafolgestörungen und zur Abklärung einer Therapieindikation bei

Hochrisikopopulationen genutzt werden (Olff 2015), aber auch zum Monitoring der Symptomatik bei PTBS-Patienten während einer Therapie. KidTrauma kann auch als Forschungsinstrument dienen. So führte eine Studie von Bartels et al. (2021) eine Analyse durch, um die Symptome bei jüngeren und älteren Volksschulkindern in der akuten Phase, d.h. 4 Wochen nach einem potenziell traumatischen Ereignis zu vergleichen. Von Eltern berichtete traumabezogene akute Stresssymptome, die mit der »Pediatric Emotional Distress Scale – Early Screener« über www.kidtrauma.com erhoben wurden, wurden bei den beiden Altersgruppen miteinander hinsichtlich der Gesamtsymptomschwere und des Symptomniveaus verglichen. Die Schwere der Gesamtsymptome unterschied sich nicht zwischen den Gruppen. Allerdings unterschieden sich spezifische Symptomniveaus, so waren z.B. die Entwicklungsregression und die Vermeidung, über das Ereignis zu sprechen, bei älteren Vorschulkindern höher.

2.6.4 Herausforderungen und Empfehlungen

Die klinisch relevanten Effekte auf die Nutzer von Apps sowie die Herausforderungen für die therapeutische Praxis decken sich weitgehend mit denen von Online-Interventionsangeboten, die webbasiert als Browseranwendungen umgesetzt werden (→Kap. 2.5). Daher wird an dieser Stelle nur auf die Besonderheiten eingegangen, die spezifisch mit Apps verbunden sind.

Mangelnde Qualitätssicherung. Unsere Recherche zeigte, dass eine Vielzahl an Apps existiert, die für Menschen mit verschiedenen Traumafolgestörungen, für verschiedene Typen von traumatischen Situationen und für spezifische Zielgruppen entwickelt wurden. Obwohl wir nur eine Auswahl an evaluierten Apps vorgestellt haben, steht dieser eine fast unüberschaubare Menge an nicht evaluierten Apps gegenüber. So ergibt die Eingabe von »PTBS« in den Apple-App-Store eine lange Liste an Treffern, die von Apps mit dem Titel »Veterans Yoga Project« über »Dr Anime: EMDR Pro: EyeMoveRelax« (bei deren Vorschau eine Comichexe auf einem Besen reitet, versehen ohne weitere Erklärungen zur App) bis hin zu »Self-Love« (empfohlen ab 4 Jahren) reichen. Wir wissen von anderen Störungsbildern, wie z.B. der Depression, dass als Hilfestellung hierfür bereits vor einigen Jahren mehr als 1000 Apps zur Verfügung standen, jedoch weniger als ein halbes Dutzend davon in hochwertigen Studien evaluiert wurden. Apps unterliegen auch im medizinischen Bereich keinerlei Qualitätskontrolle, sodass jeder Laie mit entsprechendem Know-how solche Apps entwickeln und veröffentlichen kann. Auch wenn digitale Anwendungen als Medizinprodukt zertifiziert werden können und auch die DiGA, deren Kosten auch von gesetzlichen Krankenkassen übernommen werden, wissenschaftliche Standards erfüllen müssen, so ist der Markt offen für alle Anbieter. Da bislang keine DiGA (https://diga.bfarm.de/) für Menschen mit einer posttraumatischen Belastungsstörung aufgenommen wurden, sondern vor allem solche für Angst- und depressive Störungen, liegt es nahe, dass Betroffene eine Eigenrecherche betreiben und selbst Apps auswählen, deren Inhalt womöglich weder auf evidenzbasierten Inhalten beruht noch als solche evaluiert wurde. Dabei ist weder erforscht, welche Effekte die selbstgesteuerte Auswahl an Apps auf störungsspezifische wie -unspezifische Maße hat, auch im Sinne von Nebenwirkungen oder der (Nicht-)Inanspruchnahme von anderen Hilfsangeboten, noch wissen wir, nach welchen Kriterien Betroffene von traumatischen Ereignissen bzw. daraus resultierenden Traumafolgestörungen Apps für sich auswählen. Dieses Wissen ist aber essenziell dafür, um Anknüpfungspunkte zu erhalten, wie das Auffinden und Auswählen von evaluierten Apps gesteuert werden könnte.

Therapeutenempfehlungen. Wenn Betroffene sich in psychotraumatologischer Beratung, Therapie oder Rehabilitation befinden, sollten also psychosozial Helfende proaktiv auf die mögliche Nutzung von Apps eingehen (→ Medienanamnese, Kap. 2.10), um zu verhindern, dass womöglich nicht nur nicht evaluierte, sondern sogar unseriöse bis hin der psychischen Gesundheit abträgliche oder diese gar gefährdende Apps genutzt werden.

Tipp für die Praxis

Es gibt eine kaum überschaubare Anzahl von Apps auf dem Markt und der Markt ist stark in Bewegung. Menschen, die mit Traumatisierten arbeiten, müssen sich stets informieren, um ihr Klientel bei entsprechendem Interesse bzw. Anfrage adäquat darüber beraten zu können, welche hochwertigen Apps zur Verfügung stehen. Wünschenswert wäre, dass z. B. von Fachverbänden handhabbare und aktuell gehaltene Übersichten angeboten werden, um Fachpersonen hier eine Unterstützung zu bieten. Dabei ist zu beachten, dass manche Apps nur in englischer Sprache vorliegen, sodass die Behandlerin prüfen muss, ob ihr Patient ausreichende Sprachkenntnisse hat, um auch aus dem breiteren Angebot englischsprachiger Apps Empfehlungen geben zu können.

Darüber hinaus gelten die in Kapitel 2.10 dargestellten Kriterien zur differenziellen Indikation für digitale Interventionsangebote bei Betroffenen von Traumafolgestörungen.

Studienlage. Selbst wenn evaluierte Apps empfohlen und genutzt werden, so kann aufgrund der aktuellen Studienlage nicht von durchweg positiven Effekten ausgegangen werden. Viele der verfügbaren Untersuchungen erfüllen nicht die Standards hochwertiger klinischer Studien (z.B. kleine Stichprobengrößen, kein randomisiert-kontrolliertes Design, keine systematische Erfassung von Nebenwirkungen), und solche, die sie erfüllen, kommen nicht immer zu überzeugenden Effektivitätsnachweisen, insbesondere was die Effekte auf die posttraumatische Symptomatik betrifft. Beispielweise konnte die schwedische Version der PTBS-Coach-App zwar eine Verbesserung der Lebensqualität und Reduktion der depressiven Symptomatik nachweisen, nicht aber für die PTBS-Symptomwerte. Inzwischen ist breit belegt, dass Online-Interventionsangebote (browser- wie appbasiert) bei depressiven Symptomen wirkungsvoll sind (siehe z.B. Ahern et al. 2018; Karyotaki et al. 2017; Firth et al. 2017). Hier müssen sich weitere Studien damit beschäftigen, in welcher Phase der Traumaverarbeitung (→ Verlaufsmodell psychischer Traumatisierung, Kap. 1.1.2) Apps therapiebegleitend oder auch unbegleitet und in welcher Behandlungsphase welche Apps integriert in eine Therapie einen Mehrwert bringen. Diese Aspekte psychotraumatologischer Grundlagen wurden in keiner uns bekannten Studie bisher berücksichtigt. Auch in der App-Entwicklung ist zentral, dieses Wissen zu integrieren, um die Angebote entlang dieser Aspekte differenziell zu gestalten, um dann zu prüfen, in welcher Kombination von Phase der Traumaverarbeitung, Behandlungsphase, Typ der Traumasituation und auch persönlichkeitstypischem Kontrollstil im Einzelfall Apps eine progressive Traumaverarbeitung fördern. Angenommen werden könnte, dass bei entsprechender Berücksichtigung dieser Aspekte auch die Effekte der Apps verbessert werden könnten. Denn wenn Studien zu dem Ergebnis kommen, dass eine therapiebegleitende störungsspezifische App-Nutzung die Therapie nicht beeinträchtigt und untergräbt (Koffel et al. 2018), dann ist dies eher eine Frage nach einem möglichen Hindernis der Therapie, nicht aber nach einem Mehrwert für die Reduktion der Symptomatik, zumal der Einfluss »des Dritten« (Muller 2007) im Sinne einer Triangulation von »Patient – Therapeut – App« damit völlig unberücksichtigt bleibt.

2.7 Computer- und Videospiele

Interaktive Computer- und Videospiele vorrangig für das persönliche Freizeiterleben erfreuen sich großer Beliebtheit. Dies illustrieren folgende Zahlen: Die Entertainment Software Association (2019) stellte in ihrer jährlichen Umfrage fest, dass 75 % der US-Amerikaner (N = 4000) demnach mindestens einen aktiven Gamer in ihrem Haushalt oder ihrer Familie haben. Das Gleiche gilt für Deutschland: Laut The German Games Association (2019) spielten ca. 34,5 Millionen Deutsche in 2018 Games, bevorzugt auf ihrem Smartphone. Das Durchschnittsalter der deutschen Spieler ist auf über 36 Jahre gestiegen und scheint somit nicht nur Kinder und Jugendliche anzusprechen. Laut aktuellen Marktdaten aus dem Jahr 2022, basierend auf einer Umfrage von 25 000 Verbrauchern hinsichtlich ihrer Nutzungsgewohnheiten von Videospielen, gaben fast die Hälfte der 16- bis 24-Jährigen an, dass Spiele auch positiv zu ihrem psychischen

Wohlbefinden beitragen. Die befragten Personen sind besonders von Videospielen für Gedächtnistraining (ca. 78%), Entspannung (ca. 75%) sowie für die Steigerung ihrer mentalen Gesundheit (60%) überzeugt. Zudem zeigen auch hier die aktuellen Umfragen von The German Games Association (2022), dass Smartphones, unabhängig vom Spieleinhalt und -zweck, weiterhin zu den erfolgreichsten Spieleplattformen gehören. Etwa 50% der Befragten behaupteten, dass die technische Qualität von Mobile Games immer mehr an PC- und Videospiele herankommt. Ungefähr 38% der Spielenden und somit jeder vierte von zehn Spielern nutzt mobile Geräte für Spieleaktivitäten. Ein Drittel der Umfrageteilnehmenden glauben auch, dass mobiler E-Sport auf dem Smartphone eine zukünftig wichtige Rolle einnehmen und somit den Trends in Asien folgen wird. Den größten Gaming-Markt beansprucht jedoch derzeit China für sich (Ma et al. 2020), was nicht überrascht, wenn man sich die Bedeutung von E-Sport und anderen Videospiel-Turnieren in der chinesischen Bevölkerung vor Augen geführt.

Die Beliebtheit und aktuelle Entwicklungen der digitalen Games lassen auch die psychologische Forschung und Praxis nicht unberührt. Die klinische Psychologie befasst sich schon seit längerer Zeit mit Videospielen aus unterschiedlichen Perspektiven, wobei der Fokus auf negativen Aspekten, wie z.B. der Ätiopathogenese und der Behandlung von resultierendem Suchtverhalten, überwog. Vergleichsweise jünger ist die empirische Untersuchung positiver Effekte, z.B. die Förderung von kognitiven und motorischen Fähigkeiten sowie therapeutische Nutzungsmöglichkeiten (Huss 2022). Beispielsweise wurde bereits bei digitalen Spielen, die ursprünglich für den Unterhaltungs- und Freizeitzweck entwickelt wurden, festgestellt, dass Lernerfahrungen auf indirekte und informelle Weise generiert und zur Steigerung von kognitiven und motorischen Fähigkeiten nutzbar gemacht werden können. So trainiert beispielsweise das Ego-Shooter-Spiel »Doom«, dessen primäres Ziel das Spielvergnügen ist, nebenbei die Reaktionszeit und die motorischen Fähigkeiten (Dörner et al. 2016). Die Absichten von Entwicklerinnen und Nutzern müssen nicht unbedingt übereinstimmen: Was Spieleentwicklerinnen als reines Entertainment-Game konzipiert haben, kann von privaten Nutzern ausschließlich zum Wissenserwerb oder nur zum reinen Zeitvertreib verwendet werden. Dies beeinflusst auch diverse Definitionsbemühungen von Computer- und Videospielen für den therapeutischen Anwendungsbereich.

Es lassen sich zwei Arten von elektronischen Spielen unterscheiden, die nicht nur hinsichtlich ihrer Wirksamkeit und Nutzung untersucht wurden, sondern auch im gesundheitswirtschaftlichen Bereich und in der psychotherapeutischen Arbeit bereits Anwendung finden:

- Entertainment Games
- Serious Games

Im ersten Falle handelt es sich um Spiele, die in erster Linie zu Unterhaltungszwecken entwickelt wurden (Horne-Moyer et al. 2014). Lernerfahrungen können auch informell und indirekt aus der Spieleerfahrung mit herkömmlichen Computer- und Videospielen resultieren, selbst wenn Spieleentwickler dies nicht als primären Zweck beabsichtigt haben (Lampert et al. 2009). Unterhaltungsspiele können psychosoziale Funktionen oder die körperliche Leistungsfähigkeit steigern, was für unterschiedliche Bereiche, wie z. B. Medizin, Fitness, Physiotherapie, bereits belegt wurde (Baranowski et al. 2008).

Ist von »Serious Games« die Rede, dann sind Spiele gemeint, die Information und Bildung vermitteln. Sie haben Spielelemente, dienen jedoch nicht in erster Linie oder ausschließlich der Unterhaltung.

2.7.1 Anwendung für die psychische und physische Gesundheit

Besonders der Gesundheitssektor stellt neben Bildung und Training den drittgrößten und erfolgreichsten Anwendungsbereich für Serious Games dar (Göbel 2016). Re-Mission, ein Third-Person-Shooter-Spiel, klärt junge Menschen über die Krebsbehandlung und die Notwendigkeit der Einhaltung von Behandlungsschemata auf (Kato et al. 2008). In diesem Serious Game werden virtuell Krebszellen bekämpft, indem sie den Nanoroboter »Roxxie« steuern, der positive Verhaltensweisen zur Selbstfürsorge (z. B. Entspannungstechniken) ausführen kann. Dem Spiel liegt die größte randomisiert-kontrollierte Studie zu einer Videospielintervention mit fast 400 jungen Krebspatienten (zwischen 13 bis 29 Jahren) zugrunde (Göbel 2016). Die Interventionsgruppe nahm zuverlässiger Medikamente ein, zeigte ein besseres Bewusstsein für Gesundheit sowie eine höhere Lebensqualität im Vergleich zu Patienten der Kontrollgruppe (Kato et al. 2008). Nach demselben Prinzip wie Re-Mission fördern auch andere Gesundheitsspiele die mentale und physische Gesundheit von Personen, wie z. B. Play Forward zur Prävention von Risikoverhalten, Respir Games zur Behandlung von Asthma oder Exergames für die körperliche Fitness. Zudem wird erwartet, dass Gesundheitsspiele ein vielversprechendes Wachstum aufweisen, da es dringend nötig ist, dem demografischen Wandel, einem Lebensstil mit vorwiegend sitzender Haltung und den steigenden Gesundheitskosten zu begegnen (Göbel et al. 2011). Serious Games beschränken sich nicht nur auf die medizinische Grundversorgung und auf somatische Störungen, sondern befassen sich auch mit psychischen Erkrankungen, was ein weiteres breites Spektrum an Anwendungs- und Forschungsmöglichkeiten eröffnet. Im psychotraumatologischen Bereich ist als Beispiel »Tetris« zu nennen, welches die Häufigkeit von Flashbacks bei Menschen mit einer PTBS verringert (Holmes et al. 2009) (→ Kap. 2.7.2). Auch wenn die Anwendungsmöglichkeiten und -ausrichtungen im digitalen Unterhaltungsspiele-Markt zahlreich, leicht verfügbar und oft kostengünstig sind, wurden nicht alle digital verfügbaren Spiele auch auf psychologische bzw. psychotherapeutische Zwecke (mit rigorosen Studiendesigns) untersucht (Horne-Moyer et al. 2014). Diesen Vorteil bieten beispielsweise Serious Games, die speziell auf psychologische Probleme ausgerichtet sind und idealerweise auch wissenschaftlich konzipiert und evaluiert wurden. Auch wenn das jüngste Aufkommen von Serious Games in besonders Aus- oder Weiterbildung und dem Gesundheitswesen einen Zweig der Videospiele scheinbar neu geprägt hat, existiert das Konzept von Serious Games bereits seit den 1970er-Jahren, basierend auf dem Namen des Buchs »Serious Games« von Clark Abt.

Definition: Serious Games

»Games may be played seriously or casually. We are concerned with serious games in the sense that these games have an explicit and carefully thought-out educational purpose and are not intended to be played primarily for amusement. This does not mean that serious games are not, or should not be, entertaining.« (Abt 1970, S. 9)

Seit der Definition von Abt gibt es viele Definitionsversuche von Serious Games und deren idealer Gewichtung von erzieherischen und spielerischen Momenten. Allen Definitionen gemein ist, dass Serious Games den Userinnen eine neuartige Möglichkeit bietet, Fähigkeiten, Wissen oder sonstige Fähigkeiten auf spielerische Weise in diversen Anwendungsbereichen, inklusive psychotherapeutischen Bereichen, zu erlernen (Ma et al. 2011).

Klassifikation und Spieleelemente. Unabhängig davon, ob die Computer- und Videospiele einen »ernsthaften« psychotherapeutischen oder Unterhaltungszweck verfolgen, besitzen diese – nach Prensky (2001) – klassische Spielelemente, wie z. B. Regeln und Ziele, unmittelbares Feedback, die Möglichkeit der Herausforderung, Wettbewerb und Erzählung bzw. »storyline«. Zu den wichtigsten Spieleelementen gehören Regeln, an die sich Spielende halten müssen, und ein konkretes und identifizierbares Ziel, das die Siegerin bestimmt. Im Vergleich zu klassischen und analogen Brettspielen ermöglichen Computer- und Videospiele flexible Regeln und Ziele, die während des Spiels geändert werden können (Charsky 2010), um dadurch eine Vielzahl von Hypothesen zu testen und auf unterschiedlichen und vor allem auf individuellem Wege Ziele zu erreichen. An dieser Stelle ist auch das Prinzip des »adaptive Gameplay« zu erwähnen, nämlich das Anpassen der Schwierigkeit des Spiels an die Fertigkeiten des Spielers, um diesen bei zu großer Schwierigkeit oder Komplexität nicht zu frustrieren (Dörner et al. 2016). Herausforderung und Wettbewerb insbesondere mit anderen Spielenden oder einer künstlichen Intelligenz motivieren Spielende, sich neue Fähigkeiten anzueignen, die für immer komplexer werdende Aufgaben benötigt werden (Gee 2003). Feedback kann in digitalen Spielen besonders gut umgesetzt werden, z. B. durch das Erhalten von Punkten, Awards oder Medaillen bei erfolgreich bewältigten Aufgaben oder Fortschritt des Spielers im Vergleich zu anderen Spielern oder eigenen Levels (z. B. Leader Board mit Spielenden gelistet nach Erfolgen oder meistgesammelten Punkten) (Dörner et al. 2016). Echtzeit-Feedback, eine sofortige Reaktion auf die Aktionen des Spielers im Spiel, fördert das kontinuierliche Lernen (Breuer 2010). Das Feedback kann durch Grafiken, Audio oder sogar taktile Empfindungen vermittelt werden, wie z. B. durch Rumble Pads oder andere Arten von Controllern. Aufgaben oder Missionen, eingebettet in eine virtuelle und kreative Welt, tragen zur Erzählung des Spiels bei, die zusätzlich das immersive Eintauchen in die virtuelle Aktivität verbessern und damit verbunden zu einem gesteigerten Engagement beitragen (Dörner et al. 2016).

Anwendungsbeispiel SPARX und Varianten. Computer- und Videospiele sind vielfältig psychotherapeutisch einsetzbar, sowohl was den Störungsbezug und Zielgruppe als auch die Behandlungsphase betrifft (Fleming et al. 2016). Ein speziell für psychische Probleme entwickeltes Serious Game ist SPARX, das von einem neuseeländischen Forschungsteam (Merry et al. 2012) entwickelt wurde und zu den bekanntesten und erfolgreichsten Computerspielen für psychologische Anwendungszwecke zählt (→ Abb. 2-4). Auch wenn SPARX Jugendliche (12–19 Jahre) mit Depression und nicht explizit posttraumatische Belastungssymptome adressiert, veranschaulicht SPARX die Funktions- und Wirkungsweise von therapeutischen digitalen Spielen sehr gut: Das auf kognitiv-behavioralen Prinzipien basierte Serious Games ist ein interaktives, webbasiertes 3D-Programm, bestehend aus sieben Modulen (Dauer jeweils ca. 30 Minuten) mit unterschiedlich zu lösenden Aufgaben. SPARX kann entweder allein gespielt werden oder in Kombination mit einer therapeutischen Behandlung. Ziel von SPARX ist es, Wissen über Depression und Rückfallpräventionspläne weiterzugeben sowie Entspannungsübungen (z. B. progressive Muskelentspannung), Problemlösefähigkeiten und soziale Kompetenzen einzuüben. Zusätzlich können die Spieler einen Avatar nach ihren persönlichen Wünschen designen, mit dem sie die unterschiedlichen Levels und Herausforderungen bestreiten. Beispielsweise müssen die User GNATs (Gloomy Negative Automatic Thoughts), die für automatisierte negative Gedanken stehen und die auf den Avatar zufliegen, bekämpfen. SPARX erfreut sich nicht nur großer Beliebtheit unter den befragten Anwendergruppen, sondern ist auch gut evaluiert: In einer randomisiert-kontrollierten Studie, an der 187 Jugendliche mit depressiver Symptomatik teilnahmen, zeigte sich, dass die Remissionsraten in der SPARX-Gruppe signifikant höher waren als in der Gruppe mit der üblichen Behandlung (Merry et al. 2012).

Die ersten vielversprechenden Ergebnisse von SPARX hinsichtlich Wirksamkeit und Beliebtheit waren Grundlage für die Weiterentwicklungen von SPARX, die über die Gruppe der depressiven Jugendlichen hinausgeht und auch Personen adressiert, die (noch) keine klinisch signifikante Depression haben. Daher wurde SPARX R entwickelt und evaluiert, um die Resilienz von jungen Menschen zu stärken, die sich erschöpft oder niedergeschlagen fühlen (Kuosmanen et al. 2017). Lucassen et al. (2015 2020) entwickelte eine weitere SPARX-Version, nämlich Rainbow SPARX, die speziell an sexuelle

Guide
CBT stands for 'cognitive behavioural therapy'. The 'C' stands for cognitive, which means thinking and 'B' stands for behavioural which means doing. You can do CBT with some counsellors or through SPARX.

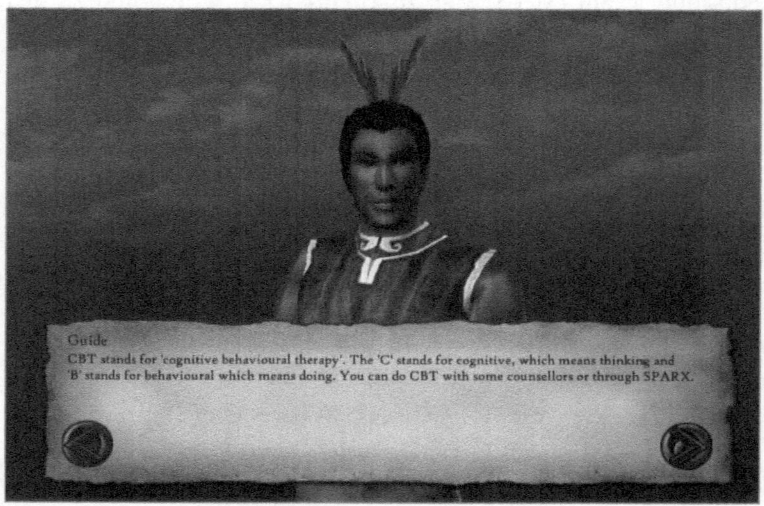

Abb. 2-4 SPARX mit Darstellung eines Avatars, ein Serious Game für die Selbstanwendung oder für den adjuvanten Einsatz in der Psychotherapie

Minderheiten gerichtet ist, die gleichzeitig an einer juvenilen Depression leiden. Beide Weiterentwicklungen von SPARX erbrachten ebenfalls positive Evaluationsergebnisse. Beispielsweise konnten sowohl SPARX R als auch Rainbow SPARX depressive Symptome signifikant reduzieren (Kuosmanen et al. 2017; Lucassen et al. 2015).

2.7.2 Einsatz in der Psychotraumatologie

Computer- und Videospiele (sowohl Serious Games als auch Entertainment Games) wurden noch nicht zahlreich, aber bereits vereinzelt erfolgreich für psychotraumatologische Zwecke eingesetzt. Dabei sind die Anwendungsgruppen und -ziele sehr unterschiedlich, die von Berufssoldatinnen mit traumatischen Kriegserlebnissen bis hin zu Kindern und Jugendlichen mit Erfahrungen von sexuellem Missbrauch reichen.

Entertainment Games

Zu den bekanntesten Entertainment-Games, die in der Traumaforschung untersucht wurden, zählt das seit Jahrzehnten existierende und simpel funktionierende Tetris, das auf verschiedenen Plattformen, wie z. B. Handy, Tablet oder Computer, verfügbar ist (Hagenaars et al. 2017). Die dahinter liegende Theorie und der Wirkmechanismus von Tetris basieren auf Erkenntnissen der Neurobiologie des Gedächtnisses und der Kognitionswissenschaft (Lau et al. 2017). Das Ausmaß der Flashbacks konnte durch das Spielen von Tetris reduziert werden, was Tetris somit als Frühintervention nach traumatischen Ereignissen besonders geeignet macht. Der abschwächende Einfluss von Tetris auf Flashbacks zeigte sich, wenn Traumabetroffene entweder unmittelbar nach 24 Stunden des Akuttraumas Tetris spielten oder auch später, wenn die belastenden Ereignisse erst einmal therapeutisch niedergeschrieben wurden und anschließend Tetris zur Anwendung kam. Flashbacks von traumatischen Ereignissen bestehen aus sensorisch-perzeptiven und visuell-räumlichen mentalen Bildern. Wenn visuell-räumliche Aufgaben nach einem traumatischen Ereignis und innerhalb des Zeitfensters der Gedächtniskonsolidierung durchgeführt werden, kommt es zu einem Wettbewerb um dieselben Ressourcen, was zu einer Beeinträchtigung und Verringerung der Flashbacks führt (Holmes et al. 2009). Was die Kollegen um Holmes vor ungefähr 10 Jahren herausfanden, wird auch noch in aktuellen Studien überprüft und nachgewiesen. Kessler et al. (2020) haben rund 20 Patienten mit komplexer PTBS untersucht, die im Rahmen einer 6- bis 8-wöchigen Behandlung neben ihrem regulären Therapieprogramm an der Studie teilnahmen. Die Studienteilnehmenden haben ihre belastenden Traumaerinnerungen schriftlich niedergeschrieben – ohne darüber zu sprechen – und spielten für 25 Minuten Tetris auf einem Tablet. Die Häufigkeit der gezielten bzw. in den Blick genommenen Flashbacks verringerte sich um durchschnittlich 64 %. Umgekehrt verringerte sich die Häufigkeit der nicht spezifisch fokussierten Flashbacks in einem vergleichbaren Zeitraum um durchschnittlich 11 %. Die Ergebnisse liefern weitere Hinweise darauf, dass diese kurze Intervention das Auftreten intrusiver traumatischer Erinnerungen bei lang andauernder und komplexer PTBS reduzieren kann. Dabei ist zu beachten, dass dieses Kernsymptom der komplexen PTBS gelindert werden, aber natürlich nicht gänzlich eine notwendige Traumatherapie ersetzen kann.

Serious Games

Anders als bei den Entertainment Games gibt es unter den Serious Games einige, die speziell für traumatisierte Zielgruppen (z. B. Soldaten) oder Situationen (z. B. sexueller Missbrauch) entwickelt wurden oder die sich aufgrund ihrer vielschichtigen Gestaltungs- und Einsatzart auch zur Behandlung der PTBS eignen.

EQuoo. Bei EQuoo handelt es sich um ein Serious Game, das mittels App zugänglich ist (Litvin et al. 2020). EQuoo vermittelt Wissen zu psychoedukativen Konzepten mittels acht Gamifikationselementen nach Tondello et al. (2017):

- Das Spielen von einem Level pro Woche, um eine von zwei ausgewählten Fertigkeiten zu erlernen
- Fortschrittsrückmeldungen durch eine Fortschrittsinselkarte

- Sammeln von Punkten in Form von Münzen
- Unterschiedliche Erzählungen (»Story-Telling«) für jedes Level
- Personalisiertes Feedback nach den Big-Five-Persönlichkeitstypen
- Individuell gestaltbarer Avatar
- Minispiele für das Vertiefen von Fertigkeiten
- Erreichen von Abzeichen (»Anfänger« etc.)

EQuoo verbessert nachweislich die Resilienz, das persönliche Wachstum und positive Beziehungen im Rahmen einer systematischen Übersichtsarbeit für die Wirksamkeit, Effektivität und Qualität von resilienzfördernden mobilen Gesundheits-Apps für Militärs, Veteranen und Angehörige von Mitarbeitenden in der öffentlichen Sicherheit.

Coping Coach. Zur Vorbeugung posttraumatischer Belastungssymptome bei jungen Kindern (8–12 Jahre), die medizinischen Eingriffen ausgesetzt waren, wurde Coping Coach entwickelt (Marsac et al. 2013, 2015), ein kognitiv-behaviorales, webbasiertes Spiel. Coping Coach hat zum Ziel, adaptive Beurteilung zu trainieren, Vermeidungsverhalten zu reduzieren und soziale Unterstützung zu fördern. Zum Beispiel werden Kinder angeleitet, Gesichter passend zu ihrem Gefühlszustand zu entwickeln und bildlich sowie spielerisch zu verstehen, warum Spielcharaktere Situationen vermeiden (Marsac et al. 2013). Kassam-Adams et al. (2016) untersuchten mittels eines randomisiert-kontrollierten Designs Kinder nach einem medizinischen Ereignis innerhalb der letzten 2 Wochen, das als potenziell traumatisch empfunden wurde im Vergleich zu einer Wartelisten-Kontrollgruppe mit ähnlicher Beschreibung. Die Effektgrößen zeigten Potenzial zur Verringerung des posttraumatischen Stresses. Für die Veränderung des Schweregrads der posttraumatischen Belastung vom Ausgangswert bis zu 6 Wochen oder 12 Wochen wurden mittlere Effektstärken zwischen den Gruppen festgestellt. Explorative Analysen deuten darauf hin, dass die Wirkung bei Risikokindern am größten ist. Positiv hervorzuheben ist zudem, dass die meisten Kinder in der Interventionsgruppe auch Coping Coach nutzten und ungefähr die Hälfte vollständig abschloss.

CHARLY. Das Computer- und gruppenbasierte Stressimpfungstraining CHARLY adressiert traumatische (Stress-)Reaktionen von Soldaten (Zimmermann et al. 2013). Entspannungsübungen, Kompetenztraining und Wissen (in Verbindung mit Biofeedback) werden in Form von kognitiven und fotorealistischen Spielen nähergebracht. Für CHARLY kennzeichnend ist der virtuelle Coach, der Stresssymptome erklärt und therapeutische Behandlungsmethoden aufzeigt. Eine Studie mit in Afghanistan eingesetzten Soldaten zeigte, dass die Soldaten, die CHARLY spielten, signifikant mehr einsatz- und traumabezogenes Wissen über Stress, körperliche Reaktionen und die PTBS hatten sowie eine geringere Ausprägung in den jeweils eingesetzten Fragebögen zur Messung von Traumasymptomen (z. B. Posttraumatic Stress Diagnostic Scale) im Vergleich zur Kontrollgruppe (= Routinetraining) besaßen (Weseman et al. 2016).

Orbit. Stieler-Hunt et al. (2014) entwickelten ein computerbasiertes Spiel namens »Orbit« zu Präventionszwecken von sexuellem Kindesmissbrauch bei 8- bis 10-jährigen Kindern. Intention des Spiels ist die Rettung von »Sammy«, einer virtuellen Figur mit sexuellen Missbrauchserfahrungen. In Form von mehreren Minispielen lernen Kinder über sexuellen Missbrauch, Hintergründe von Tätern und der Schwierigkeit, sich mitzuteilen. Forschende untersuchen aktuell die Effekte von Orbit auf den Wissenszuwachs von Kindern. Serious Games für Kinder und deren Umgang mit eigenen sexuellen Missbrauchserfahrungen existieren derzeit nur als Prototypen (Anderson 2019). Zwei unveröffentlichte Masterarbeiten beschreiben einen Prototypen, der Kinder ermutigen soll, über ihre Missbrauchserfahrungen zu sprechen und diese offenzulegen (Anderson 2019; Pharshy 2016). Der erste Prototyp (Anderson 2019) wurde speziell für den therapeutischen Kontext entwickelt, um mithilfe von verschiedenen Szenarien und Handlungsempfehlungen Gespräche über Missbrauchssituationen bei Kindern anzuregen. Der zweite Prototyp (Pharshy 2016) entwickelte ein Erzählspiel, mit dem Kinder mittels Zeichnungen, Bildern oder personalisierten Avatare Geschichten über ihre Erlebnisse und gegebenenfalls auch Missbrauchserfahrungen erstellen können, begleitet von Eltern oder Betreuerin.

Vil DU?! Das Spiel Vil DU?! (Dänisch für »Möchtest du [darüber reden …]?!«) wurde ebenfalls für Kinder entwickelt, um sich bezüglich ihrer sexuellen Erfahrungen zu öffnen. Bei Vil DU?! handelt es sich um ein nonverbales Kommunikationsspiel, indem Kinder ihren Therapeuten durch eine selbst gewählte Figur zeigen können, was ihnen widerfahren ist. Dies geschieht mit zwei miteinander synchronisierten Tablets, sodass getätigte Aktionen auf beiden Bildschirmen sichtbar sind. Für die Behandlung von Kindern mit sexuellen Missbrauchserfahrungen wurden häufig auf kognitiv-verhaltenstherapeutische Ansätze zurückgegriffen, z. B. spiel- oder gruppenbasierte oder Traumafokussierte kognitive Verhaltenstherapie (TF-KVT) (Springer & Misurell 2010). Die wichtigsten Komponenten der Kognitiven Verhaltenstherapie, die im Rahmen von Vil DU?! umgesetzt wurden, sind folgende:

- *Psychoedukation:* Eine der elementarsten therapeutischen Bausteine, die in den meisten Formen der Kognitiven Verhaltenstherapie Verwendung findet, ist die Psychoedukation (über Sexualität). Durch psychoedukativ aufbereitete Informationen lernen Kinder, ihre Geschlechtsteile zu beschreiben und unangemessene Berührungen zu erkennen. Eine Annäherung an ein entsprechendes Vokabular über Sexualität und sexuelle Begriffe hilft Kindern, anderen über sexuelle Übergriffe zu berichten sowie später die Aufarbeitung von traumatisch-sexuellen Erfahrungen im therapeutischen Prozess zu erleichtern. Im analogen Setting werden für die Psychoedukation oft Rollenspiele, Puppen oder Bilder benutzt (Kenny 2009). So ähnlich funktioniert dies auch im virtuellen Setting. Beispielsweise kann in Vil DU?! mittels Rollenspiele an Figuren unangemessen Handlungen (durch das Verwenden von unterschiedlichen Icons) durchgeführt werden (Endendijk et al. 2021).
- *Traumaerzählung:* Für die Verarbeitung von sexuellen Übergriffen und Missbräuchen ist die Traumaerzählung therapeutisch relevant. Das Kind wird durch den Therapeuten schrittweise dazu angeleitet, immer detaillierter Missbrauchserfahrungen und damit verbundene Gedanken und Verhaltensweisen zu beschreiben, ohne von negativen Gefühlen überwältigt zu werden. Die schrittweisen

Erzählungen und Expositionen können verbal, schriftlich und auch mit Figuren (z. B. Puppen) unterstützt werden (Poole & Bruck 2012). Die allmähliche Exposition kann beispielsweise durch das Vorlesen einer fiktiven Geschichte über sexuellen Kindesmissbrauch oder der eigenen Missbrauchserfahrung des Kindes (in späteren Sitzungen) erfolgen. Die Exposition mit Traumaerinnerungen kann auch spielerisch und digital im Spiel Vil DU?! angewandt werden. Zum Beispiel stehen auch Symbole für Geschlechtsteile zur Verfügung sowie Möglichkeiten, die Figur auszuziehen, um Erfahrungen möglichst realistisch darzustellen (Cavett & Drewes 2012). Sollte es zu Überwältigungsgefühlen seitens des Kindes kommen, kann jederzeit ein Time-Out-Button durch das Kind betätigt werden (Endendijk et al. 2021)

- *Selbstschutzfähigkeiten*: Die Vermittlung von Selbstschutzfähigkeiten ist essenziell, um die zukünftige Sicherheit von Kindern zu verbessern. Das proaktive Nein-Sagen, Aufzeigen von Grenzen sowie die Erkenntnis von gefährlichen Situationen können in Rollenspielen oder hypothetischen Übergriffssituationen erlernt werden (Deblinger et al. 2015). Besonders virtuelle Rollenspiele (im Gegensatz zu herkömmlichen Therapiesettings) wurden als realistischer empfunden (Jouriles et al. 2009) und wirksamer für das Trainieren von Selbstschutzfertigkeiten (Jouriles et al. 2011). In VIL Du?! können männliche und weibliche Avatare für virtuelle Rollenspiele ausgewählt werden, um den Umgang mit Emotionen und Angstreduktion zu erlernen.

2.7.3 Effektivität von Computer- und Onlinespielen

Entertainment Games. Ein systematische Überblicksarbeit von Pine et al. (2020) untersuchte die Effekte von traditionellen Videospielen auf psychische Symptome, unter anderem Angst, Stress, Depression oder negative Stimmung. In den 12 von insgesamt 13 analysierten Forschungsarbeiten wurde eine Verbesserung der ergebnisrelevanten Parameter, wie z. B. Verringerung von depressiven oder Angstsymptomen, berichtet. Sajeev et al. (2021) konnten mithilfe eines Reviews positive Effekte für jüngere Altersgruppen sammeln und systematisch nachweisen: Junge Patienten, denen ein medizinischer Eingriff bevorstand, konnten ihre Angst signifikant reduzieren, wenn sie – im Vergleich zu einer Kontrollgruppe – Videospiele nutzten.

Serious Games. Systematische Literaturübersichten zum generellen mentalen und physischen Wohlbefinden haben gezeigt, dass Serious Games Wissenszuwachs sowie affektive und motivationale Veränderungen bewirken können (Connolly et al. 2012). Wouters et al. (2013) konnten in ihrem systematischen Review (N = 39 eingeschlossene Studien) beweisen, dass Serious Games Lernen sowie das Behalten von Information stärker fördern als konventionelle und gängige Unterrichtsmethoden (z. B. Lesen, Vorlesungen, Übungen). Eine Metaanalyse (N = 54 inkludierte Studien) von DeSemt et al. (2014) untersuchte Serious Games zum Zweck eines gesunden Lebensstils und zum Vorbeugen von psychischen und physischen Erkrankungen. Es wurde ein kleiner positiver Effekt von angewandten Serious Games auf das mentale und körperliche Gesundheitsverhalten festgestellt.

Wir waren eine der ersten Autoren (Eichenberg & Schott 2017), die Serious Games speziell für psychotherapeutische Zwecke systematisch untersuchten: In unser Review wurden insgesamt 15 Studien eingeschlossen, die sich auf neun verschiedene Spiele bezogen. Es zeigte sich, dass die untersuchten Serious Games nicht nur die Adhärenz für die psychotherapeutische Behandlung erhöhten, sondern auch die jeweils psychischen Symptome reduzierten. Die meisten Serious Games weisen verhaltenstherapeutische Grundprinzipien auf und richten sich an Kinder und Jugendliche. Einschränkend muss hinzugefügt werden, dass das Review nicht nur randomisiert-kontrollierte Studien inkludierte, im Gegensatz zu Lau et al. (2017). Die neuseeländischen Forschenden berücksichtigen Studien mit ausschließlich randomisiert-kontrollierten Designs (N = 10 Studien). Ähnlich zu dem deutschen Review (Eichenberg & Schott 2017) zielten nur vier der insgesamt 10 inkludierten Serious Games auf Erwachsene ab. Lau et al. (2017) zeigten einen moderaten Effekt, was die Verbesserung von psychischen Symptomen betrifft. Einen mittelgroßen Effekt konnte auch die jüngste Überblicksarbeit (N = 19

Studien) von Halldorsson et al. (2021) nachweisen, die nur Serious Games (inklusive Virtual-Reality-Interventionen) in der Kinder- und Jugendpsychotherapie untersuchte.

Zusammenfassend lässt sich sagen, dass randomisiert-kontrollierte Studien zur Evaluation von psychotherapeutischen Computer- und Videospielen noch eine Minderheit bilden. Auch hier bedarf es weiterer aussagekräftiger Studien mit randomisiert-kontrollierten Designs, um Nachhaltigkeit von Effekten im Serious Games, gerade im Bereich Trauma, abschließend beurteilen zu können. Aktuell sind noch keine Überblicksarbeiten bekannt, die die Effektivität von ausschließlich PTBS-Serious-Games – abgesehen von den einzelnen, oben erwähnten Studiennachweisen – untersucht haben.

2.7.4 Inanspruchnahme, Herausforderungen und Empfehlungen

Serious Games für psychotherapeutische Zwecke. Zwei wesentliche Chancen von Computer- und Videospielen für die Psychotherapie benennen Fleming et al. (2016):

- Computer- und Videospiele haben das Potenzial, Personen zu erreichen, die sonst keine psychotherapeutische Behandlung in Anspruch nehmen würden. Sie können also Behandlungslücken verringern. Aufgrund von Kostenfaktoren, Fachkräftemangel und einstellungsbedingten Barrieren suchen Menschen mit psychischen Beeinträchtigungen oft keine psychologische Hilfe auf (Andrade et al. 2014). Computer- und Videospiele dagegen bieten anonyme und niederschwellige Unterstützung und können ein Türöffner für weitere psychotherapeutische Behandlungen sein.
- Im Gegensatz zu anderen internetbasierten Interventionen, die in der Regel auch hohe Abbruchraten haben, sind insbesondere Serious Games intrinsisch motivierend (Fleming et al. 2017). Beispielsweise haben nur ca. 4 % der Nutzer der psychologischen Online-Intervention MoodGym drei von fünf Programmmodule abgebrochen. Auf diese Weise bieten z. B. Serious Games die Möglichkeit, Adhärenz durch das spielspezifische Wettbewerbsverhalten, das audio-visuelle Erzähl- bzw. Fantasienarrativ so-

wie das unmittelbare Feedback zu stärken (adaptive Gameplay, → Kap. 2.7.1) (Fleming et al. 2016).

Auch wenn einige Computer- und Videospiele psychotherapeutisch eingesetzt werden und Serious Games speziell für psychotherapeutische Anwendungszwecke entwickelt wurden (→ Tab. 2-3), werden diese wenig eingesetzt bzw. sind bei psychosozial tätigen Fachkräften und Patienten nur wenig bekannt (Huss 2022). Aktuell gibt es nur wenige Studien und Untersuchungen, die die Akzeptanz gegenüber Serious Games in beiden Anwendergruppen untersucht haben. Als eine der ersten untersuchte unsere Forschungsgruppe (Eichenberg et al. 2016) die Nutzungsbereitschaft von Serious Games im deutschsprachigen Raum (Deutschland, Österreich und Schweiz) mit dem Ergebnis, dass nur 10 % der Patientinnen von insgesamt 260 befragten Patientinnen Serious Games kannten. Auch in der Gruppe der Psychotherapeutinnen waren nur 12 % von 234 befragten Psychotherapeuten mit dem Konzept von Serious Games und einem psychotherapeutischen Verwendungszweck vertraut. Selbiges Untersuchungsdesign wurde einige Jahre später im Rahmen einer internationalen Studie wiederholt. Zirka 26 % der Psychotherapeuten (N = 1497) und 18 % der Patienten (N = 1317, 71 % weiblich) kannten Serious Games bereits schon vorher, auch wenn weniger als 10 % der befragten therapeutisch tätigen Berufsgruppe über eine praktische Anwendung von Serious Games Bescheid wussten. Die Mehrheit der beiden Zielgruppen (ca. 80 %) gab jedoch an, Serious Games in der Psychotherapie einsetzen zu wollen, wenn sie die Möglichkeit dazu hätten. In selbiger Befragung wurden Therapeuten und Patienten nach Vorteilen und Hindernissen in Bezug auf eine klinische Serious-Games-Nutzung befragt.

Serious Games für Traumabehandlung. Am Beispiel von »Vil Du?!« wurden Barrieren und Chancen seitens der Therapeutinnen erhoben. Beispielsweise befürchten sie, dass ihre Patienten das Spiel als wenig nützlich und kindisch ansehen würden. Therapeuten merkten zudem an, dass viele ihre Patienten Hemmungen haben, verbal über sexuelle Erfahrungen zu sprechen. Für den Fall würde sich »Vil

Tab. 2-3 Genannte positive und negative Aspekte von Serious Games von sowohl Patienten als auch Therapeuten (Huss 2022)

	Positive Aspekte	Negative Aspekte
Patienten	▪ Ergänzung zur persönlichen psychiatrischen und psychotherapeutischen Behandlung ▪ Training, Lernen und Verbesserung bestimmter Fähigkeiten ▪ Motivation und Therapietreue	▪ Sucht und andere Risiken ▪ Ungeeignete Anwendung aus therapeutischen Gründen ▪ Isolation und fehlende persönliche Kontakte
Therapeuten	▪ Ergänzung zur persönlichen psychiatrischen und psychotherapeutischen Behandlung für Patienten ▪ Schulung, Lernen und Verbesserung bestimmter Fähigkeiten für Patienten ▪ Therapiemotivation	▪ Sucht und andere Risiken für Patienten ▪ Isolierungsgefahr für Patienten ▪ Falsche Handhabung durch Patienten oder keine ausreichende (geschulte) Anleitung durch Therapeuten

DU?!« gut eignen, um Hemmungen zu überwinden. Zusätzlich hilft das Spiel dabei, Spannungen und Stress abzubauen sowie auch das Bündnis zwischen Therapeut und Patient zu stärken. Aber dennoch sollte ein Serious Games bzw. »Vil Du?!« nicht zu früh in den Therapieprozess eingeführt werden; der Aufbau einer therapeutischen Beziehung hat Vorrang vor dem Einsatz technischer Elemente. Um die Selbstwirksamkeit im Umgang mit Serious Games bzw. »Vil Du?!« zu stärken und anfängliche Frustration zu vermeiden, sollte eine Übungssitzung in der Therapie eingeplant werden, in denen Symbole und Figuren ausprobiert werden können. Was die Häufigkeit des Einsatzes betrifft, setzten die meisten Therapeuten das Spiel nur einmal im Therapieprozess ein, obwohl sie der Meinung waren, dass es mehrfach oder für mehrere Komponenten der Kognitiven Verhaltenstherapie eingesetzt werden könnte. Abschließend gaben die Therapeuten an, dass ein Praxishandbuch unerlässlich ist, um die Übernahme dieses neuen Instruments in die klinische Praxis zu fördern und entsprechenden Umgang damit zu schulen (Endendijk et al. 2021).

Tipp für die Praxis

Serious Games sind geeignet, um vor allem Kindern und Jugendlichen mit traumatischen Erfahrungen spielerisch Wissen zum Thema und Bewältigungsstrategien zu vermitteln. Aber gerade bei dieser Zielgruppe sollten Serious Games nur in Begleitung von erfahrenen Traumatherapeuten eingesetzt werden. Beispielweise eignen sich Serious Games gut, um erlernte Inhalte in der Therapie selbständig zu Hause zu vertiefen und gleichzeitig die Therapiemotivation bei Kindern und Jugendlichen zu erhöhen. In diesem Sinne sind Serious Games als ein Tool zu verstehen, das die Therapeuten in ihrer Arbeit psychoedukativ unterstützt und Kinder und Jugendliche in ihrem Autonomieerleben stärkt.
Beim Einsatz von therapeutischen Serious Games ist zudem wichtig, dass insbesondere Kinder und Jugendliche, aber natürlich auch ältere Anwender, gemeinsam mit ihrem Therapeuten an einer ausreichenden Stabilisierung und therapeutischen Beziehung arbeiten, bevor sie sich mit dem Trauma analog und/oder durch digitale Tools unterstützt auseinandersetzen. Ähnlich wie bei der Inanspruchnahme von Virtual Reality (→ Kap. 2.8) besitzen auch Serious Games aufgrund des immersiven Eintauchens in eine virtuelle Welt die Gefahr, Retraumatisierungen zu begünstigen.

Tipp für die Praxis

Selbsterholer können sicherlich von der Wissensvermittlung via Serious Games profitieren. Bei Personen einer Risikogruppe sollte jedoch abgewägt werden, ob und in welcher Phase der Traumaverarbeitung eine Nutzung von Serious Games überhaupt indiziert ist.

Es gibt einige meist englischsprachige Anwendungsbeispiele für Kinder und Jugendliche; des Weiteren existieren Serious Games zur Resilienzförderung bei Militärangehören und ihren Familien und für Veteranen. Für die Traumasituation Sexuelle Belästigung/Gewalt im Erwachsenenalter sind weitere Serious-Games-Entwicklungen sowie Forschungen wünschenswert.

2.8 Virtual-Reality-Anwendungen

Laut Lewis et al. (2020) besitzen konventionelle psychologische Therapien für die Behandlung der PTBS eine mittlere (gepoolte) Abbruchrate von 16 %. Auch Steenkamp et al. (2015) belegen, dass nur 33 bis 56 % der Personen mit einer diagnostizierten PTBS nach einer traumafokussierten und evidenzbasierten Behandlung (im analogen Setting) keine Kriterien mehr für eine PTBS-Diagnose erfüllen. Diese Studiennachweise bedeuten natürlich nicht, dass die derzeitigen psychologischen Therapiemethoden nicht wirksam sind, geschweige denn Patienten nicht helfen würden. Vielmehr verdeutlichen sie den Umstand, dass derzeitige traumafokussierte Therapien nicht allen Patienten helfen oder für diese nicht ausreichend sind, um sich an das traumatische Ereignis und die damit verbundenen Auswirkungen zu erinnern (Eshuis et al. 2021). Denn Studien haben gezeigt, dass ein geringes emotionales Engagement oder Vermeidungsverhalten während einer aktuellen Therapiesitzung zu schlechteren Behandlungsergebnissen führten (Badour et al. 2012). Es besteht ein Bedarf an Innovationen, um den Expositionsprozess zu verbessern und die Wirksamkeit von bestehenden Traumabehandlungen zu unterstützen (Eshuis et al. 2021).

Die Anwendung von moderner Technologie, z. B. in der Augmented-Reality-Therapie oder Virtual-Reality-Expositionstherapie (VRET, auch kurz Virtual-Reality-Therapie), stellen die neusten Entwicklungen dar, um Behandlungen der PTBS und von weiteren Traumafolgestörungen digital zu verbessern (Riva et al. 2016). Bei der Augmented-Reality-Therapie wird eine den Nutzer umgebende physische Welt erzeugt, die digitale Reize, auch Angstreize enthält. Auf diese Weise kann die Patientin mit dem Angstreiz interagieren, während sie sich in der realen Welt befindet. Virtual-Reality-Therapie ermöglicht den Patientinnen ein noch stärkeres Eintauchen in die virtuelle Umgebung, entweder durch einen umgebenden Projektionsbildschirm oder ein kopfgestütztes und visuelles Anzeigesystem. Die Darstellung von angstinduzierenden Stimuli kann mithilfe von Audio, Video und greifbaren Objekten oder Sinneseindrücken (wie z. B. auch Gerüche) erfolgen (Eshuis et al. 2021).

Um diese virtuellen Umgebungen als real zu erleben und psychotherapeutisch nutzbar zu machen, müssen zwei Bedingungen, nämlich »Immersion« und »Präsenz«, erfüllt sein:

> »Immersion beschreibt die objektiven Merkmale der Medienumgebung wie z. B. die visuelle, auditive und taktile Darstellung der virtuellen Umgebung in Dreidimensionalität sowie die synchrone Interaktivität mit dem computergenerierten Modell mithilfe Gestik, Mimik, Sprache oder Körperposition. Spezifische Outputsysteme (z. B. Datenbrille) ermöglichen die Wahrnehmung der virtuellen Umgebung, spezifische Inputsysteme (z. B. Datenhandschuh, Spracherkennungssysteme, Positionsbestimmungssysteme, Systeme zur Blickrichtungserkennung) die Kommunikation mit ihr.« (Eichenberg 2021, S. 515)

Laut Eshuis et al. (2021) zielt die Virtual-Reality-Therapie darauf ab, besonders das Gefühl der Präsenz während der Expositionstherapie zu verstärken und somit die Behandlung zu erleichtern.

> »Das Präsenzerleben hingegen beschreibt das damit einhergehende subjektive Gefühl, dass man sich selbst in der virtuellen Umgebung befindet und diese Umgebung real ist. Merkmale sind ein Gefühl, sich selbst ›dort‹ zu befinden, das Ausblenden von Reizen aus der realen Welt und unwillkürliche Körperbewegungen, die objektiv keinen Sinn ergeben. Ein Beispiel wäre das ›in die Knie gehen‹, um sich bei der Überquerung einer virtuellen Brücke über einem virtuellen Abgrund am realen Fußboden abzusichern.« (Eichenberg 2021, S. 515)

2.8.1 Einsatz in der Psychotherapie

Untersuchungen. Mittlerweile wird die Virtual Reality (VR) auch in der psychotherapeutischen Behandlungspraxis für eine Reihe von Störungen eingesetzt, überwiegend in Kombination mit kognitiv-verhaltenstherapeutischer Therapie, aber inzwischen liegen auch psychoanalytische Betrachtungen vor (Wiederhold et al. 2010). Die

Anwendbarkeit der VR für psychotherapeutische Zwecke belegte auch eine internationale Befragungsstudie von Therapeutinnen (N = 1497) (Huss 2022), auch wenn die Nutzungszahlen im Vergleich zur Online-Therapie und Online-Beratung noch relativ gering sind: Während immerhin 16 % (N = 616) bereits schon professionelle Online-Beratung/-Therapie angeboten haben, nutzten nur 1 % (N = 50) VR-Systeme für ihre Patienten. Die Gründe für eine bisher noch geringe Nutzung liegen sicherlich weniger in einem geringen Angebot von verfügbaren VR-Systemen für die psychotherapeutische Anwendung, sondern eher in der geringen Kenntnisnahme über entsprechende Angebote auf professioneller Seite. Dies impliziert, den Bekanntheitsgrad durch Aus- und Weiterbildung zu steigern, indem über einerseits Optionen von VR-Anwendungen in der klinischen Praxis informiert wird, aber auch gleichzeitig bestehende Nutzungsbarrieren reduziert werden (Eichenberg & Malischnig 2022).

Spezifische Phobien zählen zu den Hauptanwendungsfeldern der VR-unterstützten Psychotherapie, da die angstauslösenden Objekte und Situationen, wie z. B. Spinne, Flugzeug, hohes Gebäude, besonders gut virtuell simuliert werden können. Dies illustriert ein Fallbeispiel zur Spinnenphobie.

Fallbeispiel: VR-Anwendung bei Spinnenphobie

Mrs. M. (37 Jahre) litt seit 20 Jahren unter einer Spinnenphobie, die ihr alltägliches Leben stark beeinträchtigte. Bevor sie morgens mit dem Auto zur Arbeit fuhr, suchte sie es nach Spinnen ab, versprühte Pestizide und ließ bei geschlossenen Fenstern eine brennende Zigarette im Aschenbecher des Autos, weil sie hörte, dass Spinnen keinen Qualm mögen. Bevor sie zu Bett ging, stopfte sie den Türschlitz ihres Schlafzimmers mit Handtüchern aus; das Fenster des Schlafzimmers hatte sie an den Kanten mit Klebeband abgedichtet, um sicher zu gehen, dass keine Spinnen ins Zimmer gelangen. Aus demselben Grund verpackte sie nach dem Wäschewaschen jedes einzelne Kleidungsstück in Plastiktüten.

Die Patientin erhielt 12 VR-Sitzungen à 60 Minuten innerhalb von 3 Monaten.

Vor der ersten Sitzung wurde sie in mehreren Stunden mit Fotos von Spinnen und anschließend mit Plastikmodellen konfrontiert. Die Patientin war trotz dieser vorbereitenden Expositionen immer noch extrem phobisch. Der Therapeut sah den Vorteil der VR-Exposition in der Möglichkeit, den angstmachenden Stimulus stärker zu kontrollieren: Virtuelle Spinnen gehorchen Kommandos und können ohne Gefahr angefasst werden und in bestimmte Positionen gebracht werden.

Während der ersten VR-Sitzungen erlebte Mrs. M. zwei virtuelle Spinnen – eine große braune und eine kleinere schwarze – in einer simulierten Küche. Nach einem Monat (in der 5. Sitzung) wurde die visuelle Simulation einer der Spinnen an eine mit Fell beklebte Spielzeugspinne gekoppelt. Diese Spielzeugspinne trug einen Sensor, sodass eine Bewegung des Spielzeugs auch eine Bewegung der virtuellen Spinne bewirkte (»tactile augmentation«). Die Zunahme von einem taktilen Reiz sollte zu einem maximalen Grad von Präsenz und damit zu einem maximalen Transfer auf die »wirkliche Welt« beitragen.

(Fallbeispiel aus Carlin et al. 1997; Übersetzung aus Eichenberg 2014a, o. S.)

Tabelle 2-4 illustriert weitere wichtige Entwicklungen und Verwendungen der VR zur Behandlung psychischer Störungen.

Die meisten Reviews und Metaanalysen sowie Anwendungsbeispiele (→ Tab. 2-4) befassen sich mit Angststörungen, dennoch gibt es auch Studienansätze zur Integration der VR in die psychotherapeutische Behandlung von depressiven Störungen und Suchterkrankungen. Gerade in der Behandlung von Suchterkrankungen gibt es neue Erkenntnisse um das Verlangen nach Alkohol (Craving) – ein zentraler Mechanismus bei der Entstehung und Aufrechterhaltung von Alkoholkonsumstörungen. Das Craving (Suchtdruck) ist eine Verhaltensweise, die durch Cues ausgelöst wird und auch ursächlich für Rückfälle angesehen wird. Die aktuell verfügbaren Strategien, die Personen mit Alkoholabhängigkeit einsetzen sollen, um mit physiologischen Reaktionen und dysfunktionalen Kognitionen umzugehen, sind nur bedingt wirksam. Selbiges lässt sich auch für die Cue-Expo-

Tab. 2-4 Virtual-Reality-Angebote nach Einsatzbereich, Zielgruppe und Störungsbild unterteilt

Studie	Einsatzbereich und Zielgruppe	Kurzbeschreibung der Interventionen
Emmelkamp et al. (2002)	Akrophobie (Höhenangst)	Die Exposition fand in einem virtuellen Einkaufszentrum, auf einer Feuerleiter und auf einem Dachgarten statt.
Czerniak et al. (2016)	Aviophobie (Flugangst)	Die virtuelle Szenerie umfasste das Innere eines Flugzeugs mit Blick aus dem Fenster, begleitet von Plattformbewegungen bei z. B. Start/Landung und Luftturbulenzen sowie weitere integrierte auditive Reize.
Lindner et al. (2020)	Arachnophobie (Angst vor Spinnen)	Es gab acht aufeinanderfolgende Hauptlevels mit zunehmend realistischen und beängstigenden Spinnen (»Blickfokussierungsaufgabe«, »Annäherungsaufgabe«) mit Integration von Gamifikationselementen.
Premkumar et al. (2021)	Soziale Phobie	Der Patient musste einen 20-minütigen Vortrag in einem virtuellen Klassenzimmer zum Thema »Die Erfahrung, ein Universitätsstudent zu sein« halten.
Langlet et al. (2021)	Essstörungen	Es fand ein Essenstraining statt mit unterschiedlichen Aufforderungen (z. B. eine gesunde Portion Essen auf den Teller zu legen).
Park et al. (2016)	Sucht (nichtstoffgebunden)	Nach einer Entspannungszeit fand eine personalisierte Exposition mit Craving (Suchtdruck) und aversiven Cues mit positiver Verstärkung statt.
Shen et al. (2022)	Sucht (stoffgebunden)	Der Drogenkonsum wurde mittels Avatare dargestellt. Die altersabhängigen Zukunftsavatare waren so gestaltet, dass sie 15 Jahre älter aussahen, wobei das Zukunftsselbst sichtbare Anzeichen für anhaltenden Drogenkonsum aufwies und das genesene Zukunftsselbst gesund wirkte.
Freeman et al. (2022)	Psychosen	Es wurde die Automatisierte kognitive VR-Therapie (»gameChange«) eingesetzt, die sich mit der agoraphobischen Vermeidung von Alltagssituationen und dem damit empfundenen Leidensdruck sowie Paranoia befasst. Die Patienten können ihre Ängste in sechs verschiedenen Szenarien einschätzen (z. B. beim Besuch eines Cafés, einer Arztpraxis).

sitionstherapie (CET) behaupten, die die verknüpfte Reiz-Reaktions-Assoziation eines Suchtverhaltens unterbinden soll. Zudem bieten die konventionellen Expositionstherapiemethoden, z. B. die Arbeit mit Fotos, Geruchsstoffen und taktilen Reizen (wie z. B. Biergläser) nur geringe ökologische Validität (Eichenberg & Malischnig 2022). An dieser Stelle setzen auch VR-Angebote durch die Nutzung von multisensorischen Hinweisen oder Interaktion mit Objekten bzw. Agenten in der virtuellen Umgebung an. Mazza et al. (2021) kommen sogar in ihrem Review zu dem Schluss, dass VR-Cue-Expositionstherapien für Alkohol- und auch Tabakabhängigkeit traditionelle Behandlungsmethoden übertreffen können. Auch Hernández-Serrano et al. (2020) berichteten über bessere Ergebnisse bei Personen, deren Therapie durch die VR komplementiert wurde, verglichen mit einer Gruppe, die eine übliche Behandlung erfuhr. Auch wenn es noch weitere Reviews zur Behandlung von anderen Abhängigkeiten und Suchtmitteln (Cannabis, Methamphetaminen etc.) gibt, ist die Qualität der Studien als eingeschränkt zu bewerten (Eichenberg & Malischnig 2022). Aber nicht nur stoffgebundene Abhängigkeiten können mit Unterstützung der VR behandelt werden, sondern auch die Spielsucht (Bouchard et al. 2017). Die VR-Studie von Park et al. (2016) zeigte eine Reduktion der Abhängigkeit bei der Internet Gaming Disorder nach acht 2-wöchentlichen Sitzungen im Vergleich zur Standard-KVT bei 24 randomisierten Probanden.

Weiterentwicklungen. Während die oben genannten Studien noch überwiegend mittels teurem und aufwendigem VR-Equipment arbeiten (Lindner et al. 2020), gibt es heutzutage bereits selbstgesteuerte Apps für die VR-Nutzung (Eichenberg 2021). Zum Beispiel haben Donker et al. (2019) die App »ZeroPhobia« (für Akrophobie) entwickelt; sie umfasst unterschiedlich lang andauernde Module (5–40 Minuten), bestehend aus psychoedukativen Inhalten (basierend auf KVT-Prinzipien), 360-Grad-Videos und einer immersiven VR-Welt. Eine randomisierte-kontrollierte Studie von Erwachsenen (18–63 Jahre) konnte eine signifikante Verringerung von Akrophobiesymptomen im Vergleich zu einer Kontrollgruppe nachweisen. Ein weiterer Entwicklungstrend der VR-Therapie stellt auch die

Integration von Gamifikationselementen bzw. Verbindung mit Serious Games dar (Lindner et al. 2020). Serious Games in VR-Umgebungen sind die neu angestrebte Verschmelzung, da sie die immersive Qualität von VR-Systemen und die hohe Nutzerinteraktivität von Serious Games kombinieren (Checa & Bustillo 2020). Ein weiteres, zukünftiges Forschungsfeld ist die »Social VR«, das sich damit beschäftigt, ob Personen in einer VR-Expositionstherapie davon profitieren könnten, einen virtuellen Therapeuten in Form eines Avatars zu beobachten, der nichtphobische Reaktionen modelliert (Eichenberg 2021).

2.8.2 Einsatz in der Behandlung der PTBS

Die Verwendung von Behandlungsansätzen mit VR-Exposition ist nicht neu und bewies sich schon als hilfreich, um konventionelle Therapieansätze für die Behandlung von potenziell traumatisierten Kriegsveteranen oder Überlebenden eines Terroranschlags zu ergänzen (Eichenberg & Wolters 2012). Aufgrund der zahlreichen Terroranschläge auf Busse in Israel, haben Josman et al. in 2006 als eine der Ersten eine spezielle VR-Umgebung (»BusWorld«) zur Behandlung der PTBS erstellt. Die VR-Umgebung von BusWorld wurde mithilfe von israelischen PTBS-Patienten und Therapeuten entwickelt sowie mit vorhanden Fotos von tatsächlichen Terroranschlägen auf Busse in Israel (Rothbaum et al. 2001). Die virtuelle Welt von BusWorld besteht aus einem Straßenabschnitt mit einer Bushaltestelle auf der gegenüberliegenden Seite. BusWorld besitzt verschiedene Ebenen und somit abgestufte Expositionsübungen, die die Therapeutin über eine Tastatur steuert. Bei der ersten Stufe erscheint kein Bus an der Bushaltestelle. Auf der zweiten Stufe fährt ein Bus vor und hält dann an der besagten Bushaltestelle. Im dritten Level fährt der Bus vor und explodiert plötzlich, ohne begleitende Soundeffekte oder Feuer. Weitere Level fügen der Explosion Ton- und Bildeffekte hinzu, wie z.B. ein loderndes Feuer, Schreie und Weinen, Polizeisirenen und blinkende Lichter von Einsatzfahrzeugen (Josman et al. 2006). Die Wirksamkeit von BusWorld wurde in einer Studie mit 30 asymptomatischen Teilnehmenden nachgewiesen, die bei zunehmend belastenden

Szenarien signifikant höhere mittlere subjektive Unbehaglichkeitswerte aufwiesen (Rothbaum et al. 2001). Darüber hinaus wurde in mehreren Studien der Einsatz einer virtuellen Umgebung zur Behandlung von Veteranen untersucht, die von der »Operation Iraqi

Tab. 2-5 Virtual-Reality-Anwendung für die Behandlung von Militärangehörigen, Veteranen und Überlebenden eines Terroranschlages

Studie	Einsatzbereich und Zielgruppe	Kurzbeschreibung
Difede & Hoffman (2002), Difede et al. (2006)	Überlebende des Terroranschlags auf das World Trade Center in New York	Virtuell wurde simuliert: der Absturz von Flugzeugen in das World Trade Center, der Sprung von Menschen aus den Gebäuden in den Tod und der Einsturz der Türme.
Josman et al. (2008)	Überlebende eines terroristischen Bombenanschlags in Israel	Die Person ist virtuell auf einem Bürgersteig in Israel, auf der anderen Straßenseite ist eine Bushaltestelle; der Bus explodiert inklusive auditiven und visuellen Stimuli, wie z. B. Feuer, Geschrei, Sirenen.
Rothbaum et al. (2001)	Kriegsveteranen aus Vietnam	Zwei virtuelle Umgebungen: ein Huey-Hubschrauber, der über ein virtuelles Vietnam fliegt, und eine vom Dschungel umgebene Lichtung.
Gerardi et al. (2008)	Kriegsveteranen aus Irak	Zu den Szenarien gehören eine Stadt im Nahen Osten und ein Humvee auf einer Wüstenautobahn inklusive auditiv-visueller Reize, wie z. B. Schüsse, Geschrei, sowie olfaktorische Reize, wie z. B. Geruch von verbranntem Gummi.
Bisson et al. (2020)	Kriegsveteranen	Es wurde eine Therapieform (multimodular motion-assisted memory desensitization and reconsolidation) angewandt, die eine Kombination aus VR, Bewegung und EMDR ist. Die Patienten laufen auf einem Laufband auf Bilder zu, die mit ihrem Trauma zusammenhängen und die auf großen Bildschirmen angezeigt werden. Bei den in den Studien dargestellten virtuellen Umgebungen handelte es sich hauptsächlich um Kampfszenen.

Freedom« zurückkehrten und an einer PTBS litten. Die virtuelle Irak/Afghanistan-Umgebung wurde dem Microsoft® X-box-Spiel »Full Spectrum Warrior« nachempfunden. Zu den Szenarien gehören eine Stadt im Nahen Osten und ein Humvee (militärisches Fahrzeug) auf einer Wüstenautobahn. Auditive, visuelle, olfaktorische und vibrotaktile Reize wie Schüsse, Wetterbedingungen, der Geruch von verbranntem Gummi und das Gefühl eines fahrenden Autos können eingestellt werden. Einige Beispiele für den virtuellen Irak/Afghanistan sind unten im Fallbeispiel »Virtual-Reality-Exposure-Therapie (VRET) mit einem Kriegsveteranen« erklärt (Gerardi et al. 2008). Die erste klinische Studie zur Wirksamkeit der Exposition mit dem Virtual Irak ergab eine klinisch und statistisch signifikante Symptomreduktion bei 20 Teilnehmenden (Rizzo et al. 2009). Weitere Studien zur Wirksamkeit der VR-Expositionstherapie mittels Virtual Irak und mit üblicher Kognitiver Verhaltenstherapie bei einer Stichprobe von 19 Irak-Veteranen mit diagnostizierter PTBS weisen vielversprechende Ergebnisse auf (siehe auch McLay et al. 2011).

In der Tabelle 2-5 sind einige VR-Szenarien geschildert, die alle das Ziel verfolgen, bei Kriegsveteranen und Opfern von Terroranschlägen die PTBS-Symptomatik zu reduzieren.

Im Folgenden wird exemplarisch an einer Fallstudie die Behandlung eines Kriegsveteranen mit einer PTBS durch eine Virtual-Reality-Exposure-Therapie (VRET) (»virtueller Irak«) vorgestellt (Gerardi et al. 2008):

Fallbeispiel: Virtual-Reality-Exposure-Therapie (VRET) mit einem Kriegsveteranen

Patient

Bei dem Veteranen, Herrn M., handelt es sich um einen 29-jährigen Mann mit aktueller PTBS-Diagnose, der ungefähr 10 Jahre im aktiven Dienst im Militär war. Er gab an, dass er kürzlich einen 1-jährigen Einsatz im Irak hatte und sich nun ungefähr ein halbes Jahr nach seiner Rückkehr in psychotherapeutische Behandlung begab. Er arbeitet nun wieder in Vollzeit und hatte zuvor noch keine Berührungspunkte mit Psychotherapie. Der Veteran fühlt sich zu Hause und bei seiner Arbeit durch die anhaltenden traumatischen Erinnerungen beeinträchtigt. Weiterhin berichtet er von Schwierigkeiten beim Autofahren, Konzentrationsproblemen, Reizbarkeit, Schlafprobleme, Schreckreaktionen sowie Anspannung. Es liegt kein klinisch relevanter Alkoholabusus vor, auch wenn er an Wochenenden Alkohol konsumieren würde.

VR-Technik und Umgebung

Herr M. trug ein Head-Mounted Display (HMD) mit separaten Bildschirmen für jedes Auge, integriertes Head-Tracking und Stereo-Kopfhörer, um die Virtual Iraq Software zu sehen, mitentwickelt von anderen Veteranen (Rizzo et al. 2007). Ein zusätzlicher Hand-Controller bot dem Veteranen die Möglichkeit, im eigenen Tempo vorwärts oder rückwärts zu gehen. Zu den Szenarien gehören eine Stadt im Nahen Osten und ein Humvee auf einer Wüstenautobahn. Integriert waren folgende Reize: auditive (z. B. Waffenschüsse, menschliche Stimmen, Radio, Fahrzeug- oder Hubschraubergeräusche), visuelle (z. B. verwundete Zivilisten, Fahrzeugwracks), olfaktorische (z. B. brennender Gummi, Gewürze und Waffenfeuer), abgespielt durch eine Duftpalette in einer luftdichten, mit Druckluft gefüllten Kammer, und taktile Reize (z. B. Vibrationen).

Therapie

In diesem Fallbeispiel fanden die jeweils wöchentlichen 90-minütigen Einzelsitzungen in einem Zeitraum von über 4 Wochen statt. Die erste Sitzung diente dazu, Behandlungsgrundlagen und psychoedukative Inhalte (z. B. Traumata und damit verbundene Reaktionen sowie Entspannungsmethoden) zu vermitteln sowie möglichst viele Informationen über das individuelle Trauma zu sammeln und zu erarbeiten. Dabei wurde ein Traumaindex mit unterschiedlich gewichteten Traumerinnerungen entwickelt, und die Traumaerinnerung mit der stärksten Belastung wurde vom Patienten für die weitere Durchsprache bzw. Behandlung ausgewählt. Dazu gehörte die Erfragung von bestimmten Details, z. B. welches Wetter, Ort, Tageszeit, Ereignisse, Geräusche oder auch Gerüche Teil der traumatischen Erinnerung war. Bei der von

Herrn M. ausgewählten Erinnerung handelte es sich um einen Angriff auf seinen Konvoi, bei dem zwei Soldaten schwere körperliche Verletzungen davontrugen. Diese Ausarbeitung diente dazu, den Therapeuten über geeignete Stichwörter zu informieren, die während der VRET-Sitzungen eingeführt werden sollten.

BusWorld und Virtual Irak stehen für die klassischen Anfänge der VR-unterstützten Traumatherapie im Einsatzbereich von Militär und Krieg. Jüngste Studien haben sich auch auf die Gewalt gegen Frauen sowie das Einfühlungsvermögen von Männern durch die Verkörperung von virtuellen, weiblichen Avataren konzentriert. So haben Ergebnisse gezeigt, wie z. B. die Fähigkeit der Männer, die Emotionen von Frauen zu erkennen, verbessert werden kann (Ventura et al. 2020; Seinfield et al. 2018). Mit Virtual Reality können nicht nur traumainduzierende Stimuli realistisch dargestellt werden, sondern sie ermöglicht es Benutzern auch, die Perspektive anderer Menschen einzunehmen. Ventura et al. (2020) untersuchten die Auswirkung einer VR-Erfahrung (360°-Video) auf Empathie, gewalttätige Einstellung, Perspektivübernahme gegenüber einem weiblichen Opfer von sexueller Belästigung in einer männlichen Stichprobe. In der 360°-Videobedingung sahen die Teilnehmer das Video, um aus der Ich-Perspektive zu erfahren, wie es ist, ein weibliches Opfer von sexueller Belästigung zu sein. Die Kontrollbedingung bestand aus der gleichen Geschichte, nur im Textformat, und Teilnehmende mussten sich den Inhalt der Geschichte so vorstellen, als ob sie ihnen selbst widerfahren wäre (Dauer der Aufgabe: ca. 10 Minuten). Die Ergebnisse zeigten die Überlegenheit der 360°-Videoerfahrung gegenüber der Kontrollgruppe (Erzählung im Textformat) in Bezug auf die Steigerung der Empathie und der Perspektivenübernahme gegenüber einem weiblichen Opfer von sexueller Belästigung. Tabelle 2-6 bietet einen exemplarischen Überblick von VR-Anwendungen für den Umgang mit sexueller Belästigung und körperlicher Gewalt.

Tab. 2-6 Virtual-Reality-Anwendungen für die Prävention von sexueller/körperlicher Gewalt

Studie	Einsatzbereich und Zielgruppe	Kurzbeschreibung
Neyret et al. (2020)	Sexuelle Belästigung/Gewalt	Virtual-Reality-Szenario: Eine Gruppe von Männern in einer Bar belästigen eine Frau sexuell (abwertende Kommentare). Der Studienteilnehmer nimmt unterschiedliche Rollen ein, z. B. die Rolle der Frau, die eines der belästigenden Männer.
Sargent et al. (2020)	Umgang mit körperlicher/verbaler/sexueller Gewalt	Die Szene spielt in einem Auto, in dem der Teilnehmer auf dem Beifahrersitz eines geparkten Autos sitzt, während ein Avatar auf dem Fahrersitz zu sehen ist. Der Teilnehmer wird in ein Gespräch verwickelt, das antisoziale und riskante Aussagen sowie aggressives Verhalten enthält. Diese VR-Anwendung soll präventiv im Umgang mit (verbaler/körperliche) Gewalt schulen.

Über den Anwendungsbereich von sexueller oder körperlicher Gewalt hinaus sind auch weitere Einsatzbereiche für die Prävention von potenziell traumatischen Erlebnissen denkbar. Jouriles et al. (2009) untersuchten beispielsweise, ob die Aufmerksamkeit bezüglich bedrohlicher, sexueller Signale in Form von Rollenspielen verbessert werden kann oder Kompetenzen zur Gegenabwehr vermittelt werden können. Das Ergebnis war, dass die VR-Gruppe gezielter und schneller auf die Signale reagierte als die Kontrollgruppe. Wie bei allen VR-Forschungs- und Anwendungsfragen ist natürlich zu klären, inwiefern dies auf reale Situationen übertragen werden kann. Die derzeitige Dringlichkeit der Bemühungen, die psychologische Folgen des Krieges bei Soldaten und Veteranen zu behandeln, hat auch dazu geführt, dass sich das Militär zunehmend auf einen proaktiven Ansatz konzentriert, um die Soldaten besser auf die emotionalen Herausforderungen vorzubereiten, mit denen sie während eines Kampfeinsatzes konfrontiert werden können, um das Potenzial für spätere negative psychische Reaktionen, z. B. Traumafolgestörungen, zu verringern (siehe ausführlich Rizzo & Shilling 2017).

Klassischerweise werden VR-Anwendungen in kognitiv-behaviorale Behandlungen integriert. Die VR kann aber auch in andere therapeutische Ansätze integriert werden, wie z.B. psychodynamische Therapien (Eichenberg 2021).

Tipp für die Praxis

Digitale Medien im Allgemeinen und VR im Speziellen können als therapeutisches Adjuvant genutzt werden, vorausgesetzt, die Therapeut-Patient-Beziehung sowie potenzielle Kontraindikationen, z.B. niedriges Strukturniveau, werden vor einem VR-Einsatz berücksichtigt (Eichenberg et al. 2021). Wiederhold et al. (2010) sehen die VR als »holding function«, mithilfe derer progressive Entfaltung und Entwicklung (z.B. neue Skills) möglich ist. Die VR-Umgebung besitzt zudem die Möglichkeit, als transformierendes Objekt wahrgenommen zu werden, dass ganz eigene intrapsychische Veränderungen ermöglicht. Weiterhin ist die doppelte Übertragungsbeziehung, die sich zu Therapeut und VR einstellt, zu beachten (Eichenberg 2021).

2.8.3 Effektivität von Virtual-Reality-Anwendungen

Insgesamt hat sich die sogenannte Virtual-Reality-Expositions-Therapie (VRET) als wirksam für eine Reihe von spezifischen Phobien erwiesen (Parsons & Rizzo 2008; Morina et al. 2015) und blickt auf eine jahrzehntelange Forschung zurück, angefangen mit Einzelfallberichten (z.B. Rothbaum 1995). Powers und Emmelkamp analysierten bereits 2008 13 kontrollierte Studien (mehrheitlich auf spezifische Phobien ausgerichtet) mit dem Ergebnis, dass die VR-Expositionstherapie effektiv ist. In Bezugnahme auf eine der ersten Übersichtsarbeit von Parson und Rizzo (2008) mit insgesamt 21 eingeschlossenen Studien (inklusive Prä-Post-Messungen und weniger strengen Einschlusskriterien) besaßen die Behandlung von Flugangst und Panikstörung mit Agoraphobie unter Verwendung der VR-Technologie die größten Effektstärken hinsichtlich einer Symptomreduktion, gefolgt von der Behandlung der sozialen Phobie, der Akrophobie und der Arachnophobie (Eichenberg & Wolters 2012). Powers und Emmelkamp (2008) untersuchten gezielt die VR-Behandlungen bei Angststörungen in 13 eingeschlossenen Studien mit dem Ergebnis, dass die VR-Therapie genauso wirksam wie In-vivo-Therapie war. Eine aktuelle Metaanalyse von Carl et al. (2019) mit ca. 30 eingeschlossenen Studien zur Behandlung von spezifischen Phobien, sozialen Phobien, PTBS sowie Panikstörung zeigte eine große Effektgröße für VR-Bedingungen verglichen mit der Warteliste. Mittlere bis große Effektstärken wurden für die VR-Behandlung im Vergleich zu psychologischen Placebo-Bedingungen festgehalten, wohingegen der Vergleich von In-vivo- mit VR-Bedingungen keine signifikanten unterschiedlichen Effektstärken ergab.

Die VRET zur Behandlung der PTBS wies die kleinste Effektstärke auf im Vergleich zu den Effektstärken der vorherig genannten und untersuchten Störungen bzw. Phobien in der Überblicksarbeit von Carl und Kolleginnen (2019). Dass die Wirksamkeit von VRET bei der PTBS im Gegensatz zu spezifischen Phobien noch nicht hinreichend geklärt bzw. ausreichend fundiert ist, zeigen auch andere Übersichtsarbeiten (Kothgassner et al. 2019). Auch wenn Studien zur VRET bei Veteranen mit chronischer und behandlungsresistenter PTBS vielversprechende, effektive Behandlungsergebnisse für die VR-basierte Therapie nahelegten (Rothbaum et al. 2001; Gonçalves et al. 2012), wurde die VRET als Standardbehandlung für die PTBS in den The International Society for Traumatic Stress Studies (2018) noch nicht vollständig aufgenommen, sondern lediglich als abzeichnende Evidenz vermerkt. Dies liegt vor allem daran, dass die Mehrheit der in den Metaanalysen eingeschlossenen Studien die Angststörungen im Allgemeinen betrachten und oft nur eine kleine Anzahl von PTBS-Studien einbezogen haben (Carl et al. 2019; Parsons & Rizzo 2008; Powers & Emmelkamp 2008). Auch wenn die kürzlich durchgeführten Überblicksarbeiten (kleine bis mittlere) Effekte zur Verringerung der PTBS-Symptomatik feststellten (Carl et al. 2019; Fodor et al. 2018), waren auch diese Studien mit nur kleinen Stichprobengrößen versehen und meist ohne aktive Kontrollgruppe. Kothgassner et al. (2019) erforschten in einem Review die Wirksamkeit der VR-Behandlung bei PTBS-Betroffenen im Vergleich zu aktiven und Wartelistenkontrollgruppen. Auf Basis der neun eingeschlossenen kontrollierten Studien zeigte die VR-Behandlung bezüglich der Verbesserung der PTBS-

Symptome (sowie auch depressiver Symptome) ein signifikant besseres Ergebnis als die Wartelisten-Kontrollbedingung. Zwischen der Virtual-Reality- und aktiven Kontrollbedingung gab es nach Behandlungsende keine signifikanten Unterschiede in der Reduktion von PTBS-Symptomen (und Depressionssymptomen). Eshuis et al. (2021) untersuchten die VRET bei der PTBS im Vergleich zu speziell anderen Kontrollgruppen, unter anderem auch aktive PTBS-Therapien. Die insgesamt 11 inkludierten Studien, darunter 10 randomisiert-kontrolliert, zeigten, dass die Wirksamkeit der VRET signifikant höher war als die der Wartelistekontrollgruppe und der anderen aktiven PTBS-basierten Psychotherapien. Auch wenn die Evidenzbasis für die VRET bei der PTBS fundierter wird und Studien mehr Qualitätskriterien erfüllen, fehlen den meisten Studien weiterhin eine Reihe von Bestimmungsfaktoren, wie z. B. soziodemografische Daten, die Dauer der Erkrankung, fehlende Follow-up-Erhebungen, was die Robustheit und Dauerhaftigkeit der Wirksamkeit der VRET für die PTBS deutlich limitiert (Eichenberg 2021; Eshuis et al. 2021). Auch Deng et al. (2020) ergänzen, dass die Studienanzahl begrenzt ist, Stichproben durch überwiegend männliche Militärangehörige sehr selektiv sind sowie langfristige Katamnesen fehlen. Weiterhin führen Eshuis et al. (2021) für die Verbesserung von Studiendesigns und -qualität an, dass die Sicherheit von Virtual-Reality-Systemen nur selten mit erhoben wird, gerade was die älteren Studien betrifft. Das trägt zu dem in der Psychotherapie bestehenden Grundproblem bei, nämlich die häufig fehlende Erhebung von negativen, schädlichen oder anderen aversiven Effekten. Aber besonders bei Formen der Expositionstherapie ist eine sichere Umgebung und deren Überprüfung, auch als Qualitätskriterium von Studiendesigns, unabdingbar. Bezüglich unerwünschter Effekte stellt Eshuis et al. (2021) fest, dass nur drei der elf Studien überhaupt unerwünschte Ereignisse erfassten, mit dem Ergebnis, dass die VRET eine sichere Behandlung darstellte und eine Verschlechterung der PTBS-Symptomatik nur sehr selten war. In einer weiteren Studie wurden negative Effekte zwar nicht systematisch miterhoben, jedoch wurde kommentiert, dass sich ein Patient bezüglich seiner PTBS-Symptome verschlechterte. Zukünftige Forschung sollte auch ein besseres Verständnis von moderierenden Effekten, wie Alter und Geschlecht, bei der Wirksamkeit der VRET berücksichtigen. Insbesondere Kinder und Jugendliche haben eine hohe Lebenszeitprävalenz von PTSB und sollten daher einen stärkeren Forschungsfokus erhalten (Meiser-Stedman et al. 2017). Weiterhin fehlen noch aussagekräftige Überblicksarbeiten zu Virtual-Reality-Behandlungen bei Typen von traumatischen Situationen, die über den Militäreinsatz hinausgehen (z. B. sexuelle oder körperliche Gewalt).

2.8.4 Inanspruchnahme, Herausforderungen und Empfehlungen

Therapie – durch VR-Inhalte unterstützt – bietet eine Reihe von Vorteilen sowohl für die Behandelnden als auch Hilfesuchenden. Die VR-basierte Therapie kann die Bereitschaft erhöhen, sich überhaupt mit angstbesetzten Reizen auseinanderzusetzen (Eshuis et al. 2021). García-Palacios et al. konnten bereits 2007 mit ihrer Befragung von 150 Teilnehmenden mit Symptomen einer spezifischen Phobie vorweisen, dass nur 3 % eine VR-Exposition ablehnen würden, während 27 % eine In-vivo-Therapie verweigern würden. Weiterhin fördert die VR auch ein höheres Sicherheitsgefühl und Kontrolle für die Patientin; in einer privaten Atmosphäre ohne Zuschauende ist sie eher bereit, sich mit den angstinduzierenden Reizen auseinanderzusetzen. Des Weiteren profitieren besonders Patientengruppen von der VR, die nur eine eingeschränkte Visualisierungsfähigkeit besitzen (Eichenberg 2021). Auch aufseiten der Therapeutinnen lassen sich bereits einige handlungspraktische Aspekte herleiten und vor allem ökonomische Vorteile feststellen. Während manche Expositionsstimuli logistisch schwierig zu erreichen sind oder einen finanziellen Aufwand besitzen, lassen sich Expositionen ganz einfach im eigenen Behandlungssetting mit der VR umsetzen (Carl et al. 2018). Darüber hinaus ist es dem Therapeuten möglich, die virtuelle Umgebung an die individuellen Bedürfnisse der Patienten anzupassen. Auch feinere Graduierungen in Abfolge und Intensitäten erleichtern die Konfrontation mit traumabesetzten Reizen (Eichenberg 2021).

VR-Settings bergen neben den Chancen auch einige Risiken. Aktuelle Studien und Studiendesigns mit VR-Einsatz evozieren ethische und kritische Bedenken. Opfern von Terroranschlägen oder Kriegsveteranen simulierten Kriegsszenarien auszusetzen, ist aktuellen Forschungsbefunden zufolge in der Traumatherapie kontrainduziert, besonders wenn dies ohne therapeutische Einbettung und eine vorangehende Stabilisierungsphase erfolgt. Bei der Traumatherapie müssen bestimmte Phasen eingehalten werden, z. B. muss der Aufbau einer therapeutischen Beziehung und die Stabilisierung des Patienten der Bearbeitung des traumatischen Ereignisses vorausgegangen sein (Eichenberg 2021). In der Überblicksarbeit von Eshuis et al. (2021) besaß keine der Studien die Inkludierung dieser Phasen, sodass von einem Risiko der Retraumatisierung für den Patienten ausgegangen werden muss. Wenn die virtuelle Umgebung das traumatische Event nicht detailgetreu abbildet, besteht ebenfalls die Gefahr einer erneuten Traumatisierung (Eichenberg 2021). Wie bereits erwähnt, ist das Fehlen von Follow-up-Daten bei Virtual-Reality-Studien ein zusätzliches Problem, sodass die langfristigen Auswirkungen bzw. auch die Risiken bei Personen mit VRET nur wenig bekannt sind. Damit lässt sich auch erklären, warum es neben einigen vielversprechenden Behandlungsergebnissen auch Studien gibt, welche die Stabilität von Effekten nicht nachweisen konnten (Eichenberg 2015). Laut Fodor et al. (2018) sind Therapieabbrüche genauso häufig wie in In-vivo-Expositionsbehandlungen. Das heißt, auch wenn Patienten, z. B. besonders technophile, erst einmal eine erhöhte Bereitschaft erleben, sich mit angstbesetzten Reizen auseinanderzusetzen, ist das Problem des Therapieabbruchs, bekannt aus der analogen Welt, nicht automatisch gelöst. Laut Rizzo und Shilling (2017) und Kothgassner et al. (2019) war die Erschwinglichkeit der VR-Technologie in der Vergangenheit oft ein Problem, was die Nutzung der VR-Behandlung in der klinischen Praxis sehr eingeschränkt hat. Dies wird vermutlich ein nicht mehr so limitierender Faktor sein, da inzwischen genauere Systeme mit niedrigeren Kosten verkauft werden. Während vor einigen Jahren die Beschaffungspreise noch im fünfstelligen Bereich denkbar waren, sind aktuelle VR-Anwendungen (High-Fidelity-VR-HMD) bereits erschwinglich, die Kosten liegen im mittleren dreistelligen Bereich (z. B. ca. 600 US-Dollar) (Rizzo & Shilling 2017). Die digitale Gesundheitsanwendung mit VR-Einbindung, Invirto, ist sogar komplett über die Krankenassen erstattbar, sodass für die Nutzung und

Equipment sogar keine Kosten für die Patienten entfallen (https://invirto.de). Für einfache VR-Anwendungen (z.B. Auslösen von emotionalen Reaktionen) kann auch das Smartphone als bilderzeugendes Gerät fungieren, das einfach in eine VR-Brille hineingelegt wird. Daher wird nur noch eine VR-Brille benötigt, die teilweise schon für 30 bis 60 Euro zu erwerben ist (Epple 2020). Da große Technologieunternehmen, z.B. Apple, in den VR-Markt investieren, wird erwartet, dass in den nächsten Jahren immer häufiger erschwingliche Hardware und Software auf den Markt kommen wird. Trotz der Erschwinglichkeit hat bis jetzt kein breiter Transfer in die psychotherapeutische Routineversorgung stattgefunden und nach wie vor ist das Wissen unter Behandelnden gering (Lindner et al. 2019), was durch weitere Informationsvermittlung sowie empfohlene Weiterbildung und gezielte Auseinandersetzung mit den Chancen und Problemen von VRET verändert werden kann.

Tipp für die Praxis

Die Integration der VR in die Psychotherapie ist wegen der hohen Retraumatisierungsgefahr, gerade wenn Betroffene nicht ausreichend stabilisiert werden, kritisch zu hinterfragen. Dies betrifft vor allem Personen, die eine hohe Wahrscheinlichkeit besitzen, eine Traumafolgestörung zu entwickeln (Risikogruppe). Während Online-Informationen und -foren sowie Apps sicherlich eine erste Hilfestellung bieten, die allein und ohne therapeutische Begleitung erfolgen können, ist bei den immersiven Instrumenten, wie z.B. Serious Games oder die VR, aufgrund retraumatisierender Momente Vorsicht geboten. Bei den Selbsterholern und Wechslern sollten sie nicht eigenständig ergriffen werden.

Aufgrund der jahrzehntelangen Forschung existieren Virtual-Reality-Anwendungen für fast nahezu alle Typen von traumatischen Situationen mit teilweise immer mehr erschwinglichem Equipment für Behandler und Patienten.

2.9 Zukünftige Trends bei digitalen Unterstützungsangeboten

2.9.1 Robotik

Stand der Forschung. Die Robotik ist schon jetzt ein zentraler Bestandteil in der somatischen Medizin. Auch im Bereich der Psychotherapie werden roboterunterstützte Interventionen untersucht (Eichenberg 2020). In der generell therapeutischen Anwendung und auch speziell in der Behandlung der PTBS sind die Einsatzmöglichkeiten von sozialen Robotern diskutiert und erprobt worden (Laban et al. 2022).

> **Definition: Soziale Roboter**
>
> Soziale Roboter sind autonome Maschinen, die durch das Befolgen von sozialen Verhaltensweisen und Regeln (relevant für ihre Rolle) mit Patienten in physischen Räumen sozial interagieren können (Breazeal 2003).

Im Vergleich zu anderen Programmen, wie z. B. Online-Interventionen, die nur via Bildschirm existieren und mehrheitlich auf Text und Sprache basieren, haben soziale Roboter durch ihr menschenähnliches Aussehen und Design, physische Verkörperung sowie hohe Mobilität wesentliche Vorteile (Cifuentes et al. 2020; Robinson et al. 2019). Daher werden laut Laban et al. (2022) soziale Roboter bereits erfolgreich in psychiatrischen Einrichtungen, Rehabilitationsprogrammen und der Gesundheitsfürsorge zur Diagnostik eingesetzt (→ Abb. 2-5; für Beispiele siehe Eichenberg 2020).

Studien konnten bereits positive Belege für die Nutzung von sozialen Robotern zur Erfassung von Gesundheitsdaten in Schulen, Krankenhäusern und Pflegeheimen empirisch nachweisen. Beispielsweise hat eine randomisiert-kontrollierte Studie die Effektivität der Gesundheitsdatenerfassung zwischen einer Pflegekraft und einem sozialen Roboter (»Pepper«, → Abb. 2-5) nur minimale Unterschiede gezeigt. Zudem belegte selbige Studie, dass die sozialen Roboter auch von den Patienten, in dem Falle älteren Personen, angenommen wurden (Boumans et al. 2019). Auch in anderen Studien

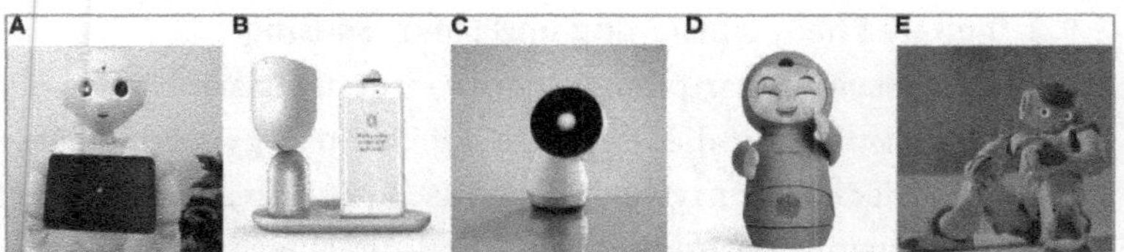

Abb. 2-5 Die bekanntesten sozialen Roboter (Laban et al. 2022): (A) Pepper, ein Humanoid von SoftBank Robotics; (B) ElliQ, ein Haushaltsroboter von Intuition Robotics; (C) Jibo, ein persönlicher Haushaltshilfe-Roboter von NTT Disruption; (D) Moxi, ein animierter Haushaltsroboter von Embodied; (E) Nao, ein humanoider Roboter und Peppers kleines Geschwisterchen von SoftBank Robotics.

konnte festgestellt werden, dass bei den untersuchten Teilnehmenden eine erhöhte Bereitschaft bestand, Informationen und Emotionen dem sozialen Roboter preiszugeben (Laban et al. 2022).

Anwendung zur Diagnostik und Behandlung von PTBS. Die Robotik kann sicherlich nicht die Diagnose einer PTBS übernehmen, gerade angesichts vieler Differenzialdiagnosen und Komorbiditäten bedarf die Feststellung der Krankheit klinischer Expertise. Aber die Robotik könnte den Verwaltungsaufwand des Fachpersonals bei der Diagnostik reduzieren. Laban und Kollegen (2022) schlagen vor, Symptome der PTBS mit der PCL-5 von einem sozialen Roboter erfassen zu lassen. Zumal besonders in der Notaufnahme und bei traumatischen Großereignissen das Klinikpersonal sehr schnell an seine Belastungs- und Versorgungsgrenzen stößt (Pape-Köhler et al. 2014), besonders wenn eine prekäre Personalsituation hinzukommt. Auf diese Weise könnten soziale Roboter den medizinischen Teams helfen, Personen der Risikogruppe schnell und effizient zu identifizieren, um somit den Behandlungsprozess frühzeitig initiieren zu können (Laban et al. 2022). Auch wenn Forschungsergebnisse zur sozialen Robotik im Bereich der Diagnostik nur einige, aber dafür vielversprechende Befunde vorweisen kann, bringt dies für den Traumabereich sicherlich neue Herausforderungen, z. B. inwiefern Menschen in einer akuten Krisensituation bereit sind, mit einem Roboter zu interagieren (Laban et al. 2022).

2.9.2 Digitale Phänotypisierung und Smart Sensing

Stand der Forschung. Smartphones oder Gesundheitsarmbänder als klassische Beispiele für die Smart Device Technology sind vielversprechende Medien für psychotherapeutische Zwecke, denn sie sind in der Allgemeinbevölkerung beliebt und die eingebaute Sensorik kann vielfältige psychologische, verhaltensbezogene und biologische Daten generieren. Damit ist der Forschungsansatz der digitalen Phänotypisierung, d.h. die Sammlung digitaler Daten zur Vorhersage menschlichen Verhaltens, entstanden. Potenzielle und teilweise schon heute genutzte Outcome-Parameter sind Prädiktionsmodelle für Schul-, Studiums- oder Berufserfolg, Verhaltensfeedback (durch smarte Fitnesswatches), personalisierte Gesundheitsangebote und zielgruppenspezifische Werbung, intelligente Unterstützungssysteme (z.B. Chatbots) oder Just-in-time-Ansätze (zeitlich abgestimmte Gesundheitsinterventionen) (Baumeister et al. 2022).

Voraussetzung dafür sind z.B. Mobile-Sensing- bzw. Smart-Sensing-Ansätze: Verhaltenssensing, Biosensing, Stimm- und Sprachsensing, Gestik- und Bewegungssensing. Mittels Smart-Sensing werden (mobile) Sensordaten, z.B. via Smartphone, Smartwatch, Wearables, gesammelt und ausgewertet, die insbesondere passiv im Hintergrund erhoben werden (Torous et al. 2016). Durch die Nutzung von digitalen Geräten werden digitale Spuren hinterlassen, die Informationen über die Einstellungen, Kognitionen, Emotionen etc. der Person verraten. Im Bereich der Psychologie, Medizin und Verhaltensforschung ist vor allem das personenbezogene Sensing zentral, das sich auf die Person als Sensing-Objekt bezieht im Vergleich zum umweltbezogenen Sensing (z.B. Messung der Luftqualität) (für weitere Sensing-Unterscheidungen siehe Baumeister et al. 2022). Nach Laport-López et al. (2020) ist das Smartphone in 72% aller beschriebener und wissenschaftlich untersuchten Anwendungsfälle die zentrale Datenquelle. Aber auch Auto, Fahrrad, Roboter, Häuser (Smart Homes) oder sogar Städte (Smart Cities) werden zukünftige Datengenerierungsquellen für die Vorhersage menschlichen Verhaltens sein.

Bei diesen Daten handelt es sich oft um Big Data, dessen Begrifflichkeit zwar schon seit den frühen 2000er-Jahren existiert, aber bis jetzt nur unzureichend definiert wurde. In den Definitionen finden sich häufig ein Bezug auf Datengenerierungsgeschwindigkeit, -vielfalt und -volumen. Es ist dabei nicht definiert, ab welcher Datenmenge Daten als groß bezeichnet werden können oder ob es eher um die damit verbundene Komplexität und Variabilität geht. Allen Definitionsbemühungen ist jedoch Folgendes gemeinsam: »Big Data sieht als Grundlage der digitalen Phänotypisierung eine möglichst umfassende, granulare Matrix unserer digitalen Spuren vor, die aus einer Vielzahl von kontinuierlich erfassten Variablen von möglichst vielen Menschen besteht« (Baumeister et al. 2022, S. 6). Big Data als Basis für KI-basierte Analyseverfahren sind Data-Mining und Machine-Data oder Deep-Learning-Algorithmen. Data-Mining beschreibt den Prozess der Wissensextraktion aus großen Datenmengen unter Zuhilfenahme von Algorithmen des Machine-Learning (Deep Learning) (Lime et al. 2019). Ohne zu sehr ins Detail zu gehen, beschreibt Baumeister et al. (2022, S. 6) Machine-Learning folgendermaßen: »Machine Learning beschreibt dabei die Fähigkeit eines Algorithmus zu lernen, d. h., durch die Betrachtung großer Datensätze Zusammenhänge zu erkennen und diese Erkenntnisse zur Vorhersage in neuen Datensätzen zu nutzen.« Dabei unterscheiden sich die Analysetechniken des Machine-Learning in ihren Lernstilen und Methoden. Das Analyseverfahren des Deep Learning ist eine auf Musterkennung ausgelegte Technik (Miotto et al. 2017). Durch die Verwendung von Deep-Learning können große Daten-

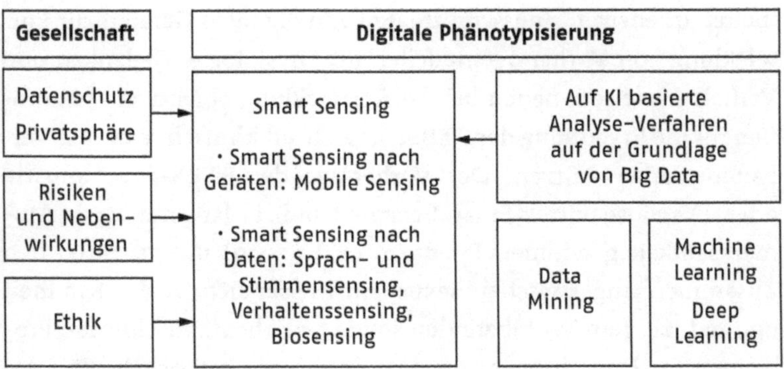

Abb. 2-6 Digitale Phänotypisierung (modifiziert nach Baumeister et al. 2022)

mengen erstaunlich konkrete Vorhersagen treffen (Baumeister et al. 2022; →Abb. 2-6).

Die digitale Phänotypisierung wird auch verwendet, um psychische Störungen (z. B. Depressionen, bipolare Störung) oder Verhaltensmuster im Zusammenhang mit psychischen Beeinträchtigungen (z. B. Schlafgewohnheiten) zu antizipieren (Wahle et al. 2016; Ebner-Priemer et al. 2020). Saeb et al. (2015) konnten mittels der Auswertung von GPS-Sensordaten, wie z. B. Mobilität, zwischen häufig besuchten Orten sowie dem Telefonnutzungsverhalten (Dauer und Häufigkeit) in einem Zeitraum von 2 Wochen zwischen Personen mit und ohne depressive Symptomatik mit einer Genauigkeit von fast 87 % unterscheiden. Eine weitere Studie konnte beweisen, dass mit der GPS-Vorhersage ebenfalls mittels Standortmuster (kein Aufsuchen von öffentlichen oder großen Plätzen, viel Zeit zu Hause etc.) zwischen Personen mit hoher und niedriger Angstausprägung differenziert werden konnte (Boukhechba et al. 2018). Für die Vorhersage von Depression gibt es bereits einige Beispiele aus der digitalen Phänotypisierung, besonders im Bereich der Verhaltensanalyse von Social-Media-Aktivitäten (Eichstädt et al. 2018). Beispielsweise analysierten Seabrook et al. (2018) in einer Gruppe von Facebook- und Twitternutzern die Inanspruchnahme von emotionsidentifizierenden Wörtern für depressive Stimmung.

Anwendung zur Diagnostik und Behandlung der PTBS. Die aufkommenden passiven Sensing-Technologien, sprich die Nutzung passiv gesammelter, intensiver Längsschnittdaten von digitalen Geräten zur Entwicklung von Vorhersagemodellen für Physiologie, Gedanken und Verhaltensweisen, helfen bei der Entwicklung objektiver Messgrößen für die Erkennung der PTBS, die sich auf klinisch relevante Verhaltensmarker stützen. Der Vorhersage der PTBS-Symptomatik oder -Diagnose mittels Smart Sensing wurde bislang nur wenig Aufmerksamkeit gewidmet. Friedman et al. (2020) untersuchten den Zusammenhang zwischen sexuellem Missbrauch in der Kindheit und reduziertem Wohlbefinden sowie zwischenmenschlichen Problemen im Erwachsenenalter. Die Forschung hat sich bereits des Öfteren mit der Frage auseinandergesetzt, ob die traumatische Situation oder die Psychopathologie im Erwachsenenleben zu den erlebten Einschränkungen führt (z.B. reduziertes Wohlergehen, funktionelle und zwischenmenschliche Beeinträchtigungen). Für diese Fragestellung wurden 228 Frauen untersucht, von denen 150 die Diagnose PTBS (mit sexuellem Missbrauch in der Kindheit als Vorgeschichte) hatten, 35 gesunde Frauen ebenfalls mit Missbrauchserfahrungen in der Kindheit und 43 gesunde Frauen ohne traumatische Erlebnisse. Beide traumatisierten Gruppen hatten im Vergleich zur gesunden Kontrollgruppe ohne Trauma geringe Bewegungsaktivitäten und -radien am Wochenende, aber keine der beiden Gruppen verbrachte signifikant weniger Zeit außer Haus als die gesunde Stichprobe. Gemäß der Studie können Erfahrungen von Kindesmissbrauch den Aktivitätsradius im späteren Leben einschränken, unabhängig davon, ob sich eine PTBS entwickelt. Lekkas und Jacobson (2021) untersuchten, ob GPS-Daten, die passiv von einem Smartphone über 7 Tage hinweg abgeleitet wurden, zur Erkennung des PTBS-Diagnosestatus in einer Stichprobe von 185 hochgefährdeten traumatisierten Frauen, hilfreich sein können. In der Stichprobe von Frauen wurde die tägliche Abwesenheitszeit und die zurückgelegte Entfernung von zu Hause erfasst. Der diagnostische Gruppenstatus konnte überdurchschnittlich gut vorhergesagt werden. Das heißt, GPS-Informationen können als digitaler Biomarker für die PTBS-Verhaltensmuster dienlich sein. Aber nicht nur Betroffene von sexuellem Missbrauch können von solchen Anwendungen profitieren, sondern ebenfalls andere traumagefährdete Gruppen von Personen, z.B. Militärangehörige. Winslow et al. (2022) untersuchten 30 Militärangehörige, die in folgende Gruppen eingeteilt wurden: Probanden, die keine Behandlung erhielten, Probanden, die mittels Wearables ihren psychischen Stress überwachen konnten und gleichzeitig Anleitungen für Stressreduktion bekamen, und Probanden, die eine konventionelle Kognitive Therapie absolvierten. Zirka 50 % der regulären Therapiegruppe brachen die Therapie frühzeitig ab und zeigten keine Symptomverbesserung. Im Gegensatz dazu schlossen diejenigen mit Wearable-Anwendung die Therapie ab und zeigten eine signifikante Verringerung der Symptome von Depression, Angst, Stress und Ärger. Die Studie hat gezeigt, dass es möglich ist, datengesteuerte mobile Anwendungen bei gefährdeten Bevölkerungsgruppen einzusetzen, was nicht nur die Motivation für die Therapie erhöht, sondern auch klinische Symptome verbessern kann. Zukünftige Arbeiten sollten sich weiterhin auf die Einbeziehung passiver Erfassungsmodalitäten und die Integration zusätzlicher Datenquellen konzentrieren, um Erkenntnisse darüber zu gewinnen, wie personalisierte Unterstützung verbessert werden kann.

Auch wenn der neue Forschungsansatz der digitalen Phänotypisierung Anwendungspotenzial bietet, so muss gleichzeitig auch berücksichtigt werden, dass entweder passiv oder aktiv gesammelte Daten via Smartphone auch einen sehr intimen Einblick in das Leben der Nutzenden gewähren. Daher ist es umso wichtiger, dass ethische und rechtliche Standards definiert werden, um Betroffene auch vor Datenmissbrauch zu schützen (Kargl et al. 2019). Schon im Bereich der Politikforschung wurde darauf aufmerksam gemacht, dass mittels politischem Mikrotargeting demokratische Wahlen beeinflusst werden können. Beispielsweise beschreiben Baumeister et al. (2022), dass Kliniken eher Patienten aufnehmen könnten, die aufgrund der vorab gesammelten Daten eine frühere Entlassung versprechen – was in Zeiten von Vergütungsmodellen nach diagnosebezogenen Fallgruppen (Diagnosis Related Group) durchaus denkbar ist. Um das Potenzial von digitaler Phänotypisierung voll ausschöpfen zu können, bedarf es einer ausführlichen Auseinandersetzung mit Datenschutz und -speicherung.

2.10 Therapeutischer Umgang mit Online-Interventionsangeboten

Wie können wir als Behandelnde mit der therapeutischen Online-Nutzung unserer Patienten umgehen, sodass sie möglichst einen Beitrag zu Entwicklung des Patienten im Sinne einer Stabilisierung und Traumaverarbeitung leistet und gleichzeitig die therapeutische Beziehung stärkt und nicht irritiert? Im Folgenden geben wir unserer Leserschaft einige Hinweise.

2.10.1 Medienanamnese

Zu Beginn jeder Psychotherapie sollte heutzutage eine Medienanamnese erfolgen. Digitale Medien werden von den meisten Hilfesuchenden regelmäßig benutzt, von einem Großteil auch zu Gesundheitszwecken (→Kap. 2.1). Die Medienanamnese sollte zum einem erheben, ob problematische Nutzungsweisen vorliegen, z. B. Internetsucht (Müller & Wölfling 2017) oder »Cyberchondrie«, oder auch ob Nutzungsweisen vorliegen, die eine Psychotherapie erschweren können (z. B. die Nutzung von bestimmten »extreme communities« wie SVV-Foren, →Kap. 2.3.3). Zum anderen sollte sie erheben, ob und welche digitalen Informations- und Kommunikationsdienste die Patientin zu Selbsthilfezwecken nutzt (Selbsthilfe-Foren, eigener Blog oder Video-Channel z. B. mit der Darstellung ihres Traumanarrativs, Online-Beratung oder -therapie im Sinne einer Zweitkonsultation usw., siehe folgendes Fallbeispiel »Frau G.«). Somit kann die Therapeutin einen Einblick darüber gewinnen, ob die entsprechenden Aktivitäten funktional oder dysfunktional für eine progressive Entwicklung in der Psychotherapie und damit Traumaverarbeitung sind und entscheiden, ob die aktuelle Mediennutzung ein für die konkrete Traumatherapie relevantes Thema ist. Gleichzeitig bietet diese Anamnese auch den Ausgangspunkt dafür, gemeinsam mit dem Patienten zu entscheiden, ob digitale Angebote in die Fallplanung miteinbezogen werden – und zwar patientenbezogen (Wünscht er die Integration digitaler Medien in die Behandlung?), therapeutenbezogen (Wie ist die Haltung der Therapeutin dazu) und auf der Grundlage behandlungstechnischer Überlegungen.

Fallbeispiel: Frau G. konsultiert zusätzlich Online-Kontakte

Frau G., Anfang 30, sucht eine Traumatherapeutin auf mit dem Therapieziel, eine Missbrauchserfahrung im jungen Erwachsenenalter zu bearbeiten. In den ersten beiden Stunden steht der Beziehungsaufbau im Fokus, wobei die Therapeutin eine latent aggressive und misstrauische Übertragung der Patientin spürt. Die Therapeutin versteht diese als traumakompensatorische Beziehungsgestaltung der Patientin und formuliert diese in dem Sinne, dass ein Misstrauen nach dem erlebten Übergriff verständlich und richtig sei und es der Patientin jederzeit offenstehen würde, sich bei einem weiteren Therapeuten über die Richtigkeit ihres Vorgehens zu versichern und die Patientin ihr gern davon berichten kann. In der 3. probatorischen Sitzung eröffnet die Patientin der Therapeutin, seit der ersten Sitzung eine Online-Therapeutin konsultiert zu haben, die ihr zu EMDR riet. Die Therapeutin greift den Vorschlag wohlwollend auf und bestärkt die Patientin in ihrem Schritt, eine zweite Meinung einzuholen. Die Patientin ist sichtlich erleichtert. Das explizite Angebot einer Zweitkonsultation sowie die Offenheit für internetbasierte Kontakte ermöglicht es der Patientin, gerade im frühen Stadium des therapeutischen Beziehungsaufbaus bei der Therapeutin zu bleiben, da ihr »erlaubt« wurde, sich durch eine zweite Person über das richtige Vorgehen der Therapeutin zu versichern und da die dialektische Beziehungsgestaltung impliziert, dass die Patientin die Freiheit hat, »jederzeit zu einer anderen Therapeutin wechseln zu können«.

Im weiteren Verlauf der Therapie werden immer mal wieder therapeutische Zweitkontakte zum Thema. In der 12. Stunde befindet die Patientin ihre virtuelle Selbsthilfegruppe als die »bessere Therapeutin«. Doch die Patientin braucht durch die Modifikation ihres traumakompensatorischen Schemas im Therapieverlauf keine Versicherung der Therapeutin mehr, dass die Inanspruchnahme weiterer Hilfsdienste völlig in Ordnung ist, sondern kann dies selbst als ihr Schutzverhalten artikulieren und deuten.

Tipp für die Praxis

Aspekte der digitalen Mediennutzung sollten im Therapieverlauf immer wieder evaluiert werden, um gemeinsam mit dem Patienten zu reflektieren, ob therapeutische Online-Optionen fruchtbar sind oder die Therapie erschweren. Der Patient könnte z. B. ungeprüfte Apps nutzen, Selbsthilfeforen frequentieren, in denen ein Klima vorherrscht, in der psychische Störungen z. B. stigmatisiert oder in der eine Opferidentität zementiert oder gar zum Identitätsmerkmal wird. Somit ist zum einen der Therapeut informiert, was der Patient in Bezug auf seine psychische Traumatisierung im Netz tut, und der Patient weiß, dass der Therapeut vertraut ist mit allgemeinen Netztrends, aber auch mit der konkreten Aktivität seines Patienten. Dies schafft für den Patienten einen sicheren Rahmen, entsprechende Selbsthilfe-Aktivitäten, die außerhalb der Therapie stattfinden, einbringen zu können, ohne befürchten zu müssen, der Therapeut könne diese als konkurrierend wahrnehmen. Dies könnte die Folge haben, dass der Patient seine weiteren Hilfesuchaktivitäten sogar verheimlicht.

In einer aktuellen Befragung von 160 deutschsprachigen Therapeuten (Eichenberg et al. 2021) zeigte sich jedoch, dass rund zwei Drittel (63 %) den Medienkonsum ihrer Patienten in Anamnese und Therapie überhaupt nicht thematisieren.

2.10.2 Kriterien zur Einbindung von E-Mental-Health in die Traumatherapie

Welche Kriterien können für die Behandlungsplanung relevant sein, um zu entscheiden, ob das digitale Setting bzw. ergänzende Online-Angebote fruchtbar oder eher hinderlich für die Traumaverarbeitung eines konkreten Patienten sind?

Reine Online-Therapien

Bei der ausschließlichen Online-Therapie besteht die Herausforderung darin, auf der Basis einer Online-Diagnostik zu entscheiden, ob dieses Setting und die entsprechende Therapiemethode für den einzelnen Patienten passend ist. Kognitiv-behaviorale internetbasierte Interventionsangebote arbeiten hier meist mit vorgeschalteten Fragebögen (z.B. Interapy, →Kap. 2.5). Entsprechende Online-Therapieprogramme legen Ein- und Ausschlusskriterien fest, die mittels verschiedener standardisierter Skalen erhoben werden. So werden z.B. auch bei Interapy Interessierte mit suizidalen Tendenzen oder ausgeprägten dissoziativen Symptomen ausgeschlossen (Knaevelsrud & Lange 2010). Allerdings lassen sich bisher keine behandlungstechnischen Hinweise finden, wie mit entsprechenden Patienten umgegangen wird, die erst im Verlauf der Online-Therapie Suizidalität entwickeln oder z.B. dissoziative Zustände erst später äußern. Solche

Aspekte müssen in die Behandlungsplanung miteinbezogen werden, ebenso wie Krisenpläne, d. h.: Was können der Therapeut und der Patient tun, wenn z. B. technische Störungen auftreten (ausweichen auf alternative Kommunikationskanäle) bzw. sich die Symptomatik derart verschlechtert, dass eine Online-Therapie nicht mehr ausreichend ist? Somit sind z. B. zu Beginn der Therapie explizite Vereinbarungen zu treffen bzw. transparent zu machen, welche Schritte der Therapeut setzt, wenn das – häufig regelmäßige Online-Monitoring der Symptome – ergibt, dass weitere Therapieangebote außerhalb des Online-Settings indiziert sind.

Blended-Therapy

Wenn die Therapeutin und die Patientin sich gemeinsam entschließen, digitale Medien in die traditionelle Behandlung miteinzubeziehen, sollten zwei Aspekte geklärt werden. Der erste Aspekt betrifft die *Medien zur Kontaktaufnahme:* Mittels welcher Kommunikationskanäle ist die Therapeutin erreichbar? Sind Kontaktaufnahmen zwischen den Sitzungen nur bezüglich organisatorischer Belange möglich oder auch bei behandlungsrelevanten Anlässen? Ist die Therapeutin via digitaler Kommunikation in Krisen ansprechbar, wenn ja, mittels welcher Dienste? Und in Richtung der Kommunikation von der Therapeutin zur Patientin: Auf welchen Kommunikationskanälen möchte die Patientin kontaktiert werden? Ist sie per SMS erreichbar, wenn Termine verschoben werden müssen, möchte sie Feedback via gemeinsam genutzter Therapie-App oder lieber in den Therapiesitzungen? Klare Absprachen sind hier nötig, um gegenseitige Grenzverletzungen zu vermeiden (ausführlich zu Grenzverletzungen im Online-Setting siehe Eichenberg & Küsel 2017), die besonders für traumatisierte Patienten von Bedeutung sind.

Der zweite Aspekt betrifft *Indikationen und Kontraindikationen* von ergänzenden Online-Kontakten in der Behandlung. Wie oben beschrieben werden Patienten mit schwerer Pathologie in strukturierten internetbasierten Therapieprogrammen häufig ausgeschlossen. Aus psychoanalytischer Sicht wird bei videobasierten Sitzungen jedoch differenzierter argumentiert: Scharff (2013) betont, dass bei Pathologien wie Sucht, Psychopathie und Suizidalität Videosessions dann nicht empfehlenswert sind, wenn das Ausmaß an Leid nicht genug contained werden kann. Allerdings können, so Scharff weiter, in dem Setting sogar solche Fälle per Skype behandelt werden, wenn die analytische Beziehung stark ist und ein ortsnaher vertrauensvoller Psychiater für eine Notfallversorgung mit z. B. Medikation zur Verfügung steht. Dezidiert sinnvoll kann die Nutzung von Videositzungen gerade bei traumabezogener Dissoziation sein, da Patienten weniger beschämt sind, abgespaltene Anteile von sich zu zeigen (Scharff 2013). Fallberichte verdeutlichen darüber hinaus, dass z. B. bei schwer traumatisierten Patienten die Anbahnung einer Therapie im Online-Settings überhaupt erst ermöglicht, dass eine traditionelle Therapie aufgenommen werden kann (Bollinger 2004). Allerdings besteht bei schwer traumatisierten Patienten auch die Gefahr, sie im Online-Setting nicht hinreichend stabilisieren zu können, gerade wenn Menschen in der Internetkommunikation dazu neigen, schneller Prekäres von sich preiszugeben (Überflutung mit dem traumatischen Narrativ, siehe auch Enthemmungseffekt, Suler 2004; →Kap. 2.3.3). Insofern scheint es zentral, gerade im Online-Setting Narrative über traumatische Erfahrungen stärker zu begrenzen, um labilisierende Triggereffekte zu vermeiden.

Ganz allgemein ist die *Integration digitaler Medien in die Behandlung* an mehrere Voraussetzungen geknüpft, wie z. B.:

- Therapeutenseits
  - *Soziotechnische Kompetenz und Medienausstattung des Therapeuten:* Der Therapeut muss über entsprechende Devices verfügen, so z. B. für Videotelefonie-Sitzungen: Headset, Webcam und ein entsprechendes Video-Telefonieprogramm, das ebenso für Therapiezwecke zertifiziert ist. Für die Einbindung von E-Mental-Health-Modulen wie ungeleitete Selbsthilfeangebote in stationärer oder ambulanter Therapie muss der Therapeut das Programm kennen und es selbst getestet haben. Er sollte es auch nur empfehlen, wenn es entsprechende positive Evaluationsnachweise hat, die den Standards der Psychotherapieforschung entsprechen.
  - *Rechtliche Rahmenbedingungen:* Hier sind die aktuellen Daten-

schutzbestimmungen des jeweiligen Landes zu berücksichtigen, ebenso natürlich die Berufsordnungen, die – international sehr verschiedenen – regeln, ob, und wenn ja, wie digitale Medien in die Psychotherapie integriert werden dürfen, und ob, und wenn ja, welche Leistung erstattungsfähig ist.
  - Insgesamt hat der Therapeut Sorge dafür zu tragen, im Bereich E-Mental-Health ausreichend fort- oder weitergebildet zu sein, um digitale Therapieoptionen qualitativ hochwertig anbieten zu können.
- Patientenseits:
  - *Soziotechnische Kompetenz und Medienausstattung des Patienten:* Selbstverständlich müssen auch aufseiten des Patienten Bereitschaft zur therapeutischen Mediennutzung, Medienkompetenz sowie entsprechende Ausstattung vorhanden sein.
  - *Traumaspezifische Aspekte:* Letztlich entscheidet die spezifische Risikogruppe, in die der Betroffene nach akuter Traumatisierung fällt, die Phase der Traumaverarbeitung, der Typ der Traumasituation sowie der persönlichkeitstypische Kontrollstil und die konkrete Übertragungsbeziehung darüber, ob, und wenn ja, wann welche digitale Medien auf welche Weise in die Traumatherapie integriert werden (siehe auch Eichenberg & Wolters 2013). Während beispielsweise bei Selbsterholern psychoedukative Apps nützlich sein können, die allein genutzt werden, so werden bei der Wechsler- und Risikogruppe solche Angebote nur als adjuvante Maßnahme zu einer traumaspezifischen Beratung bzw. Therapie sinnvoll sein. Ebenso muss hinsichtlich des Typs der traumatischen Situation geprüft werden, ob hier spezifische digitale Angebote vorliegen bzw. eine situationsspezifische Ausrichtung sinnvoll ist. Letztlich ergibt sich aus diesen Aspekten eine Heuristik, die dem Therapeuten als Landkarte dienen kann, um zu entscheiden, bei welchen Patienten, wann welche digitalen therapeutischen (Zusatz-)Optionen einen Mehrwert bringen oder kontraindiziert sind. Unsere behandlungstechnischen Überlegungen können hier für die Entscheidungsfindung hilfreich sein.

Behandlungstechnische Aspekte in der Blended-Therapie

Grundlegend für die Arbeit im Online-Setting ist das Festlegen von *Settingregeln*. Therapeut und Patient sollten sich über bestimmte Settingregeln verständigen, so z. B. vor der ersten Videotelefonie-Sitzung darauf hingewiesen werden, dass beide Beteiligten allein in einem geschlossenen Raum sind, die Sitzung nicht aufgezeichnet wird und Störquellen (wie Mobiltelefone) ausgeschaltet sind. Neben diesen Formalia ist unter anderem nach Aspekten der Persönlichkeit, den biografischen Erfahrungen, der Störung und des Strukturniveaus im Einzelfall zu entscheiden, ob aus behandlungstechnischer Sicht digitale Medien sinnvoll zu integrieren sind. Fällt diese Entscheidung positiv aus, ist die aktuelle Übertragungsbeziehung sowie der persönlichkeitstypische Kontrollstil entscheidend, ob der Therapeut dem Wunsch des Patienten nach der Integration von E-Mental-Health nachkommt oder ob und wie er selbst die Einbindung digitaler Medien anbietet.

Exemplarisch sollen folgende schulenübergreifende Überlegungen Anregungen bieten zu entscheiden, ob die Medienintegration in die Fallplanung sinnvoll ist. Dabei ist diese Entscheidung natürlich gemäß eines adaptiven Behandlungsprozesses im Verlauf der Therapie immer wieder zu überprüfen. Wir greifen hier Überlegungen auf, die sowohl für die Psychotherapie allgemein als auch speziell für die Traumtherapie gelten.

Technikeinsatz und Behandlungsphase. In welcher Behandlungsphase der digitale Medieneinsatz indikativ oder kontraindikativ ist, muss im Einzelfall entschieden werden. Kann bei dem spezifischen Patienten ein Beziehungsaufbau auch via Videotelefonie zu Beginn einer Therapie gelingen oder ist es bei beziehungstraumatisierten Patienten sogar die einzige Möglichkeit, da ein internetbasierter Kontakt zu einem Therapeuten durch die Anonymität bzw. Pseudonymität mehr Kontrolle im Sinne des reparativen Schemas ermöglicht (Bollinger 2004)? Bringen ungeleitete Online-Selbsthilfemodule therapiebegleitend einen zusätzlichen Effekt oder sind sie eher therapieausleitend als »Erhaltungsmaßnahme« zur Stabilisierung der Therapieerfolge indiziert? Fördern E-Mental-Health-Angebote zu Beginn die Therapiemotivation und unterstützen die Veränderungsbereitschaft? Tragen sie z. B. nach einer stationären Maßnahme dazu bei, die in der Klinik gelernten Techniken weiter anzuwenden, oder verhindern poststationäre Chat-Gruppen (Wangemann & Golkaramnay 2004) die Ablösung von der therapeutischen Gemeinschaft und fördern damit regressive Tendenzen?

Technikeinsatz und traumatischer Prozess. In der Traumatherapie ist die Integration von E-Mental-Health weniger von der formalen Behandlungsphase, sondern vielmehr von dem Traumaverlauf gesteuert, d. h., es ist zu berücksichtigen, in welchem Stadium der Traumaverarbeitung sich die Patientin befindet. Wie lange die traumatische Erfahrung zurückliegt, ob sich die Patientin in der Einwirkungsphase, der Erholungsphase oder in einem (chronifizierten) traumatischen Prozess befindet, entscheidet, ob und welche digitalen therapeutischen Medienoptionen sinnvoll integriert werden können. Die Auswahl von z. B. Apps, die Stabilisierungstechniken verwenden, Online-Module, die bei speziellen traumaspezifischen Verarbeitungsmustern (Verlaufstypen) einen zusätzlichen Nutzen bringen können, müssen so gewählt werden, dass der Anschluss an die natürliche Traumaverarbeitung gelingt (Fischer & Angenendt 2005). Möchten Patienten z. B. Apps nutzen, die eine breite Auswahl an Methoden und Übungen zur Stärkung psychischer Ressourcen anbieten (→ Kap. 2.6), kann der Therapeut in der Auswahl unterstützend sein, indem er im Sinne der dialektischen Strategie zur Stärkung und Differenzierung des traumakompensatorischen Schemas die spontanen traumakompensatorischen Ansätze der Persönlichkeit positiv aufgreift. Konkret sollen die Ziele des traumakompensatorischen Schemas von Selbstschutz und -heilung gestärkt werden. Das heißt: Wenn ein Patient verdrängen/vergessen möchte, kann er darin bestärkt werden, aus Apps solche Übungen auszuwählen, die den Verdrängungsflügel des traumakompensatorischen Schemas ansprechen; wenn ein Patient als traumakompensatorische Maßnahme dissoziiert, kann er Übungen wie den »Sicheren Ort« auswählen, wenn ein Patient sich ablenken möchte, kann er Apps nutzen, die zu naturnahen Erlebnissen anregen, und wenn ein Patient den Rückzug auf sich selbst bevorzugt, kann sich für eine der Meditations-Apps entscheiden.

Zu beachten ist also, dass die Therapeutin verschiedene Übungen anbietet und die Patientin sich die Übungen selbst auswählt. Damit ist nach Fischer und Angenendt (2005) die Therapeutin aus einer »Beziehungsfalle« heraus, die immer dann entstehen kann, wenn die Patientin ihren Arbeitsvorschlag zurückweist oder später feststellt, dass dieser »nichts gebracht hat«. Es werden also einerseits z. B. strukturierte Apps angeboten in einer Weise, wie sie eher von der Verhaltenstherapie bekannt ist. Durch die Möglichkeit der Patientin, sich digitale Medienangebote souverän auszuwählen oder sie abzulehnen, wird ein »offener therapeutischer Prozess« gefördert, wie wir ihn eher von der psychodynamischen Therapierichtung oder von humanistischen Verfahren kennen (Fischer 1996). Zudem würde mit dem »Verschreiben« von z. B. bestimmten Apps gegen das Prinzip der Individualität in der Traumatherapie verstoßen werden (Fischer 2000b). Dies bedeutet, dass sich keineswegs jedes E-Mental-Health-Angebot für jeden Patienten eignet und diese somit nicht normativ vorgeschrieben werden dürfen. Aus der Forschung zur Nutzung von Selbsthilfemanualen in der Traumatherapie wissen wir entsprechend, dass Patienten sich intuitiv diejenigen Übungen und Informationen herausgreifen, die zu ihrem jeweiligen therapeutischen Entwicklungsschritt passen (Fischer & Angenendt 2005).

Technikeinsatz und biografische Erfahrungen. In einer Medienanamnese sollte nicht nur der aktuelle Medienkonsum, sondern auch der in der Biografie erhoben werden. Welche Rolle spielten Medien in der Kindheit des Patienten? Patienten, die sich als Kind von ihren Bezugspersonen häufig z. B. an den Fernseher oder das Tablet »abgeschoben« fühlten, werden den Vorschlag des Therapeuten, ein ungeleitetes Selbsthilfeprogramm zu nutzen, anders erleben als Patienten, die Medien nicht als »deprivierendes Setting« erlebt haben.

Technikeinsatz und Persönlichkeitsakzentuierung. Das Angebot und die Einführung von Medienangeboten in der Therapie sollte die spezifische Persönlichkeitsakzentuierung der Patientin berücksichtigen.

Eine zwanghaft strukturierte Patientin wird z. B. das Medienangebot ganz anders wahrnehmen und auch nutzen als eine narzisstisch oder histrionisch akzentuierte. Bei einer zwanghaft strukturierten Person sollte reflektiert werden, ob ein ungeleitetes Online-Selbsthilfeangebot nicht übermäßig genutzt wird; bei einem zusätzlichen E-Mail-Angebot zwischen den Sitzungen könnte eine histrionische Person zum »Vielschreiber« werden und eine narzisstisch akzentuierte könnte sich bei einem zusätzlichen digitalen Angebot fragen, ob der Therapeut nicht kompetent genug sei. Generell scheint es wichtig zu sein, den Medieneinsatz im Sinne einer komplementären Beziehungsgestaltung bzw. unter der Stärkung des spezifischen traumakompensatorischen Schemas einzuführen, so z. B. bei narzisstisch akzentuierten Patienten: »Es gibt hier ein Medienangebot (Selbsthilfebuch, Online-Modul usw.), das Ihnen die Gelegenheit gibt, zu überprüfen, ob ich mit Ihnen auch sorgfältig arbeite, und das die Therapiefortschritte objektiv misst.«

Technikeinsatz und Strukturniveau. Das Strukturniveau des Patienten entscheidet auch darüber, ob auch in virtuellen Raum die Settingregeln eingehalten werden können, so z. B. bei der Videotelefonie. Bei neurotischen Patienten können durch z. B. textbasierten Austausch via Mail oder Chat Übertragungsprozesse gesteigert werden, die therapeutisch gut nutzbar sind (Colon 1999). Bei Patienten mit niedrigerem Strukturniveau kann die fehlende physische Präsenz jedoch auch destabilisieren, sodass abgewogen werden muss, in welcher Behandlungsphase welches digitale Kommunikationsmedium hinreichend Containment gibt und zu einer progressiven anstatt (malignen) regressiven Entwicklung des Patienten beiträgt.

Technikeinsatz und Übertragungsbeziehung. Traumapatienten zeigen zum Teil typische Übertragungskonstellationen, einerseits in Abhängigkeit ihres persönlichkeitstypischen Kontrollstils und ihres Strukturniveaus, andererseits in Abhängigkeit vom Typ der traumatischen Situation. Beleuchten wir exemplarisch typische Übertragungs- und Gegenübertragungssituationen in der Behandlung einer sexuell missbrauchten Patientin. Nehmen wir an, dass Online-Medien in die

Therapie eingebunden werden – sei es aufgrund äußerer Umstände (Covid-Pandemie mit Kontaktbeschränkungen, Auslandsaufenthalt der Patienten) oder aufgrund des Wunsches der Patientin. Patienten, die sexuell missbraucht worden sind, provozieren in der Therapie – im Sinne des Wiederholungszwangs – oftmals Grenzüberschreitungen. Dabei sind Rettungsfantasien charakteristische Gegenübertragungsgefühle, die zu Abweichungen von der Abstinenz verleiten können. Der Therapeut möchte unter allen Umständen das Versagen des Missbrauchenden ausgleichen und die Schädigung wiedergutmachen. Dieses Bemühen kann sich z. B. in einem Überengagement zeigen, für die Patientin stets erreichbar oder besonders fürsorglich zu sein, indem der Therapeut z. B. auch zu Zeiten außerhalb des Praxisbetriebs auf E-Mails der Patientin reagiert, Online-Sitzungen auch im Urlaub anbietet oder prinzipiell Online-Termine anbietet, obwohl er eigentlich nicht in diesem Setting arbeitet. Induzieren Patienten diese Settingänderungen, sind sie auch als Provokationen im Sinne eines unbewussten *Beziehungstests* zu verstehen: Kann sich die Patientin darauf verlassen, dass der Therapeut, im Gegensatz zum Missbraucher, in der Lage ist, die Grenzen zuverlässig einzuhalten? Das heißt: Die traumatische Erfahrung wird in der Übertragungsbeziehung reinszeniert, was sich auch in dem Wunsch nach Online-Kontakten zeigen kann oder auch im Ausagieren im Internetsetting, z. B. wenn Patienten private Informationen über ihren Therapeuten im Internet suchen (»Therapist-Targeted-Googling«), oder in dem Versuch, sich mit dem Therapeuten über Social Media zu vernetzen (z. B. Freundschaftsanfragen über Facebook). Somit gilt auch für die patientenseitige Reinszenierung von abhängigem und missbrauchendem Verhalten im Online-Setting sowie für den Umgang damit, was auch für das analoge Setting gilt:

> »Je mehr es uns gelingt, die Verführung zum Missbrauch der Abhängigkeit der therapeutischen Situation an kleinen, alltäglichen Dingen zu erkennen und der Erinnerung und dem Durcharbeiten zugänglich zu machen, desto weniger muss es zu den chaotisch-destruktiven Wiederholungen kommen […]. Es geht nicht darum, die Konstellation von Verführungssituationen zu

vermeiden, sondern dass diese erkannt und benannt und für den Patienten verständlich werden als Abwehr mit selbstdestruktivem und destruktivem Anteil.« (Walter 1990, S. 4 f., zit. nach Becker-Fischer & Fischer 2008)

Medienkompetenz und Reflexion. Kann der Patienten die Wirkungen und Folgen seiner Online-Selbsthilfeaktivitäten abschätzen? Bemerkt er, wenn das Googeln nach Gesundheitsinformationen oder die Nutzung von Online-Symptomcheckern seine hypochondrischen Ängste aktiviert? Ist er in der Lage, zu reflektieren, dass eine Selbstoffenbarung über seine traumatischen Erlebnisse in Foren oder Video-Channels von prinzipiell der ganzen Welt gesehen werden kann, so auch von Familie, Freunden oder potenziellen Chefs? Letztendlich müssen wir im Einzelfall auch diese medienbezogene Reflexion und Kompetenz in der Psychotherapie prüfen und gegebenenfalls vermitteln.

Umgang mit Grenzverletzungen. Patienten können Formen der onlinebezogenen Selbsthilfe und Therapiegestaltung betreiben, die im Widerspruch mit unserem psychotherapeutischen Verständnis steht. Berichten Patienten über ihre therapeutische Arbeit mit uns im Netz? Holen sie via Online-Beratung eine Einschätzung bei anderen über ihren therapeutischen Fortschritt ein, abonnieren sie therapeutische Selbsthilfeprogramme oder Apps? Wenn wir das Wissen über solche Aktivitäten haben, können wir entscheiden, ob dies für unsere Patienten funktional ist, und wir können Grenzen erkennen und aufzeigen, die unsere therapeutische Arbeit behindern oder – ganz persönlich – auch nicht mehr möglich machen.

Tipp für die Praxis

Patienten mit traumatischen Beziehungserfahrungen provozieren in der Psychotherapie häufig Grenzverletzungen. Die Therapeutin kann dies nutzen, indem sie ihre eigenen Grenzen wahrt und somit als Modell für den Patienten fungiert. Und sie kann das Verhalten des Patienten als Wiederholungszwang verstehen und ihm zeigen, dass sie – im Gegensatz zu dem einstigen Täter – in der Lage ist, die Grenzen des Patienten zu respektieren.

Dabei sind die Grenzen oft fließend, wie es leicht am Online-Rechercheverhalten nachvollziehbar wird. Patienten können sich im Internet über psychische Symptome und Störungen, aber auch über Psychotherapieschulen informieren und nach geeigneten Therapeuten suchen. Diese Suche ermöglicht oft den Einstieg bzw. den ersten Kontakt zur Therapie. Allerdings kann die Suche nach (privaten) Informationen über den Therapeuten, beispielsweise über Facebook, die Grenzen, die zwischen Patient und Therapeut bestehen, insbesondere in einer psychodynamischen Therapie, verschieben und somit auch einen Einfluss auf die (Übertragungs-)Beziehung haben. Für weitere Informationen zu den Auswirkungen auf die therapeutische Beziehung, wenn Patienten ihre Therapeuten googeln (Therapist-Targeted-Googling) verweisen wir auf Eichenberg und Herzberg (2016).

KAPITEL 3

Psychotraumatische Gefahren der Nutzung digitaler Medien

Während das Internet ein breites Spektrum von Hilfsmöglichkeiten für Betroffene von traumatischen Erfahrungen bereithält (→ Kap. 2), so birgt die Nutzung digitaler Medien jedoch ebenso die Gefahr für eben solche. Die unterschiedlichen traumatischen Erfahrungen und Auswirkungen auf die Opfer werden unter dem Begriff des »Cybertraumas« gefasst (→ Kap. 1), während sich der Bereich des Cybercrime mit Cyberdelikten und deren Bekämpfung beschäftigt (zur Übersicht aus kriminalsoziologischer und -psychologischer Sicht siehe Huber 2019). So berichtet z. B. das österreichische Bundeskriminalamt in seinem aktuellen Cybercrime-Report (https://bit.ly/3Z1bWTS) von einem deutlichen Anstieg von Cybercrime-Delikten im Jahr 2021 auf angezeigte 46 179 Fälle (Zuwachs um 28,6 % im Vergleich zum Vorjahr) und erklärt dies mit den pandemiebedingten Umständen.

Definition: Cybercrime

Cybercrime wird in zwei große Bereiche unterteilt: Cybercrime im weiteren und im engeren Sinne. Unter Ersterem werden Angriffe auf Daten oder Computersysteme verstanden, die unter der Verwendung der Informations- und Kommunikationstechnik (IKT) stattfinden. Darunter fallen Straftaten, die sich gegen Netzwerke oder gegen Geräte, Dienste oder Daten in diesen Netzwerken richten, wie etwa Datenbeschädigung oder Hacking. Unter Cybercrime im weiteren Sinne werden Straftaten zusammengefasst, bei denen die IKT als Tatmittel eingesetzt wird; dazu zählen Internetbetrugsdelikte, Suchtmitteldelikte im Internet, Cyberstalking sowie der Online-Kindesmissbrauch.

Wurden beispielsweise in Österreich im Jahr 2020 noch 1702 Fälle von Online-Kindesmissbrauch registriert, kamen in 2021 1921 Fälle zur Anzeige. Hier konnte jedoch die Aufklärungsquote um 2,6 Prozentpunkte im Vergleich zum Vorjahr gesteigert werden. Allerdings werden Menschen im digitalen Raum auch durch Taten viktimisiert, die keinen Straftatbestand darstellen. Ein Beispiel hierfür ist das Cybermobbing, das z. B. in Deutschland an sich nicht strafrechtlich verfolgt wird, allerdings Straftatbestände vereint, die sehr wohl strafrechtlich relevant sind und je nach Härte auch mit Freiheitsstrafen bestraft werden, wie z. B. Beleidigung, üble Nachrede oder Verleumdung (www.polizei-beratung.de). Noch weiter entfernt aus dem strafrechtlichen Bereich, aber dennoch mit großer Bedeutung für psychotraumatologische Fragen nach den Folgen sind Erfahrungen von beispielsweise Übergriffen in virtuellen Umgebungen. Die »Neue Zürcher Zeitung« veröffentlichte im Februar 2022 einen Artikel mit der Überschrift: »Hilfe, mein Avatar wird sexuell belästigt! Die virtuelle Realität verlangt nach neuen strafrechtlichen Überlegungen«, in dem eine Journalistin berichtet: »Virtuelles Grapschen fühlt sich wie reales an.« (https://bit.ly/3JI8poW).

Wir greifen daher unabhängig von strafrechtlichen Tatbeständen im Folgenden ein in und für die klinische Praxis prävalentes und relevantes Spektrum an potenziell traumatischen Erfahrungen im digitalen Raum auf. Wir stellen den Forschungsstand für gut untersuchte und strafrechtlich manifeste Taten im Bereich der sexuellen Gewalt dar, die breit gefächert sind und verschiedene Altersgruppen betreffen. Ebenso seit vielen Jahren erforscht und mit Erkenntnissen zur Prävalenz, Risikoprofilen von Opfern wie Tätern, Behandlungs- und Präventionsansätzen stellt das Cybermobbing dar. Ein vergleichsweise neueres Feld sind die verschiedenen Phänomene und Auswirkungen des »Cyberdating Abuse«, und am meisten ungeklärt sind Fragen, ob – wie in dem zitierten Zeitungsbericht angesprochen – virtuelle Übergriffe auch auf Alter Egos in Gestalt von Avataren traumatisierend sein können, was wir im Kontext einer eigenen Studie zu sexistischen und traumatischen Erfahrungen in Online-Spielen zu beantworten versuchen. Können virtuelle Erfahrungen »real« traumatisieren und welche Besonderheiten weisen Täterschaft wie Viktimisierung im digitalen Raum auf? Die Kenntnis darüber ist zentral, um die Besonderheiten in der Behandlung von Tätern und Opfern im Zusammenhang mit Cyberdelikten und Cybertraumata zu berücksichtigen.

Nicht zuletzt tragen (digitale) Medien auch dazu bei, wie traumatische Erfahrungen gesamtgesellschaftlich verarbeitet werden. Wir stellen eine eigene Studie vor, die die Rolle der Art und Weise der Berichterstattung unter psychotraumatologischen Aspekten reflektiert, und geben Hinweise, wie Journalistinnen dazu beitragen können, dass sekundäre Viktimisierungen der Betroffenen und sekundäre Traumatisierungen der Rezipienten möglichst vermieden werden.

3.1 Cybermobbing

Nicht zuletzt durch seine mediale Präsenz ist Mobbing ein gesellschaftlich relevantes Thema geworden, was in vielen Kontaktfeldern heute zu beobachten ist, wie z. B. Schule, Studium, Berufsalltag oder sonstigen Konfliktangelegenheiten. Auch aufgrund der vielfachen medialen Verwendung des Mobbingbegriffs ist es zentral, seine zugrunde liegenden Kriterien zu definieren.

Definition: Mobbing

Unter Mobbing wird nach Steffgen und Böhmer (2022) ein

- absichtliches, aggressives Verhalten gegenüber einem Opfer via eines Täters oder sogar einer ganzen Tätergruppe verstanden. Dabei ist vor allem die Intentionalität entscheidend, sprich eine Aktion oder Handlung wird gezielt ausgeführt, um der anderen Person Schaden zuzufügen, was von der betroffenen Person als verletzend empfunden wird.
- Dadurch entsteht ein systematisches Ungleichgewicht zwischen Opfer und Täter, in dem der Täter dem Opfer überlegen ist und das Opfer dem Täter hilflos ausgeliefert ist. Dieses Ungleichgewicht kann auf physischen (z. B. Körpergröße), kognitiven (z. B. Intelligenz) oder sozialen Faktoren (z. B. sozialer Status) basieren.

- Mobbing findet in regelmäßigen Abstand statt, sprich z. B. einmal oder mehrmals pro Woche, und über einen längeren Zeitraum (z. B. über Monate). Das heißt, dass singuläre Ausüben einer negativen Handlung wird nicht als Mobbing verstanden, sondern nur wenn dieses wiederholt und systematisch erfolgt. Demnach sind Schädigungsabsicht, Wiederholung und Machtungleichgewicht drei Kernkriterien für Mobbing, die am häufigsten in der Literatur zu finden sind.

Es werden beim Mobbing zwei Ausprägungsformen unterschieden: traditionelles Mobbing und Cybermobbing (Chu et al. 2019). Das traditionelle Mobbing findet persönlich, sprich Face-to-Face, statt. Verbale Verspottung, soziale Isolation, ausgrenzende Verhaltensweisen bis hin zur Ausübung von körperlicher Gewalt sind kennzeichnend für das Mobbing von Angesicht zu Angesicht (Eyuboğlu et al. 2021). Im Gegensatz dazu hat sich mit der dominierenden Nutzung des Internets und den damit verbundenen Kommunikationsoptionen Cybermobbing als neue Form des Mobbings entwickelt.

Definition von Cybermobbing

Cybermobbing oder Cyberbullying – wie im Englischen genannt – ist die Beleidigung, Bedrohung oder Belästigung von Personen mittels digitaler Medien, wie z. B. Smartphones, Websites, E-Mail, Foren (Bundesministeriums für Familie, Senioren, Frauen und Jugend 2018). Pieschl und Porsch (2012) verstehen unter Cybermobbing alle Formen von Schikane, Beleidigung, Identitätsklau, Verrat und Ausgrenzung mithilfe moderner Kommunikationstechnologie, bei denen sich das Opfer emotional belastet fühlt oder es so fühlen würde, wenn es von den Vorfällen wüsste.

Krumbholz et al. (2014) ließen Jugendliche Cybermobbing definieren mit dem Ergebnis, dass das Anrichten von Schaden Auswirkungen auf das Opfer und die wiederholte Ausführung zentral für eine Definition von Cybermobbing angesehen wurden. Auch nach Dooley et al. (2012) wird die Schwere der Folgen und Auswirkungen von (Cyber-)Mobbing durch das Ausmaß, die Häufigkeit und Dauer und Schutzfaktoren von Betroffen bestimmt. Dies schließt sich an die Definition von Fischer und Riedesser (2009) an, nach der nicht das traumatische Ereignis an sich, sondern das Verhältnis und Ausmaß von erlebten Bedrohungen und individuellen Bewältigungsstrategien für die Traumafolgen verantwortlich ist. Aktuelle Zahlen belegen, dass (Cyber-)Mobbing mit einer hohen Prävalenz an PTBS eingeht und daher einen eigenen Typus von traumatischen Situationen darstellt (Fischer & Riedesser 2009). Das heißt, psychosoziale Helfer müssen in der Arbeit mit Mobbingbetroffenen an eine traumatische Ätiologie der Symptomatik denken, was ebenso für die Täter gilt.

Für die Täterschaft ist Cybermobbing in der Hinsicht vorteilhaft, dass Täter bei der Ausübung von Diffamierung und Hass über das Internet keinen persönlichen Kontakt zu ihren Opfern haben müssen oder sogar anonym bleiben können (Eyuboğlu et al. 2021). Dadurch entsteht die Suggestion, für diese Handlungen nicht bestraft werden zu können, sowie fehlt durch die Sinneskanalreduktion (z. B. nur textbasierter Kontakt) Feedback (z. B. Leiden der Mobbing-Opfer) der ausgeübten Mobbing-Taten. Das Internet macht beleidigende Äußerungen – im Vergleich zum klassischen Mobbing – einer viel breiteren Öffentlichkeit zugänglich. Weiterhin ist auch der Zeitfaktor ein wesentlicher Unterschied zwischen beiden Mobbingformen. Während das klassische Mobbing »nur« im schulischen Umfeld oder auf dem Weg nach Hause stattfindet, kann Cybermobbing jederzeit stattfinden und abgerufen werden. Mobbing-Opfer erfahren zudem nicht immer davon, wenn von ihnen ungefragt Bilder oder sonstige Unwahrheiten medial verbreitet werden. Wollen Mobbingbetroffene Fotos oder andere Inhalte entfernen, ist das im Internet nur schwer möglich, da die Inhalte anderweitig abgespeichert werden und jederzeit wieder eingestellt werden können (Bundesministerium für Familie, Senioren, Frauen und Jugend 2018). Die allgegenwärtige und teilweise zeitlich unbegrenzte Auseinandersetzung mit Online-Beleidigungen kann akute sowie auch dauerhafte Belastungen, insbesondere Traumareaktionen verursachen (→ »Psychische Folgen von Cybermobbing«, Kap. 3.1.3). Gerade Personen mit schwerwiegenden psychischen Beeinträchtigungen in Folge des Cybermobbings benötigen eine Behandlung von Traumatherapeuten.

Formen von Cybermobbing

Das Internet schafft somit günstige Bedingungen für die Umsetzung diverser Mobbing-Methoden. Csef (2019) hat Ausprägungsarten des Cybermobbings beschrieben, die nach indirekten und direkten Formen unterschieden werden. Beim direkten Mobbing kommt es zu einem direkten Täter-Opfer-Kontakt, wohingegen indirekte Mobbingattacken von einem dem Opfer nicht bekannten Täter ausgehen. Die Unwissenheit erhöht besonders die psychische Belastung und Leidensdruck bei Opfern.

- Direktes Cybermobbing
  - *Cyberthreat* als Androhung von körperlicher Gewalt bis hin zu Todesdrohungen
  - *Flaming* als gegenseitiges Provozieren sowie Beschimpfen
  - *Happy Slapping* als Veröffentlichung von erniedrigendem Bild- und Videomaterial (z.B. Fotos von Betroffenen, auf denen sie geschlagen werden)
  - *Harassment* als andauernde Beleidigungen durch verletzende Nachrichten und entwürdigende Äußerungen
- Indirektes Cybermobbing
  - *Deintegration* als das Verbreiten von Unwahrheiten, rufschädigenden Gerüchten, Lügen inklusive Bild- und Videomaterial
  - *Exclusion* als aktive Ausgrenzung von Personen in sozialen Netzwerken, Gruppen, Messengern oder Onlinespielen
  - *Impersonation* als Veröffentlichung von gefälschten Inhalten von dem angeblich Betroffenen selbst durch Identitätsdiebstahl oder Fake-Profilen (z.B. auf Social Media, pornografischen Websites)
  - *Outing and Trickery* als die Veröffentlichung von privaten sowie rufschädigenden Inhalten, indem eine andere Identität oder Vertraulichkeit vorgetäuscht wird

Im Folgenden werden Beispiele für Cybermobbing gezeigt. Eine Einzelperson wird per Privatnachricht (→Abb. 3-1) mehrfach aufgrund ihrer äußeren Erscheinung beleidigt. Die Schikanen werden wiederholt via Instant-Messenger gesendet.

< Chats
M.
online
wie kann man eig so hässlich sein? lol ich würd mich ja nicht trauen mit so einer fratze in die schule zu gehen
12:23
das jeder über dich lacht bekommst du in deiner traumwelt wahrscheinlich auch nicht mit
12:25
was willst du von mir?
12:32
das du dich endlich verpisst du OPFER!!!
12:32
verpisst dich einfach damit tust du uns allen einen Gefallen
12:34
H456
ganz schön hässliches bild von dir da bringen dir die Filter hier auch nichts
einfach nur fett und eklig
bisschen Sport würde dir nicht schaden
Double-tap to like
Message

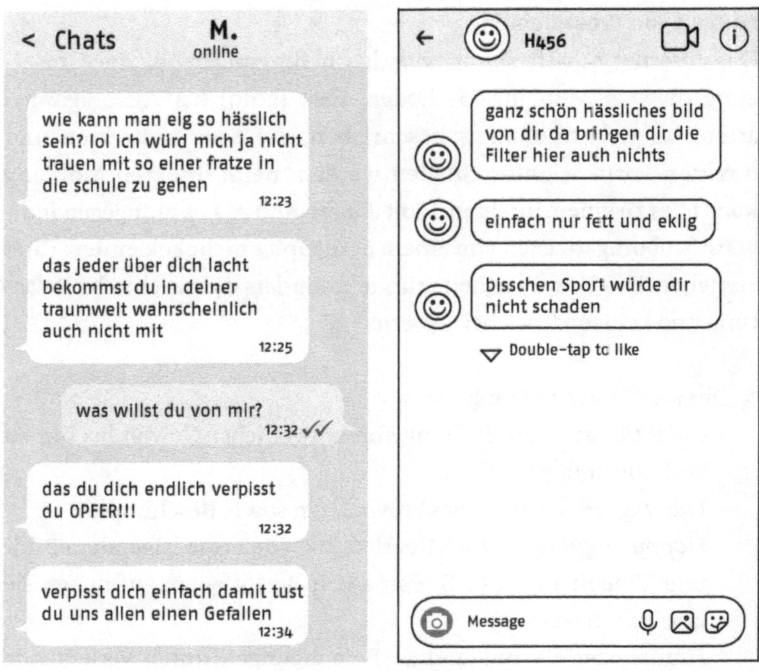

Abb. 3-1 Methoden des Cybermobbings (Mobbing über Instant-Messenger) (Klicksafe 2022)

Unter Cybermobbing werden auch oft die Phänomene Cybergrooming, Sexting und Sextortion gefasst. Da diese Formen meist Verstöße gegen die sexuelle Selbstbestimmung involvieren, werden diese in Kapitel 3.2 näher erläutert. Eng mit dem Cybermobbing verbunden ist auch das Cyberstalking, das in Kapitel 3.3 beschrieben wird.

3.1.1 Prävalenz

Auch wenn Mobbing alle Lebensbereiche und vor allem Altersgruppen erfasst, sind Kinder und Jugendliche besonders häufig betroffen. In vielen Fällen schließen sich traditionelles und virtuelles Mobbing nicht aus, sondern treten kombiniert oder nachfolgend auf. Beispielsweise vereint das Happy Slapping beide Formen, in dem die stattfindende körperliche Gewalt gefilmt und anschließend online veröffentlicht wird (Csef 2019). Wie weit vertreten Cybermobbing in Deutschland ist, zeigt die letzte JIM-Studie (Medienpädagogischer Forschungsverbund Südwest 2020), die eine repräsentative Befragung von 12- bis 19-Jährigen zu Cybermobbing-Vorfällen durchgeführt hat. Ungefähr 29 % der Befragten gaben an, schon mal beleidigende Informationen über sich im Internet gelesen zu haben. Jungen sowie ältere Jugendliche waren häufiger betroffen. Jugendliche mit niedrigem Bildungsgrad erfuhren Beleidigungen im Netz häufiger als diejenigen mit höherem Bildungsgrad. Zirka 16 % sagten, dass auch beleidigende Videos oder Bilder von ihnen ohne deren Wissen bzw. Einverständnis gepostet wurden. Der Verein »Bündnis gegen Cybermobbing« (2022) hat zusammen mit der Techniker Krankenkasse aktuelle Prävalenzzahlen für 2020 erhoben. Die Studie von ca. 4500 befragten Schülern im Alter von 6 bis 21 Jahren ergab, dass jeder fünfte bis sechste Schüler schon einmal von Cybermobbing (-methoden) betroffen war. Im Vergleich zur Vorgängerstudie aus 2017 entspricht das einem Anstieg von 36 %. Besonders häufig wurde Cybermobbing in Berufs-(26 %) oder Hauptschulen (24 %) erlebt, weniger in Gymnasien (15 %). Ungefähr 6 % der befragten Kinder und Jugendliche waren selbst schon mal Täter von Cybermobbing, aber auch ein Fünftel der Täter hat schon Cybermobbing aus der Perspektive des Opfers erlebt. Ein Viertel der befragten Stichprobe bereute aber auch, verletzende Kommentare auf Social Media gepostet zu haben. Dass fast jedes zehnte Kind im Grundschulalter schon mal eine Form des Cybermobbings erlitten hat, zeigt die immer frühere alltägliche Inanspruchnahme des Internets. Der höchste Anteil an Cybermobbing-Ereignissen war vor Eintritt in die Pubertät, sprich im 13. Lebensjahr, zu verzeichnen. Wie die Studie zeigt, nimmt Cybermobbing zu, je umfangreicher die tägliche Internetnutzung ist/war. Die Zunahme von Cybermobbing ist auch im Zusammenhang mit der Covid-19-Pandemie und des Fernunterrichts zu sehen. Bei mehr als ein Drittel der Cybermobbing-Opfer passierte Cybermobbing im Kontext von Fernunterricht. Am häufigsten erlebten die befragten Opfer Beleidigungen und Beschimpfungen (78 %) sowie Gerüchte und Verleumdungen (59 %). Ungefähr 40 % der Jugendlichen gaben an, unter Druck gesetzt, erpresst oder bedroht zu werden. Bei 32 % der Mobbing-Opfer wurden peinliche Fotos im Internet veröffentlicht. Das häufigste Medium für Cybermobbing-Attacken waren Instant-Messenger (85 %) und Social Media (75 %).

(Cyber-)Mobbing wurde häufig mit Kindern und Jugendlichen oder schulischem Umfeld in Verbindung gebracht, es gibt aber auch einige Beispiele und Studien zu Cybermobbing von Erwachsenen am Arbeitsplatz (in diversen Branchen und Industrien). Cybermobbing im beruflichen Umfeld äußert sich unter anderem durch beleidigende Drohungen und Verbreitung von Gerüchten über E-Mail oder das Internet oder das bewusste Löschen von Arbeitsdateien (Loh & Seymann 2020). Eine Umfrage von 158 angehenden Ärzten im Vereinigten Königreich ergab, dass 46 % der Befragten in den ersten 6 Monaten ihrer Ausbildung mindestens einen Fall von Cybermobbing erlebt hatten (Farley et al. 2015). In ähnlicher Weise fand eine durchgeführte Umfrage (N = 3600 Erwachsene) in den USA heraus, dass 20 % der Befragten im Erwachsenenalter Cybermobbing erfahren hatten (Kowalski et al. 2018). Davon war bei drei Viertel der Betroffenen der Arbeitskollege der Täter. Diese Umfrage ergab auch, dass ein Viertel der Befragten zugab, dass sie als Täter selbst aktiv waren. Studien haben darüber hinaus ergeben, dass Männer und Frauen unterschiedlichen Cybermobbing-Attacken ausgeliefert sind. Øistad (2015) berichtete, dass Journalistinnen (zwischen 25 und 35 Jahre) doppelt so häufig von Cybermobbing betroffen waren wie ihre männlichen Kollegen. Zudem erlebten weibliche Kolleginnen vermehrt sexualisierte Online-Mobbing-Attacken (bis hin zu Vergewaltigungsdrohungen) verglichen mit den männlichen Journalisten-Kollegen.

3.1.2 Motive von Mobbern und Bystandern

Zusammenfassend lässt sich resümieren, dass es eine Vielzahl an Studien über Cybermobbing gibt, die jedoch in ihren Ergebnissen, wie z. B. Prävalenz und Geschlechterunterschiede, variieren. Dies hängt auch mit der gewählten Definition des Cybermobbings, der Stichprobengröße sowie Art der Messung in den betreffenden Studien zusammen (Eyuboğlu et al. 2021). Cybermobbing hat keine trennscharfe Definition, da zahlreiche Online-Konflikte und Handlungen sowie Ausprägungsformen darunterfallen. Während manche Studienergebnisse zu dem Schluss kommen, dass Mädchen viel häufiger betroffen sind, so gibt es auch gegenteilige Beweise, dass Jungen häufiger Cybermobbing erleben. Es wird jedoch allgemein angenommen, dass Jungen eher die physische Art von Mobbing erfahren, während Mädchen eher psychologische Viktimisierung erleben (Boel-Studt & Renner 2013). Mehr Eindeutigkeit besteht dahingehend, dass Cybermobbing vor allem über Messenger bzw. das Smartphone ausgeübt wird sowie mit dem Alter zunimmt. Laut der Cyberlife II Studie (2017) gibt es vier große Motive, weshalb Täter Cybermobbing ausführen.

- Cybermobbing ist eine Reaktion auf das Verhalten der Opfer,
- Rache für in der Vergangenheit erlebtes Mobbing,
- als Konsequenz der eigenen Täterbefindlichkeit (z.B. Spaß, schlechte Laune, Langeweile) sowie
- zur Aufwertung der eigenen Peer-Gruppe.

Aus der Studie geht weiterhin hervor, dass bei den befragten Kindern, Jugendlichen und jungen Erwachsenen (10–21 Jahre) nahezu jeder zweite Täter sein Cybermobbing dahingehend begründet, dass vorher eine negative Erfahrung bzw. Ärger mit dem Opfer bestand (43%) oder das Opfer es verdient hätte (45%). Ungefähr 12% mobbten aufgrund schlechter Laune und wiederum 13%, weil sie es als cool empfanden (Bündnis gegen Cybermobbing 2017). Auch Csef (2019) beschreibt, dass Rachebedürfnisse und Neidgefühle besonders häufig ursächlich für die ausgeübten (Cyber-)Mobbingattacken online seien. Fast jeder dritte der Täter verübte Cybermobbing, um sich aus seiner eigenen Opferrolle zu befreien, sich selbst oder andere zu rächen. Wie bereits bei anderen Formen von Gewaltausübungen bekannt, ist auch beim Cybermobbing kennzeichnend, dass Opfer mit hoher Wahrscheinlichkeit zu Tätern werden. Durch die Täter-Opfer-Transition kommt es zu einer Perpetuierung und zu einem Teufelskreis von Gewalt (Steffgen & Böhmer 2022; Csef 2019). Auch Paulus et al. (2021) beschreiben, dass Cybermobbing-Opfer häufig zu

Cybermobbing-Tätern werden. Wird noch die »general strain theory« berücksichtigt, dann wird Viktimisierung als Stress empfunden, der für den Betroffenen frustrierend wirkt und seinerseits versucht, diesen Stress durch das zusätzliche Anwenden von Gewalt abzuwenden und somit ein Kreislauf von Gewalt und Opfer-Täter-Transition entsteht (Haverkamp & Kilchling 2017). Die Routine Activity Theory von Cohen und Felson (1979) legt zugrunde, dass das Auftreten von Gewalttaten sowie Viktimisierungsrisiko auf dieselbe Lebensführung, Alter, Geschlecht und Herkunft zurück geht. »Kriminalität entsteht dann, wenn ein potenzieller Täter auf ein potenziell geeignetes Opfer ohne entsprechenden Schutz trifft.« (Hohendorf 2020, S. 9). Aus traumatheoretischer Perspektive argumentieren Fischer und Riedesser (2009), dass die ausgeübte (Mobbing-)Gewalt eine Reinszenierung von eigenen traumatischen Situationen, sei es durch eigene (Mobbing-)Erlebnisse oder durch Gewalterfahrungen in der Kindheit, ist. Die Reinszenierung von Gewalt wird mithilfe der Täter-Opfer-Umkehr durch die traumatisierte Person als sogenannte Kontrolloperation ausgeführt. Diese hat zum Ziel, mit den innerhalb des Traumaschemas festgehaltenen traumatisierenden Erinnerungen weiterzuleben. Durch diese Reinszenierung können eigene traumatische Situationen zu erträglichen Dosen abgemildert werden, wobei durch den Szenenwechsel emotionale Reaktionen und Erlebniszustände gewechselt werden können – ohne Bewusstwerden der Betroffenen.

In diesem Zuge ist auch die Opferabwertung (blaming the victim) als psychotraumatologischer Abwehrmechanismus zu nennen. Unter der Opferbeschuldigung wird den Opfern die Schuld an ihrer misslichen Lage, z. B. Mobbingerlebnisse, zugeschrieben (Huss & Eichenberg 2021). Die Opferabwertung entlastet die Täter und beschuldigt die Opfer, sodass hier von einer Opfer-Täter-Umkehr gesprochen wird. Gerade wenn die Opferbeschuldigung von einem unterstützenden Umfeld kommt, kann dies in eine zusätzliche Viktimisierung und Traumatisierung von Betroffenen münden.

Paulus et al. (2020) hat die folgenden Merkmale aus der Forschung zusammengefasst, die Opfer und Täter von Cybermobbing charakterisieren (→ Tab. 3-1):

Tab. 3-1 Merkmale von Opfern und Tätern von Cybermobbing (nach Paulus et al. 2021)

Opfer	Täter
■ Depressive und ängstliche Persönlichkeit ■ Geringe soziale Fertigkeiten ■ Hohe Inanspruchnahme von Medien, inklusive für Nutzung von Online-Freundschaften ■ Geringer Selbstwert ■ Geringe Unterstützung aus dem sozialen Umfeld	■ Reduziertes Selbstbewusstsein ■ Geringe moralische Einsicht ■ Impulsivität und Aggressivität ■ Emotionale Kälte in der Familie ■ Neugier ■ Delinquenz

Sogenannte Bystander haben großen Einfluss darauf, wie sich Cybermobbing für die Betroffenen auswirken kann. Während einige Bystander eher passiv agieren (z. B. stillschweigende Zustimmung), verstärken andere die Beleidigungen und Verunglimpfungen gegen das Opfer (z. B. durch das Liken, Weiterverbreiten von verletzenden Nachrichten). Es gibt aber auch Bystander, die die Betroffenen unterstützen, z. B. in dem sie offline mit Cybermobbern reden, um schädigende Wirkung zu verdeutlichen und somit die Vorfälle zu stoppen. Wieder andere Bystander versuchen mit den Betroffen online oder offline in Kontakt zu treten, um diese emotional zu unterstützen und Ratschläge zu geben. Somit spielen Bystander eine wichtige Rolle bei sowohl Problementstehung und -lösung von Cybermobbing (Pfetsch & Schultze-Krumbholz 2019).

Wie sich Bystander verhalten, hängt von verschiedenen Einflussfaktoren ab. Allisson und Bussey (2016) fanden heraus, dass Mädchen und jüngere Personen Tendenzen zeigen, die Opfer eher zu trösten und zu beratschlagen. Höheres Mitgefühl sowie Selbstwirksamkeitserwartungen begünstigen ebenso unterstützende Verhaltensweisen bei Cybermobbing-Opfern. Auch die eigene Beziehung oder sogar Freundschaft zum Cyberopfer erhöht die Unterstützungsleistung seitens der Bystander. Ein geringeres Bewusstsein für soziale Normen, eigene Erfahrungen als Mobber sowie Abwertung von Personen, die nicht zur Eigengruppe gehören, bedingen das Cybermobbing verstärkende Handlungen gegenüber dem Opfer.

3.1.3 Psychische Folgen

Opfer von Cybermobbing weisen kurz- und langfristig physische Verletzungen sowie psychische Belastungen auf, wie z.B. somatische Beschwerden (Schlaf- und Essstörungen, Kopf- und Bauchschmerzen etc.), psychische Beschwerden wie Traurigkeit, Abwertung, Hilflosigkeit, Selbstmitleid und -beschuldigung besonders in der Anfangsphase des Mobbings, negative Gefühle über den eigenen Selbstwert, Isolation, Probleme in Beziehung sowie im schulischen oder beruflichen Umfeld. Jugendliche Mobbing-Opfer sind doppelt so häufig von Somatisierungssymptomen betroffen wie Jugendliche ohne Mobbing-Erfahrung (Rivara et al. 2020). Cybermobbing am Arbeitsplatz hat nicht nur gesundheitliche Auswirkungen, sondern auch einen Effekt auf die Arbeitsleistung sowie Arbeitszufriedenheit (Loh & Snyman 2020). Die Angegriffenen können auch langfristig das Vertrauen in zwischenmenschliche Beziehungen verlieren. Fischer und Riedesser (2009) sprechen von einem durch das Mobbing verursachte Beziehungstrauma. Da gerade im Falle von Cybermobbing Bedrohungen und Beleidigungen ständig präsent und vervielfältigt werden können, entsteht die Schwierigkeit, die durch das Mobbing traumatisch erlebten Reaktionen zu verarbeiten, sodass sich Traumafolgestörungen entwickeln können. Newman et al. postulierten bereits 2005, dass Mobbing einen chronischen Stressfaktor für die Betroffenen darstellt, der traumatische Reaktionen bedingen kann. Nielsen et al. (2015) untersuchten in einer Metaanalyse mit 29 Studien den Zusammenhang zwischen Mobbing in der Schulzeit bzw. bei der Arbeit und PTBS. Davon zeigten 18 Studien einen Zusammenhang zwischen der PTBS und Mobbing, geltend sowohl für Mobbing-Opfer im Kindes- und Erwachsenenalter. Auch Paulus et al. (2021) sieht die PTBS als langfristige Beeinträchtigung bei Angegriffenen von Cybermobbing. Eine Erhebung aus Deutschland hat 963 Schüler aus der 8. und 9. Klasse hinsichtlich des Zusammenhanges zwischen Mobbing in der Schule und PTBS-Symptome untersucht (Idsoe et al. 2012). Die Ergebnisse zeigten, dass Jungen mit einer 2,27-fach höheren Wahrscheinlichkeit häufigem Mobbing ausgesetzt waren als Mädchen. Zudem konnte ein Zusammenhang zwischen der Häufigkeit der Mobbing-Exposition und PTBS-Symptomen festgestellt worden, der nicht durch das Geschlecht moderiert war. Dennoch hatten Mädchen im Durchschnitt eine höhere Ausprägung der PTBS-Symptomatik. Bei allen gemobbten Schülern wiesen 28 % der Jungen und 41 % der Mädchen Werte im klinischen Bereich auf. Die Studie unterstützt die Annahme, dass Mobbing einen Risikofaktor für eine PTBS-Erkrankung darstellt. Eine weitere Studie, die retrospektiv 366 Patienten untersuchte, kam zu dem Ergebnis, dass eine traumatische Vorgeschichte und anhaltendes Mobbing signifikant mit einer erhöhten Rate an Rehospitalisierungen verbunden waren (Markota et al. 2018). Zukünftige Forschung muss zeigen, inwiefern diese Ergebnisse auch auf das Cybermobbing übertragbar sind.

Über Symptome einer PTBS hinaus haben Cybermobbing-Opfer daher ein erhöhtes Risiko, auch weitere Traumafolgestörungen wie eine Depression, Angststörung oder selbstverletzendes Verhalten zu entwickeln (Steffgen & Böhmer 2022). Je länger und schwerwiegender die (Cyber-)Mobbing-Vorfälle sind, desto mehr Beeinträchtigungen können für die mentale und physische Gesundheit entstehen (Paulus et al. 2022). Die Cyberlife-Studie (Bündnis gegen Cybermobbing 2022) zeigte, dass sich 58 % durch Cybermobbing-Attacken verletzt fühlen. Ein Drittel gab an, sich durch das Mobbing ängstlicher zu fühlen, besonders betroffen waren Mädchen. Erschreckend ist der Umstand, dass fast jedes sechste Cyberopfer zu Alkohol und Tabletten aus Kompensationsgründen griff. Besonders relevant sind Studien, die geschlechtsspezifische Unterschiede in der Beziehung zwischen Cybermobbing und psychischer Gesundheit untersuchen. Mehrere Studien haben einen stärkeren Zusammenhang zwischen Cybermobbing und psychischer Gesundheit bei Frauen im Vergleich zu Männern festgestellt (Loh & Snyman 2020). Weibliche Cybermobbing-Opfer leiden eher unter emotionalen Folgen, wie z. B. Angst und Depression, wohingegen Männer eher Verhaltensprobleme und -störungen aufweisen (Kim et al. 2017). Jedes vierte Cybermobbing-Opfer – laut der Cyberlife Studie (Bündnis gegen Cybermobbing 2022) – äußerte Suizidgedanken. Gerade im englischsprachigen Raum hat sich der in der Fachliteratur verwendete Begriff »Bullycide« herauskristallisiert, zusammengesetzt aus den Wörtern »bullying« und »suicide«. Bullycide-Fälle haben vor allem medial viel Aufmerksamkeit bekommen, z. B. durch die 13-jährige Megan Meier aus Amerika, die sich in Folge von Cybermobbing im Jahr 2007 suizidierte (Csef 2019).

Es ist wenig über die psychische Gesundheit von Mobbing-Tätern in der Kindheit bekannt, aber es gibt einige Hinweise darauf, dass auch bei ihnen ein leicht erhöhtes Risiko für Depressionen oder Selbstverletzungen besteht, allerdings in geringerem Maße als bei Opfern (Steffgen & Böhmer 2022). Bei Tätern wurden oft folgende externalisierende Störungen beobachtet: Aggressivität, dissoziales Verhalten, Kriminalität, Alkohol- und Drogenmissbrauch (Paulus et al. 2022). Mobbing-Täter tragen mehr als dreimal so häufig Waffen bei sich wie Jugendliche ohne Mobbing-Erfahrung. Die Wahrscheinlichkeit bei Jugendlichen, die in der Schule mobben, bis zu 11 Jahre später eine Straftat zu begehen, ist 2,5-mal höher als bei Jugendlichen ohne Ausübung von Mobbing-Attacken (Rivara et al. 2020). Gesundheitliche Folgen für Bystander sind bisher kaum untersucht (Steffgen & Böhmer 2022). Studien weisen aber darauf hin, dass der Grad der Beteiligung am Cybermobbing (keine Involvierung, nur Cybermobbing-Opfer, nur Cyber-Mobbing-Täter und sowohl Cyber-Opfer als auch Cyber-Mobbing-Täter) mit dem Wohlbefinden von Jugendlichen zusammenhing. Jugendliche, die sowohl Cybermobbing-Opfer als auch Cybertäter waren, weisen eine schlechtere psychische Gesundheit auf als diejenigen, die nur Cyberopfer waren (Spears et al. 2015).

3.1.4 Prävention und Intervention

Die Cyberlife-Studie hat herausgefunden, dass sich Betroffene bei Cybermobbing-Vorfällen in erster Linie an Eltern (43 %) und Freunde (37 %) wenden (Bündnis gegen Cybermobbing 2022). Ungefähr 13 % der Cybermobbing-Opfer suchen Hilfe bei Lehrern und Schulpsychologinnen. Nur unter 5 % der Jugendlichen wenden sich an eine Online-Beratungsstelle oder eine andere externe Organisation. Es werden zudem noch mehr Unterstützungsangebote in Form von Aufklärung (43 %), Unterstützungsteams (40 %), gezielte Anti-Mobbing-Workshops (33 %) sowie Ausbildung von Schülerscouts (33 %)

gewünscht. Über alle Schulformen hinweg gibt es in Bezug zur Nachfrage ein starkes Defizit an Präventionsmaßnahmen, am wenigsten Präventionsaktivität ist in Berufsschulen zu verzeichnen.

Präventionen und Interventionen für Opfer. Bezüglich der Prävention von Mobbing im analogen und/oder digitalen Raum sind vor allem schulbasierte Interventionen untersucht worden. Esperanza et al. (2020) untersuchten in einen systematischen Review von 17 Studien die Effektivität von pädagogischen Interventionen hinsichtlich der Reduzierung von Mobbing- und/oder Cybermobbing-Vorfällen unter Jugendlichen (10–18 Jahre). Insgesamt zeigten die Online-Interventionen geringe Effektstärken bezüglich der Reduzierung von traditionellem Mobbing und Cybermobbing. Die Interventionsart, sprich klassenübergreifend oder klassenintern, Programmdauer sowie die Einbindung von Eltern hatten keinen moderierenden Effekt. Dafür waren Cybermobbing-Programme wirksamer, wenn sie von technologisch versierten Experten durchgeführt wurden als von Lehrern. Neben präventiven Angeboten gibt es bereits auch einige digital unterstütze Interventionen, die gezielt die mentalen und somatischen Folgen von Mobbing mitbehandeln. Thorisdottir und Asmundson (2022) untersuchten eine Online-Intervention zur Behandlung von psychischen Problemen in Folge von (lebenslangem) Mobbing bei 52 Erwachsenen. Neben der Interventionsgruppe, die im Rahmen von 12 Sitzungen das Online-Programm absolvierten, wurden die anderen Teilnehmenden entweder von einem Therapeuten für Stressbewältigung angeleitet oder waren auf einer Warteliste. Die Ergebnisse zeigen, dass die Online-Intervention verglichen zu den anderen beiden Gruppen die Symptome der PTBS wirksam reduzierte. Allerdings übertraf die durch den Therapeuten begleitete Gruppe die Online-Programm-Gruppe und die Warteliste-Gruppe bei der Verringerung der Symptome von Depression, allgemeiner Angst und Stress.

Trotz der Dringlichkeit und der hohen Prävalenz – intensiviert durch die Covid-19-Pandemie – ist festzustellen, dass es bisher wenig wissenschaftlich fundierte und evaluierte Interventionen gezielt für Cybermobbing gibt. Die Mobbing-Konzepte und Interventionen lassen sich als Ansatzpunkte auch für Cybermobbing nutzen, allerdings müssen zusätzlich Aspekte, wie z.B. Kenntnisse und Umgang mit technischen Kommunikationsmitteln, nähergebracht werden. Gerade Lehrkräfte und Eltern verfügen dabei nicht immer über den aktuellen Stand der modernen Kommunikationstechnologie, sodass gerade Cybermobbing-Ansätze nicht nur die betroffenen Kinder und Jugendlichen adressieren, sondern auch Eltern und Lehrkräfte in den Fokus nehmen müssen (Steffgen & Böhmer 2022). Da die bestehenden pädagogischen Interventionen bei der Verringerung der Mobbinghäufigkeit für Betroffene nur geringfügig wirksam waren, sind weitere Forschungen erforderlich, um wichtige Moderatoren zu identifizieren, die die pädagogischen Interventionen verbessern (Ng et al. 2022). Im Folgenden sind drei (Online-)Programme hinsichtlich der Umsetzung, Inhalte und Wirksamkeit für Mobbingbetroffene näher beschrieben:

- *Olweus Bullying Prevention:* Dieses Programm wurde für Schüler der 3. bis 12. Klasse entwickelt, um Beziehungen zwischen den Schülern zu verbessern und Mobbingvorfälle zu reduzieren. Es bietet umfassende Kommunikation und Dokumentation zum Mobbing-Geschehen. Alle Beteiligten (auch Mobbing-Täter) werden aktiv in die Konfliktlösung integriert. Das weltweit verwendete Interventionsprogramm unterstützte dabei, Mobbing und damit verbundene antisoziale Verhaltensweisen um 21 bis über 50 % zu minimieren sowie das Schulklima zu verbessern (Paulus et al. 2020). Ttofi und Farrington (2011) konnten in ihrer Metaanalyse ebenfalls beweisen, dass Mobbing-Präventionskonzepte bis zu 23 % an Mobbing-Verhaltensweisen und bis zu 20 % an Viktimisierungen minimieren konnten.
- *Medienhelden* ist ein präventiver Ansatz, um Cybermobbing-Aktivitäten zu reduzieren und Medienkompetenz bei Schülern zu stärken (Jäkel et al. 2012). Im Rahmen des Programms werden Wissen und Informationen vermittelt, ein Bewusstsein für soziale Normen sowie für Problemlösung entwickelt. Durch Perspektivübernahme sowie Rollentausch sollen Empathie gelernt und Einstellungen angepasst werden. Ein weiterer Baustein des Inter-

ventionsprogramms ist die kritische Reflexion der eigenen Mediennutzung und des eigenen Medienverhaltens. Die Wirksamkeit wurde in einer randomisiert-kontrollierten Studie mit 800 Schulkindern in Berlin untersucht. Die Effektivität konnte in folgenden Bereichen festgestellt werden: Rückgang von Cybermobbing/Mobbing sowie somatischen Symptomen sowie Zunahme von Empathie, Perspektivübernahme und positiven Selbstwert.

- *Surf-Fair* hat zum Ziel, Cybermobbing und damit verbunden negative Vorfälle im Internet zu bekämpfen sowie Medienkompetenz zu stärken. Das Präventionsprogramm ist an Schüler der 5. bis 7. Klasse gerichtet. Zentraler Baustein des Programms ist ein Film über einen hypothetischen Cybermobbingvorfall ohne ein Ende zum Nachdenken über mögliche Lösungen. Zudem besteht das Training konkret aus 17 Übungen für Perspektivübernahme sowie kritische Reflexion. Das Präventionssprogramm »Surf-Fair« wurde in einer quasiexperiementellen Explorationsstudie mit Schülern aus drei 6. Klassen (N = 97) eines Gymnasiums evaluiert. Die Interventionsgruppen (jeweils N = 29) erhielten das »Surf-Fair«-Programm entweder im Rahmen einer Doppelstunde (90 Minuten) oder in zwei Doppelstunden (180 Minuten). Im Vergleich zur Kontrollgruppe reduzierte sich das Ausmaß von Cyber-Mobbing (sowohl Täter als auch Opfer betreffend) in der Interventionsgruppe mit längerer Trainingsintensivität signifikant (Pieschl & Urbasik 2013).

Prävention und Intervention für Täter. Anti-Mobbing-Programme für Täter profitieren vor allem davon, die Empathie für Opfer zu erhöhen. Das finnische Programm KiVa ist eines der bekanntesten Anti-Mobbing-Programme und das erste, das landesweit umgesetzt wurde (Salmivalli et al. 2013). Die Intervention, die bei Grundschülern eingesetzt wurde, erwies sich als wirksam, um die affektive Empathie für die Opfer nach erfolgter Implementierung 5 Monate später zu steigern (Saarento et al. 2015). Wenn Lehrer in KiVa-mitmachenden Schulen Gespräche mit Mobbing-Tätern nach einem Mobbing-Vorfall sprachen, berichteten die Täter von einer stärkeren Absicht für eine Verhaltensänderung, wenn Lehrer zusätzlich versuchten, die Empathie für das Mobbing-Opfer zu steigern (Garandeau et al. 2016). Daher sind Empathietrainings ein erster wirkungsvoller Ansatz, um Mobbingvorfälle zu reduzieren. Schwerwiegende, psychische Belastungen von Tätern, gerade in Folge von Täter-Opfer-Umkehr bzw. wenn sie selbst Opfer waren, sind über schulische Präventions- und Interventionsprogramm hinaus zwingend therapeutisch zu begleiten.

Über Präventions- und Interventionsangebote hinaus haben einige Autoren präventive und protektive Faktoren für sowohl Betroffene als auch das Umfeld, wie z. B. Lehrer und Eltern, gesammelt. Zusammenfassend muss ein Problemverständnis und Bewusstsein für Handlungskompetenzen bei allen Beteiligten aufgebaut werden, unterstützt von einer proaktiven Schulpolitik mit konkreten Interventionen und Praktiken. Die Herstellung eines unterstützenden

Tab. 3-2 Protektive Faktoren und Empfehlungen zum Umgang mit Cybermobbing (Paulus et al. 2020; Cross et al. 2015)

Betroffene	Lehrkräfte/Schule	Eltern
■ Schützen der eigenen Privatsphäre im Netz ■ Keine Kontaktaufnahme mit unbekannten Personen im Internet ■ Keine Veröffentlichung von privaten Daten im Internet (z. B. Passwörter, Adressen) ■ Nicht auf Mobbing-Attacken eingehen oder reagieren ■ Erwachsene und Vertrauenspersonen miteinbeziehen ■ Kommunikation über das Problem (»Schweigen brechen«) ■ Beweise sammeln (z. B. Screenshots, Namen, wenn möglich)	■ Vertrauensvoller Umgang mit Schülern ■ Nutzung von Pausenaufsichten für Beobachtung und Erfassung von Mobbingaktivitäten ■ Meldesystem/Kummerkasten ■ Eigene Mediatorenausbildung ■ Beratungsraum, -termine sowie -sprechstunde anbieten ■ Mentoringprogramm oder Patenschaften im außerschulischen Bereich ■ Präventions- und Interventionsprogramme/Anti-Mobbing-Trainings	■ Verantwortungsvoller Umgang mit Mediennutzung vorleben ■ Absprache hinsichtlich Mediennutzungszeiten und -dauer ■ Austausch und Interesse an sozialen Medien zeigen ■ Wertschätzender und vertrauensvoller Umgang mit Kindern ■ Beweismaterial wie Daten und Screenshots sichern, danach löschen

sozialen Umfelds, vernetzt mit der Schule und Familie, ist dabei eine weitere Strategie, um Cybermobbing erfolgreich entgegenzuwirken (Steffgen & Böhmer 2022; Cross et al. 2015; → Tab. 3-2).

Außerhalb des schulischen Kontexts gibt es auch telefonische Beratungsdienste und Online-Stellen, die als erstes Hilfsangebot für Cybermobbing fungieren:

- Unter der »Nummer gegen Kummer« wird kostenlose und anonyme Hilfe per Telefon angeboten
- Unter den Online-Beratungsdiensten mobbing-schluss-damit.de oder juuuport.de erhalten Opfer nicht nur umfangreiche Informationen und Ratgeber zum Thema Cybermobbing, sondern können sich auch mit Gleichgesinnten verbinden und mittels Chatberatung Experten aufsuchen.

Traumatherapie. Gerade bei langanhaltendem (Cyber-)Mobbing sowie bei Auftreten von klinischen Symptomen, insbesondere bei PTBS-Symptomatik oder sogar Suizidgedanken, reichen anonyme Beratungsdienste nicht aus. An dieser Stelle ist eine Behandlung durch erfahrene Traumatherapeutinnen indiziert. Diese sollten sich zudem Kenntnisse über Cybermobbing und seine verschiedene Auftrittsformen aneignen, um Betroffene optimal behandeln zu können. Basierend auf dem Ansatz, dass die Reinszenierung von Gewalt Ausdruck von eigenen unverarbeiteten traumatischen Erinnerungen der Täter ist, ist auch für traumatisierte Täter eine therapeutische Aufarbeitung inzidiert. Um die Reinszenierungsmechanismen und Gewaltzirkel zu durchbrechen, ist daher eine Traumaaufarbeitung die Intervention der Wahl.

Abschließend lässt sich festhalten, dass Cybermobbing eine hohe Prävalenz und Handlungsbedarf bezüglich des Umgangs mit gesundheitlichen bis hin zu traumatischen Folgen für alle Altersgruppen aufweist (Steffgen & Böhmer 2022). Präventionsmaßnahmen sind für Mobbing vorhanden, müssen jedoch noch flächendeckend und ausreichend evaluiert werden. Neben weiteren Präventions- und Interventionsangeboten inklusiver vermehrter empirischer Wirksamkeitsstudien sind vor allem auch Maßnahmen auf juristischer Ebene gefordert. Es existiert bisher kein eigenständiger Strafbestand für Cybermobbing, auch wenn viele damit verbundene Tätigkeiten (z. B. Beleidigung, üble Nachrede, Verleumdung, Nachstellung, Verletzung des Rechts am eigenen Bild, Nötigung und Bedrohung) strafrechtlich verfolgt werden können (Landesmedienzentrum Baden-Württemberg 2022).

Die Anzeige des Täters sollte gerade bei schwerwiegenden Folgen von (Cyber-)Mobbing mit dem begleitenden Traumatherapeuten diskutiert werden (Fischer et al. 2012). In erster Linie sollten Betroffene nicht zu einer Anzeige der Täterschaft gezwungen oder vorschnell gedrängt werden, auch wenn dies als die zunächst rechtlich richtige Entscheidung erscheint. Gerade wenn es sich bei Täterinnen um Familienmitglieder oder Bekannte aus dem näheren Umfeld handelt, müssen Konsequenzen und Vorgehen traumatherapeutisch und juristisch gut durchdacht werden. Allem voran ist eine erste Stabilisierungsphase notwendig, bevor weitere strafrechtliche Maßnahmen besprochen werden. Zudem können zusätzliche Belastungen entstehen, wenn der Mobbing-Täter gar nicht erst bekannt ist (Csef 2019). Die Diskussion über Anzeigen unter Bezugnahme der Täterschaft (anonym vs. bekannt) sollte in einer Traumabehandlung differenziert geführt werden (→ Kap. 3.2.2, »Anzeige von Sexueller Gewalt«).

3.2 Sexuelle Gewalt im Internet

Fallbeispiel: Sexuell-aggressiver Chatbot

»Replika« ist eine auf künstlicher Intelligenz basierende Chatbot-Anwendung, die ursprünglich entwickelt wurde, um Nutzern durch schwere Zeiten zu helfen. Laut einigen Nutzern verhält sich der Chatbot jetzt jedoch anders als ursprünglich freundlich und wird zunehmend sexuell aggressiver, indem der Chatbot nach privaten Fotos fragt und explizit sexuelle Gespräche initiiert. (Breithut 2023)

Mit der Überschrift »Wenn der Chatbot beim Sexting zu weit geht« wurde dieser Spiegel-Artikel betitelt, der sich mit Replika und den jüngsten Skandalen beschäftigt (Breithut 2023). Chatbots sind sicherlich ursprünglich nicht entwickelt worden, um sexuelle Gewalt im Internet zu verbreiten, jedoch zeigt dieses Anwendungsbeispiel sehr deutlich die potenziellen Gefahren von KI-Anwendungen (→ Kap. 4.2). Auch wenn Replika bist jetzt noch einen Einzelfall darstellt, ist sexuelle Gewalt im Internet oder auch die technologiegestützte Ausübung von sexueller Gewalt keine Seltenheit.

Nach Champion et al. (2022) wird technologiegestützte sexuelle Gewalt als unerwünschtes sexuelles Verhalten unter Einsatz von Technologie definiert. Darunter zählt unter anderem sexuelle Belästigung, Belästigung aufgrund von Geschlecht oder sexueller Orientierung, Missbrauch von Bild- oder Videomaterial und sexuelle Aggression oder Nötigung im digitalen Kontext (»Sextortion«, Kap. 3.2.1). Sexuelle Gewalt umfasst jedoch nicht nur aktive Handlungen durch Täter wie verbale Belästigung, Beleidigung, Diffamierung sowie Verleumdung, sondern auch ungewollte Konfrontation mit sexuellen Inhalten. Die Verbreitung von Darstellungen von sexuellem Kindesmissbrauch ist in diesem Zusammenhang ein besonders schwerwiegendes Problem. Laut Jugendschutz.net (2023) wurden im Jahre 2022 3948 Fälle (58 %) mit sexuellen Missbrauchsdarstellungen gemeldet, darauf fielen 3834 Fälle auf Minderjährige, doppelt so viele Fälle im Vergleich zum Vorjahr 2021. Diese Steigerung sei aber dadurch zu erklären, dass glücklicherweise mittlerweile auch viele sexuell unerwünschte Handlungen, Posen und Bilder auch an Beschwerdestellen, wie z. B. INHOPE (https://inhope.org/EN), einem weltweiten Netzwerk mit 46 Mitgliedsländern, gemeldet werden. Auch wenn besonders Kinder und Jugendliche von ungewollter Konfrontation mit Online-Inhalten betroffen sind mit den massivsten Auswirkungen auf ihre psychische Gesundheit und Entwicklung, kann grundsätzlich jede Person Opfer von technologiegestützter sexueller Gewalt werden.

Technologiebezogene sexuelle Gewalt umfasst:

- Sexuelle Beleidigung, Beschimpfung und Belästigung
- Verleumdung (z. B. öffentliche Unterstellung von sexuellen Vorlieben)

- Diffamierung (z. B. Montage von pornografischen Bildern und eigenen Portraits)
- Mobbing (z. B. Veröffentlichung von sexuellen Foto- und Videoaufnahmen)
- Online-Schlepperdienste (z. B. Geldangebote für Vermittlung von Geschwistern und Freunden für sexuelle Handlungen mit Tätern mittels des Internets)
- Kontaktaufnahme von pädophilen Personen (z. B. »Grooming«)
- Ungewollter Austausch von bzw. Konfrontation mit sexuellen Textnachrichten (z B. »Sexting«)
- Zwingen der Opfer zur Aufnahme von freizügigen Fotos und Videos mit anschließender Drohung zur Veröffentlichung (z. B. »Sextortion«)
- Cyberprostitution
- Virtuelle Vergewaltigung

Abgesehen von Minderjährigen als besonders vulnerabler Gruppe sind insbesondere Frauen und LGBTQ+ betroffen (Eichenberg & Kühne 2014; Ybarra et al. 2015).

Prävalenz. In einer kürzlich durchgeführten systematischen Übersichtsarbeit mit 19 Artikeln (mit insgesamt 32 247 Teilnehmenden) wurde die Prävalenz von technologiegestützter sexueller Gewalt bei Jugendlichen und Erwachsenen (Patel & Roesch 2020) geschätzt. Im Ergebnis berichteten 7 bis 17 % der befragten Personen von einem gewissen Grad an Viktimisierung durch technologische Mittel. So gaben z. B. ca. 9 % der Betroffenen an, dass sexuelle Nachrichten von ihnen (inklusive Bild oder Video) ohne Zustimmung weitergeteilt wurden und 7 % wurden mit einer Veröffentlichung bedroht. Was die Täterschaft betrifft, so haben laut des Reviews 3 bis 12 % der Befragten mindestens einmal sexuell explizites Material einer anderen Person entwendet, weitergegeben oder mit der Weitergabe gedroht (»Sextortion«, Kap. 3.2.1). Keine signifikanten Prädiktoren als erhobene, moderierende Variablen stellten dar: das Jahr der Veröffentlichung der jeweiligen Studie, das Durchschnittsalter der Teilnehmenden, der Anteil der weiblichen Befragten sowie Studienumfeld. Ergänzend wurde noch eine Analyse von neun Artikeln (mit insgesamt 3990 Teilnehmenden) durchgeführt, um die Assoziationen zwischen psychischer Gesundheit und erlebter Viktimisierung durch technologiegestützte sexuelle Gewalt zu untersuchen. Es wurde ein signifikanter Zusammenhang zwischen eben genannter Viktimisierung und Depression, Angstzuständen, Stress, Selbstwertgefühl und somatischen Symptomen in erwachsenen Stichproben gefunden. Diese Ergebnisse sprechen für einen bedeutsamen Zusammenhang zwischen negativen psychischen Gesundheitsauswirkungen und erlebter technologieunterstützter sexueller Gewalt. Die Autorinnen der eingeschlossenen Studien weisen darauf hin, dass erfahrene sexuelle Gewalt im Internet für die Betroffenen mit erheblichen Auswirkungen auf die psychische und physische Gesundheit sowie mit langlebigen schweren Traumata einhergehen kann.

Schon allein wenige Prävalenzzahlen zeigen, dass das Internet als Austragungsort sexueller Gewalt hohe Relevanz hat. Was sind diesbezüglich begünstigende Faktoren? Es existieren Modelle, die die Beliebtheit des Internets für die sexualbezogene Internetnutzung insgesamt zusammenfassen. Diese lassen sich – geringfügig adaptiert – auch auf die Nutzung des Internets für sexuelle Gewalttaten übertragen. Das Triple A-Modell (Cooper 1998) nennt folgende drei Faktoren:

- Accessability: Verfügbarkeit von zahlreichen Websites (z. B. kinderpornografische) und Foren (z. B. um Cybergrooming zu betreiben) rund um die Uhr
- Affordability: Erschwinglichkeit des Internetzugangs für jede Person
- Anonymity: Möglichkeit der anonymen Nutzung des Internet und damit verbunden das subjektive Gefühl des Täters, für seine Taten nicht belangt zu werden

Das Triple-C-Modell nach Döring (2003) hebt folgende Aspekte hervor:

- Communication
- Collaboration: niederschwellige Kontaktaufnahme zu Opfern möglich, aber auch unter Tätern zur Planung und Durchführung gemeinschaftlicher Taten wie z. B. Sextortion
- Community: z. B. Handel von Kinderpornografie im Darknet

Es könnte ein weiteres »C« hinzugefügt werden:

- Consequences: Für Täter könnte sich das Internet anfühlen wie ein straffreier Raum, da es schwieriger sein kann, sie zur Rechenschaft zu ziehen (→ Kap. 3.6).

3.2.1 Formen von sexueller Gewalt im Internet

Sexting. Das englische Wort »Sexting« setzt sich aus den Wörtern »Sex« und »Texting« (= Schreiben) zusammen, auch wenn Jugendliche mehr von »sexy pics« oder »nudes« heutzutage sprechen (Unabhängige Beauftragte für Fragen des sexuellen Kindesmissbrauchs 2023). Unter Sexting ist zunächst der freiwillige Austausch von sexuellen Inhalten (z. B. intime, sexuelle Nachrichten oder Nacktfotos und -videos) gemeint, der häufig über WhatsApp, Snapchat oder Facebook sowie andere Apps stattfindet. Sexting findet häufig in Paarbeziehungen oder mit Sexualpartnern statt (Barroso et al. 2021). Gerade junge Leute experimentieren mit Sexting, um herauszufinden, wie sie sexuell auf andere wirken. Konformitätszwänge, Druck aus der Peer-Gruppe sowie der Wunsch, einem bestimmten Körperbild zu entsprechen, sind zudem Gründe, warum Jugendliche freiwillig erotische Aufnahmen von sich erstellen. Die Ausübung von Sexting ist zudem mit einem höheren Grad an »Sensation Seeking« und Impulsivität verbunden. An sich ist Sexting, sprich das freiwillige Versenden und Empfangen von selber produzierten erotischen Aufnahmen, natürlich keine Straftat. Missbräuchlich wird Sexting für die Opfer dann, wenn intime Inhalte ohne Einwilligung des Senders weitergeleitet werden. Sexting-Opfer zu sein, ist laut Studien mit höheren Verhaltensauffälligkeiten, emotionalen Problemen, Gefühlslosigkeit, Vernachlässigung und Missbrauch in der Kindheit verbunden (Barroso et al. 2021). Die Längsschnittstudie von Alonso und Romero (2019) zeigte aber auch, dass 12- bis 19-jährige Jugendliche selbst mit einvernehmlichen Sexting-Erfahrungen eine höhere Wahrscheinlichkeit besitzen, höhere Werte auf Skalen für Depression, Impulsivität und Verwundbarkeit zu haben. Die unautorisierte Weiterleitung an Dritte oder im öffentlichen oder schulischen Umfeld stellt unter anderem eine Methode im Rahmen von Cybermobbing (→ Kap. 3.1) dar, die zu Scham, Leidensdruck sowie traumatischen Reaktionen führt (Unabhängige Beauftragte für Fragen des sexuellen Kindesmissbrauchs 2023). Barroso et al. (2021) untersuchten die Prävalenz von missbräuchlichem Sexting bei Jugendlichen in Portugal. Es wurden 4281 Teilnehmende (12–20 Jahre) befragt, von denen 4 % sich selbst als Sexting-Opfer gesehen haben und rund 5 % einräumten, schon einmal missbräuchliches Sexting als Täter begangen zu haben. Jungen und Jugendliche im mittleren Alter waren eher an missbräuchlichen Sexting-Aktivitäten beteiligt. Mori et al. (2020) untersuchten in ihrer Metaanalyse die Prävalenz von einvernehmlichen und missbräuchlichen Sexting im jungen Erwachsenenalter (18–29 Jahre) mit folgenden Angaben: Senden (38 %), Empfangen (42 %) und reziprokes Sexting (48 %). Die Prävalenz der nicht einvernehmlichen Weiterleitung von erotischen Inhalten war bei 15 % der Adoleszenten zu verzeichnen.

Sextortion. Eine besondere Form des nicht einvernehmlichen Sextings ist Sextortion, das sich aus »Sextings« und »Extortion« (= Erpressung) zusammensetzt. Darunter wird ein Phänomen verstanden, bei denen Opfer zu der Aufnahme von freizügigen Fotos oder Videos von sich selbst aufgefordert werden, um diese anschließend damit zu erpressen; die Täter drohen damit, die Bilder zu veröffentlichen (Unabhängige Beauftragte für Fragen des sexuellen Kindesmissbrauchs 2023). Csef (2019) beschreibt, dass Täter die Opfer über soziale Netzwerke kontaktieren und Interesse an ihnen vortäuschen. Nach einem gewissen Vertrauensaufbau wird das Opfer in einen privaten Video-Chat gelockt, um sich nackt auszuziehen und gegenseitig zu stimulieren. Das Opfer wird dann Tage später mit Geldforderungen kontaktiert und erpresst.

Eine Studie aus den USA untersuchte die Prävalenz von Sextortion mittels einer landesweit repräsentativen Stichprobe von 5568 US-Schülern aus der Mittel- und Oberstufe. Ungefähr 5 % der Schüler gaben an, Opfer von Sextortion geworden zu sein, während etwa 3 % zugaben, andere mit Sextortion bedroht zu haben, die ihnen ein Bild im Vertrauen gezeigt hatten. Besonders nichtheterosexuelle Jugendliche wurden häufiger zur Zielscheibe, wohingegen männliche Jugendliche eher andere bedrohten. Außerdem waren Jugendliche, die andere mit Sextortion bedrohten, mit größerer Wahrscheinlichkeit selbst Opfer von Sextortion geworden. Die Forschung zeigt, dass die meisten Sextortion-Vorfälle nicht heimlich erfolgen, z. B. durch heimliche Aufnahmen, Hacken oder den Diebstahl von Bildern und Videos. Die Opfer stellen die Bilder meist freiwillig zur Verfügung. Etwa 70 % der Opfer sowohl in persönlichen als auch in Online-Beziehungen stellten dem Täter wissentlich ein sexuelles Bild zur Verfügung (Wolak et al. 2018). Als Grund wurde häufig genannt, dass sie sich in einer Beziehung befanden, sich unter Druck gesetzt fühlten, ein schlechtes Gewissen hatten, gezwungen oder bedroht wurden oder ihnen gesagt wurde, das Bildmaterial sei für Model- oder Schauspielaufträge.

Cybergrooming. Unter Cybergrooming wird das Ansprechen von Minderjährigen im Internet verstanden, um einen sexuellen Kontakt herzustellen. Wichtig zu wissen ist, dass nicht nur potenzieller und manifester Missbrauch unter Strafe steht, sondern ebenso vorbereitende Handlungen (Bundeskriminalamt 2023). Cybergrooming findet auf Online-Plattformen statt, wie z. B. YouTube oder TikTok, sowie in sozialen Netzwerken, wie z. B. Instagram. Täter versuchen nach einer ersten Kontaktanbahnung – wie bei Sextortion – auf Videochat-Anbieter zu wechseln. Durch vorgetäuschte Profilinformationen eines Gleichaltrigen suggerieren sie Nähe und Gemeinsamkeiten sowie ein Vertrauensverhältnis, um dann anschließend sexuelle Handlungen entweder digital oder sogar analog einzufordern (Unabhängige Beauftragte für Fragen des sexuellen Kindesmissbrauchs 2023; → Abb. 3-2).

Eine empirische Studie der Landesanstalt für Medien NRW (2022) hat ca. 2000 in Deutschland wohnhafte Kinder und Jugendliche (8–18 Jahre) im Oktober 2022 zu Cybergrooming befragt. Fast ein Viertel aller Minderjährigen wurde im Internet von Erwachsenen kontaktiert und zu Verabredungen aufgefordert, mit einer deutlichen Zunahme gerade bei den jüngeren Kindern (8–9 Jahre). Bei einem Drittel der Befragten stellte sich erst mit zunehmendem Kontakt heraus, dass es sich bei der zunächst gleichaltrigen Person um einen Erwachsenen handelt. Mädchen und Jungen waren gleichermaßen betroffen. Zirka 16 % der Befragten gaben an, dass eine Gegenleistung für ein Nacktfoto oder das Wahrnehmen einer Verabredung versprochen wurde. Bei 40 % der Jungen und 35 % der Mädchen gab es Chatverläufe und -kontakte mit Personen, die sie nicht kannten. Bei 7 % der Minderjährigen kam es dann auch zu Offline-Treffen.

Auch wenn diese Befragungen einen ersten Hinweis zur Prävalenz von Cybergrooming liefern, sollten weitere Studien noch gezielter die Täterschaft differenzieren. Beispielsweise kann nicht beurteilt werden, ob die befragten Jugendlichen, z. B. ein 16- oder 17-Jähriger, mit einer erwachsenen Person im Alter von 18 oder 19 Jahren gechattet haben oder es hier deutlich größere und damit strafrechtlich relevante Altersunterschiede gab.

Missbrauchsdarstellungen, Kinderpornografie, »porn selfies«. Unter kinderpornografische Inhalte fallen sexuelle Handlungen von, an oder vor einem Kind (unter 14 Jahre alt) sowie die Wiedergabe eines unbekleideten (ganz oder teilweise) Kindes in aufreizend geschlechtsbetonter Körperhaltung oder die sexuelle Wiedergabe der unbekleideten Genitalien oder des unbekleideten Gesäß des Kindes, die weitergegeben, zugänglich gemacht oder besessen werden (siehe Strafgesetzbuch, § 184b Verbreitung, Erwerb und Besitz kinderpornographischer Inhalte, Bundesministerium der Justiz 2023). Unter Jugendpornografie wird die fotorealistische Darstellung von sexuellen Handlungen von, an oder vor einer 14, aber noch nicht 18 Jahre alten Person, eines sexuellen Missbrauchs mit einem Jugendlichen verstanden, die heutzutage über das Internet und sowohl von Erwachsenen als auch Gleichaltrigen verteilt werden können. Die sexuell aufreizende Wiedergabe der unbekleideten Genitalien oder

Hey, du Hübsche! 😍

Hey ...

Was machst du gerade so?

Nicht viel, ein bisschen Fortnite spielen. 🙂

Hast du schon die neuen Skins gesehen?

Jaaa, aber die sind alle zu teuer ... 🙂 Hab kein Geld.

Och nein, nicht traurig sein. Du hast doch mich! ❤

Hihi! 😍 Aber leider habe ich dadurch trotzdem nicht die neuen Skins.

Hm, wer weiß, vielleicht gibt es doch einen Weg ...

???

Du hast mir doch vor Kurzem von deiner tollen Shopping-Tour erzählt.

Stimmt! Dass du dich da noch dran erinnerst ...

Aber klar doch! 🙂 Weißt du noch, wie du von der Unterwäsche geschwärmt hast, die du neu gekauft hast?

Klar!

Was hältst du von einem kleinen freundschaftlichen Tausch? Wir sind doch Freunde, oder?

Hm ... Was meinst du? Willst du meine Unterwäsche haben oder was?

Ach Quatsch, wegnehmen will ich sie dir niemals!
Aber du siehst bestimmt mega darin aus ...
Mach doch einfach ein hübsches Foto von Dir in den Sachen und schick es mir. – Und als Tausch bekommst du dann die neuen Skins!
Was hältst du davon? ❤

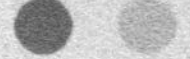

Abb. 3-2 Screenshot von einem Cybergrooming (Juuport 2023)

eines Gesäßes sowie der aufreizend geschlechtsbetonten Körperhaltung einer 14, aber noch nicht 18 Jahre alten Person ist ebenfalls strafbar (siehe Strafgesetzbuch, § 184c Verbreitung, Erwerb und Besitz jugendpornographischer Inhalte; Bundesministerium der Justiz 2023). Die Herstellung solcher Bild- und Videomaterialien geht oft auf schweren sexuellen Kindesmissbrauch zurück. Eine zusätzliche oder dauerhafte Viktimisierung für die Missbrauchsopfer entsteht durch die weltweite Verbreitungsmöglichkeit und ständige Verfügbarkeit durch das Internet (Bundeskriminalamt 2022). In den letzten Jahren sind die Straftaten im Bereich Missbrauchsdarstellungen (Foto, Videos, etc.) deutlich gestiegen. Im Jahr 2010 waren es noch um die 20 000 Fälle, während bereits im Jahr 2019 fast 700 000 Fälle registriert wurden (Unabhängige Beauftragte für Fragen des sexuellen Kindesmissbrauchs 2023). Im vergangenen Jahr ist in Deutschland vor allem die Kinderpornografie mit 39 000 Fällen doppelt so stark gestiegen, verglichen mit den Vorjahreszahlen (Die Bundesregierung 2022). Auch wenn schon immer entsprechendes Material illegal gehandelt wurde, so begünstigt das Internet mit spezifischen Tauschbörsen die weltweite Verbreitung von Missbrauchsdarstellungen (Eichenberg & Kühne 2014). Wolak et al. (2014) haben damals in einer großangelegten Studie und mithilfe von Strafverfolgungsbehörden den Handel mit Kinderpornografie über »Gnutella«, ein Netzwerk für den Austausch von Dateien, untersucht. Über einen Zeitraum von 1 Jahr fand die Forschungsgruppe heraus, dass fast 776 000 Computer in über 100 Ländern Gnutella nutzten, um Kinderpornografie-Dateien auszutauschen. Allein in den USA wurden ungefähr 5300 kinderpornografische Bilder etwa 26 600 Mal pro Tag ausgetauscht. Im Jahr 2017 veröffentlichte das US-Justizministerium einen Bericht über die bundesweite Verfolgung von Fällen von sexueller Ausbeutung von Kindern und stellte fest, dass von 2004 bis 2013 die Zahl der Angeklagten um 98 % gestiegen ist (Adams & Flynn 2017).

Bei Online-Sexualstraftätern von Minderjährigen handelt es sich eher um kaukasische Männer, die jünger und gebildeter sind als erwachsene Täter im Offline-Raum (Hornor 2020) (»kaukasisch« meint hier »hellhäutig« nach der US-amerikanischen Einteilung der

Ethnien). Auch laut dem über das US-Justizministerium veröffentlichte Bericht waren die Verdächtigen in den Fällen von kommerzieller sexueller Ausbeutung von Kindern hauptsächlich männlich (97%), weiß (82%), Staatsbürger der USA (97%), hatten keine Vorstrafen (79 %) und waren unverheiratet (70 %) (Adams & Flynn 2017). Dabei ist wichtig zu erwähnen, dass es sich bei Tätern nicht nur um fremde Personen im Online-Raum handelt, sondern auch um Personen aus dem bekannten Umfeld wie Familienmitglieder, Freunde oder Bekannte (Mitchell et al. 2005). Finkelhor et al. (2022) befragten 2639 junge Erwachsene im Alter von 18 bis 28 Jahren rückblickend zu ihren Erfahrungen mit Online- und technologiegestütztem Missbrauch in der Kindheit (< 18 Jahre). Zu den Formen sexueller Gewalt mit den höchsten Prävalenzzahlen gehörten: sexueller Missbrauch von Kindern im Internet, selbst produzierte Bilder der Täter von sexuellem Missbrauch von Kindern, nicht einvernehmliches Sexting, Online-Grooming durch Erwachsene sowie Rachepornografie. Das Hauptalter der Gefährdung, Opfer zu werden, lag in allen Kategorien bei 13 bis 17 Jahren. Bei den Tätern handelte es sich in den meisten Kategorien überwiegend um Partner oder Freunde und nicht um unbekannte Online-Kontakte.

Literatur über Frauen, die Online-Sexualdelikte begehen, gibt es bislang kaum. Das mag auch daran liegen, dass beispielsweise in den englischsprachigen Ländern wie z. B. Australien, Kanada, Neuseeland, USA und das Vereinigte Königreich nur 2 bis 5 % aller Verurteilungen wegen Sexualdelikten auf Frauen zurückgehen, selbst wenn auch hier vermutet wird, dass die Dunkelziffer deutlich höher liegt (Cortoni et al. 2017). Insgesamt stellen Frauen, die Kinder sexuell missbrauchen, in unserer Gesellschaft immer noch ein Tabuthema dar. Täterinnentypologien können ein wichtiges Hilfsmittel darstellen, um zu verbesserten Interventionsmaßnahmen, Rehabilitationsleistungen sowie zur Verbrechensprävention beizutragen (Gebhardt et al. 2022). Bisherige Typologien zu weiblichen Tätern im Kontext sexuellen Kindesmissbrauchs konzentrieren sich entweder auf Persönlichkeitsmerkmale oder Verhaltensweisen (Gebhardt et al. 2022); es ist wichtig, bei weiteren Arbeiten auch spezifische Aspekte der Internetnutzung und -gewalt zu berücksichtigen.

Durch die Covid-19-Pandemie ist auch ein neuer Trend aufgetreten, nämlich das Gleichaltrige in Klassen- oder Gruppenchats, z. B. via WhatsApp Missbrauchs- und Gewaltdarstellungen von Kindern und Jugendlichen selbst verbreiten (Klicksafe 2021). Wie die jungen Personen an das strafbare Bild- und Videomaterial kommen, ist nicht immer ganz eindeutig. In manchen Fällen werden diese Chatgruppen auch von pädosexuellen erwachsenen Tätern erstellt, um gezielt minderjährige Personen einzuladen. Die dort geteilten Inhalte werden dann durch die Jugendlichen selbst in anderen Kommunikationsplattformen und Messenger geteilt. In diesem Zusammenhang wird auch von sogenannten »Pornselfies« gesprochen, die ursprünglich von den Kindern und Jugendlichen freiwillig angefertigt wurden, aber dann ohne Einverständnis online weiterverteilt wurden.

Virtuelle Vergewaltigung. Der Begriff der virtuellen Vergewaltigung ist umstritten, da es eine Banalisierung der echten und physischen Vergewaltigung bedeuten könnte (Eichenberg & Kühne 2014). Erstmalig Aufmerksamkeit haben virtuelle Vergewaltigungen im Computerspiel »Second Life« oder »World of Warcraft« bekommen (Lobe 2022). Im letzteren Spiel gibt es sogar eine »Rape Taverne«, in denen Spieler andere Avatare sexuell überfallen können. Zuletzt gab es auch auf der Virtual-Reality-Plattform Horizon Worlds einen ähnlichen Vorfall. Mittels eines Facebook-Accounts betritt man mit einem unterleibslosen Avatar die virtuelle Welt, simuliert als eine Arbeits- und Freizeitlandschaft. In dieser dreidimensionalen Welt wurde der Avatar einer Userin sexuell belästigt. Die Szenerie war ein schummriges Hinterzimmer, in dem ein männlicher Avatar einen weiblichen sexuell angreift, während ein zweiter männlicher Avatar zuschaut, begleitet von Gelächtern und abwertenden Beleidigungen. Daraufhin verließ die Frau mit ihrem Avatar den Raum und gab später an, virtuell vergewaltigt worden zu sein. Sie sagte, dass der sexuelle Akt nicht auf Zustimmung basierte und betonte, dass es sich sehr real und verstörend angefühlt hätte, da die Handcontroller bei Berührung auch vibrierten. Als Folge dessen hat die Meta-Plattform eine Mindestabstandsregel von vier Fuß definiert. Dieses Fallbeispiel wirft zurecht nicht nur die Frage auf, welche psychischen und körperlichen Folgen eine nicht einvernehmliche sexuelle Handlung im virtuellen Raum haben kann, sondern auch juristische Fragen werden virulent, d.h.: Wie müssen solche Vorfälle strafrechtlich behandelt werden? (Lobe 2022). Auch wir (Eichenberg & Malberg 2011) haben schon früh die Frage aufgeworfen, inwiefern solche Rape-Games sexuelle Gewalt in der Offline-Welt fördern. Andererseits erzielten Virtual-Reality-Interventionen erste Erfolge, die durch Rollenspiele gerade Männer dahingehend sensibilisieren konnten, wie sich sexuelle Belästigung für Frauen anfühlt (→ Kap. 2.8). In selber Weise könnten diese Rollenspiele auch in Serious Games umgesetzt werden, zumal hier Avatare bereits eingesetzt werden (→ Kap. 2.7).

Cyberprostitution. Das Internet spielt auch eine große Rolle bei der Vermarktung von Sextourismus und -arbeit bzw. Prostitution, der sogenannten Cyber- oder Online-Prostitution (Eichenberg & Kühne 2014). Unter Online-Prostitution wird die Prostitution verstanden, die z.B. über soziale Medien wie WhatsApp, Facebook oder Instagram angeboten wird. Auf diese Weise dient das Internet als Mittel zur Unterstützung der Kontaktaufnahme (Permata 2021). Bei Sexarbeitenden muss zwischen Personen unterschieden werden, die entweder zur Prostitution gezwungen werden oder freiwillig der Sexarbeit nachgehen, wobei auch letzteres in einigen Ländern verboten ist. Auch bei freiwillig angebotenen sexuellen Handlungen, gerade in ärmeren Ländern, gilt es natürlich, Faktoren (z.B. finanzielle, soziale) zu berücksichtigen, welche Prostitution begünstigen oder verstärken. Eine gängige Praxis von Tätern ist die Vortäuschung einer Liebesbeziehung (»Loverboy-Methode«) mit ihren meist jungen und weiblichen Opfern, um eine emotionale Abhängigkeit aufzubauen und sie dann mit dem Zwang zur Prostitution auszubeuten. Dabei ist die Rolle von sozialen Medien von hoher Bedeutung, da Menschenhändler über Plattformen, wie z.B. Snapchat, TikTok, Instagram, besonders junge und vulnerable Personen (z.B. in wirtschaftlichen Notlagen) einfach und schnell kontaktieren können. Zudem können Täter von Zwangsprostitution durch den anonymen Online-Raum viel schwieriger strafrechtlich belangt werden (Permata 2021).

Neben den begünstigenden Strukturen des Internets für Online-Prostitution, kann das Internet jedoch auch den Austausch und zusätzliche Sicherheit von freiwilligen Sexarbeitenden bieten (Roller 2021). Eine Studie über die Nutzung von Kommunikations- und Informationstechnologie von freiwilligen Sexarbeitenden aus Kanada (N = 22) zeigte, dass vor allem die Online-Community sozialen Zusammenhalt gibt, jedoch Schwierigkeiten bestehen, diese Community überhaupt erst zu finden, insbesondere beim Einstieg in die Sexarbeit (Campell et al. 2019). Darüber hinaus könnten diese Plattformen oder Online-Gruppen ohne Vorwarnung verschwinden, entweder weil der Plattformbetreiber versucht, einer möglichen Strafverfolgung zu entgehen, oder weil neue Gesetze eingeführt wurden, die solche Inhalte verbieten. Aber trotz dieser als schützend empfundenen Online-Communitys sind Sexarbeitende auch nicht frei von Online-Belästigungen, -Drohungen, dem Veröffentlichen von persönlichen Daten der Sexarbeiterinnen oder der illegalen Weitergabe von Informationen im Internet (Sanders et al. 2018).

3.2.2 Prävention und Intervention

Online-Interventionen für Opfer. Mehrere Studien und systematische Übersichtsarbeiten sind zu dem Ergebnis gekommen, dass sexueller Missbrauch (in der Kindheit) ein Risikofaktor für die PTBS darstellt, unabhängig von der Schwere des Missbrauchs und Geschlechtszugehörigkeit (McTavish 2019). Es ist möglich, dass PTBS-Symptome nicht sofort nach dem sexuellen Übergriff auftreten, sondern teilweise erst Jahre später. Weibliche Opfer gaben häufiger Depressionen, Angstzustände und PTBS im Vergleich zu Männern an (Jin et al. 2022). Für alle Geschlechter und Altersgruppen gleichermaßen zentral ist die Unterstützung bei der Aufarbeitung von erlebter sexueller Gewalt, angefangen von der ersten Suche nach Informationen und Foren (z. B. (https://forum.wildwasser.de) (→Kap. 2.3) oder Social Media (#MeToo-Bewegung) über Online-Beratungsdienste (z. B. Sextra, www.sextra.de) (→Kap. 2.4) und Online-Interventionen (mittels App, VR und Serious Games, →Kap. 2.6 bis 2.8) bis hin zu Traumatherapien im herkömmlichen Präsenzsetting. Gerade für den Situationstyp sexueller Kindesmissbrauch gibt es bereits einige innovative Online-Interventionen. Zum Beispiel können betroffene Kinder und Jugendliche (zwischen 3 und 10 Jahre) über die »Child Abuse Prevention App« (https://apple.co/3YNLeOp) Kenntnisse zu sexuellem Missbrauch gewinnen, mit dem Ziel, Kinder bei der Wissensanwendung im Alltag zu unterstützen. Einen ähnlichen Ansatz verfolgt das Serious Game Vil DU?! (Dänisch für »Möchtest du [darüber reden …]?!«). Das nonverbale Spiel ist so gestaltet, dass Kinder sich selbst eine Figur auswählen und damit dem Therapeuten zeigen können, was ihnen widerfahren ist (Springer & Misurell 2010). Aber auch Erwachsene können mithilfe des Internets erste Unterstützungsangebote zum Umgang mit sexuellen Gewalterfahrungen finden, z.B. mithilfe von Sextra. Bei Sextra handelt es sich um einer der ersten Online-Beratungsdienste, die eine anonyme und deutschlandweite Mailberatung zu Themen wie Schwangerschaft, Partnerschaft, Familienplanung, aber auch sexuelle Gewalt anbietet. Littleton et al. (2016) entwickelten und untersuchten eine interaktive Online-Intervention mit dem Namen »The From Survivor to Thriver Program« mit insgesamt neun multimedialen Modulen für Opfer von sexueller Gewalt. Die Module vermitteln Wissen zu Vergewaltigungen und PTBS-Symptomen sowie interaktive Übungen für Entspannung und Bewältigung. Während es bereits Aufklärungskampagnen und -filme sowie Online-Ratgeber dezidiert für technologiegestützte Online-Gewalt (z.B. für Cybergrooming, Sexting oder Sextortion) gibt (z.B. Bundeskriminalamt 2023, https://bit.ly/42j9JWv), bedarf es noch weiterer Forschung und Entwicklung zu Online-Interventions- und Präventionen für sexuell erlebte Gewalt online.

Peer-Support für Opfer. Angesichts der Bedeutung von Gleichaltrigen während der Adoleszenz war das Ziel der Studie von Guerra et al. (2022) den Zusammenhang zwischen sexuellem Missbrauch im Internet, wahrgenommener Unterstützung durch Gleichaltrige und internalisierender und externalisierender Symptomatik zu bewerten. Die Ergebnisse zeigten, dass die insgesamt 83 chilenischen Jugendlichen mit einem Durchschnittsalter von 16 Jahren depressives, selbstverletzendes und antisoziales Verhalten als Folge von sexuellen Missbrauchserfahrungen im Internet berichteten. Der Peer-Support stand in umgekehrtem Zusammenhang mit der internalisierenden Symptomatik, was die Bedeutung unterstreicht, Peer-Support in (Online-)Interventionsprogrammen für Jugendliche, die sexuelle Gewalt im Internet erleben, zu berücksichtigen.

Traumatherapie für Opfer. Traumatherapeuten stehen vor der Herausforderung, sich mit der vergangenen, aber auch aktuellen Mediennutzung ihrer Patienten auseinanderzusetzen, gerade wenn es um das Thema sexuelle Gewalt geht. Die unterschiedlichen Formen von sexueller Gewalt können sowohl parallel online und/oder offline erfolgen, sodass bei Kenntnis von sexuellen Gewalterfahrungen ihrer Patienten Therapeuten immer an beide Austragungsorte denken sollten. Weiterhin gilt es, im Dialog darüber zu bleiben, wie digitale Selbsthilfeangebote für sexuelle Gewalt den therapeutischen Prozess unterstützen können (siehe den eindrücklichen Fallbericht bei Schreiber 2003: ein Fallbericht einer Betroffenen, die eine Selbsthilfegruppe für von sexuellem Missbrauch betroffenen Menschen gründet und dort zum einen über ihre eigenen Therapieerfahrungen berichtet, gleichzeitig aber auch Texte aus der virtuellen Gruppe mit ihrer Therapeutin bespricht).

Während in den vorangegangenen Kapiteln unterschiedliche therapeutische Hilfs- und Unterstützungsangebote für Opfer von sexueller Gewalt im Internet bereits ausführlich geschildert wurden, wird im Folgenden die Gruppe der pädagogischen Fachkräfte sowie der Täter adressiert.

Hilfestellungen für Eltern und pädagogische Fachkräfte. Es wurde eine erste bundesweite Online-Datenbank, das »Fortbildungsnetz sG« für pädagogische Fachkräfte 2020 ins Leben gerufen, um Kompetenzen im Umgang mit sexueller Gewalt an Kindern und Jugendlichen zu erweitern. Die Datenbank besitzt bereits qualifizierte Angebote und Fortbildungen von 80 Anbietern und wird stetig erweitert. Es gibt weitere Initiativen und Angebote, die Fachkräfte gemeinsam mit Eltern und Kindern adressieren und digital begleiten:

- Bundesmodellprojekt »#UNDDU? Mach dich stark gegen sexuelle Gewalt und Jugendlichen«: Workshops für Jugendliche (12–18 Jahre) sowie Eltern und Fachkräfte zu Themen zu sexueller Gewalt, begleitende Wissensvermittlung mittels einer Fachkräfte-App
- Initiative »Schule gegen sexuelle Gewalt«: Online-Fachportal mit praxisnahen Anleitungen für pädagogisches Fachpersonal inklusive bundesweiter Fortbildung

Auch Kinderärzte sollten mit den verschiedenen Ausprägungsformen von sexueller Gewalt im Internet vertraut sein, um die Gefahren und verfügbaren Ressourcen mit Eltern und Minderjährigen informiert besprechen zu können (Hong et al. 2020).

Interventionen für Täter. Interventionen für (potenzielle) Täter von technologiegestützter sexueller Gewalt sind vielschichtig und lassen sich folgendermaßen unterteilen: Primärprävention (mit dem Ziel, eine Straftat zu verhindern), Sekundärprävention (die sich an Personen richtet, von denen angenommen wird, dass sie ein hohes Risiko haben, eine Straftat zu begehen) und Tertiärprävention (die sich auf Straftäter konzentriert) (Quayle 2020). Gerade im Rahmen der Primärprävention haben sich Medienkampagnen als wirksam erwiesen, um erstens ein großes Publikum zu erreichen und zweitens gleichzeitig über die Illegalität von sexueller Gewaltausübung an Kindern (im Netz) sowie die damit verbundenen Schäden für Kindern aufmerksam zu machen, begleitet von der Nennung von Hilfsangeboten (Newmann et al. 2019). Neue Studien haben zudem gezeigt, dass Virtual Reality auch für die Sensibilisierung von Gewalt gegen Frauen sowie für das Einfühlungsvermögen von Männern durch die Verkörperung von virtuellen weiblichen Avataren eingesetzt werden könnte (Ventura et al. 2020). Es gibt auch einige Interventionsprogramme, die sich an Online-Sexual-Straftäter richtet. So wurde beispielsweise das akkreditierte Behandlungsprogramm iSOTP bei 264 verurteilten Straftätern im Vereinigten Königreich angewendet. Dabei zeigte die Interventionsgruppe Verbesserungen im sozioaffektiven Funktionieren und einen Rückgang der straffälligkeitsfördernden Einstellungen (Middleton et al. 2009).

Lätth et al. (2022) untersuchten, ob das Online-Programm »Prevent It« eine von Therapeuten unterstützte 8-wöchige Kognitive Verhaltenstherapie über das Internet, die Nutzung von Kinderpornografie senkt. Die erwachsenen Teilnehmenden wurden über das Darknet rekrutiert, die Kinderpornografie in der vergangenen Woche konsumiert hatten und nicht an einer psychiatrischen Erkrankung litten. Insgesamt 160 männliche Teilnehmer (davon zwei nichtbinär und eine Person, die kein Geschlecht angab) aus allen Regionen der Welt wurden entweder der Prevent-It-Gruppe oder einer Placebo-Gruppe zugeteilt. Es wurde eine signifikant stärkere Verringerung der selbstberichteten Konsumierung bei Prevent-It-Teilnehmern im Vergleich zu den Kontrollpersonen nach der Behandlung festgestellt.

Anzeige. Generell gilt, dass das Veröffentlichen und Weitergeben von intimen Fotos oder Videos ohne Einwilligung der abgebildeten Person eine Straftat darstellen. Somit kann der Missbrauch intimer Fotos und Videos strafrechtlich verfolgt werden. Insbesondere der Umgang mit kinderpornografischen Inhalten stellt eine schwerwiegende Straftat dar (Bundeskriminalamt 2023). Die Auswirkungen sowie der Zeitpunkt einer potenziellen Anzeige sollten auch im Rahmen der therapeutischen Behandlung für die Opfer aufgegriffen werden. Auch wenn es naheliegend scheint, Opfer für eine Anzeige zu motivieren und somit auch gleichzeitig die Selbstwirksamkeit der Betroffenen zu stärken, muss abgewogen werden, ob der Patient für einen solchen Prozess schon genügend stabilisiert oder bereit ist. Auch Becker-Fischer et al. (2008) argumentieren, dass die eigene Wut, Hilflosigkeit und Empörung des Therapeuten auf den Täter den Bedürfnissen des Patienten, die es zu erkennen gilt, nachgestellt werden müssen.

Forschung und Ausblick. Es ist wichtig, eine einheitliche Terminologie von sexuellen, gewalttätigen Handlungen im Internet zu definieren, um vergleichende Analysen zu ermöglichen, insbesondere in Bezug auf die Prävalenz. Wie gezeigt wurde, gibt es bereits eine Vielzahl von sexueller Gewaltausübung online. Weiterhin müssen auch Minderheiten- und Randgruppen, z.B. Migrantinnen oder lesbische, schwule, bisexuelle und transsexuelle (LGBT) Personen hinsichtlich ihrer Erfahrungen und deren Folgen intensiver untersucht werden (Henry et al. 2020). Beispielsweise hat eine Studie herausgefunden, dass LGBT-Jugendliche häufiger Viktimisierung durch Gleichaltrige und unerwünschte sexuelle Erfahrungen erleben, verglichen zu Nicht-LGBT-Jugendlichen (Ybarra et al. 2015). Es gibt nur wenig Forschung zur Wahrnehmung von Unbeteiligten bei der sexuellen Gewaltausübung im Netz, den sogenannten Bystandern. Eine weitere und beständige Herausforderung besteht darin, Politik, Praxis und Rechtsform an die sich rasant verändernde Technologie anzupassen. Frühere Studien über Online-Belästigung fokussierten sich auf den Erhalt wiederholter textbasierter Nachrichten via E-Mail, während heutzutage die Aufmerksamkeit auf GPS-Tracking und Einsatz von künstlicher Intelligenz zur Erstellung realistischer pornografischer Videos von ahnungslosen Opfern gerichtet wird (Henry et al. 2020).

3.3 Cyberdating-Missbrauch

unter Mitarbeit von Raphaela Schneider

Eigenschaften des digitalen Raums. Mit der zunehmenden Nutzung des digitalen Raums zur Ausgestaltung von Beziehungen werden auch Online-Dating-Plattformen immer häufiger für den Aufbau romantischer Beziehungen genutzt (Ogolsky et al. 2017; Tong et al. 2016). Der digitale Raum ermöglicht sofortigen Kontakt, den Austausch von Nachrichten oder Inhalten ohne physische Grenzen und zu jeder Zeit, er lädt dazu ein, die eigene Identität nonstop zur Schau zu stellen und ansonsten unsichtbare Teile des Privatlebens ständig sichtbar zu machen (Flach & Deslandes 2017; Hertlein 2021). Eine wichtige Rolle spielt auch der von Suler (2004) beschriebene Enthemmungseffekt in der Internetkommunikation, der z.B. zu »emotionaler Fahrerflucht« durch Anonymität oder Rückzug aus einer Plattform, zum schnellen Aufbau von Intimität führt und regelwidriges Sozialverhalten begünstigen kann. Diese Eigenschaften machen den Cyberspace zu einem Katalysator für neue Probleme in Beziehungen (Eichenberg et al. 2020), unter denen der Missbrauch von Cyberdating eine wachsende Rolle spielt (Borrajo et al 2015). Man weiß, dass diese neuen Qualitäten des Kontakts neue Formen der Gewalt und des Missbrauchs in romantischen Beziehungen begünstigen (Flach & Deslandes 2017; Hertlein 2021), die sich von der Gewalt in analogen Liebesbeziehungen und vom Cybermobbing (→ Kap. 3.1) unterscheiden. Die Forschung zeigt, dass die schnelle digitale Kommunikation zu einem hochfrequenten Auftreten von Missbrauchsereignissen führen kann (Flach & Deslandes 2017; Borrajo et al. 2015). Dass diese Zusammenhänge für das Online-Dating, also während der Anbahnung einer intimen Liebesbeziehung, ebenso eine Rolle spielen, liegt nahe.

Definition: Online-Dating

Dating ist die Suche nach einem romantischen Partner und der anschließende Kennenlernprozess. Beim Online-Dating findet dieser Prozess durch Technologie vermittelt statt.

Dating im Cyberraum. Dating an sich hat sich durch die modernen Informationskommunikationstechnologien (IKT) stark verändert. Durch die Online-Repräsentation des Selbst findet das Sich-aufeinander-Beziehen auch über diese digitalen Repräsentationen statt und Rahmenbedingungen wie die Öffentlichmachung einer Beziehung, Informationspreisgabe an die jeweiligen Partner oder die Beeinflussung durch Dritte spielen eine neue Rolle (Lindsay et al. 2016). Auch ist eine Anbahnung romantischer Beziehungen ausschließlich oder hauptsächlich im digitalen Raum möglich. Online-Dating erfreut sich stark wachsender Beliebtheit (→ Abb. 3-3).

Die Inhalte bei der Nutzung von Online-Dating-Diensten unterscheiden sich von der Nutzung allgemeiner sozialer Medien dahingehend, dass die zur Verfügung gestellten Profildaten öffentlicher abrufbar und gleichzeitig sensibler (z.B. sexuelle Präferenz) sind (Cobb & Kohno 2017). Seit 2009 ist Online-Dating die am meisten

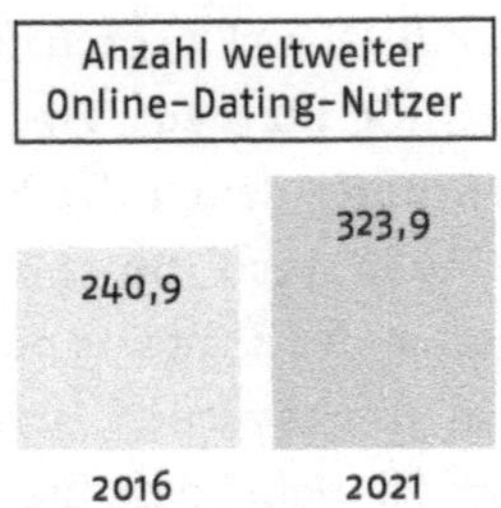

Abb. 3-3 Anzahl der weltweiten Nutzer von Online-Dating-Diensten in Millionen (Hadji-Vasilev 2022; eigene Abbildung)

verbreitete Art in den USA, einen Partner zu finden (Rosenfeld et al. 2019). Die Vorteile sind, dass man zur Partnersuche nicht außer Haus gehen muss, dass es für Personen, die im analogen Leben Schwierigkeiten bei der Partnersuche haben, leichter ist, der Zugriff auf die Technologie einfach ist und dass der Pool an potenziellen Partnern viel größer ist als beim analogen Dating (Sanhaji 2020). Auf der anderen Seite gibt es Hinweise darauf, dass Online-Dating, das wie bei Tinder auf Wischen (nach rechts oder links) basiert, einen negativen Einfluss auf die mentale Gesundheit hat (Holtzhausen et al. 2020). Die Autoren zeigten in einer Studie, dass Probanden, die auf Wischen basierende Dating-Apps verwenden, häufiger Stress, Depression und Angst berichten als die Nicht-Nutzer. Durch das Wischen sind Nutzer einer stetigen Bewertung (Bestätigung/Ablehnung) durch Peers ausgesetzt, was sich negativ auf das Wohlbefinden auswirken kann. Zudem ergab frühere Forschung, dass Online-Dating technikgestützte sexuelle Gewalt begünstigt (Phan et al. 2021). Als Grund werden zum einen die immense Vergrößerung des Dating-Pools angenommen (Choi et al. 2018). Durch sie steigt die Wahrscheinlichkeit, mit einer Person in Kontakt zu treten, die sich missbräuchlich verhält. Zum anderen geht man davon aus, dass Personen im Internet scheinbar ad hoc vertraut miteinander werden und sensible Daten preisgeben (Choi et al. 2018). Anderson et al. (2020) berichten, dass ein großer Teil der Befragten einer amerikanischen Studie (46 %) Dating über eine Dating-App als nicht sicher einstufen, wobei bei Frauen (53 %) die Skepsis größer ist als bei Männern (39 %).

Beispiel Tinder mit Beispielprofil eines Hundes

Der bekannteste Online-Dating-Dienst ist Tinder. Dieser kostenlose Dienst basiert auf Fotos und Texten. Grundlegende Daten (Profilname, Geschlecht, Alter etc.) können von Facebook übernommen und die eigene Instagram-Seite verlinkt werden. Wenn man ein Profil einer Person ansieht, werden gemeinsame Facebook-Freunde und die geografische Nähe angezeigt. Profile werden bei der Suche nacheinander dargeboten und der Suchende kann am Smartphone bei Desinteresse *nach links wischen*, um ein neues Profil angezeigt zu bekommen. Beim *Rechts-Wischen* signalisiert man das Interesse, in Kontakt zu treten, wobei die Anzahl der möglichen Kontaktaufnahmen pro Tag begrenzt

9:41
Joshi
2 km entfernt
Lass mich dein Großer sein!
Ich bin Joshi und 7 Jahre alt.
Ich suche ein neues Zuhause, am besten auf dem Land. Von der Stadt habe ich genug gesehen und wohne aktuell im Tierheim. Ich suche eine Person mit viel Erfahrung mit Hunden, da bin ich sehr gerne ein treuer und loyaler Begleiter.
Am besten hast du keine Kinder, die sind mit zu anstrengend
Ich will dich unbedingt kennenlernen
– swipe nach rechts.

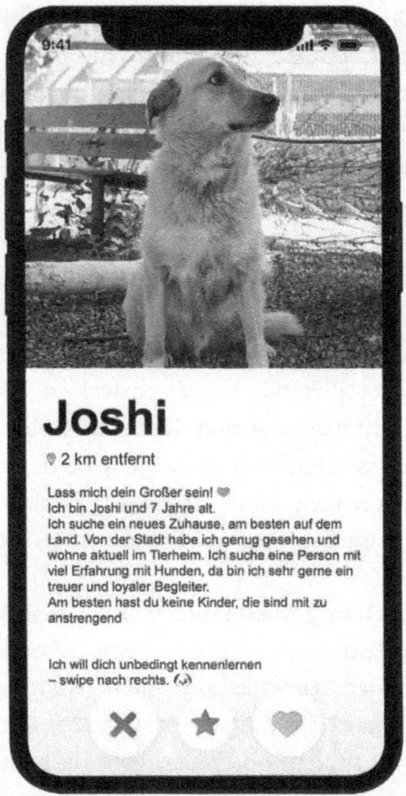

Abb. 3-4 Tierheim München sucht Matches über Tinder, Wildhagen (2021)

ist. Sobald beide Nutzer sich gegenseitig rechts wischen, gelten sie als Match und können tatsächlich über die Plattform in Kontakt treten. Angezeigt werden nur Nutzer, die vorher angegebenen Kriterien (Alter, Geschlecht etc.) entsprechen.
Es gibt die Möglichkeit, die Funktionen über Zahl-Abonnements zu erweitern. Über diese Abonnements finanziert sich Tinder hauptsächlich. Im Jahr 2022 hatte Tinder weltweit 11,1 Millionen zahlende App-Nutzer (Statista Research Department 2022).

Cyberdating-Missbrauch. Cyberdating-Missbrauch ist eine besondere Form der Gewalt in romantischen Beziehungen (Dick et al. 2014; Flach & Deslandes 2017; Lucero et al. 2014; Schnurr et al. 2013; Zweig et al. 2014). Durch die Neuheit des Phänomens und die Vielzahl der Aspekte steht eine einheitliche Definition noch aus (Borrajo et al. 2015). Analoge Gewalt in Liebesbeziehungen unter jungen Personen tritt häufig auf und ist durch die hohe psychische Belastung Betroffener von großem Interesse. Digitale Gewalt in romantischen Beziehungen überschneidet sich in Teilen mit der analogen Gewalt beim Dating, weist aber eigene Eigenschaften durch die Möglichkeiten der Technik und dem fehlenden physischen Raum auf. In beiden Fällen wird zwischen Aggressionen und Überwachungsverhalten unterschieden (Borrajo et al. 2015). Cyberdating-Missbrauch umfasst beispielsweise mit moderner Technik vermittelte Drohungen, Beleidigungen, Demütigungen, Verunglimpfungen, Eifersuchtsverhalten, Isolation und kontrollierende Verhaltensweisen. Weiterhin ist eine Einteilung in Viktimisierung und Täterschaft üblich. Dabei haben Studien mehrfach gezeigt, dass Belästigung beim Online-Dating oft reziprok ist. Auch neigen Täter, die Cybermobbing (→ Kap. 3.1) ausüben, dazu auch Online-Dating-Missbrauch zu begehen (Borrajo et al. 2015).

Beim analogen Dating-Missbrauch werden weibliche Jugendliche häufiger Opfer (Marquart et al. 2007). Beim Cyberdating ist die Datenlage noch unklar bis widersprüchlich (Rodríguez-Domínguez et al. 2020). Rodríguez-Domínguez et al. (2020) fordern zukünftige Forschung, um zu prüfen, ob Frauen bei Missbrauchserfahrungen durch Cyberdating eine höhere Belastung aufweisen. Dahinter steht die Vermutung, dass Frauen als Täterinnen hauptsächlich Kontrollverhalten anwenden und mehr unter dem direkten aggressiven Online-Dating-Verhalten der männlichen Täter leiden (Flach & Deslandes 2017). Laut einer Literaturübersicht von Tomaszewska und Schuster (2021) zur Gewalt beim analogen Dating von Jugendlichen zeigt sich in Studien mit signifikanten geschlechtsspezifischen Unterschieden ein differenzierter Blick auf die Muster der Missbrauchsformen, in denen sich weibliche und männliche Jugendliche unterscheiden, z. B. berichten Frauen, dass sie mehr psychische und sexuelle Dating-Gewalt erleiden und mehr physische Dating-Gewalt ausüben.

Untersuchungen ergaben, dass die Prävalenz von Cyberdating-Missbrauch bei Jugendlichen zwischen 26,3 % (Zweig et al. 2013) und 31,5 % (Cutbush et al. 2012) liegt, bei College-Studierende jedoch bei rund 50 % (Burke et al. 2011). Laut einer aktuellen Literaturübersicht von Rodríguez-Domínguez, Pérez-Moreno und Durán (2020) liegt die Viktimisierungsprävalenz von Gewalt beim Cyberdating von Erwachsenen zwischen 20 % und 73 %. Der große Range ist auch hier unterschiedlichen Definitionen und Methoden geschuldet. Es bedarf weiterer Forschung mit vereinheitlichten, validierten Instrumenten und vergleichbaren Definitionen.

Cyberdating-Missbrauch und Trauma. Choi et al. (2018) berichten, dass Studierende, die Dating-Apps verwenden, mit höherer Wahrscheinlichkeit im Jahr vor der Befragung sexuell missbraucht wurden als Nichtnutzer. Wiederholt viktimisierte junge Menschen können in weniger als 6 Monaten bis zu 23 verschiedene Vorfälle von Cyberdating-Missbrauch erleben (Borrajo et al. 2015). Edwards und Gidycz (2014) zeigten in einem prospektiven Design, dass je mehr Missbrauchsereignisse Schüler in einer analogen Beziehung erlebten, desto wahrscheinlicher war es, dass sie Symptome einer PTBS entwickelten. Darüber hinaus fanden sie einen Zusammenhang zwischen Online-Missbrauch und PTBS-Symptomen. Sheridan und Grant (2007) stellten fest, dass es keine signifikanten Unterschiede in der psychischen Reaktion auf persönliches Stalking und Cyberstalking gab. Short et al. (2015) zeigten darüber hinaus, dass mehr als 38 % der Opfer von Cyberstalking über ein hohes Maß an psychischer

Störung berichteten, mit Symptomen, die weitgehend mit den Symptomen einer PTBS vergleichbar sind. Flach und Deslandes (2017) schlossen in einer Literaturübersicht auf einen bestehenden positiven Zusammenhang zwischen Missbrauch in realen romantischen Interaktionen und Missbrauch im digitalen Leben. Und da in früheren Forschungsarbeiten wiederholt festgestellt wurde, dass Gewalt in Partnerschaften mit einer schlechten psychischen Gesundheit einhergeht (z. B. PTBS, Angstzustände, Drogenmissbrauch, Schlafstörungen, depressive Symptome, Gewalt gegen sich selbst) (Duerksen et al. 2021; Flach & Deslandes 2017; Short et al. 2015), stellt sich die Frage, inwieweit das auch auf digitalen Missbrauch zutrifft.

3.3.1 Ausgewählte Missbrauchsereignisse beim Cyberdating

Die Missbrauchserlebnisse beim Cyberdating umfassen Ereignisse, die für sich genommen auch bei anderen Phänomenen wie beispielsweise Cybermobbing (→ Kap. 3.1) vorkommen können und nicht spezifisch für Cyberdating sind. Allerdings werden sie entweder durch Inhalte oder durch den Zusammenhang mit anderen Ereignissen während des Cyberdatings relevant und Teil des Phänomens. Zudem sind die Ereignisse unterschiedlich stark belastend, wie die folgende Beschreibung der einzelnen Ereignisse deutlich macht. Allerdings können sie im Verbund zu einer starken Belastung werden, die traumatisierenden Charakter annimmt.

In Abbildung 3-5 wird gezeigt, wie häufig ausgewählte negative Ereignisse beim Online-Dating von bestimmten Alters- und Geschlechtsgruppen einer repräsentativen US-Studie erlebt wurden (Anderson et al. 2020). Junge Frauen haben durchweg am häufigsten negative Erlebnisse wie Androhung körperlicher Gewalt, Beschimpfung, Empfangen sexuell eindeutiger Nachrichten und/oder Bilder und wiederholten Kontakt trotz Ablehnung erlebt. Die Androhung physischer Gewalt ist insgesamt das seltenste, wiederholter Kontakt trotz Ablehnung das häufigste Ereignis.

Belästigende Nachrichten. Diese Form der Belästigung wird zu den elektronischen Aggressionen gezählt (Bennet et al. 2011). Online-

Junge Frauen, die Dating-Websites oder -Apps nutzen, berichten besonders von negativen Interaktionen mit anderen auf diesen Plattformen.

Anteil von Online-Dating-Nutzern in jeder Gruppe, die …

	weiterhin kontaktiert wurden, obwohl sie sagten, kein Interesse zu haben	ungefragt eine explizite sexuelle Nachricht oder ein explizites sexuelles Bild erhalten haben	mit beleidigenden Namen beschimpft wurden	mit körperlicher Verletzung bedroht wurden
Online-Dating-Nutzer	37%	35%	28%	9%
Männer	27	26	22	6
Frauen	48	46	33	11
Alter 18–34	43	42	33	13
Alter 35–49	36	37	30	8
Alter 50+	29	22	15	3
Männer 18–34	27	28	23	9
Frauen 18–34	60	57	44	19
Männer 35–49	25	24	26	6
Frauen 35–49	49	53	34	10
Männer 50+	27	24	15	3
Frauen 50+	29	20	13	2

Anmerkung: Online-Dating-Nutzer beziehen sich auf Teilnehmende, die angaben, eine Online-Dating-Website oder -App schon mal benutzt zu haben. Diejenigen, die keine Antwort gegeben haben, sind nicht enthalten.

Abb. 3-5 Erleben negativer Ereignisse des Online-Datings anteilig nach Gruppen (Anderson et al. 2020)

Belästigung wird beschrieben als wiederholte Nachrichten mit Drohungen, Beleidigungen oder Belästigungen (Finn 2004). Die Möglichkeiten moderner Informationskommunikationstechnologien machen die Belästigung einer Person leichter (Lindsay et al. 2016). Online-Belästigung, einschließlich im Dating-Bereich, führen zu erhöhten depressiven Gefühlen und Ängsten bei jungen Erwachsenen. Lindsay et al. (2016) schließen aus ihren Daten, dass Frauen Online-Belästigung als Gefahr erleben und Angst entwickeln, dass die Online-Belästigung zu Übergriffen im analogen Leben führt, wohingegen bei Männern eher Angst vor der Beendigung der Beziehung entsteht. Abbildung 3-6 zeigt ein Beispiel für Belästigung.

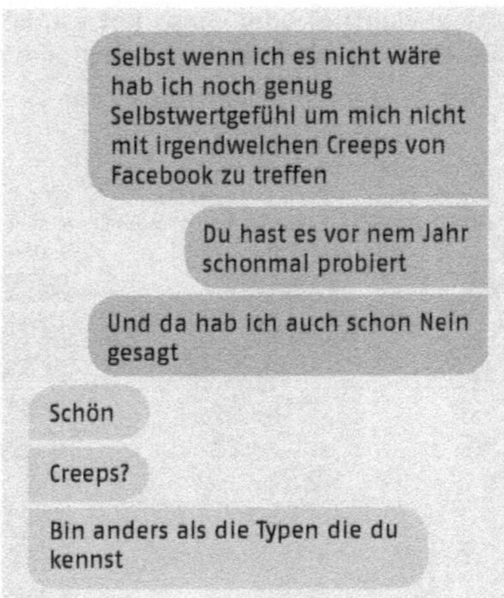

Abb. 3-6 Beispiel einer belästigenden Nachricht auf der Instagram-Seite »Antiflirting« (Faller 2022)

Bedrohungen. Unter jungen Frauen (18–34 Jahren) zeigt sich die höchste Anzahl (19 %) in Bezug auf Androhungen körperlicher Gewalt beim Online-Dating (Anderson et al. 2020). Insgesamt gaben 9 % aller Befragten einer repräsentativen US-Studie an, derlei Androhungen erlebt zu haben (→ Abb. 3-7).

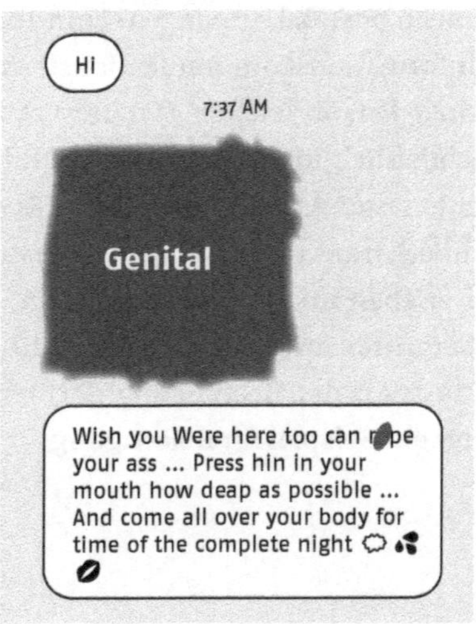

Abb. 3-7 Beispiel einer Bedrohung auf der Instagram-Seite »Antiflirting« (Faller 2022)

Nachrichten mit sexuellem Inhalt. Die hier in den Abbildungen aufgeführten Beispiele können alle auch unter dieser Kategorie eingeordnet werden. Doch es gibt Nachrichten, die keine Bedrohung, kein Bildmaterial enthalten oder nur einmalig in dieser Weise geschickt werden. Diese zählen neben dem Versenden und Teilen von explizitem Bild- und Videomaterial zum nichteinvernehmlichen »Sexting« (van Ouytsel et al. 2020). Es wurde häufig gezeigt, dass Sexting negativ mit psychischer Gesundheit zusammenhängt: Nichteinvernehmliches Sexting oder Sexting unter Zwang wurden mit Depressionen, Ängsten und Stresssymptomen sowie einem geringeren Selbstwertgefühl in Verbindung gebracht (Gassó et al. 2019; Klettke 2019; Mori et al. 2019). Zwei Beispiele für Nachrichten mit sexuellem Inhalt finden sich in Abbildung 3-8.

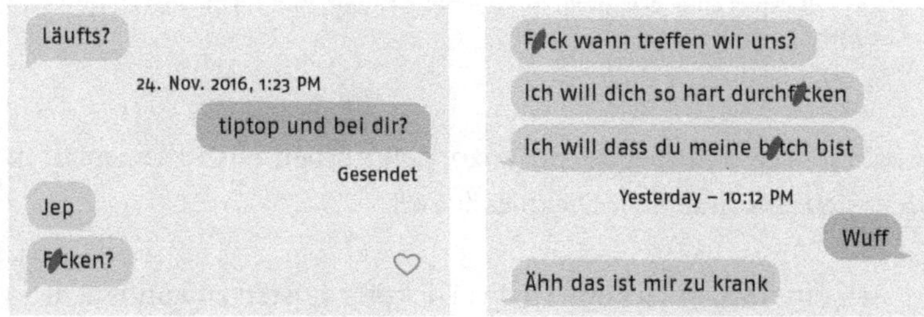

Abb. 3-8 Beispiele von Nachrichten mit sexuellem Inhalt auf der Instagram-Seite »Antiflirting« (Malzahn 2020)

Unerwünschte Fotos/Videos mit sexuellem Inhalt. Dieses Phänomen wird ebenfalls unter dem Schlagwort »nichteinvernehmliches Sexting« eingeordnet (van Ouytsel et al. 2020; → Abb. 3-9). Täter schicken unaufgefordert Fotos mit sexuellem Inhalt, z. B. schickt ein Mann das Bild seines Genitals (»Dickpic«). Auch hier gaben jungen Frauen (18–34 Jahren) am häufigsten (57 %) an, dieses Ereignis beim Online-Dating erlebt zu haben, wobei insgesamt 35 % aller Befragten Erfahrungen damit haben (Anderson et al. 2020).

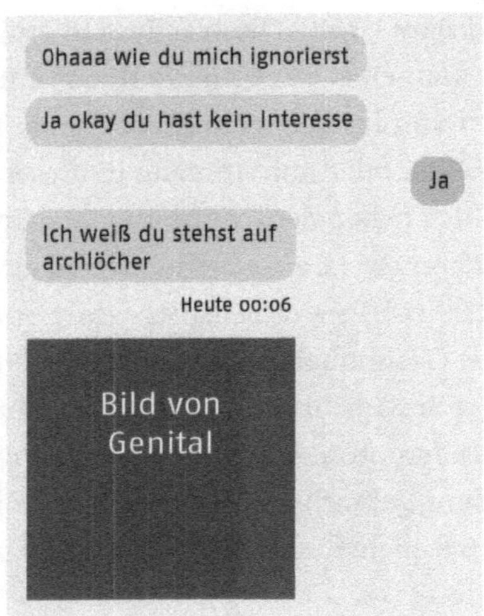

Abb. 3-9 Beispiel einer Nachricht mit unerwünschtem Bild auf der Instagram-Seite »Antiflirting« (Faller 2022)

Chakraborty und Neuwirth (2020, o.S.) geben ein Fallbeispiel, in dem sich eine Frau über Dickpics äußert:

> »Ich bin froh, mich zum Thema Dickpics äußern zu können, da vielen Männern offensichtlich nicht bewusst ist, welches Ausmaß es haben und annehmen kann. Das erste Dickpic, das ich jemals bekommen habe, war bei Facebook. Zu dieser Zeit war ich selbst 14 Jahre alt. Ich hatte noch nie ein Wort mit diesem Menschen gewechselt, aber da ich jung war und nicht sehr gut vertraut mit dem Internet, habe ich nie daran gedacht, dass das illegal sein könnte.
>
> 2016 gingen die Dickpics auch bei Instagram los. Ohne jegliche Konversation oder Konsens. Mit jedem Mal wuchsen Ekel und Angst vor fremden übergriffigen Männern. Irgendwann habe ich angefangen, die Profile der Menschen in meiner Instagram Story zu teilen. Darauf folgten unterschiedliche Reaktionen der Männer. Manche blockierten mich, manche drohten mir und wieder andere haben versucht, mich als Schlampe darzustellen, die selbst Schuld ist, wenn ihre Bilder anzüglich auf Menschen

wirken. Wiederum andere meinten, ich solle es als Kompliment sehen. Erst nach eigener Recherche konnte ich herausfinden, dass das Versenden von Dickpics in Deutschland eine Straftat ist. Etwas, das mir nie jemand gezeigt oder erläutert hat. All die Jahre dachte ich, wir müssen damit leben.«

Forderung nach sexuellen Bildern und Cybersex. Auch hier geht es um nichteinvernehmliches Sexting. Ein Dating-Partner setzt den anderen unter Druck, sexuelle Fotos oder Videos von sich zu schicken. Der andere tut dies früher als gewollt, um vom Dating-Partner nicht abgelehnt zu werden.

Fallbeispiel: Studentin lässt sich unter Druck auf Online-Sex ein

Eine 21-jährige, heterosexuelle Studentin, die täglich online ist, hätte gern eine romantische Beziehung und ist begeistert von dem Anbieter »Chatroulette«. Dieser wirbt mit der Möglichkeit, von zu Hause aus über die Webcam und einem Chatroom nach potenziellen Partnern zu suchen und zu daten. Der Kontakt mit einem Chat-Video-Partner beginnt sofort. Es werden Personen ausgewählt, die auch gerade online sind und dasselbe wollen. Entweder wird man zufällig oder nach bestimmten selbst gewählten Kriterien anderen Chatpartnern zugeordnet. Die Plattform beschreibt sich als sicher, da der Kontakt anonym, ohne Anmeldung und mit Webcam angeboten wird. Es wird geworben mit dem Slogan: »Wenn es passt: super! Du kannst endlos weiter chatten. Wenn nicht, nun, dafür sind die Chats ja anonym. Du musst nur auf Weiter klicken, und schon ist es erledigt. Keine Ausreden, keine Verabschiedungen, keine peinlichen Erklärungen. So einfach ist das!« (Website von Chatroulette: https://chatroulettefree.com/#!/tab/133256687-1). Doch das Wissen, dass es so einfach ist, den gemeinsamen Kontakt abzubrechen, hat dazu geführt, dass die junge Studentin zu schnell im Chat sexuelle Fotos von sich gezeigt hat und sich zuletzt unter Druck gefühlt hat, cybersexuelle Handlungen durchzuführen. Da sie diese Handlungen unter sozialem Druck durchgeführt hat, empfindet sie dabei sehr großen emotionalen Stress.

Eine Internetanalyse zeigt, dass nach einem halben Jahr Bestehen der Plattform Chatroulette 13 % der Paare sich entweder nackt zeigen und/oder sexuelle Handlungen vollziehen (Moore 2010).

Demütigung online. Aus dem analogen Dating-Bereich weiß man, dass Kränkung und Erniedrigung bei beiden Geschlechtern mit Dating-Aggression einhergehen (Foo & Margolin 1995). Solche Konflikte treten ebenso bei digitalen Datings auf, insbesondere bei kränkender Ablehnung durch einen begehrten Dating-Partner. Ein Beispiel für Online-Demütigung zeigt Abbildung 3-10.

Entanonymisierendes Doxing. Beim Doxing werden persönliche Daten einer Person in einer leicht zugänglichen Form ohne deren Willen im Internet präsentiert. Beispielsweise wird der vollständige Name,

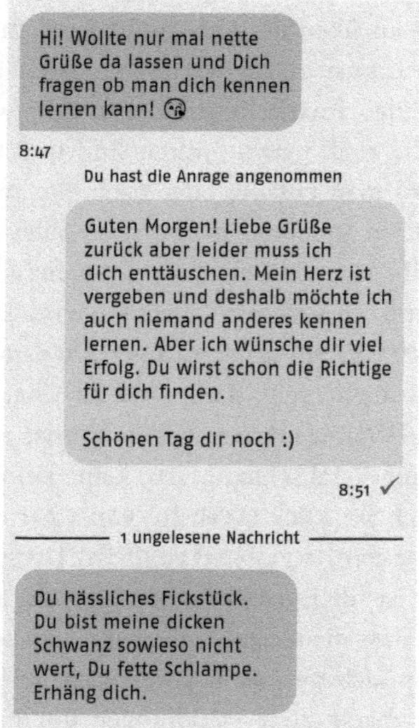

Abb. 3-10 Beispiel einer Online-Demütigung (https://twitter.com/sema_positive/status/1214817808602816513/photo/1)

die Adresse, eindeutige Identifikatoren (z. B. Sozialversicherungsnummer), Telefonnummer, Dokumente sowie Fotos der Person und von Angehörigen, meist zusammen im Block, veröffentlicht (Douglas 2016). Im Fall des Online-Datings wurden die Daten entweder von der Person selbst preisgegeben oder auch unwissentlich von Profilen abgerufen. Diese Art Doxing wird »entanonymisierendes Doxing« genannt, da durch die Preisgabe privater Informationen eine vorher anonyme Identität öffentlich wird (Douglas 2016). Gravierend für die Betroffenen ist dabei, dass die Daten oft für Jahre im Internet auffindbar und schwer löschbar sind und damit die Vulnerabilität für weiteren Missbrauch potenzieren. Wo sich Doxing im Zusammenhang mit dem digitalen Vigilantismus im Graubereich ethischer Legitimation befindet, sind Motive, die hier im Online-Dating-Bereich eine Rolle spielen: Demütigung, Einschüchterung, Bedrohung oder Bestrafung, und wird auch als eine Strategie des Stalkings verwendet (Douglas 2016). Die Europäische Union benennt in der Datenschutz-Grundverordnung mögliche Folgen des Doxing:

> »Eine Verletzung des Schutzes personenbezogener Daten kann – wenn nicht rechtzeitig und angemessen reagiert wird – einen physischen, materiellen oder immateriellen Schaden für natürliche Personen nach sich ziehen, wie etwa Verlust der Kontrolle über ihre personenbezogenen Daten oder Einschränkung ihrer Rechte, Diskriminierung, Identitätsdiebstahl oder -betrug, finanzielle Verluste, unbefugte Aufhebung der Pseudonymisierung, Rufschädigung, Verlust der Vertraulichkeit von dem Berufsgeheimnis unterliegenden Daten oder andere erhebliche wirtschaftliche oder gesellschaftliche Nachteile für die betroffene natürliche Person.« (Europäische Union 2016, o. S.)

Doxing führt zu Ängsten vor weiteren Preisgaben, starkem emotionalen Distress (McIntyre 2016) bis hin zum Suizid (van Laer 2014). Im Zusammenhang mit den Konsequenzen des Doxing ist es von großer Bedeutung, zu unterstreichen, dass Betroffene der großen Gefahr ausgesetzt sind, analog belästigt und körperlich verletzt zu werden (Douglas 2016).

Delegitimierendes Doxing. Beim delegitimierenden Doxing werden Informationen mit der Absicht veröffentlicht, die Glaubwürdigkeit, den Ruf und/oder den Charakter des Betroffenen zu unterminieren, was Gefühle von Scham und Demütigung beim Opfer zur Folge hat (Douglas 2016). Im Gegensatz zum entanonymisierenden Doxing werden hier geheime, sehr intime Dokumente wie Videos, Chats, Fotos veröffentlicht, die Betroffene auf keinen Fall öffentlich ins Netz stellen würden. Informationen zur eigenen Sexualität können leicht dazu verwendet werden, um dem Ruf insbesondere von Frauen zu schaden (Douglas 2016). »Belästigende Männer posten Nacktbilder von Frauen, weil sie wissen, dass diese dadurch schwerer einen Job oder Partner finden und dem Risiko sexueller Übergriffe ausgesetzt sind« (Citron 2014, eigene Übersetzung). Nach der Theorie der sexuellen Skripte, die sexuelles Verhalten und Empfinden über soziale Rollen erklärt, ist sexuell aktives Verhalten männlich und passives Verhalten weiblich (Courtice et al. 2021). Mit diesem Normbruch kann man die schädlichen Folgen des delegitimierenden Doxing insbesondere für Frauen erklären. Doxing wird auch von Kriminellen genutzt, die sich als Dating-Partner ausgeben und mithilfe intimer Daten wie Nacktfotos, Fotos/Videos mit sexuellen Handlungen das Opfer erpressen.

Teilen von Bildern mit sexuellem Inhalt. Wie oben beschrieben gehört dieses Ereignis auch zur Kategorie »nichteinvernehmliches Sexting« oder auch zur Kategorie »delegitimierendes Doxing« und wird umgangssprachlich bei Auftreten nach einer beendeten Beziehung oder anderweitigen Kränkung auch »Revenge Porn« (Racheporno) genannt. Eine Metaanalyse zeigt, dass etwa 15 % der jungen Erwachsenen Bilder ohne Zustimmung weiterleiten und 7,6 % eigene ohne Zustimmung weitergeleitete Bilder gefunden haben, wobei wiederum Frauen häufiger Opfer werden (Mori et al. 2020).

Falsches Profil/Love-Scamming. Falsche Profile beim Online-Dating sind häufig (Al-Rousan et al. 2020). Zum einen werden sie von Love-Scammern verwendet, z. B. gab es 2018 in den Vereinigten Staaten 21 000 gemeldete Love-Scamming-Fälle (Doubek 2019). Andererseits erstellen auch Anbieter von Dating-Apps eine bestimmte Anzahl von Fake-Profilen, um ihre Plattform attraktiver zu machen, indem sie die Illusion eines großen Pools an Bewerbern erschaffen (Gieselmann 2021). Love-Scamming (auch: Romance-Scamming) bedeutet Betrug mit vorgetäuschter Liebe. Der Scammer benutzt ein erfundenes Profil und ein Foto, das eine gutaussehende und seriös wirkende Person zeigt, um das Opfer anzulocken. Ist der Kontakt entstanden, gewinnt er zunächst mit viel Zuwendung und Liebesbekundungen das Vertrauen des Opfers, um anschließend mit vorgespielter Notlage Geld zu erschleichen (Eichenberg et al. 2020).

Die Algorithmen von Dating-Apps begünstigen Betrüger (Scammer), falsche Profile zu gestalten, denn im Gegensatz zu sozialen Medien, wo persönliche Identifizierungsmerkmale wie Name, Adresse oder auch Telefonnummer prüfbar sind, bekommt man bei Dating-Apps ein Match zugespielt, ohne die Identität prüfen zu können (Al-Rousan et al. 2020). Whitty (2016) berichtet über die negativen Folgen für Opfer von Love-Scamming als doppelten Schlag, da zu den finanziellen Schäden noch psychische hinzukommen. Diese werden sogar häufig als belastender als die finanziellen beschrieben und von manchen als traumatisch erlebt.

Es gibt keine einfache Strategie, sich gegen Identitätsbetrüger zu schützen, da jede wiederum andere Gefahren mit sich bringt. In Interviews (Cobb & Kohno 2017) gaben Probanden an, sich entweder über ein intensives persönliches Gespräch mit vielen persönlichen Informationen absichern oder sehr früh um ein persönliches Treffen bitten, um sich zu schützen. Bei ersterem droht allerdings die Gefahr, zu früh selbst zu viele sensitive Informationen preiszugeben. Bei dem schnellen persönlichen Treffen mit einem Fremden setzt man sich Sicherheitsrisiken im physischen Kontakt aus (Cobb & Kohno 2017).

Ghosting. Mit den Mitteln heutiger Kommunikationstechnologien ist es einfach, sowohl einen Kontakt herzustellen als auch aufzulösen (Timmermans et al. 2020). Ghosting ist eine populäre Trennungsstrategie beim Online-Dating (LeFebvre et al. 2020). Von Ghosting spricht man, wenn eine Beziehung durch plötzlichen Kontaktabbruch ohne Erklärung von nur einer Seite beendet wird (Pancani et al. 2022), was der Kontaktpartner als Verschwinden (Ghosting) des Beziehungspartners empfindet und rätseln muss, welche Gründe vorliegen (Freedman 2018). Ghosting wird durch Apps und Online-Plattformen aufgrund der physischen Distanz erleichtert und wird aufgrund von Langeweile, einem Sicherheitsbedürfnis und vor allem einer als besser empfundenen Alternative gewählt (LeFebvre 2017). Collins und Gillath (2012) berichten von einem Zusammenhang zwischen Ghosting und dem Vermeiden von Bindungen auf Täterseite.

Eine Spezialform vom Ghosting ist das *Orbiting*, bei dem der Initiator des Ghosting nach Kontaktabbruch dem Nicht-Initiator auf sozialen Medien weiterhin folgt (Collins & Gillath 2012). Diese Strategie erfreut sich immer größerer Beliebtheit. Freedman et al. (2019) berichten eine Prävalenz für Non-Initiatoren von 25,3 % und für Initiatoren von 21,7 %.

Die Forschung zeigt, dass Ghosting für den Nicht-Initiator schmerzhaft ist und sich langfristig negativ auf die psychische Gesundheit auswirkt (Timmermans 2020). Pancani et al. (2022) konnten zeigen, dass Erlebnisse des Ghosting ebenso allgemeine negative Gefühle, die mit Verlassenwerden in Verbindung stehen, auslösen können und vergleichbar mit den Gefühlen sind, die auch durch ein direktes Beenden der Beziehung mit Rückmeldung hervorgerufen werden können. Beim Ghosting sind allerdings die Gefühle des Abgelehntseins größer als beim Abbruch mit Konfrontation. Auch werden die Grundbedürfnisse Kontrolle und Dazugehören stärker in Mitleidenschaft gezogen (Pancani et al. 2022).

Orbiting und Cyberstalking überschneiden sich dahingehend, dass Täter für den Betroffenen ungewollt über das Beobachten sozialer Medien in Kontakt bleiben. Cyberstalking ist allerdings ein Verbrechen, bei dem stark repetitive intrusive Kommunikationstechniken eingesetzt werden; beim Orbiting verursacht das Folgen der Posts in sozialen Medien Verwirrung oder sogar Erleichterung, beim Cyberstalking Angst (Pancani et al. 2022).

Fallbeispiel: Frau N. erlebt Krisen nach Ghostings

Frau N. (24) ist wegen diverser Ängste in laufender Psychotherapie. Seit einigen Wochen nutzt sie eine Dating-App, seit 2 Jahren hatte sie keinen Partner mehr, aber große Sehnsucht danach. In der Kommunikation mit Männern via diese App machte sie bereits mehrmals die Erfahrung, dass sich plötzlich und für sie nicht nachvollziehbar die Männer nicht mehr meldeten. Das bestürzte sie nicht nur zutiefst, sondern löste regelmäßig Krisen aus. Biografische Bezüge ließen auch die Patientin alsbald verstehen, wieso sie bereits nach wenigen kurzen und schriftlichen Kontakten zu einem Mann eine inadäquate Bindung entwickelte und bereits nach kurzer Zeit den idealen Partner fantasierte.

Cyberstalking. Cyberstalking bezeichnet nach DsiN (»Deutschland sicher im Netz« o.J.) den unbefugten Zugriff auf fremde Geräte wie Smartphone oder Laptop mittels spezieller Software (Stalkerware). Täterinnen verschaffen sich Zugang zu privaten Nachrichten, persönlichen Fotos und Videos oder Informationen ohne das Wissen und die Zustimmung des Geräteinhabers, um die Person zu lokalisieren. In Einzelfällen manipulieren sie das Gerät, z.B. das Smartphone, per Fernsteuerung. Cyberstalking beginnt häufig im realen Leben, z.B. bestand vorher eine Partnerschaft. Es betrifft am häufigsten Frauen. Ihre Täter sind in der Regel der Partner oder der Ex-Partner, die versuchen, über digitale Medien Kontrolle über die Person zu gewinnen.

Im Gegensatz zur eher einschränkenden Definition nach DsiN definieren Kaur et al. (2021) in einem großen Review Cyberstalking im weiteren Sinn als wiederholte und unerwünschte Kommunikation oder Kontaktaufnahme mit einer Person über elektronische Mittel, d.h. z.B. via Internet, soziale Medien, E-Mail.

Für analoges Stalking wird eine Prävalenz von 8 bis 15,2% für Frauen und 2 bis 5,7% für Männer berichtet (Breiding 2014; Nobles et al. 2014). Nobles et al. (2014) beschreiben für Cyberstalking einen großen Prävalenzrange von 1 bis 40,8% bei College-Studierenden. Die zum Teil sehr unterschiedlichen Ergebnisse kommen auch hier dadurch zustande, dass eine einheitliche Definition lange nicht existierte und einige Studien nur bestimmte Aspekte im Fokus hatten.

Cyberstalking dient dem Täter dazu, beim Opfer starke negative Gefühle (Angst, Hilflosigkeit, Sorgen, Stress) auszulösen (Kaur et al. 2021). Es gibt Forschungsergebnisse, nach denen die Viktimisierung durch analoges Stalking mit höheren PTBS-Symptomwerten einhergeht (Basile et al. 2004; Westrup et al. 1999). Ebenso ergaben Studien zum Cyberstalking einen erhöhten Zusammenhang mit PTBS-Symptomen (Short et al. 2015). Das geht mit Ergebnissen einher, die zeigen, dass analoges und digitales Stalking sich beim Auslösen negativer Emotionen, Trauma und Angst ähneln. Nobles et al. (2014) verglichen Stalking und Cyberstalking auf mehreren Ebenen und berichteten allerdings, dass Opfer von Cyberstalking deutlich mehr selbstschützendes Verhalten zeigten, was nach Ansicht der Autoren auf eine subjektive Wahrnehmung der Ernsthaftigkeit der Bedrohung hinweist. Die Autoren diskutieren als einen möglichen Grund, dass Cyberstalking aufgrund der technischen Möglichkeiten auf einer persönlicheren Ebene angreift. Zum Beispiel sind die Informationen, die wir über Soziale Medien über uns zur Verfügung stellen, in der Regel sehr persönlich (siehe oben in diesem Unterkapitel delegitimierendes und entanonymisierendes Doxing). Im folgenden Beispiel sieht man, wie persönliche Informationen unkontrollierbar im Netz zu finden und im Zweifelsfall auch gegen einen benutzt werden können.

Fallbeispiel: Preisgabe von persönlichen Informationen

Folgendes Zitat beschreibt, wie trotz Sicherheitseinstellungen in Dating-Apps andere Dienste Informationen ungewollt preisgeben können und damit zu einem enormen Sicherheitsrisiko werden:

»›Nachdem ich mich nicht zu einer weiteren Verabredung mit jemandem verabredet hatte, fand er online Informationen über mich, von denen ich nicht dachte, dass sie leicht zu finden seien, und nutzte diese Informationen, um mir ein schlechtes Gewissen zu machen. Ich war besorgt, dass das Verhalten eskalieren könnte.‹ Diese Teilnehmerin erklärte später in einem Interview,

> dass sie glaubte, die Person habe ihren Nachnamen erfahren, als eine iMessage von ihrer E-Mail-Adresse anstelle ihrer Telefonnummer geschickt wurde. Den Nachnamen nutzte er, um sie auf Twitter zu finden, und folgte Links in ihrer älteren Twitter-Vergangenheit zu persönlichen Blogbeiträgen.« (Cobb & Kohno 2017, S. 5, eigene Übersetzung)

Unterschiede zwischen Cyberstalking und analogem Stalking nach Kaur et al. (2021) liegen in folgenden Aspekten:

- Form und Kanal (z. B. Verletzung der Privatsphäre bei Cyberstalking mit technologischen Mitteln versus physische Invasion/Gewalt bei Offline-Stalking)
- Unterschiedliche Motive, Taktiken und Methoden der Täterschaft (z. B. mangelnde Selbstkontrolle führt eher zu Cyberstalking als zu analogem Stalking)
- Die Beziehung zwischen Opfer und Täter (z. B. kennen Opfer Identität eines analogen Stalkers eher, aber weniger die eines Cyberstalkers)
- Vergleichsweise stärker einschüchternde Einflüsse für Cyberstalking-Opfer (Cyberstalking-Opfer erleben immer wiederkehrende Angst, aber keine unmittelbare Bedrohung, während Opfer von analogem Stalking sich sofort stark bedroht fühlen)

Blocking zum eigenen Schutz. Im Gegensatz zum analogen Dating bietet das digitale Dating zusätzliche Schutzmechanismen. Neben dem schon oft erwähnten durchdachten Informationsmanagement (z. B. nur wenige Informationen preisgeben, in ausführlichem Gespräch Identität des anderen vor weiteren Schritten prüfen) steht der Mechanismus des Blockierens von unerwünschten Personen zur Verfügung. Da diese, solange sie keine anderweitigen Informationen erhalten haben, keine Möglichkeit mehr haben, erneut Kontakt aufzunehmen, kann man damit schädigenden Kontakt vermeiden bzw. beenden (Cobb & Kohno 2017).

3.3.2 Eigene Studie zum Cyberdating-Missbrauch

Fragestellung. Insgesamt gesehen stellt sich also die Frage, inwieweit Missbrauchsereignisse im virtuellen Raum als belastend erlebt werden und sogar zu einer PTBS-Symptomatik führen können. Dies wurde bereits für das analoge Leben berichtet, z.B. von Basile et al. (2004), die in einer repräsentativen US-Stichprobe ein erhöhtes Risiko für die PTBS nach physischer, sexueller, psychischer und Stalking-Viktimisierung durch einen Partner feststellten.

Methode. Wir haben in einer eigenen Studie (Schneider & Eichenberg 2022) ausgewählte Formen des Cyberdating-Missbrauchs und ihre jeweilige Ereignisprävalenz untersucht (Online-Umfrage, Jan./Feb. 2020, N = 200 Studierende, Alter: M = 23.54; SD = 2.76, weiblich = 68 %). Zusätzlich schätzten die Probanden ein, wie stressig sie jedes erlebte Ereignis empfanden und füllten die IES-R (Impact of Event Scale-revidiert, Maercker & Schützwohl 1998) zur Erfassung der Symptome einer PTBS aus. Frühere Untersuchungen haben gezeigt, dass der posttraumatische Stress umso höher ist, je mehr Arten von nichtdigitalem Missbrauch erlebt wurden (Basile et al. 2004; DeJonghe et al. 2008), deswegen wurde zusätzlich zum Ausmaß des erlebten Stresses in Bezug auf die Ereignisse geprüft, ob Teilnehmende mit PTBS-Symptomatik sich von denen ohne in der Anzahl der erlebten Missbrauchsereignisse unterscheiden.

Ergebnisse. Es zeigte sich, dass die häufigsten Missbrauchsereignisse folgende waren: Belästigung, unerwünschte sexuelle Nachrichten, Ghosting und ein gefälschtes Profil (→Tab. 3-3) und eher seltene Missbrauchsereignisse das Teilen eigener sexueller Fotos, Vertrauensmissbrauch, um Sex zu erschleichen, das Teilen von Geheimnissen, das Teilen persönlicher Informationen und die Nötigung zu Cybersex. Zudem ergaben die Stressratings, dass tendenziell die seltenen Ereignisse als am stressigsten bewertet wurden. Es entwickelten 18,8 % der befragten Studierenden, die den Cyberdating-Missbrauch als belastend beurteilt haben, eine PTBS-Symptomatik (Männer 12,1 %, Frauen 30 %). Studierende mit PTBS-Symptomatik erlebten signifikant mehr unterschiedliche Missbrauchsereignisse und verbanden diese mit signifikant mehr Stress als Studierende ohne PTBS-Symptomatik. Frauen wiesen in beiden Variablen signifikant höhere Werte auf als Männer.

Tab. 3-3 Prävalenz und mittlerer Stress für jedes Cyberdating-Missbrauchsereignis (eigene Tabelle)

Missbrauchsereignis	Prävalenz	Mittlerer Stress (0–10)	
		M	*SD*
Falsches Profil	78,5 %	2,61	3,16
Gnosting	70,5 %	4,45	3,04
Belästigung	61,5 %	4,72	2,91
Ungewollte Nachrichten mit sexuellem Inhalt bekommen	61,5 %	4,52	2,98
Blocking	53,5 %	5,20	3,17
Ungewollt Fotos/Videos mit sexuellem Inhalt geschickt bekommen	45,5 %	4,66	2,93
Identitätslüge	39,5 %	3,56	3,38
Unter Druck gesetzt, offline sexuelle Handlungen auszuführen	27,5 %	5,08	3,27
Erniedrigung	25,0 %	5,90	2,86
Vertrauen missbraucht	24,0 %	5,85	2,75
Unter Druck gesetzt, eigene Fotos mit sexuellem Inhalt zu schicken	23,5 %	6,09	3,13
Bedrohungen	22,5 %	5,18	2,75
Cyberstalking	17,0 %	5,55	2,80
Cybersex	15,0 %	4,53	3,01
Informationen ungewollt geteilt	13,0 %	4,17	2,21
Geheimnisse ungewollt geteilt	12,0 %	6,25	3,20
Vertrauensmissbrauch, um Sex zu erschleichen	11,0 %	4,67	3,26
Ungewolltes Teilen eigener sexueller Fotos/Videos	3,5 %	7,00	2,94

Schlussfolgerungen. Diese Studie erweitert unser Wissen über Cyberdating-Missbrauch unter Studierenden und zeigt signifikante Unterschiede in der Summe der Cyberdating-Missbrauchsereignisse und in der Höhe des damit verbundenen Leidensdrucks zwischen Studierenden mit und ohne PTBS-Symptomatik.

Tipp für die Praxis

Die hohe Prävalenz der PTBS-Symptomatik deutet darauf hin, dass Dating-Missbrauch nicht nur im realen, sondern auch im digitalen Leben ein ernstes Problem darstellt. Die Tatsache, dass nicht nur das Ausmaß an Stress für die Entwicklung einer PTBS-Symptomatik relevant ist, sondern auch die Gesamtsumme der Ereignisse, zeigt, dass jedes Ereignis, auch das gewöhnliche und auf den ersten Blick weniger schädliche, zumindest in der Summe stark belastend sein kann. Dies muss in der Therapie berücksichtigt werden.

Auch zeigen die Ausführungen zu den Ereignissen, dass die meisten für sich genommen schon ein hohes Belastungspotenzial aufweisen können, das sogar bis zu einem Gefühl physischer Bedrohung wie beim Cyberstalking, Doxing oder der Androhung körperlicher Gewalt reichen kann. Studien zeigen immer wieder, dass junge Frauen sowohl am meisten Cyberdating-Missbrauchsereignisse erleben als auch die größte Angst davor berichten. Auch in dieser Studie erleben junge Frauen die meisten Missbrauchsereignisse und verbinden damit den meisten Stress. Lindsay et al. (2016) erklären die durch Online-Belästigung verbundene Angst junger Frauen mit der gesellschaftlichen Rolle der Frau. Die Wahrscheinlichkeit, von einem romantischen Partner im analogen Raum kontrolliert, verletzt oder getötet zu werden, ist für Frauen viel höher als für Männer. Die Forschungsgruppe folgert, dass Frauen, die schon körperliche Gewalt erlebt haben, deswegen Angst vor erneuter Gewalt empfinden. Bei Frauen, die diese Erfahrung noch nicht gemacht haben, vermuten sie, dass das Wissen um die tatsächliche Bedrohung von körperlicher Gewalt für Frauen ebenso zu erhöhter Angst führt.

Die gewonnenen Erkenntnisse über das Auftreten der häufigsten Ereignisse könnten konkrete Hinweise für Präventionsmaßnahmen liefern. Zudem sollte in eine Präventionsstrategie einfließen, dass eben jedes Einzelereignis eine Rolle spielt, weil auch die Anzahl der Ereignisse darüber entscheidet, ob der Cyberdating-Missbrauch als traumatisch erlebt wird. Darüber hinaus macht die hohe Prävalenz von Cyberdating-Missbrauch so früh im Leben eine Prävention gerade in jungen Jahren erforderlich. Außerdem sollten Studentinnen bei Präventionsmaßnahmen und Beratungsdiensten besonders berücksichtigt werden.

3.4 Traumatische Erfahrungen in Online-Spielen

unter Mitarbeit von Raphaela Schneider

Hintergründe zu Online-Spielen. Im Jahr 2020 spielten ca. 2,77 Milliarden Menschen weltweit Videospiele (WePlay Esports 2021). In Deutschland nutzten 2,72 Millionen Personen täglich das Internet für Online-Spiele (Statista 2022b). Beide Geschlechter geben zu je 54 % an, gelegentlich Computer- und Videospiele zu spielen (Statista 2022a). Von 37 Millionen Menschen in Deutschland, die 2022 wenigstens gelegentlich Spiele spielten, taten dies 87 % zusammen mit anderen (Matta 2022). Spielergemeinschaften befriedigen ihre sozialen Bedürfnisse, weil die Spieler während des Spiels miteinander kommunizieren (Lin et al. 2003) und Freundschaften schließen (Olson et al. 2008; Torres 2008). Neben den vielen positiven Seiten des Online-Spielens tauchen wie im analogen Raum auch hier Interaktionen auf, die für die Betroffenen stark belastend und – wie im Verlauf dieses Kapitels klar werden wird – auch traumatisch sein können. Durch die neuen technischen Möglichkeiten des drahtlosen und schnellen Internets ist ein ständiger Austausch während des Spiels möglich. Spieler kommunizieren über ihre Avatare (Spielcharaktere), die sie als Repräsentation der eigenen Person erleben (Dill & Thill 2007). Deswegen haben deren Ausstattung und Aussehen große Bedeutung.

Stereotype Darstellung der Geschlechter in Spielen. Dass weibliche Charaktere in Videospielen unterrepräsentiert sind, und wenn sie vorkommen, dann meist hypersexualisiert werden, zieht sich durch die Forschungsergebnisse wie ein roter Faden (Beasley & Collins Standley 2002; Burgess et al. 2007; Dietz 1998; Dill & Thill 2007; Downs & Smith 2010; Haninger & Thompson 2004; Martins et al 2009; Scharrer 2004). Über die Darstellung der Körper hinaus werden weibliche Charaktere meist in einer sozial untergeordneten Rolle ins Spiel eingebaut, wie z.B. mit unterwürfigem Verhalten oder als Belohnung für einen männlichen Charakter (z.B. Beasley & Collins-Standley 2002; Dill et al. 2005; Downs & Smith 2010; Miller & Summers 2007). Neuere Spiele brechen mittlerweile mit dieser Tradition (Lynch et al. 2016). Durch die Kritik angestoßen, ändert sich die Darstellung weiblicher Charaktere zwar im positiven hin zu differenzierten Charakteren mit selbstwirksamen Frauen (MacCallum-Stewart 2009). Jedoch werden weibliche Charaktere weiterhin oft als sexuell anziehend dargestellt (Summers & Miller 2014). Nicht nur weibliche, auch männliche Charaktere werden in Videospielen sexistisch dargestellt und entsprechen stereotypen Idealvorstellungen einer hegemonialen Männlichkeit, die Frauen bzw. allem Nichtmännlichem überlegen ist (Burgess et al. 2007; Connell 1987; Scharrer 2004).

Die Identifikation mit den eigenen Avataren birgt in Verbindung mit der eher frauenfeindlichen und männlich geprägten Spielekultur ein hohes Belastungspotenzial für alle Spielergruppen, die nicht einer heterosexuellen weißen Männlichkeit entsprechen. Forschungsergebnisse zeigen beispielsweise, dass Frauen viele unterschiedliche Schutzmechanismen entwickeln, um sich gegen negative, sexistische Erfahrungen zu schützen. Sie denken sich nichtweibliche Spielernamen aus, wechseln oft die Clans (Spielteams) bzw. sogar Spiele, stellen ihre Stimme stumm oder spielen in eigenen nur weiblichen Gemeinschaften (Cote 2016; McLean & Griffiths 2019). Derartiges Schutzverhalten und die Tatsache, dass Frauen sich in Reaktion auf negative Erfahrungen als aktive Spielerinnen zurückziehen (Fredman 2018), weist auf eine starke Belastung durch Sexismus in Online-Spielen und insbesondere sexistische Belästigung und sexistisches Mobbing hin.

3.4.1 Sexismus in Online-Spielen

Sexismus in der Gamer-Community. Die Erfahrungen und Verhaltensweisen weiblicher Spielerinnen werden selten erforscht (McLean & Griffiths 2019; Shaer et al. 2017). Sicherlich steht das auch in einem Zusammenhang damit, dass der Bereich der Video- und Computerspiele oft als männlicher Raum wahrgenommen und immer wieder als solcher bekräftigt wurde (Salter & Blodgett 2012). Doch wenn auch weibliche Spielerinnen im Vergleich zu männlichen untersucht wurden, zeigte sich, dass Frauen häufiger sexistischem Verhalten beim Spielen ausgesetzt waren (Brehm 2013; Fox & Tang 2014).

Fallbeispiel 1 für Sexismus beim Online-Spielen
Eine Person antwortet auf einen Aufruf der Seite spieletipps.de zum Thema Sexismus beim Online-Spielen (Sonntag 2021, o. S.): »Ich habe erst am 10. 01. 2021 wieder eine sexistische Äußerung erhalten. Ich meldete ihn und er wurde Gott sei Dank gebannt.« Zitat: »massier mir den ^&*!@«

Spielerinnen erhalten mehr positive Rückmeldungen auf Freundschaftsanfragen, wenn sie sich positiv statt negativ äußern, und männliche Spieler bekommen hingegen mehr positive Rückmeldungen auf Freundschaftsanfragen, wenn sie sich negativ äußern (Holz Ivory et al. 2014). Kuznekoff und Rose (2013) zeigten, dass Spieler mit einer weiblichen Stimme dreimal so viele negative Kommentare bekommen wie Spieler mit einer männlichen Stimme.

Fallbeispiel 2 für Sexismus beim Online-Spielen
Eine weitere Antwort auf einen Aufruf der Seite spieletipps.de zum Thema Sexismus beim Online-Spielen (Sonntag 2021, o. S.): »Ich bin mit Zocken aufgewachsen und liebe MMORPGs [Massen-Mehrspieler-Online-Rollenspiel] und Multiplayershooter. Leider sind mir in beiden Sparten mehrere Sexisten entgegen gekommen. Bei Shootern allerdings mehr, spielen wohl weniger Frauen, I don't know. Deswegen halte ich mich aus Voice meistens raus, wenn ich nicht gerade unter Freunden bin. Redet man im Voice, kommen Sprüche wie ›Bist du 10 oder ne Tussi?‹ Ant-

wortet man dann, dass man eine Frau ist, kommen Sprüche, wie ›Ja, merkt man. Spielst halt scheiße.‹ – obwohl man sogar die beste Punktzahl hat.
Es wird gebeten, einem doch einen zu blasen. Oder man solle in die Küche gehen, wo man hingehört. Einmal wurde mir sogar sehr bildlich beschrieben, wie man mich doch gerade ficken wollen würde, da Frau ja nur dafür taugt.
Allerdings habe ich auch in MMOs sehr schlechte Erfahrungen gemacht. Ich will keine Geschenke bekommen, weil ich eine Frau bin und nehme sie deswegen auch nicht an. Schwupps, kamen Vergewaltigungswünsche und ›Hoffentlich schneidet dir jemand die Titten ab!‹ Gemeldet habe ich immer (egal welches Genre), aber gebracht hat es in den wenigsten Fällen etwas.
Was ich mir wünsche? Dass solche ›Insider‹ gelassen werden. Dass man jeden gleich und respektvoll behandelt und Sexismus in beide Richtungen einfach lässt. Ja, auch Männer bekommen ihn zu spüren. Auch das ist alles andere als okay. Aber warum darf Frau nicht darauf aufmerksam machen und wird angegangen, weil man einen ›Witz‹ nicht versteht?
Es ist scheißegal, was Frauen tragen und wie öffentlich sie dabei sind. Warum werden Frauen immer gefragt, was sie anhatten? Das ist KEINE Einladung, verdammt! Weiterhin wünsche ich mir, dass es wirkliche Strafen (ingame UND Reallife) gibt. Für alle, die es verharmlosen. Dann würden einige ebenfalls solche Kommentare lassen, wie z. B. bei euch auf Facebook. Danke, dass ihr das Thema nicht unter den Teppich kehren lasst ♥.«

Ruvalcaba et al. (2018) berichten, dass Spielerinnen beim Streaming (andere können das Spiel live im Video-Stream übers Internet verfolgen und kommentieren) elfmal so viele sexuell anzüglichen Kommentare auf Twitch (Plattform zum Streamen) bekommen wie männliche Streamer.

Fallbeispiel 3 für Sexismus beim Online-Spielen

Sonntag (2021, o. S.) berichtet über einen anzüglichen Kommentar:

> »Inmitten einer Unterhaltung im Survival-Spiel Rust bekommt die Twitch-Streamerin Tinkerleo folgende Frage zu hören: ›Willst du dich auf mein Gesicht setzen?‹ Die Streamerin äußert ihre Empörung, der Streamer versteht das Problem nicht, es sei doch nur ein lustiger Insider in seiner Gruppe, den sie nicht kenne. Die Community reagiert ebenfalls mit Unverständnis, nennt die Streamerin ›zu empfindlich fürs Internet‹ und attackiert sie mit Hasskommentaren und Beschimpfungen. Letztendlich entschuldigt sich der Streamer für seine Aussage, auf Twitter heißt es, man habe alles privat geklärt und sich wieder versöhnt.«

Auch behandeln Spieler Spielerinnen eher als nicht gleichwertig, weil sie diese als nicht »echte Gamer«, inkompetent und/oder rangniedriger betrachten (Paaßen et al. 2017; Shaw & Chess 2016; Vanderhoef 2013). Zu dieser Einordnung kommt es auch, weil Frauen häufiger andere Genres (Casual Games auf Smartphones) spielen (Kuittinen et al. 2007), die nach einer der Definitionen des Gamer-Begriffs (Vanderhoef 2013) nicht zu den gamerdefinierenden Genres gehören.

Definition: Hardcore-Spieler- und Casual-Games-Spieler-Stereotyp

Juul (2010, S. 8) definiert beide Stereotypen wie folgt:
»Hardcore-Spieler-Stereotyp:
hat eine Vorliebe für Science Fiction, Zombies und Fantasy-Filme, eine große Anzahl von Videospielen gespielt, viel Zeit und Ressourcen in das Spielen von Videospielen investiert und mag schwierige Spiele.
Casual-Games-Spieler-Stereotyp:
ist das umgekehrte Bild des Hardcore-Spielers: Er hat eine Vorliebe für positive und angenehme Fiktionen, nur wenige Videospiele gespielt, ist bereit, wenig Zeit und Ressourcen für das Spielen von Videospielen zu verwenden und mag keine schwierigen Spiele.«

Wichtig ist auch die Frage, welche Prädiktoren Sexismusverhalten vorhersagen. Es hat sich gezeigt, dass soziale Dominanzorientierung (Ausmaß der Bevorzugung hierarchischer Beziehungen zwischen Gruppen) und Konformität mit stereotyp männlichen Normen

(Wunsch nach Macht über Frauen, Bedürfnis nach heterosexueller Selbstdarstellung) ein größeres Sexismusverhalten voraussagen (Fox & Tang 2014). Dementsprechend werden rangniedrige Spieler, Frauen und homosexuelle Spieler von Spielern feindselig und nicht gleichwertig behandelt (Fletcher 2012; O'Leary 2012; Salter & Blodgett 2012).

Fallbeispiel 4 für Sexismus beim Online-Spielen

Antwort auf einen Aufruf der Seite spieletipps.de zum Thema Sexismus beim Online-Spielen (Sonntag 2021, o. S.):

»Welche Erfahrungen ich beim Gaming gemacht habe? Sehr stark gemischt. Von lustigen Blödeleien, woraus Freundschaften entstanden sind, bis hin zu heftigen sexuellen Belästigungen. Es ist nicht einfach als Frau respektiert zu werden, man gilt oft noch als schwaches Geschlecht mit viel Glitzer und so einen Kram. Dabei muss man Gamer als einzigartige Personen wahrnehmen. Jeder ist anders, jeder hat seine Stärken und Schwächen.

Bekommt ein Typ mit, dass ich eine Frau bin und er verliert sogar gegen mich, dann kommen heftige Sprüche von harmlosen ›Geh kochen‹ bis hin zu ›Verrecke an Krebs, du Schlampe‹. Ein-, zweimal am Tag kann man oft noch abschütteln. Aber nahezu in jedem Match, das fängt an zu prägen.

Manch einer kann jetzt sagen, ich soll mir eine geschützte Umgebung suchen. Mit Leuten, die ich kenne. Aber nicht jeder hat dieselben Zeiten wie ich, dieselben Interessen. Auch möchte ich mich nicht auf ein Spiel begrenzen, wo keinerlei Kommunikation stattfindet. Strategie braucht man in League of Legends, genauso wie in Aufbauspielen auch. Manches Mal, wenn man selber Fortschritte machen will, kann man nicht mal eben /mute all schreiben.

Einen gewissen Grad an Saltyness kenne ich selber ja auch, das ist ja kein Problem, muss ich so ja nicht sagen oder schreiben. Es wird erst dann zu einem, wenn man andere damit verletzt. Geschieht das einem zu oft, kann das nachhaltig schädigen. Schade, dass es so abnormal viele gibt, die so sein müssen. Lieben Dank für euer Interesse, ich bin gespannt auf den Artikel von euch dazu.«

Insgesamt wird Online-Spielen eine frauenfeindliche Kultur zugeschrieben (O'Leary 2012; Pinchefsky 2012), in der sexuell anzügliche Kommentare, Drohungen und Stalking während des Spiels üblich sind (Fletcher 2012; Salter & Blodgett 2012).

Fallbeispiel 5 für Sexismus beim Online-Spielen

Antwort auf einen Aufruf der Seite spieletipps.de zum Thema Sexismus beim Online-Spielen (Sonntag 2021, o. S.):

»Ich spiele schon sehr lange Final Fantasy 14 Online und ich liebe die Community. Nur ein Vorfall hat mich wirklich schockiert. Das Ganze lief sogar darauf hinaus, dass ich jemanden anzeigen musste. Ein ehemaliger Klassenkamerad von mir war zufällig in derselben Gilde gelandet wie ich. Man hat sich ganz normal über Discord unterhalten und das seit drei Jahren. Plötzlich ließ er dann während eines Raids im Voicechannel mit allen anderen fallen, dass ich Riesentitten hätte und er die allen zeigen müsse.

Mir ist da wirklich schlecht geworden und ich bin sofort offline gegangen, habe ihn überall blockiert und noch am gleichen Abend hat er Bilder von mir beim Schwimmen in unseren Channel geschickt, die zu dem Zeitpunkt nur maximal drei Wochen alt sein konnten. Ich habe mich mit dem Kerl seit der Schule nicht mehr getroffen und kann mich auch nicht erinnern ihn an diesen Tagen gesehen zu haben. Mal ganz davon ab der mich heimlich fotografiert und die Fotos verschickt hat. Ich habe ihn danach angezeigt, aber bisher nichts davon gehört.«

3.4.2 Auswirkungen des Sexismus in Online-Spielen

Auswirkungen allgemein. Behm-Morawitz und Mastro (2009) untersuchten in einem Experiment die Auswirkungen der Sexualisierung weiblicher Videocharaktere auf die spielenden Studentinnen. Dabei konnten die Autorinnen zeigen, dass Frauen, die eine sexualisierte Heldin als Avatar spielten, eine geringere Selbstwirksamkeit direkt nach dem Spielen zeigten als Frauen, die kein Spiel oder ein Spiel mit einer nichtsexualisierten Heldin spielten. Als Erklärung ziehen sie die sozial-kognitive Theorie von Bandura heran, die Lernen aus Beobachtung eines Modells postuliert. In diesem Zusammenhang ist auch ein Experiment bedeutsam, das zeigte, dass das Ansehen von Hollywood-Superheldenfilmen Auswirkung auf Überzeugungen zu Geschlechterrollen und die Wertschätzung des eigenen Körpers haben (Pennell & Behm-Morawitz 2015). Frauen, die sexualisierte Frauen in der Opferrolle sahen, hatten weniger egalitäre Überzeugungen in Bezug auf Geschlechterrollen, und Frauen, die sexualisierte Superheldinnen sahen, hatten weniger Wertschätzung für ihren eigenen Körper. Zwei weitere Experimente zeigten, dass sowohl Männer als auch Frauen weniger Wertschätzung für ihren Körper hatten, wenn sie für eine kurze Zeit Sport-Videospiele gespielt haben, deren computeranimierte Spieler geschlechtsstereotyp überdimensioniert schöne Körper hatten (für Männer: stark muskulöse Gegner beim Wrestling; für Frauen: Beach-Volleyballspielerinnen mit schmaler Taille, flachem Bauch und großen Brüsten; Barlett & Harris 2008). Im Gegensatz dazu zeigten Matthews et al. (2016), dass Frauen, die einen weiblichen Charakter mit hyperidealisierten Frauenkörper spielten, sich sexuell attraktiver und besser in Bezug auf ihr eigenes Gewicht fühlten als Frauen, die Charaktere mit idealen (aber nicht übertrieben idealen) Körpern spielten. Die Autoren erklärten den Effekt mit Festingers Theorie des sozialen Vergleichs: Bei den Frauen, die sich mit den hyperidealisierten Körpern identifizieren, erhöht sich das Selbstwertgefühl durch den sozialen Vergleich nach unten. In diesem Experiment zeigte sich allerdings, dass Männer, die eine geringe Tendenz haben, sich sozial zu vergleichen, durch das Spiel mit hyperidealisierten Charakteren ein schlechteres Körperbild hatten.

Yee und Bailenson (2007) zeigten in Experimenten, dass Spieler, die einen attraktiven Avatar zugeordnet bekommen, im Vergleich zu denen mit einem unattraktiven Avatar mit anderen freundlicher und intimer umgehen; und dass Spieler, die einen größeren Avatar zugeordnet bekommen, mit mehr Selbstbewusstsein in eine Verhandlungsaufgabe gehen als die mit einem kleineren Avatar.

Definition: Proteus-Effekt und Proteus-Paradox

Proteus-Effekt: Der Proteus-Effekt tritt auf, wenn die digitale Repräsentation eines Spielers auf bedeutungsvolle Weise verändert wird, die oft nicht mit dem eigenen Körper übereinstimmt. Der Spieler verkörpert dann die neue Repräsentation des Selbst, beobachtet sich dabei, wie er sich in dieser virtuellen Form verhält, und zieht Rückschlüsse in Bezug auf seine inneren Überzeugungen oder Einstellungen. Durch diese Identifikation passt sich das Verhalten des Spielers der neuen Selbstrepräsentation an (Yee & Bailenson 2007).
Proteus-Paradox: Einerseits können Menschen ihr Verhalten durch die Wahl der digitalen Selbstrepräsentation gestalten, andererseits werden sie durch Offline-Merkmale wie Geschlecht oder Nationalität online beschränkt (Yee 2014).

Basierend auf dem Proteus-Effekt zeigten Fox et al. (2013), dass Frauen, die sexualisierte Avatare spielen, mehr Objektifizierung (Gedanken um den eigenen Körper) berichten als Frauen, die nichtsexualisierte Avatare spielen. Darüber hinaus zeigten Frauen, die sexualisierte Avatare mit Gesichtern spielten, die ihnen ähnlich sahen, eine größere Akzeptanz für Vergewaltigungsmythen. Ein Literatur-Review (Gestos et al. 2018) kommt zusammenfassend zu dem Schluss, dass

- Frauen über Selbstobjektivierung und ein niedriges Maß an Selbstwirksamkeit berichten, wenn sie objektivierenden Darstellungen von Frauen ausgesetzt sind;
- die Überzeugung beider Geschlechter, dass Frauen im wirklichen Leben kompetent sind, negativ beeinflusst war, nachdem sie objektivierenden Darstellungen von Frauen in Videospielen ausgesetzt waren;
- weibliche Charaktere meist als dem männlichen Helden des Spiels untergeordnet, objektiviert und hypersexualisiert (überproportionale Körperteile) dargestellt werden;
- Männer, die objektivierten und sexualisierten weiblichen Spielecharakteren ausgesetzt sind, dazu tendieren, sexistische Haltungen gegenüber Frauen im realen Leben einzunehmen und kulturelle Vergewaltigungsmythen eher zu akzeptieren.

Fallbeispiel #GamerGate

Unter dem Hashtag GamerGate entzündete sich im Jahr 2014 eine Diskussion unter Gamern, im Verlauf derer Journalisten, Spieleentwickler, Wissenschaftler und Medienkritiker in der Gamerszene bedroht und belästigt wurden – insbesondere Frauen (Mortensen 2018). Im Mittelpunkt des Hashtags standen die beiden Spieleentwickler Zoe Quinn und Eron Gjoni. Gjoni schrieb, nachdem Quinn eine kurze romantische Beziehung mit ihm beendet hatte, in seinem Blog über einen vermeintlichen Betrug Quinns. Sie soll mit Sex von einem Gamer-Journalisten Werbung für ihr neues Spiel erkauft haben, was eine falsche Behauptung war. Trotzdem empörten sich sehr viele Videospieler, die sich durch den wachsenden Erfolg von Frauen in der Szene bedroht fühlten, und es folgte eine jahrelange Kampagne an Beschimpfungen und Belästigungen (Salter 2018). Diese Kampagne gipfelte in Stalking, Vergewaltigungsandrohungen und Morddrohungen gegen weibliche Spieleentwickler, Spielerinnen, Wissenschaftlerinnen und Sympathisanten (Mortensen 2018). GamerGate wurde in die »Alt-Right«-Bewegung eingeordnet, die ein frauenfeindlicher und rassistischer Zusammenschluss von Gleichgesinnten ist, denen Nähe zu rechtsextremen Gruppen nachgesagt wird (Salter 2018).

Nach Gray (2017) hat #GamerGate nicht die Kultur der Feindseligkeit gegen Frauen geschaffen, sondern diese Kultur ist tief in der Gaming-Welt verankert.

Online-Spiele und Trauma. Frauen sind beim Online-Spielen Verspottung, Drohungen und Aufforderungen zu sexuellen Gefälligkeiten ausgesetzt (Fletcher 2012). Wie schon in Kapitel 3.2 geschildert, haben diese Formen sexueller Gewalt eine starke negative Wirkung auf Betroffene, die auch Symptome einer PTBS umfassen kann. Shaer et al. (2017) berichten, dass Frauen beim Online-Spielen nicht nur ausgegrenzt und in ihren Fähigkeiten unterschätzt werden, sondern auch Aufforderungen zu sexuellen Gefälligkeiten bekommen. Auch Androhungen von Vergewaltigung können Spielerinnen erfahren:

Fallbeispiel 6 für Sexismus beim Online-Spielen

Eine Person antwortet auf einen Aufruf der Seite spieletipps.de zum Thema Sexismus beim Online-Spielen (Sonntag 2021, o. S.): »Ich selbst spiele seit über 20 Jahren Videospiele, habe zum Glück nur eine Hand voll Belästigungen erhalten, darunter die typischen ›Frauen spielen immer Heiler‹ oder Aufforderungen zum Sex, zum Machen eines Sandwiches und sonstigen flachen ›Humor‹. Eine Geschichte hat sich jedoch eingebrannt und am meisten ärgere ich mich, dass ich nicht zur Polizei gegangen bin.

Es ist jetzt schon über fünf Jahre her, ich habe League of Legends gespielt, eine kurze Runde am Ende des Abends. Kurz nach Beginn der Runde fragte ein Mitspieler nach der Fähigkeit seines Charakters, er hatte ihn nie zuvor gespielt, ich jedoch viele Stunden. Schnell in die Tasten getippt, seine Frage beantwortet und ein ›Hoffe das hilft‹ noch hinten dran gehangen. Was ich als Antwort erhielt, war ein Schwall aus Hass und wüsten Beleidigungen, wie ich es wagen könnte als Frau (mein Gamertag besteht aus weiblichen Vornamen) ihn zu kritisieren, ich hätte ihm nichts vorzuschreiben. Sein Kollege, auch im Team entschuldigte sich für sein Verhalten ›Er sei nur ein Troll, bitte nimm es nicht zu Ernst‹. […] Was dann folge brannte sich so sehr ein, dass ich seit dem kaum bis gar kein LoL mehr spiele, denn irgendwie hat es einen faden Beigeschmack bekommen. Er schrieb tatsächlich ›Warte nur ab du Schlampe, ich finde heraus, wo du wohnst, dann werde ich dich töten, ich werde dich finden und zu Tode vergewaltigen.‹ Ich blieb stehen, mein Team blieb stehen, keiner der Gegner bewegte sich. Für eine Weile tat sich nichts im Chat und dann kam ein Kommentar nach dem nächsten ›Ist dir klar, was du da gerade geschrieben hast?‹ Selbst sein Kollege distanzierte sich in diesem Moment von ihm: ›Das kannst du nicht schreiben, das geht zu weit.‹ Der Hater verließ das Game und ich war wie angefroren. Alle restlichen Mitspieler versuchten mich aufzubauen, ein paar sagten ›mach Screenshots zur Polizei‹, ich wollte aber nur noch das Game ausmachen.

Ich war zutiefst enttäuscht, ich hatte ihm einen netten Tipp gegeben und aufgrund meines Geschlechts eine Morddrohung erhalten. Ich meldete den Vorfall an Riot Games, doch habe nie herausgefunden, ob der Spieler auch nur ansatzweise dafür belangt wurde. Bis heute habe ich diesen Vorfall im Gedächtnis, wenn jemand dumme Kommentare vom Stapel lässt.«

Im analogen Raum fand man einen stärkeren Zusammenhang zwischen sexuellen Übergriffen und Grübeln, wobei Grübeln wiederum zum Entwickeln der Symptome einer PTBS beiträgt (Fredman 2018). Weiterhin hat sich gezeigt, dass Spielerinnen sich von Online-Spielen zurückziehen, wenn sie sexuell gefärbte negative Rückmeldungen bekommen, da sie zum einen durch Grübeln belastet werden, zum anderen in ihrer Wahrnehmung keine Unterstützung der Gaming-Industrie erhalten (Fox & Tang 2016). Diese Reaktion weist auf eine starke Belastung hin, wenn die einzige Lösungsmöglichkeit im Beenden der Tätigkeit liegt. Soziale Isolation gilt auch als Folge der starken Vermeidung externer und interner traumaassoziierter Auslöser, die Menschen mit einer PTBS auszeichnet (Hecker & Maercker 2015). In einer Online-Umfrage unter Studentinnen (Cripps 2016) berichteten die Probandinnen Gefühle von Depression, Stress, Angst und PTBS-Symptome verbunden mit technikgestützter sexueller Gewalt.

Im Online-Spiele-Umfeld ist die Verwendung von Schimpfwörtern während des Spielens verbreitet (Cote 2015). Männliche Spieler sagen Sätze wie »Ich hab' dich gerade mit meiner Schrotflinte so richtig vergewaltigt!«. Cote (2015) macht darauf aufmerksam, dass gerade Spielerinnen, die schon einen Missbrauch erlebt haben, darunter nicht nur leiden, sondern auch in Gefahr sind, retraumatisiert zu werden. Fredman (2018) sieht das Bedrohungspotenzial für alle Frauen durch die Androhung einer Vergewaltigung oder eine gedankliche Vergewaltigung online als Belastung, da sie zu einer reifizierten Vergewaltigung wird. Damit ist gemeint, dass Frauen aufgrund ihres Geschlechts mehr unter der Angst vor Vergewaltigung leiden als Männer und eine Androhung oder das sprachliche Spiel mit der Vergewaltigung im Internet als ein Gefühl der echten Bedrohung empfinden, da sie im analogen Leben real davon bedroht sind. Die Autorin konnte in einer eigenen Studie zeigen, dass Frauen beim

Online-Gaming stärker unter sexueller Toxizität leiden als Männer. Darüber hinaus konnte sie als erste belegen, dass sexualisierte Rückmeldungen beim Online-Spielen bei Frauen das Auftreten von Symptomen einer PTBS vorhersagen.

3.4.3 Eigene Studie zum Sexismus im Online-Gaming

Fragestellung. In dieser Studie haben wir untersucht, ob Nicht-Männer (Frauen, Diverse, Transpersonen etc.) beim Online-Gaming ein größeres Ausmaß an Sexismuserfahrungen erleben, welche Emotionen sie mit diesen Erlebnissen verbinden, ob diese Erlebnisse beim Online-Gaming ein erhöhtes Traumatisierungspotenzial mit sich bringen und ob es einen Einfluss auf das Traumatisierungspotenzial hat, wie gut sich Spieler unterstützt fühlen (ausführlich siehe Schneider et al. 2022; Sungler 2022).

Methode. In dieser Studie wurde ein Fragebogen vorgelegt, der nach aus der Literatur abgeleiteten Sexismuserfahrungen (6 Items), den dazugehörigen Emotionen (Angst, Bedrängnis, Wut, Ärger, Ekel; 5-Punkt-Likertskala) und der erlebten Unterstützung fragt (Online-Umfrage, Juli/Aug. 2021, N = 505 Studierende, davon 253 Männer; Alter: M = 26,68; SD = 7,45, männlich: 50,1 %, weiblich: 45,5 %, divers: 1,2 %). Das Ausmaß der Erfahrungen wurde durch eine Summenbildung der jeweiligen Sexismus-Items berechnet (0–6). Somit ist das Ausmaß der Erfahrung umso größer, je mehr negative Erlebnisse die Versuchsteilnehmenden erlebt haben. Zusätzlich füllten die Probanden die IES-R (Impact of Event Scale – revidiert, Maercker & Schützwohl 1998) zur Erfassung der Symptome einer PTBS aus.

Ergebnisse. Deskriptiv berichten Nicht-Männer stärkere negative Emotionen im Zusammenhang mit den Sexismuserfahrungen. Hinsichtlich des Ausmaßes der Erfahrungen zeigte sich statistisch ein stark signifikanter Unterschied zwischen Männern und nicht-männlichen Teilnehmenden (→ Abb. 3-11).

Außerdem konnte gezeigt werden, dass das Ausmaß der Sexismuserfahrungen höhere Werte bei der posttraumatischen Sympto-

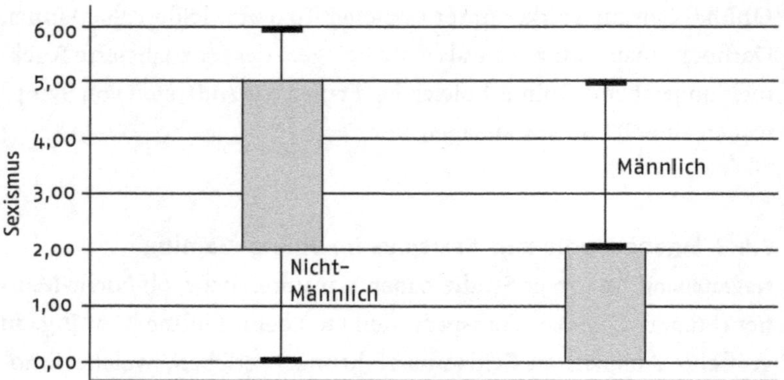

Abb. 3-11 Boxplot-Diagramm zur Verteilung des Ausmaßes der Sexismus-Erfahrungen (0 = nicht aufgetreten, 1–6 = 1–6-mal aufgetreten) aufgeteilt nach Geschlecht (eigene Abbildung)

matik vorhersagen kann. Auch ein negativer Zusammenhang zwischen der erlebten Unterstützung und der Stärke der posttraumatischen Belastungssymptomatik konnte gefunden werden.

Schlussfolgerungen. Nicht-männliche Spieler erleben also ein größeres Ausmaß an Sexismus und leiden auch mehr unter negativen Emotionen in Bezug auf negative Erlebnisse als männliche Spieler. Dieses Ergebnis passt zu der oben geschilderten Theorie und in den Kanon an Untersuchungen. Da es noch kaum Forschung gibt zu der Frage, wie stark solche Erfahrungen zu einer Traumatisierung beitragen können, wie oben berichtet, ist das Ergebnis dieser Studie bedeutsam, dass ein größeres Ausmaß des erlebten Sexismus mit einer höheren posttraumatischen Symptomatik einhergeht. Es dokumentiert nicht nur das Vorhandensein von Sexismus, sondern auch, dass die Belastung von nicht-männlichen Personen, die sexistischen Anfeindungen beim Online-Spielen ausgesetzt sind, stark ist. Das zusätzliche Ergebnis, dass erlebte Unterstützung die Stärke der posttraumatischen Symptomatik vermindern kann, macht eine Forderung nach angemessener Prävention, Aufklärung und Hilfsangeboten für betroffene Spieler unabdingbar. Es braucht eine erhöhte Sensibilisierung der Medien und einer breiten Öffentlichkeit dafür, dass vermittelnden Medien wie Computer, aber damit auch virtuellen Spielcharakteren tendenziell menschenähnliche Eigenschaften zugeschrieben werden und als reale soziale Handelnde behandelt werden (Reeves & Nass 1996) und damit ihre Handlungen auch wie die eines realen Menschen im analogen Raum wirken können.

3.5 Rezeption von Medienberichten über traumatische Ereignisse

In den vorherigen Kapiteln wurden bereits Gefahren und Probleme angesprochen, die im Zusammenhang mit der Nutzung von digitalen Medien entstehen oder verstärkt werden können. An diese reihen sich auch Überlegungen ein, die die mediale bzw. digitale Wirkung von traumatischen Inhalten auf die Allgemeinbevölkerung thematisieren. Die Covid-Pandemie und damit verbunden die Berichterstattung haben gezeigt, wie schnell Bedrohungsgefühle in der Bevölkerung medial verstärkt werden können, z.B. durch emotionsfördernde Nachrichtenframes, häufig im Boulevardjournalismus verwendet, Schnelllebigkeit von Informationen sowie Publikationsdruck – und dies vor dem Hintergrund, dass medienschaffende Personen selbst von der Covid-Pandemie unmittelbar betroffen sind, in der Regel keine Referenzwerte mit solchen Krisen besitzen (im Gegensatz zu anderen Katastrophen, wie z.B. Überschwemmung, Terroranschlag) und aufgrund oben genannter Gründe kaum Zeit für eine eigene Verarbeitung des Geschehenen haben. Das eröffnet ein neues Feld an gesellschaftlichen und wissenschaftlichen Überlegungen sowie Fragen (Huss & Eichenberg 2021):

- Inwiefern oder wie gut können Journalistinnen Stressereignisse wie die Covid-Pandemie oder Katastrophen wie einen Terroranschlag insoweit verarbeiten, dass die Berichterstattung angemessen ist?
- Inwieweit arbeiten Journalisten bei ungenügender Verarbeitungsleistung auch unbewusste Abwehrhaltungen in die Berichterstattung ein (zum eigenen Selbstschutz und Erhalt eines illusionären

Sicherheitsgefühls)? Welchen Einfluss hat dies wiederum für die Rezipienten, wenn diese solche medialen Inhalte konsumieren (z. B. Stresserleben, Ängste, sekundäre Traumatisierung)?

Psychotraumatische und psychotraumatologische Abwehr. Bevor diese Fragen beantwortet werden können, muss grundlegend zwischen zwei verschiedenen Formen von psychologischen Abwehrmechanismen unterschieden werden. Die klassischen und wohl meist bekannten Abwehrhaltungen sind die psychotraumatischen Schutzmechanismen. Fischer und Riedesser (2009) beschreiben diese Form der Schutzhaltung zur Angstreduzierung als Folge auf ein unmittelbar selbsterlebtes Traumaereignis. Wohingegen bei den psychotraumatologischen Abwehrmechanismen auch traumatische Reaktionen wie Hilflosigkeit, Schreckhaftigkeit, erhöhtes Stresserleben und Angst ausgelöst werden können, selbst wenn es nur eine indirekte Traumakonfrontation (z. B. Lesen, Zuhören oder Zusehen) bedeutet (Eichenberg & Ebert 2008). Helfende Berufsgruppen wie Notärzte, Polizistinnen, aber auch Journalisten sind beruflich bedingt besonders für die Anwendung dieser Schutzmechanismen gefährdet (Weidemann 2008). Bereits empirische Untersuchungen über die Terroranschläge am 11. September konnten zeigen, dass selbst nicht unmittelbar Betroffene PTBS-Symptome wie Schlafschwierigkeiten und Intrusionen entwickelt haben. Laut dieser und weiterer erfolgter Studien reicht eine indirekte Beteiligung an traumatischen Situationen aus, um Symptome der PTBS zu entwickeln (Otto et al. 2007). Abresch und Bering (2008) untersuchten und bestätigten die Medienberichterstattung als Risikofaktor für eine PTBS-Symptomatik in einer metaanalytischen Arbeit.

Psychotraumatologische Abwehr – Klassifikation. Nach der ursprünglichen Unterteilung von Fischer und Riedesser (2009) lassen sich psychotraumatologische Abwehrmechanismen in folgende täter- und opferidentifizierende Abwehrhaltungen unterteilen. Zur Täteridentifikation, sprich der Sympathisierung mit der Täterschaft und gleichzeitigen Opferwertung, zählen folgende Abwehrstrategien:

- *Opferbeschuldigung* zählt zu den häufigsten und meist untersuchten Abwehrmechanismen, bei der die Person per Definition dem Opfer Mitschuld an seiner misslichen Lage zuschreibt. Bekannt ist das Phänomen vor allem aus der Berichterstattung über sexuelle Übergriffe (Eichenberg & Ebert 2008) mit journalistischen Aussagen, wie z. B. »Nachts um diese Uhrzeit nach Hause gehen«, »Ihr Rock war viel zu kurz«.
- *Neutralitätslösung* suggeriert die Einnahme einer neutralen Haltung, die aber gleichzeitig die Anerkennung von Betroffenen als Opfer verleugnet. Diese Form der Abwehr impliziert eine scheinbar neutrale und unbeteiligte Position gemäß der Redewendung »Wenn zwei sich streiten, haben beide Schuld«, ist aber in Wahrheit eine sehr bequeme Lösung, die Frage der Täterschaft zu ignorieren und Konfliktbeginn und -verlauf nicht weiter differenzieren zu müssen.
- *Täterschonung* ist die proaktivste Form der Täteridentifikation. »Das Bedürfnis, die Täter der Schuld zu entlasten und auf diese Weise schmerzliche Erinnerungen zu verleugnen oder abzuspalten, kann in einer Einstellung der Täterschonung münden« (Huss & Eichenberg 2021, S. 137). Durch Ausreden und indirekte Erklärungen wird die Ausführung der Tat legitimiert, was nach Fischer und Riedesser (2009) auch zu einer Verfälschung und Entfremdung der Realität führen kann.

Wie eingangs erwähnt, kann die indirekte Konfrontation mit traumatischen Momenten nicht nur *täteridentifizierende* Schutzmechanismen auslösen, sondern auch opferidentifizierte Abwehrhaltungen, wie z. B. präsentative Opferhaltung und Täteranklage, ursprünglich von Fischer und Riedesser (2009) formuliert. Wir (Huss & Eichenberg 2013) haben diese Form der Abwehrhaltungen mit unserer inhaltsanalytischen Untersuchung bezüglich der Berichterstattung der Terroranschläge am 11. September um die Kategorie der Verschwörungsideologie (Aronson et al. 2008) und der Selbstwertbestätigungsfunktion (Whitson & Galinsky 2008) ergänzt.

- *Täteranklage* ist gegensätzlich zur Täterschonung die aktive Anklage der Täterschaft sowie Identifizierung mit einem Opfertypus. Charakteristisch für diese Haltung kann auch die Zuweisung von (noch) nicht nachgewiesenen oder teilweise auch unbegründeten Tatsachen sein. Zudem wird die Täteranklage unter anderem auch von stereotypen Feindbildern begleitet.
- *Präsentative Opferhaltung* ist eine komplexe Ausprägung einer opferidentifizierenden Haltung, indem sie eine Umkehr der Opfer- und Täterschaft darstellt. Ausgeübte Handlungen an Opfern durch ihre entsprechende Täterschaft werden legitimiert, indem Täter selbst als Opfer wahrgenommen werden.
- *Verschwörungsideologie* ist nicht zuletzt seit dem Ausbruch der Covid-Pandemie ein beliebtes Schlagwort in der Medienberichterstattung geworden. Nach Whitson und Galinsky (2008) wird unter Verschwörungsideologie das Herstellen einer imaginären Ordnung verstanden trotz objektiv nicht vorhandener Beweise, um internale Kontrolle zu erreichen und das gegenwärtige Geschehen besser begreifen zu können. Kennzeichnend sind abergläubisches Denken, Stereotypen sowie Monokausalität.
- *Selbstwertbestätigungsfunktion* beschreibt die proaktive Suche nach Bestätigung von Fähigkeiten sowie die Förderung von positiven Attributionen, um das Wohlbefinden zu steigern und das Gegenwärtige besser verarbeiten zu können.

3.5.1 Eigene empirische Untersuchungen

Beide Arten von psychotraumatologischer Abwehr konnten wir mittels empirischer Untersuchungen nachweisen. Erstmalig belegten wir (Eichenberg & Ebert 2008) in unserer inhaltsanalytischen Untersuchung über die printmediale Berichterstattung von sexuellen Gewalttaten die psychotraumatologische Abwehr (mehrheitlich in Form der Opferbeschuldigung) in der Hälfte aller untersuchten Artikel (N = 206). Wir haben daraufhin einige Jahre später die Berichterstattung über die Terroranschläge des 11. Septembers diesbezüglich untersucht mit dem Ergebnis, dass in drei deutschen und drei amerikanischen Printmedien psychotraumatologische Abwehr-

Tab. 3-4 Psychotraumatologische Abwehrmechanismen in der Covid-19-Berichterstattung

Kategorie	Definition	Merkmale	*Ankerbeispiele
Opferbeschuldigung	Zuschreibung der Mitschuld des Opfers an seiner misslichen Lage	■ Gewählte Darstellung, dass Opfer die Entstehung des Ereignisses hätten vermeiden können ■ Verwendung von stereotypen Täter- und Opfermythen	»Nicht das Schuppentier ist Schuld, sondern der Mensch« (*MDR* Wissen Online, 27.03.2020) »Seit dem Corona-Ausbruch in Wuhan war absehbar, dass sich die Lage in Europa sehr ähnlich entwickeln könnte. Die europäischen Staaten hätten sich vorbereiten müssen.« (Focus Online, 12.03.2020)
Neutralitätslösung	Gleichberechtigte Beteiligung von Opfer- und Täterschaft	■ Analyse des Ereignisses aus behavioraler Perspektive, sodass Rezipienten beide Parteien als schuldig ansehen ■ Indirekte Opferabwertung durch Verharmlosung oder Gleichberechtigung von Opfer- und Täterschaft	»Woher stammt das Coronavirus? Zwischen China und den USA tobt eine Propaganda-Schlacht.« (Stern Online, 13.03.2020)
Täteranklage	Schuldzuschreibung der Täterschaft	■ Die Vorwürfe gegen die Täterschaft beziehen sich nicht mehr nur auf die berechtigten Vorwürfe, sondern werden auf andere Situationen/Eigenschaften generalisiert ■ Darstellung eines Feindbildes	»Unterstützung bekommt Peking bei seiner Propagandastrategie von ungewöhnlicher Seite: der Weltgesundheitsorganisation (WHO).« (Deuber 2020) »Aber das arrogante und autoritäre System in China hat die Verbreitung der Seuche anfänglich durch Nichthandeln ermöglicht.« (Zeit Online, 04.02.2020)

Kategorie	Definition	Merkmale	*Ankerbeispiele
Präsentative Opferhaltung	Umkehr der Täter-Opfer-Rolle	▪ Darstellung der Täter als Opfer (unbewusste/bewusste Umkehrung der Täter-Opfer-Rolle)	»Vielmehr wird die Seuchenbekämpfung als ein Opfer des chinesischen Volks für die Welt und die Sicherung der globalen Gesundheit dargestellt.« (Kornelius 2020)
Verschwörungsideologie	Glaube an Verschwörungstheorien und -mythen	▪ Herstellung einer imaginären Struktur bzw. Muster für den Kontrollgewinn ▪ Pessimistische Zukunftshaltungen	»Ist es Zufall? Vor drei Jahren wurde im chinesischen Wuhan ein Hochsicherheitslabor für gefährliche Viren eröffnet.« (Medinside Online, 29.01.2020)
Selbstwertbestätigungsfunktion	Förderung von positiven Attributionen	▪ Hinzufügen von selbstwertstützenden Attributionen zur Steigerung des Wohlbefindens	»Solidarität: Wie uns das Corona-Virus hilfsbereiter macht.« (DW Online, 27.03.2020)

* Ankerbeispiele sind zufällig ausgewählt und porträtieren je nach Berichterstattung unterschiedliche und wechselnde Täter-/Opfer-Rollen.

strategien in 195 der insgesamt 260 analysierten Artikel enthalten waren (Huss & Eichenberg 2016). Während der deutsche Journalismus mehr von der Neutralitätslösung Gebrauch machte, wählten die amerikanischen Medien dominierend die Täteranklage, was aufgrund der eigenen Betroffenheit und geografischen Nähe wenig überraschend erscheint.

Es lassen sich sechs dieser Abwehrmechanismen (ausgenommen Täterschonung) auch in der Covid-19-Berichterstattung finden. Diese Kategorien inklusive Definition und Merkmalsbeschreibung wurden mit entsprechenden Ankerbeispielen versehen (→ Tabelle 3-4). Diese Beispiele zeigen nur einen Ausschnitt von psychotraumatologischen Abwehrhaltungen in der Covid-19-Berichterstattung und erheben somit keinen Anspruch auf eine inhaltsanalytische Untersuchung.

Digitale und soziale Medien. Neben der klassischen Täter- und Opferabwehr ist mit Blick auf die Covid-19-Pandemie vor allem die Verschwörungsideologie als problematisch in der aktuellen Berichterstattung zu sehen. Pessimistische Zukunftshaltungen, einseitige und monokausale Zusammenhänge sowie Skizzierung von Stereotypen in Form der Verschwörungsideologie werden in der Covid-Berichterstattung durch digitale und soziale Medien noch beschleunigt (Bendau et al. 2020). Daher geht unser Appell besonders an Medienschaffende, auf nicht hinreichend verifizierte Quellen auf Social-Media-Plattformen für die eigene Berichterstattung zu verzichten. Beispielsweise wurde über soziale Medien fälschlicherweise verbreitet, dass fast 200 Iraner starben und mehr als 1000 durch übermäßigen Alkoholkonsum vergiftet wurden, da fatalerweise geglaubt wurde, Alkohol könne Covid-19 bekämpfen (Dursun 2020). Diese Tragödie verdeutlicht, welche schwerwiegenden Folgen die Vermittlung von Falschinformationen über soziale Medien haben kann und welche unangemessenen und gefährlichen Verhaltensweisen daraus resultieren können. Nicht nur die Verbreitung von Unwahrheiten und gefährlichen Theorien, sondern auch eine erhöhte psychische Belastung durch den Nachrichtenkonsum auf sozialen Medien konnte mit einem subjektiv wahrgenommenen höheren Stresserleben bei Betroffenen belegt werden. Bendau und Kolleginnen (2020) führten eine Befragung während des ersten Lockdowns zu Häufigkeit, Dauer und Art der Medienexposition in Zusammenhang mit Covid-19-spezifischen Ängsten und depressiven Symptomen in der deutschen Allgemeinbevölkerung durch. Das Ergebnis war, dass insbesondere soziale Medien eine größere psychosoziale Belastung verursachen. Neben all der Vorsicht vor digitaler Berichterstattung in Kombination mit oder Einbindung von sozialen Medien, muss natürlich auch berücksichtigt werden, dass viele Personen während des Covid-Lockdowns mithilfe von Social Media und damit verbundenen Kontaktmöglichkeit sich weniger isoliert und einsam gefühlt haben (Eichenberg & Huss 2021).

3.5.2 Empfehlungen für die journalistische Arbeit

In der Vergangenheit sind bereits Leitfäden für die journalistische Tätigkeit entwickelt wurden, z. B. für die mediale Berichterstattung über Gewalttaten (Eichenberg & Ebert 2008) sowie über Suizide (Sonneck 2000). Aufbauend auf den Ergebnissen sind Überlegungen für einen Leitfaden für die Berichterstattung über biomedizinische Krisen (z. B. Epi- und Pandemien) zur Vermeidung von psychotraumatologischen Abwehrmechanismen gesammelt worden, die wir folgend zusammenfassen:

1. Vorbereitung:
   - Reflexion eigener Gedanken z. B. in Form eines »Trauma-Tagebuches« (Fischer & Riedesser 2009)
   - Aufstellung eines Aktions- und Zeitplanes für die optimale Verteilung von emotionsintensiven Inhalten während eines Arbeits- oder Schreibtages (Simanovych 2020)
   - Rücksprache und Erfahrungsaustausch mit Kolleginnen (»professionelle Supervision«) (Simanovych 2020)
   - Zeitlich ausreichende Planung von Erholungsphasen (Simanovych 2020)
2. Verschriftlichung:
   - Sachkundige und sensible Berichterstattung
   - Überarbeitung der Medien-Frames (z. B. Verzicht auf schockierende Details und Überschriften/Bilder)
   - Parteiliche Abstinenz (solidarische und empathisch Haltung ohne zu großes emotionales Involvement) als empfohlene Haltung (Fischer & Riedesser 2009)
3. Veröffentlichung:
   - Rücksprache mit Opfern (im Falle von Interviews) auch für die Versicherung einer sachkorrekten Darstellung, die keine retraumatisierende Wirkung auf die Opfer hat
   - Reflexion des Geschriebenen usw.

Vereinigungen von Journalisten bieten zusätzliche handlungspraktische Hilfestellungen für eine feinfühlige und sachsensitive Berichterstattung von traumatischen Situationen an:

- Dart Center for Journalism & Trauma (https://dartcenter.org)
- Global Investigative Journalism Network (https://gijn.org)
- Verein für journalistische Aufklärung in der Krisen- und Kriegsberichterstattung (http://www.vjakk.de)

Wünschenswert ist auch eine langfristige und intensivere Zusammenarbeit zwischen Trauma-Fachgesellschaften und medienschaffenden Personen. Beispielsweise können journalistische, aber natürlich auch andere betroffene Berufsgruppen (wie z. B. Rettungspersonal) in Form von entsprechend psychotraumatologisch fundierten Schulungen und Workshops auf die Berichterstattung, -konfrontation und -verarbeitung vorbereitet werden. Aber nicht nur die Sensibilisierung hinsichtlich der medialen Darstellung von potenziell traumainduzierenden Inhalten ist essenziell, sondern auch die generelle Auseinandersetzung bezüglich des Umgangs mit und der Wahrnehmung von psychiatrischen Erkrankungen in der Allgemeinbevölkerung. In einer eigenen Studie (Eichenberg, Strobl, Jaeger et al. 2022) haben wir untersucht, welche Einstellungen Journalisten hinsichtlich psychiatrischer Störungsbilder haben und wie sich diese von denen von Psychotherapeuten unterschieden. Eine durchgeführte Online-Umfrage ergab, dass 65 % von den insgesamt 106 befragten Journalisten einem Training für »Mental Health Awareness« potenziell offen gegenüberstanden. Nur ca. 2 % haben schon ein solches oder ähnliches Training in der Vergangenheit in Anspruch genommen. Auch von den 109 befragten Psychotherapeuten zeigten sich fast die Hälfte (47 %) offen für ein potenzielles Medientraining. Nur wenige (n = 6) gaben an, schon praktische Erfahrung durch ein entsprechendes Training gesammelt zu haben. Beide Berufsgruppen besaßen ähnliche Meinungen, wenn es um Stigmatisierung psychiatrischer Erkrankungen geht. Wir unterstreichen die Notwendigkeit, die Berichterstattung bezüglich mentaler Gesundheit und psychische Themen zu verbessern und zur Entstigmatisierung beizutragen, wozu die oben genannten berufsgruppenspezifischen Trainings beitragen würden.

3.6 Behandlungstechnische Empfehlungen zum Umgang mit traumatischen Erfahrungen im virtuellen Raum

In der Behandlung von traumatischen Erfahrungen im virtuellen Raum sind die Besonderheiten von Cyberdelikten zu beachten. Dafür sind Kenntnisse hilfreich, die die spezifischen Aspekte auf Täterseite wie auf Opferseite berücksichtigen, woraus sich Implikationen für die therapeutische Arbeit ergeben. Auch wenn der Fokus dieses Buches auf der Traumatherapie von Opfern liegt, sollen zumindest einige zentrale Punkte auch für die Arbeit mit Tätern genannt werden.

Cyberdelikte: Besonderheiten auf Täterseite. Die spezifischen Charakteristika des Internet können die Hemmschwelle für Delikte senken, d.h. können aggressive Handlungen und sexuelle Übergriffe im Vergleich zum »face-to-face«-Kontext erhöhen. Erklärt werden kann dies vor allem mit dem sogenannten Enthemmungseffekt (Suler 2004; → Kap. 2.3), der zum einen die schnelle Selbstöffnung von Nutzenden (»benign disinhibition«) in der computervermittelten Kommunikation beschreibt, und zum anderen, dass im virtuellen Raum die Schwelle für destruktive Äußerungen und Handlungen aufgrund der fehlenden physischen Präsenz niedriger ist (»toxic disinhibition«). Drei Faktoren begünstigen diese: Anonymität, Unsichtbarkeit und der fehlende Blickkontakt (Lapidot-Lefler & Barak 2012). Zudem wird eine virtuelle Identität ermöglicht, deren missbräuchlicher Umgang am Beispiel des Love-Scammings (→ Kap. 3.3.1) deutlich wurde. Walther (2007) hat in seiner Hyperpersonal Theory beschreiben, dass Menschen online strategisch mit ihrer Selbstpräsentation umgehen können. Die kann im Extremfall zu der Kreation einer komplett erfundenen Persönlichkeit führen, die für kriminelle Absichten genutzt wird. Zudem erleichtert das Internet Tätern Kontakt zu Opfern aufzunehmen bzw. Opfer mit bestimmten Merkmalen zu finden. Auch wenn schlimmste Gewalttaten natürlich auch in »realen« Kontexten angebahnt und vollzogen werden, so ist z.B. bei hochspezifischen Täter-Opfer-Konstellationen davon auszugehen, dass diese ohne die Kontaktsuche und -aufnahme via Internet nicht zustande gekommen wären. Ein Beispiel dafür ist der sogenannte »Kannibalismus-Fall von Rothenburg«, in dem ein hessischer Computerfachmann per Internetannonce einen Mann zum »Töten und Schlachten« suchte, auf die sich hin ein Opfer fand, an dem die Tat vollzogen wurde (Spiegel 2003). Auch jenseits dieses Extrembeispiels sehen wir z. B. am Love-Scamming oder auch dem Grooming, dass das Internet in größerem Ausmaß dazu genutzt wird, mittels Fakeprofilen Vertrauen der Opfer zu erschleichen, um dann emotionalen und sozialen Missbrauch (Love-Scamming) bis hin zu sexuellem Missbrauch (Grooming) zu begehen (ausführlich → Kap. 3.3). Insgesamt wird die Identifikation der Täter im virtuellen Raum meist sehr schwierig, da sie anonym bzw. pseudonym agieren.

Cybertrauma: Besonderheiten auf Opferseite. Zu beachten ist, dass gerade bei Intimpartnern eine Verbindung von realer und virtueller Gewalt vorkommt, d. h., dass z. B. aggressives oder sexuelles Online- und Offline-Verhalten miteinander verknüpft werden können (Marganski & Melander 2018), was therapeutische Implikationen hat (siehe unten in diesem Unterkapitel). Ganz grundsätzlich verändert sich das Opfersein bei virtueller Gewalt: Zum einen ist die Viktimisierung bei vielen Taten öffentlich: Potenziell die ganze Welt hat Zugriff auf das Erlebte, wobei dies bei dem näheren Umfeld (Schule, Eltern etc.) als besonders belastend und beschämend erlebt wird. Zudem kann das demütigende Material massiv und mit hoher Geschwindigkeit verbreitet werden. Eindrücklich geschildert wird dies in dem Film »Homevideo«, der die Folgen des Cybermobbings beschreibt.

Fallbeispiel: Fernsehfilm »Homevideo« (2011)

Im Folgenden geben wir die Beschreibung aus Wikipedia (http://de.wikipedia.org/wiki/Homevideo) gekürzt wieder:

Jakob ist der mitten in der Pubertät stehende Sohn von Irina und Claas und älterer Bruder der kleinen Amelie. Die Eltern haben große Beziehungsprobleme, die Mutter entscheidet sich für die Trennung von ihrem Mann. Jakobs schulische Leistungen leiden

unter dieser Situation, gleichzeitig beginnt für ihn aber eine Liebesbeziehung mit seiner Mitschülerin Hannah. In den Wirren der Trennungsphase verleiht Jakobs Mutter unbedacht dessen Videokamera an seine Mitschüler Henry und Erik. Auf der Speicherkarte der Kamera finden die beiden private Aufnahmen von Jakobs Familie, eine Liebeserklärung von ihm an Hannah und eine Szene, in der er masturbiert.
Henry erpresst Jakob im Beisein von Tom mit den Videos und fordert 500 Euro, da er ansonsten die Szenen im Internet veröffentlichen würde. Jakobs Vater ist Polizist und setzt sich für die Wiederbeschaffung der Karte ein. Jakob erhält die Speicherkarte zurück, stellt aber entsetzt fest, dass Kopien der Liebeserklärung und der Masturbationsszene im Internet über ein soziales Netzwerk verbreitet werden. Schon kurze Zeit später werden die Videoclips über die Handys von zahlreichen Mitschülern ausgetauscht. Jakob und Hannah werden verspottet und gemobbt, er erhält über das Netzwerk wüste Beschimpfungen. Als Hannah die Masturbationsszene wahrnimmt, distanziert sie sich von Jakob, ihre Eltern drohen mit Einschaltung der Polizei. Jakob versucht verzweifelt, durch eine Schlägerei auf dem Schulhof die Verbreitung der Clips zu verhindern. Durch seine Verletzungen bei dieser Tat und weil ein Lehrer in dieser Situation angegangen wird, spitzt sich die Situation zu: Die Eltern von Jakob und die Schule erhalten Kenntnis von den Clips und deren Veröffentlichung; an einem Elternabend wird über den Sachverhalt heftig diskutiert. Die Eltern setzen sich gemeinsam bei der Schule für ihn ein, Jakob wird aber vom Unterricht ausgeschlossen.
Mit der Anmeldung an einer anderen Schule und dem Aufeinanderzugehen der Eltern tritt äußerlich Entspannung in Jakobs Leben ein. Allerdings erscheint er so stark traumatisiert, dass er schließlich mit der Pistole seines Vaters Suizid begeht.

Zwei Aspekte tragen dazu bei, dass die traumatische Situation ununterbrochen fortwährt: Zum einen können virtuelle Gewalttaten 24 Stunden am Tag erfolgen. Wenn wir am Beispiel des Cybermobbings bleiben: Zum Teil schließen sich Gruppen zusammen, deren

Mitglieder sich ablösen, um rund um die Uhr das Opfer zu verfolgen, d. h., »Ruhepausen« fallen für die Opfer weg. Zum anderen sind Netzveröffentlichungen zum Teil gar nicht bzw. nur sehr schwer löschbar, was zu einer Endlosviktimisierung führt. Dies wird verstärkt durch das Phänomen des »virtuellen Voyeurismus« (Katzer 2016), das sich als eine Art von »sensation seeking« verstehen lässt: Virtuelle Gewalttaten werden von anderen verfolgt, sodass Zuschauende hier zu Duldenden und Mittätern werden.

Implikationen für die Täter- und Opferarbeit. In der *Täterarbeit* muss z. B. berücksichtigt werden, dass dem Täter durch die Möglichkeit, im Internet anonym zu agieren, suggeriert wird, für seine Handlung nicht bestraft werden zu können. Zudem ist durch die eingeschränkten Sinneskanäle in der Kommunikation das Feedback über die Konsequenzen der Taten – z. B. durch unmittelbare Reaktionen der Opfer – erschwert. Dies hat Einfluss auf das Erleben von Schuld, und die Sühne wird erschwert, z. B. wenn Opfern anonym geschadet wird. Sulkowska-Janowska (2013) beschreibt einen verstärkten Entmoralisierungs- bzw. Anästhesierungsprozess im virtuellen Raum: Für die Täter kommt es zu einem veränderten und mit Abstumpfung einhergehenden Gewalterleben durch die Verknüpfung von realer und virtueller Gewalt, indem sie das gefilmte Gewalterleben in den Videos immer wieder neu erleben. Insgesamt muss grundsätzlich eine biografische Anamnese bzw. die Traumageschichte der Täter erhoben und auch dahingehend analysiert werden, ob eine Opfer-Täter-Transition vorliegt, die für die Täter eine traumafokussierte Behandlung impliziert (ausführlich dazu: Fischer et al. 2012).

In der *therapeutischen Arbeit mit Opfern* sind alle Grundregeln der Traumatherapie zu beachten, allen voran die parteiliche Abstinenz (→ Kap. 1.1.2), die eine eindeutige Positionierung gegenüber dem Patienten als Opfer bedeutet. Das heißt, dass auch Betroffene von virtuellen Taten therapeutenseits, aber auch von der Öffentlichkeit als Opfer anerkannt werden. Wir haben anhand verschiedener Studien gezeigt, dass traumatische Erfahrungen im virtuellen Raum ebenso reale, d. h. manifeste Traumasymptomatiken nach sich ziehen können, d. h., hier ist eine Traumatherapie die Methode der Wahl.

Cybermobbing oder Love-Scamming z.B. stellen ein menschlich verursachtes, absichtlich hervorgerufenes Beziehungstrauma dar.

Fallbeispiel: Love-Scamming

R. (52) ist seit einigen Jahren von ihrem Mann geschieden, die Kinder sind bereits ausgezogen. Vor 4 Monaten wurde sie über Facebook von einem Unbekannten angeschrieben, ein sehr gutaussehender Mann, 10 Jahre jünger als sie und erfolgreicher Geschäftsmann. Er schmeichelte ihr, überhäufte sie mit Komplimenten und war sehr interessiert an ihrem Leben. Er meldete sich morgens, um »Guten Morgen« zu sagen, und wenn sie von der Arbeit kam, warteten schon einfühlsame Nachrichten in ihrem Posteingang. Der Mann gestand ihr alsbald seine Liebe und auch wenn R. nicht verstand, was dieser Mann an ihr fand, genoss sie seine Aufmerksamkeit und verliebte sich in ihn. Gerne wollte sie ihn treffen, doch die Dates platzten immer kurz vorher aufgrund von plötzlichen Ereignissen im Leben des Mannes: Die Mutter wurde krank, er brauchte Geld für ihre OP, er verlor seinen Pass und konnte somit das Flugzeug nicht nehmen usw. R. half ihm stets aus, mit immer größeren Geldbeträgen. Sie liebte diesen Mann und wollte zu ihm stehen. Zufällig sah sie im Fernsehen eine Reportage über sogenannte »Love-Scammer« und sie entdeckte genau dasselbe Vorgehen bei »ihrem Mann« wieder. Nachdem der ganze Schwindel aufflog, brach R. zusammen. Sie konnte nicht mehr schlafen, hatte Weinkrämpfe, war nicht mehr fähig zu arbeiten und machte sich große Vorwürfe, wieso sie auf diesen Betrug hereingefallen sei. In dieser Situation suchte sie die psychotherapeutische Praxis auf. Es wurde eine posttraumatische Belastungsreaktion diagnostiziert und in einer Traumatherapie die Beziehungstraumatisierung aufgearbeitet.

Diese recht neue Form der Online-Viktimisierung muss ebenso als Gegenstand in der Aus- und Weiterbildung von Psychotherapeutinnen Eingang finden, um eine Sensibilisierung dafür zu schaffen, diese in Traumaberatung und -therapie entsprechend diagnostisch zu erfassen und zu behandeln. Dazu ist es notwendig, dass in

Behandlungen Erfahrungen im digitalen Raum proaktiv angesprochen werden. Da wir wissen, dass z.B. im Bereich der Partnergewalt häufig eine Mischung aus aggressiven und/oder sexuellem Online- und Offline-Verhalten stattfindet (Marganski & Melander 2018) sollte bei patientenseitiger Äußerung einer Gewaltform auch erfragt werden, ob Gewalt auch im realen bzw. virtuellen Raum erfahren wurde. Insgesamt sollten Psychotherapeuten im Allgemeinen genauso wie Traumatherapeuten im Speziellen darüber informiert sein, welche Erfahrungen – d.h. auch ob potenziell traumatische – im Internet gemacht wurden. Aufgrund der ubiquitären Verwendung digitaler Medien ist heutzutage die Anamnese somit durch eine Medienanamnese zu erweitern. Eine eigene Befragung zeigte jedoch, dass nur rund ein Drittel der von uns befragten psychotherapeutisch Tätigen in der Anamnese Aspekte der digitalen Mediennutzung integrieren (Eichenberg, Piening & van Loh 2022).

Die größten Herausforderungen in der Traumatherapie von virtuellen Opfern ist die Schwierigkeit, den traumatischen Prozess zu beenden, da die Personen von einer Endlosviktimisierung betroffen sind.

Da sich die im Internet eingestellten Informationen kaum mehr entfernen lassen, besteht für die Betroffene das Problem der ständigen weiteren Bedrohung und damit einhergehend die Schwierigkeit, in eine Erholungsphase überzugehen und das Trauma zu verarbeiten. Ebenso ist die juristische Verfolgung von Tätern erschwert bis gar nicht möglich, wenn sie anonym agieren.

Tipp für die Praxis

Die Kenntnis der Besonderheiten von virtueller Viktimisierung ist von großer Bedeutung, um Opfer adäquat behandeln zu können und entsprechend mit den einhergehenden besonderen Übertragungs- und Gegenübertragungskonstellationen umgehen zu können – diese zeigen sich insbesondere in Form von Hilfe- und Ohnmachtsgefühlen und Rettungsfantasien therapeutenseits und (unerfüllbaren) Vergeltungswünschen und ebenfalls Rettungsfantasien patientenseits. Daher empfiehlt es sich hier, Fortbildungs- sowie Intervisions- und Supervisionsangebote in Anspruch zu nehmen (→ Kap. 4.3), die auf die Besonderheiten von virtuellen Opfersituationen reagieren können.

KAPITEL 4

Ausblick

4.1 Forschungsdesiderate

Im Folgenden werden die Forschungsdesiderate digitaler Anwendungen im Bereich psychotraumatischer Störungen zusammenfassend beschrieben.

Katamnesen. Wie von mehreren Forschungsgruppen im Bereich E-Mental-Health hervorgehoben wurde, sind Längsschnittstudien mit Follow-up-Erhebungen notwendig, um die Stabilität von zunächst positiven Versorgungseffekten und die Nachhaltigkeit eines Behandlungserfolges von digitalen Interventionen zu überprüfen (Hennemann et al. 2016). Das gilt insbesondere für den Bereich von Virtual-Reality-Anwendungen (Eichenberg 2019).

Implementierungsforschung. Obwohl es vielversprechende Wirksamkeitsnachweise von Online-Angeboten für Traumafolgestörungen gibt, finden sie nur selten Anwendung in der Regel- oder Routineversorgung. Sander et al. (2021) haben erst kürzlich bei ihrer Befragung von therapeutisch tätigen Personen im deutschen stationären Setting gezeigt, dass nahezu 80 % der Teilnehmenden noch nie Online-Interventionen mit ihren Patienten genutzt hatten, auch wenn die Covid-Pandemie der Digitalisierung in der Routineversorgung neuen Auftrieb gegeben hat. Einerseits mag die geringe Nutzung sicherlich auch an fehlenden Kenntnissen von therapeutischen Online-Anwendungen bei Behandelnden liegen, andererseits sind andere strukturelle Implementierungsprobleme (z. B. Personalmangel, fehlende Hinweise zur Integration in Arbeitsabläufe, Kostenerstattungsfähigkeit) im Zusammenhang mit der Nutzung von digitalen Anwendungen untererforscht (Weitzel et al. 2021).

Studiendesigns. Auch wenn randomisiert-kontrollierte Studiendesigns den Goldstandard darstellen, muss es weitere, ergänzende Forschungsdesigns (z. B. qualitative Studien) in vermehrt naturalistischen Settings geben. Das heißt, die hohen Standards der Psychotherapieerfolgsmessung sind auch im Bereich von E-Mental-Health anzuwenden, d. h., Erfolge sind erst dann als solche anzunehmen, wenn die Ergebnisse mit mindestens zwei verschiedenen Studientypen belegt wurden, um methodische Artefakte auszuschließen (sog. Konvergenzprinzip in der Therapieforschung, Fischer & Fäh 1998).

Für die E-Mental-Health-Forschung ist charakteristisch, dass die meisten Online-Programme von den Entwicklerinnen selbst evaluiert werden. Aufgrund von möglichen Interessenskonflikten sollte es vermehrt Studienevaluationen von unabhängigen Dritten geben.

Moderatorvariablen und Traumasituationstypen. Die Untersuchung von Moderatorvariablen sollte noch stärker in der E-Mental-Health-Forschung berücksichtigt werden, wie z. B. anwendungsübergreifende Maße wie Persönlichkeitsvariablen, Einstellung gegenüber oder Inanspruchnahme von digitalen Medien, aber auch anwendungsspezifische Aspekte, wie z. B. die Imaginationsfähigkeit bei der Behandlung mit Virtual Reality. Eine weiteres Forschungsdesiderat besteht darin, dass in den meisten Effektivitätsstudien von E-Mental-Health-Anwendungen bei Traumapatienten Personen mit PTBS untersucht wurden. Während es schon viel Forschung zu den Situationstypen »Kriegs- und Militärveteranen« sowie »Sexuelle Gewalt« gibt, sollte es noch mehr evaluierte Angebote für z. B. Personen geben, die aufgrund einer Fluchtsituation traumatisiert wurden.

Therapeutische Beziehung. Es gibt positive Beurteilungen zur Qualität der Therapeut-Patient-Beziehung im Online-Setting für verschiedene therapeutische Ansätze (z. B. psychodynamisch, kognitiv-behavioral). In zukünftigen Forschungen sollte zudem zwischen den verschiedenen Aspekten der therapeutischen Beziehung differenziert werden, wie z.B. die therapeutische Allianz und unbewusste Übertragungsbeziehung.

Qualitätssicherung. Die Seriosität und wissenschaftliche Fundiertheit von digitalen Angeboten, gerade Selbsthilfeangeboten ohne therapeutischen Kontakt, muss eingehend geprüft werden. Terhost et al. (2018) suchten beispielsweise in deutschen App-Stores zum Thema Depression/Depressivität und fanden über 1000 Apps. Keiner der Apps, die die Forschungsgruppe von Terhost in ihrer Publikation untersuchte, war evidenzbasiert. Diese Tatsache ist dahingehend besorgniserregend, dass Menschen mit psychischen Problemen zunächst eigenhändig im Internet oder via sozialer Medien oder App-Stores – ohne professionelle, therapeutische Hilfe und Einordung – recherchieren. Gleichermaßen ist dies auch für Fachkollegen eine Herausforderung, das passende, digitale Angebot für ihre Patienten und Behandlungsplanung zu finden, auch wenn das DiGA-Verzeichnis eine erste wichtige und fundierte Anlaufstelle darstellt (Weitzel et al. 2021). Darüber hinaus sollten weitere Instrumente, Plattformen und Forschungsgruppen zur Bewertung von E-Mental-Health-Programmen entstehen. Ein Beispiel ist die Mobile Health App Database, mit deren Hilfe mittlerweile schon über 1000 Apps nach einem validierten Schema beurteilt wurden (Stoyanov et al. 2015). Weitere Anstrengungen und Bemühungen für einheitliche Qualitätskriterien von E-Mental-Health-Anwendungen übernehmen aktuell die Deutsche Gesellschaft für Psychiatrie und Psychotherapie, Psychosomatik und Nervenheilkunde e.V. (DGPPN) sowie die Deutsche Gesellschaft für Psychologie (DGPs) mit eigens ins Leben gerufene Arbeitsgruppen (Weitzel et al. 2021). Neben der Überprüfung von Wirksamkeit und Qualität der einzelnen Programme sind Prüfungsprozesse für Datenschutz und der Umgang mit personenbezogenen Daten zentral, um Patientensicherheit zu gewährleisten (Eickmeier 2018).

Negative Nutzungseinstellung und aversive Effekte. Weiterhin ist die E-Mental-Health-Forschung im Allgemeinen und für den psychotraumatologischen Bereich im Speziellen durch die Fokussierung auf meist ausschließlich positive Nutzungsaspekte begrenzt. Apolinário-Hagen et al. (2020) argumentieren, dass Befürchtungen und negative Vorstellungen eine noch stärkere Rolle bei der Erklärung niedriger Akzeptanzwerte von E-Mental-Health-Anwendungen spielen als eine positive Leistungsüberzeugung. Die Berücksichtigung von Sicherheits- und Risikobedenken in beiden Anwendergruppen, Patienten und Therapeuten, ist elementar, um die Inanspruchnahme zu erhöhen sowie die Akzeptanz zu verbessern.

Aversive Effekte als Folge eines Einsatzes von digitalen Medien im Rahmen einer Traumabehandlung werden wenig bis gar nicht erforscht. Gerade im Bereich der immersiven Medien und Tools, wie z.B. Serious Games und Virtual Reality, empfiehlt sich eine Überprüfung von potenziell negativen Auswirkungen. Denn Studien haben gezeigt, dass die Einbindung von Virtual Reality in die Traumabehandlung einige Risiken birgt, gerade wenn Virtual Reality-Tools eingesetzt werden, ohne dass der Patient eine ausreichende Stabilisierungsphase durchlaufen hat. Eshuis et al. (2021) haben in ihrer Überblicksarbeit von Virtual-Reality-Studien für psychotraumatologische Behandlungszwecke zudem festgestellt, dass in diesen weder die Phasen, die es in der Traumabehandlung zu berücksichtigen gilt, eingehalten noch Retraumatisierungseffekte dokumentiert oder erhoben wurden (Eichenberg 2007). Dies mag nicht zuletzt daran liegen, dass Studiendesigns oft keine Katamnesen vorsehen. Zudem können Virtual Reality-Behandlungen eine erneute Traumatisierung auslösen, wenn die virtuelle Umgebung den Traumastimuli nicht detailgetreu abbildet (Eichenberg 2021). Somit erscheint unsere bereits vor knapp 10 Jahren formulierte Forderung nach wie vor aktuell, nämlich die Psychotherapiemisserfolgsforschung gleichberechtigt neben der Therapieerfolgsforschung auch im E-Mental-Health Bereich zu etablieren (Eichenberg & Stetina 2015).

Einbindung in die Traumabehandlung. Anknüpfend an die Behandlungsphasen müssen sich weitere Studien damit beschäftigen, in welcher Phase der Traumaverarbeitung (→ »Verlaufsmodell psychischer Traumatisierung« in Kap. 1.1.2) E-Mental-Health-Applikationen eingebunden werden können. Dabei stellt sich auch die Frage: Welchen Mehrwert bietet welche Form der E-Mental-Health-Anwendung beim jeweiligen Patienten unter Berücksichtigung psychotraumatologischer Grundlagen (Stichwort »Differenzielle Indikation, → Kap. 2.10)?

Interdisziplinäre Forschung. Fleming et al. (2016) empfiehlt internationale Kooperationen unter Einbeziehung mehrerer interdisziplinärer (Forschungs-)Bereiche, um die Langlebigkeit von E-Mental-Health-Anwendungen zu erhöhen. Gerade Serious Games und Apps sind in ihrer Entwicklung sehr kostspielig, sodass eine kooperierende Zusammenarbeit von Universitäts- und Forschungsinstituten und Spieleentwicklerinnen nicht nur finanzielle Beschränkungen aufheben können, sondern auch Wissen und attraktives und professionelles (Game-)Design ideal bündeln würden. Nicht nur interdisziplinäre Forschung, sondern auch die Involvierung von Anwendern, sprich Patienten und Psychotherapeuten im Sinne eines »partizipativen Designs«, helfen nutzerzentrierte Ansichten zu integrieren (Eichenberg et al. 2016).

Prävention und Intervention für Täter. Weiterhin muss in der Interventionsforschung und -entwicklung vermehrt zwischen Interventionen für Opfer und Täter unterschieden werden bzw. insbesondere die Gruppe der Täter verstärkt in den Fokus genommen werden. Mit Blick auf Cybermobbing, Cyberstalking, Cyberdating-Abuse oder sexuelle Gewalt im Internet ist kennzeichnend, dass die meisten präventiven Online-Angebote und -Interventionen für Opfer entwickelt und evaluiert wurden. Gerade präventive Hilfsangebote, um Täterschaft zu vermeiden, sind entscheidend. Darüber hinaus gibt es nur wenig Literatur und Forschung, wie Täter im Rahmen einer Täter-Opfer-Umkehr und eigener Traumatisierung therapeutisch und in Kombination mit digitalen Hilfsmitteln begleitet werden können.

Therapeutischer Ansatz. Auch wenn Johansson et al. (2017), Lindegaard et al. (2020), Zwerenz et al. (2017) und einige weitere Forschungsgruppen vereinzelt psychodynamische und interpersonelle Online-Interventionen entwickelt haben, basieren die meisten internetbasierten Behandlungsoptionen auf kognitiv-behavioralen Prinzipien. Aber gerade die Berücksichtigung von weiteren therapeutischen Perspektiven in E-Mental-Health-Anwendungen wäre elementar, damit Therapeutinnen mit psychoanalytischem und psychodynamischem Schwerpunkt digitale Anwendungen in ihrer klinischen Praxis vermehrt nutzen. Das könnte auch dabei helfen, die häufig berichteten negativen Wahrnehmungen psychoanalytisch und psychodynamisch orientierter Behandler gegenüber digital unterstützter Therapie (Schuster et al. 2020) zu vermeiden oder zu überwinden, wenn digitale Anwendungen nicht nur verhaltenstherapeutische Prinzipien integrieren.

Remote-Therapie. Anknüpfend an Kapitel 2 plädieren wir auch für eine weitere Forschung darüber, wie emotionale Nähe und eine therapeutische Beziehung als interaktionelle Leistung in Fernsitzungen entstehen können, denn die Psychotherapieprozessforschung ist gegenüber der Wirksamkeitsforschung unterrepräsentiert. Weiterhin gilt es, auch die Rolle des Körpers in der Ferntherapie miteinzubeziehen, z. B. wie der Körper integriert werden kann und welche für die Psychotherapie wichtigen Qualitäten bei Fernsitzungen verloren gehen bzw. wie diese substituiert werden können. Für den Bereich psychotraumatische Störungen sollten die Effektivität von psychodynamischen Fernpsychotherapien, Vorteile für Patienten mit diesen Störungen sowie Kontraindikationen durch weitere Forschungsarbeiten beantwortet werden (Jesser et al. 2022).

4.2 Zukunftstrends

4.2.1 Berücksichtigung traumatischer Erfahrungen in weiteren digitalen Kontexten

Es ist der Trend erkennbar, dass im Laufe der Zeit das traumatische Potenzial immer weiterer und auch neuer digitaler Anwendungen und Nutzungsoptionen untersucht wird. Waren es zunächst Cybermobbing und -stalking und verschiedene Formen sexueller Gewalt, so folgte auch die Beleuchtung von Cyberdating und virtuellen Spielen unter psychotraumatologischer Perspektive. So wird aktuell auch das Risiko, durch Online-Shitstorms posttraumatische Stresssymptome zu entwickeln, in unserer eigenen Forschungsgruppe untersucht. Ebenso rücken die sogenannten »Challenges« auf den Social-Media-Plattformen in den Fokus. Im Rahmen dieser Challenges werden Teilnehmende dazu aufgefordert, von sich selbst Videos aufzunehmen und eine bestimmte Aktivität auszuführen, während dies per Live-Stream von Zuschauenden verfolgt wird oder als Video auf die Social-Media-Plattformen gestellt werden. Diese Herausforderungen reichen in ihrem Schweregrad von geringem bis hohem Gefährdungspotenzial (Patel et al. 2023). Eine der ersten und weniger risikoreichen Challenges war die Mannequin-Challenge im Jahr 2016. Eine Gruppe von Menschen hat plötzlich aufgehört, sich zu bewegen, und wurde dabei gefilmt. Dabei sind sehr kreative und lustige Aufnahmen im Sport, Schule und Fernsehen entstanden, die Bewegungslosigkeit dokumentierten (Victor 2022). Allerdings gibt es weitaus risikoreichere und lebensbedrohliche Challenges. Ein Beispiel ist die Tide-Pod-Challenge, bei der Menschen große Mengen an Tide-Pod-Packungen mit auflösbarem Waschmittel konsumiert haben (Kriegel et al. 2021). Der Fall eines 14-jährigen Mädchens hat medial besonders Aufmerksamkeit erregt, welches nach der Teilnahme an der TikTok-Benadryl-Challenge einen Krampfanfall aufgrund einer Überdosis Diphenhydramin (Benadryl) erlitt. Bei diesem Wettbewerb zeigen Jugendliche Videos von sich selbst, wie sie nach Einnahme mehrerer Dosen rezeptfreien Diphenhydramins halluzinieren (Kriegel et al. 2021). Ein weiteres Beispiel extremer Online-Challenge ist die sogenannte Blackout-Challenge. Teilnehmende der Challenges versuchen, möglichst lange den Atem anzuhalten, bis sie ohnmächtig werden. Auch hier sind schon mehrere Teenager gestorben; ein ganz aktueller Fall aus Argentinien ist der, bei dem eine 12-Jährige während eines Live-Streams ums Leben kam. In Deutschland wurden diesbezüglich schon erste Konsequenzen gezogen, nämlich anstatt der Anzeige von Challenges werden Präventionsseiten mit Warnungen vor gefährlichen Trends und Challenges geschaltet (Rademacher 2022).

Das traumatische Potenzial solcher Challenges ist für die Darstellenden wie Rezipierenden nachvollziehbar, muss jedoch auch Gegenstand der Forschung werden. Patel et al. (2023) empfehlen auch, dabei Teilnehmer an Online-Challenges mit und ohne psychiatrische Erkrankungen zu unterscheiden, um besser zwischen Risikofaktoren differenzieren bzw. die Effekte für vulnerable Personen abschätzen zu können. Wie bei anderen Problembereichen wie Cybermobbing und sexueller Gewalt im Online-Setting sollten Angehörige, Familie und Lehrkräfte über eine angemessene Nutzung sowie lebensbedrohliche Folgen von Online-Challenges mitaufgeklärt werden (Kriegel et al. 2021).

4.2.2 Just-in-time-Interventionen

Die nächste Generation digitaler Gesundheitsmaßnahmen für Menschen mit psychiatrischen Erkrankungen im Allgemeinen und Traumafolgestörungen im Speziellen wird durch Just-in-time-Interventionen geprägt sein.

Definition: Just-in-time-Interventionen

Unter Just-in-time-Interventionen werden personalisierte Interventionen verstanden, die situationsangepasst angeboten werden. Dabei sind drei Charakteristika kennzeichnend:

1. Verhaltensunterstützung wird bei Bedarf in Echtzeit angeboten.
2. Zeitpunkt und Inhalt der Unterstützung werden in die laufenden Daten integriert und angepasst.
3. Die Bereitstellung der Unterstützung (z. B. Zeitpunkt/Art) werden durch das Interventionsprotokoll initiiert und nicht durch die Nutzerin selbst (Naughton 2016).

Wie im Kapitel 2.9.2 beschrieben wurde, können mittels passiver gesammelter Daten, z. B. via Smart Watch, schon Vorhersagen für Erkrankungen und damit verbundene Diagnostik unterstützt werden. Dies ist auch im weiterführenden Bereich der therapeutischen Behandlung denkbar. Für die volle Potenzialausschöpfung von Smart Sensing, gerade im Interventionsbereich, ist es wichtig, eine gute wissenschaftliche Leitpraxis sowie ethische und datenschutzrechtliche Grundlagen aufzustellen. Letztendlich muss den Nutzenden glaubhaft vermittelt werden, dass die verwendeten und aufgezeichneten Daten vor Missbrauch geschützt werden. Um die Akzeptanz bei den Anwendern zu erhöhen, sollte unmittelbares Feedback zu den erhobenen Smart-Sensing-Daten gegeben werden, wie z. B. eine Grafik über das Nutzungsverhalten (Baumeister et al. 2022).

Eine erste Pilotstudie von Pulantra et al. (2018) untersuchte die Wirksamkeit einer Just-in-time-Intervention unter Verwendung der iREST-Plattform, um evidenzbasierte Schlafinterventionen bei Veteranen und Militärangehörigen (zwischen 18 und 60 Jahre) im Vergleich zu einer üblichen, persönlichen Behandlung zu untersuchen. Die Studienteilnehmenden litten alle unter Schlafstörungen und nahmen im Rahmen von 4 bis 6 Wochen an der Studie teil, die folgende Interventionskomponenten und digitale Medien enthielt:

1. Plattformübergreifende Smartphone-App für die Aufzeichnung von Schlafdaten, Anzeige von Schulungsdaten und Feedback sowie Hinweis für Benachrichtigungen
2. Webbasiertes Portal für Kliniker für die Überwachung der Schlafdaten, Verschreibung von Behandlungen und Kontaktmöglichkeit
3. Wearables für die Messung des Schlaf-Wach-Rhythmus der Teilnehmenden
4. Kommunikationsprotokoll, das einen bidirektionalen Echtzeit-Datenaustausch zwischen der App, dem Portal und den Wearable-Sensoren ermöglicht

Auf diese Weise konnte iREST als mobilbasierte Intervention eingesetzt werden, um letztendlich Beurteilungen und Interventionen dynamisch zu ermöglichen. Eine solche kontinuierliche Anpassung erfordert eine Personalisierung der Intervention nicht nur zu Beginn der Behandlung, sondern auch häufige iterative Anpassungen während des Behandlungsverlaufs. Insgesamt schlossen 27 Teilnehmende die Nachbehandlungsuntersuchungen ab. Zwischen Vor- und Nachbehandlung wurden klinisch und statistisch signifikante Verbesserungen der primären und sekundären Ergebnisse festgestellt.

Beispielsweise verbesserte sich die Schlafqualität sowie wurde ein Rückgang der Tagesschläfrigkeit festgestellt. Signifikante Verbesserungen der Depressions-, Angst- und PTBS-Symptome wurden ebenfalls erreicht.

4.2.3 Auf künstlicher Intelligenz basierende Chatbots

Im E-Mental-Health-Bereich gibt es einfachere Anwendungen mit künstlicher Intelligenz (KI) wie die App Woebot, deren Chatbot sich als wirksam in einer kurzen 2-wöchigen Intervention bei selbst eingeschätzten depressiven und ängstlichen Studenten zeigte (Fitzpatrick et al. 2017). Oder auch Shim, eine automatisierte Chat-Anwendung im nichtklinischen Bereich, deren Nutzer nach kurzer Nutzungsdauer weniger Stress und größeres Wohlbefinden berichteten (Ly et al. 2017). Diese Anwendungen sind auf wenige kurze Antworten und Bemerkungen beschränkt. Morris et al. (2018) stellten eine empathische KI zur Interaktion für Hilfesuchende vor. Der KI wurde Zugriff auf Antworten von Peer-Beratern auf einer Plattform zur niederschwelligen Single-Session-Beratung durch Peers gegeben. Im Experiment konnten Hilfesuchende auf derselben Plattform die Option wählen, während der Wartezeit auf eine Peer-Antwort eine Hilfestellung eines Chatbots zu lesen. Diese verwendete Software filterte ähnliche Posts von Hilfesuchenden aus der Datenbank mit früheren Peer-Antworten heraus und bot sie den Hilfesuchenden erneut an. Sprich, die Antworten wurden nicht selbst generiert, sondern in einem Vergleichsprozess nach Ähnlichkeit gewählt. Die Hilfesuchenden werteten diese Antworten zu knapp 80 % als angemessen.

Die rasante technische Entwicklung im Bereich der natürlichen Sprachverarbeitung und Deep Learning führte dazu, dass neue Modelle wie GPT (Generative Pretrained Transformer) von OpenAI (https://openai.com/blog/chatgpt/), Sprache selbst erzeugen können und damit die Einsatzmöglichkeiten auch im E-Mental-Health-Bereich enorm erweitern.

ChatGPT als bekanntestes Beispiel. Im November 2022 wurde der Chatbot ChatGPT von OpenAI der breiten Öffentlichkeit zu Forschungs- und Entwicklungszwecken bereitgestellt und gilt als State of the Art (https://openai.com/blog/chatgpt/). Über ein Chatfenster kann ChatGPT mit angemeldeten Nutzenden umsonst interagieren, Fragen beantworten, Texte schreiben, Lieder oder Gedichte erfinden und programmieren (Kero 2023; →Abb. 4-1). GPT-3 aus dem Jahr 2020, das die Basis für ChatGPT bildet, ist das größte bisher erzeugte neuronale Netzwerk weltweit (Chatterjee & Dethlefs 2023). Da es die riesigen Trainingsdatenmengen aus dem Internet ohne äußere Kontrolle und Validierung verarbeitet, gab es oft seltsame oder lustige Antworten. ChatGPT überrascht hingegen sogar AI-Forscher mit seinen Fähigkeiten, da es von Menschen trainiert wurde, indem Rückmeldungen entsprechend der Qualität der Antworten gegeben wurden. ChatGPT kann Rückfragen stellen, sich die Interaktionen mit einer bestimmten Person merken und darauf zurückgreifen und

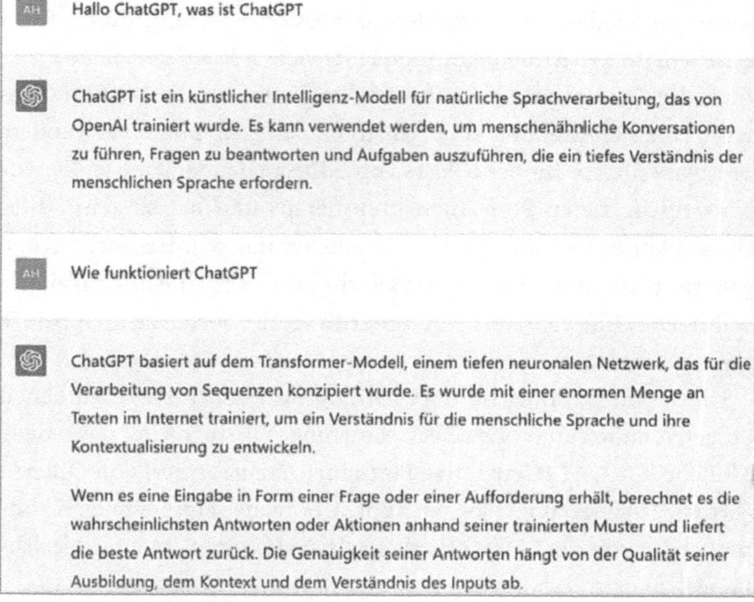

Abb. 4-1 Chat mit der künstlichen Intelligenz: ChatGPT von OpenAI (https://chat.openai.com/chat, Chat geführt am 2. 2. 2023)

ohne zeitliche Grenzen kommunizieren. Es steht zu eigenen Fehlern, stellt falsche Eingaben infrage und versucht, unangemessene Anfragen abzulehnen (Chatterjee & Dethlefs 2023).

Wie gut die Antworten von ChatGPT sind, hängt also von dem Training ab, das der Chatbot durchläuft. Damit ist zum einen gemeint, mit welchen Daten es trainiert, sprich gefüttert wurde, und zum anderen, wie diese Daten über ein weiteres Training per Menschenhand bewertet werden. ChatGPT hat Wissen aus dem Internet bis zum Jahr 2021 als Grundlage (https://openai.com/). Mit dem Kontext ist das Prompten gemeint, das man als eine Aktivierung bestimmter Wissensbestände durch den in der Eingangsfrage eingegebenen Kontext verstehen kann (Kumar et al. 2022). Sprich, der Anwender bestimmt selbst ein Stück weit über die Qualität der Antwort mit. Mit Verständnis der Eingabe ist gemeint, ob die Intention der Frage verständlich formuliert ist, denn ein tieferes Verständnis kann ein Chatbot, der auf trainingsbasierten tiefen neuronalen Netzwerken beruht, nicht haben. Es entscheidet die Wahrscheinlichkeit,

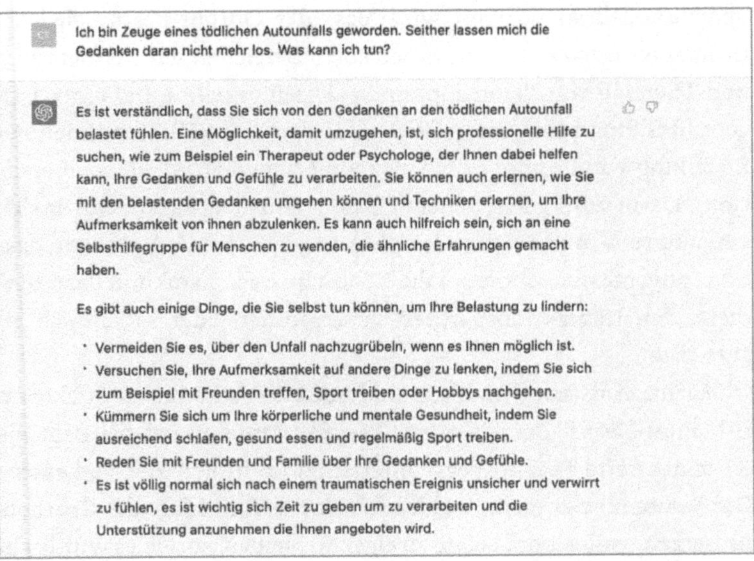

Abb. 4-2 Chat mit der künstlichen Intelligenz ChatGPT von OpenAI (https://chat.openai.com/chat, Chat geführt am 02. 02. 2023)

mit der ein bestimmter Input mit Trainingskontexten zusammenhängt.

Einbindung in Psychotherapie/Beratung. Das Beispiel in Abbildung 4-2 zeigt, dass die KI empathisch und angemessen auf die Fragestellung reagiert. Sie erkennt das traumatische Potenzial, obwohl der Hilfesuchende nicht selbst Opfer wurde, sondern Zeuge einer lebensbedrohlichen Situation war. Sie legt die Möglichkeit nahe, sich professionelle Hilfe zu holen, gibt konkrete Handlungsvorschläge an die Hand und versichert, dass die emotionale Reaktion normal ist und validiert damit die Emotionen. Man kann daraus ableiten, dass die Antworten im Sinne einer Single-Session angemessen sind. Problematisch wird es im längeren Verlauf einer Kommunikation. Die Antworten werden repetitiv und es gibt kein Explorieren. Um einen längeren Beratungsverlauf hochwertig zu gestalten und damit das Potenzial der GPT-Modelle über die vorherigen Möglichkeiten von KI auszuschöpfen, braucht es angemessene Prompts (einleitende Informationen und Beispiele). Dafür gibt es die Disziplin des Prompt Engineering. Diese beschäftigt sich damit, mit welchem Kontext das Sprachmodell so aktiviert wird, dass der Output bestmöglich ist (Kumar et al. 2022). Gerade in sensiblen Bereichen wie der Beratung und Therapie von Traumaopfern spielt ein gezieltes und empirisch geprüftes Prompten eine große Rolle. OpenAI stellt Richtlinien zur Erstellung von Prompts zur Verfügung (OpenAI, API Documentation). Darin wird geraten, dem Chatbot genau zu sagen, wie er sich verhalten soll, und ein paar Beispiele zu geben. Es wird gewarnt, dass ohne angemessene Prompts die KI abschweifen kann und dazu tendiert, den Interaktionspartner nachzuahmen oder sarkastisch zu antworten.

Sharma et al. (2023) wählten zur Reduktion schädlicher Effekte im E-Mental-Health-Bereich einen Kollaborationsansatz, bei dem die KI textbasierte Peer-to-Peer-Unterstützung in Echtzeit verbessert. Die Beratenden konnten wählen, ob sie die Vorschläge des Chatbots umsetzen wollen oder bei ihren eigenen bleiben, sprich es wurde ein zusätzlicher Evaluationsschritt eingeführt. Studienteilnehmende wurden in der randomisiert-kontrollierten Studie zufällig den Experimentalgruppen Unterstützung mit und ohne KI eingeteilt. Alle Peer-Unterstützer bekamen vorher ein Empathietraining. Es zeigte sich, dass Peer-Unterstützer in Zusammenarbeit mit KI als empathischer eingeschätzt werden. Insbesondere gilt der Effekt für Chats, die von den Beratenden als schwierig wahrgenommen wurden. Ebenfalls empfindet ein Großteil der Peer-Unterstützer die Vorschläge der KI als hilfreich, sie fühlten sich nach der Studie selbstbewusster beim Verfassen und gaben mehr Expertise und Erfahrung als vorher an.

Die Unterstützung eines Chatbots mit der Sprachqualität von ChatGPT kann also nicht ausgebildeten Helfenden wie eine Art Echtzeit-Supervision zur Seite gestellt werden, um deren Beratungsqualität zu verbessern. Dieser Effekt bezieht sich besonders auf schwierige Anfragen, z. B. sensible Themen, und scheint insbesondere in diesen Bereichen angemessen zu sein. Ein direkter Vergleich mit psychologisch ausgebildeten Beraterinnen und Therapeuten steht indes noch aus. Die Tatsache, dass der Chatbot gerade in schwierigen Situationen hilfreich erlebt wurde, legt zusätzlich einen Einsatz in der Ausbildung von Beratern oder Psychotherapeutinnen nahe und müsste auch in diesem Feld untersucht werden.

Ethische Fragen in Bezug auf ChatGPT. Die Quellen der Trainingsdaten, die den Datenkorpus der KI ausmachen, werden von OpenAI nicht offengelegt (Stöcker 2023). Zudem ist nicht klar, ob urheberrechtliche Standards eingehalten wurden und ob Verzerrungen wie z. B. durch häufiges Vorkommen bestimmter Inhalte kontrolliert wurden. Auch die Validierung und Bewertung der Trainingsdaten durch Menschen zur Kontrolle von Sexismus, Rassismus etc., wie auch die Säuberung der Daten von unangemessenen Inhalten wie Gewalt oder Pornografie sind nicht beschrieben. Eine aktuelle Recherche der »TIME« ergab, dass Kenianer die Aufgabe übernahmen, anstößiges Material zu markieren und dem Chatbot beizubringen, dieses zu erkennen (Perrigo 2023). Dafür mussten die Trainer stundenlang unter schlechten Lohnbedingungen ebensolches Material sichten und bewerten. Einzelne Befragte berichteten von psychotraumatischen Stresssymptomen infolge der dauerhaften Rezeption des extrem belastenden Materials. Es liegt die Vermutung nahe, dass die

Bereinigung der Daten innerhalb ausbeuterischer Verhältnisse stattfand.

OpenAI gibt selbst Warnungen bzw. Grenzen der KI aus und rät davon ab, ChatGPT mit dem Stand der Veröffentlichung vom November 2022 für wichtige oder sensible Aufgaben zu verwenden.

Ethische Aspekte beim Einsatz mit Hilfesuchenden. Kumar et al. (2022) fordern insbesondere für zeitlich nicht eingeschränkte Kommunikation und besonders sensible Kontexte (wie z. B. Arbeit mit Traumaopfern) Echtzeit-Monitoring und automatisierte Detektion von Chatbot-Fehlverhalten. Sharma et al. (2023) werfen in ihrer Studie ethische Bedenken in Bezug auf schädliche Rückmeldungen des Chatbots auf und lösen das Dilemma, indem die KI nicht direkt, sondern nur durch den Peer-Unterstützer vermittelt und kontrolliert mit einer hilfebedürftigen Person kommuniziert. Auch der Einschränkung, dass eine reine Kommunikation mit einer KI tendenziell eher unauthentisch wirkt, entgegnet die Forschungsgruppe, dass durch die Vermittlung der KI-Antworten durch den Peer-Unterstützer hohe Authentizität beibehalten, aber gleichzeitig eine gesteigerte Empathie ermöglicht wird. Auch hier wird durch die Wahl der Probandengruppe (niemand, der professionelle Hilfe sucht) die Möglichkeit, zu schädigen, ein Stück weit kontrolliert. Außerdem wurden die Inhalte der Anfragen (z. B. Anfragen mit Begriffen wie Suizidalität und Selbstverletzung) herausgefiltert und die Antworten des Chatbots nach ethischen Gesichtspunkten sondiert. Nur 0,2 % aller Posts waren unangemessen, davon die meisten vonseiten der Hilfesuchenden. Zuletzt wurden zum Schutz der Daten für das Training der KI nur Daten ohne persönliche oder Plattform-Kennzeichnung als Trainingsmaterial zur Verfügung gestellt.

Es lässt sich also ableiten, auf welchen Ebenen zum jetzigen Zeitpunkt der Einsatz einer KI wie ChatGPT kontrolliert werden sollte, um schädliche Einflüsse auf sensible Personengruppen wie Traumaopfern ausreichend zu verhindern:

- Art der Trainingsdaten
- Valides Prompten

- Echtzeit-Monitoring durch Menschen
- Automatisierte Echtzeit-Fehlererkennung und Filtern schädlicher Inhalte durch KI

Um zu bestimmen, wie diese Ebenen inhaltlich gestaltet werden können, ist grundlegende empirische Forschung nötig.

Schlussfolgerungen. Die obigen Ausführungen zeigen, dass ein unkontrollierter Einsatz bei vulnerablen Personengruppen wie traumatisierten Menschen auch für eine weit entwickelte KI wie ChatGPT zum jetzigen Zeitpunkt nicht möglich ist. Allerdings kann man sich der positiven Bewertung von Shamar et al. (2023) anschließen, dass ein kontrollierter Einsatz, wie wir oben beschrieben haben, z.B. in der Unterstützung von Beratenden auch in sensiblen Bereichen vorstellbar ist. In ihrer Studie gab es kaum bedenkliche Posts der KI, die Antworten wurden positiv bewertet und führten bei Beratenden zu deutlich verbesserten Posts. Die inhaltliche Ausgestaltung dieser Kontrolle muss empirisch erforscht werden.

4.3 Digitale Medien in der Aus-, Fort- und Weiterbildung

Einleitung

Neben der therapeutischen Nutzung digitaler Medien im Rahmen der Behandlung psychotraumatischer Störungen bietet das Internet für Traumatherapeuten auch eine Vielzahl an Ressourcen für die Aus-, Fort-, und Weiterbildung sowie zur kollegialen Vernetzung. Obwohl Psychotherapeuten, die traumatisierte Menschen behandeln, über eine traumatherapeutische Qualifikation verfügen sollen (Flatten et al. 2011), wird in den meisten Therapieausbildungen nicht obligatorisch Wissen im Bereich Psychotraumatologie vermittelt. Fundiertes therapeutisches Fachwissen in Psychotraumatologie und Traumatherapie wird daher überwiegend im Rahmen von umfangreichen Weiterbildungen oder von spezifischer Fortbildung bestimmter traumatherapeutischer Techniken erworben. Wo können entsprechende Fort- und Weiterbildungen absolviert werden? Internetauftritte von Fachverbänden und Instituten vermitteln hierzu Informationen. Daneben bieten die Homepages von Fachzeitschriften zentrale Quellen zur eigenen Fortbildung. Ebenso ermöglichen moderne Kommunikationsmedien Online-Supervision und -Intervision. Eine dezidierte Nutzung zur Vermittlung von Lerninhalten stellen E-Learning-Plattformen dar. Wir stellen exemplarisch einige aus dem Bereich der Psychologie und Psychotherapie im Allgemeinen vor sowie einige für traumaspezifische Inhalte im Speziellen. Wie effektiv sind Online-Fortbildungen im Bereich der Psychotraumatologie? Erste Evaluationsstudien geben hier Aufschluss.

Websites von deutschsprachigen Fachgesellschaften, -verbänden und -vereinen

DeGPT. Die »Deutschsprachige Gesellschaft für Psychotraumatologie« (www.degpt.de) ist eine wissenschaftliche Fachgesellschaft, die ein Forum für Gesundheitsberufe bietet, die mit Menschen mit Traumafolgestörungen arbeiten. Die DeGPT hat verschiedene Weiterbildungscurricula erarbeitet und als Standards etabliert. Dazu zählen unter anderem Curricula zur Begutachtung reaktiver psychischer Traumafolgen, zur Traumapädagogik und traumazentrierten Fachberatung sowie das Curriculum »Spezielle Psychotraumatherapie« für die spezialisierte psychotherapeutische Behandlung von Erwachsenen mit Traumafolgestörungen. Ein äquivalentes Curriculum existiert ebenso für die Traumatherapie von Kindern und Jugendlichen. Auf der Homepage der DeGPT werden zertifizierte Institute im gesamten deutschsprachigen Raum aufgelistet, bei denen die Weiterbildungen absolviert werden können. Die Website enthält weitere Ressourcen wie z. B. einen Tagungskalender, Therapeutenverzeichnis und eine Linksammlung.

DIPT. Das »Deutsche Institut für Psychotraumatologie« (www.dgptw.de) bietet als gemeinnütziger Verein Traumatherapeuten einen Ansprechpartner und Betroffenen hilfreiche Informationen zur Selbsthilfe bei einem psychischen Trauma sowie eine Beratungsstelle an.

Emdria (www.emdria.de) ist ein wissenschaftlicher Fachverband für Anwender der psychotherapeutischen Methode Eye Movement Desensitization and Reprocessing (EMDR). Hinweise zur zertifizierten Ausbildung sowie Adresslisten von Trainern wie Supervisoren werden angeboten. Die Homepage des EMDR-Netzwerks Österreich findet sich unter www.emdr-fachgesellschaft.at und die Website des Fachverbandes EMDR Schweiz unter www.emdr-ch.org.

DGTD. Die »Deutsche Gesellschaft für Trauma und Dissoziation« (www.dgtd.de) ist ein Verein mit dem Ziel der Informationsweitergabe und der nationalen sowie internationalen Zusammenarbeit von Therapeuten, Forscherinnen und Organisationen, die im Bereich des Erkennens, der Beratung, Betreuung und Begleitung sowie der Behandlung komplexer Traumatisierungen und dissoziativer Störungen professionell tätig sind.

Traumanetz für Seelische Gesundheit. Dieses Netzwerk (https://traumanetz-sachsen.de/fachkraefteportal/) bietet Traumatherapeuten die Möglichkeit, über ihre Angebote im klinischen oder therapeutischen Bereich bzw. als Traumaambulanz auf dieser Internetseite zu informieren. Betroffenen wird es so möglich, qualifizierte Angebote in Wohnortnähe zu recherchieren. Das Angebot beschränkt sich nur auf Sachsen, aber es wird verlinkt zu »Projekt hilft« (https://projekt-hilft.de), das bundesweite Traumaambulanzen verzeichnet.

ÖNT. Das »Österreichische Netzwerk für Traumatherapie« (https://oent.at) hat sich zum Ziel gesetzt, die Forschung und Entwicklung im Gebiet der Psychotraumatologie zu fördern. Insbesondere soll die qualifizierte Behandlung von Menschen mit Traumafolgestörungen gefördert und durch Netzwerk- und Öffentlichkeitsarbeit ein Beitrag zur Entwicklung besserer traumatherapeutischer Versorgungsstrukturen in Österreich geleistet werden. Die Homepage enthält unter anderem eine Vielzahl ausgewählter Literaturhinweise für Therapeutinnen wie Betroffene.

Schweizer Websites. In der Schweiz werden auf folgender Website (https://bit.ly/3L6bBMe) Informationen zu Qualifikationen in verschiedenen Traumaspezifischen Psychotherapieverfahren gegeben; auch das Zertifikat »Spezielle Psychotraumatherapie« nach den Empfehlungen der Deutschsprachigen Gesellschaft für Psychotraumatologie (DeGPT) kann erworben werden.

Websites von deutschsprachigen Fachzeitschriften

»TRAUMA«. »TRAUMA – Zeitschrift für Psychotraumatologie und ihre Anwendungen« (www.asanger.de/zeitschriftzppm/) ist die erste deutschsprachige Trauma-Zeitschrift und existiert inzwischen seit 20 Jahren. Sie thematisiert psychische Ausnahmesituationen, ausgelöst durch einmalige überwältigende Ereignisse wie Terroranschläge, Naturkatastrophen und Kriege, Schockerfahrungen durch Unfälle, Erkrankungen und Kontrollverlust sowie andauernde oder sich wiederholende körperliche, psychische und sexuelle Gewalt in der Familie und in kirchlichen, schulischen und sozialen Einrichtungen. Der Inhalt der einzelnen themenspezifisch ausgerichteten Ausgaben kann eingesehen werden. Im Online-Archiv können sowohl Einzelhefte als auch ganze Jahrgänge als PDF gegen Bezahlung heruntergeladen werden.

»Trauma & Gewalt«. Diese Zeitschrift (www.klett-cotta.de/zeitschrift/Trauma_&_Gewalt/7821) ist eine weitere führende Fachzeitschrift für Psychotraumatologie im deutschsprachigen Raum und verbindet die klinische Sicht mit gesellschaftlichen Perspektiven. Sie ist das Organ der DeGPT und die einzelnen Ausgaben widmen sich jeweils spezifischen Themen. Die Editorials sind kostenfrei abrufbar.

Vernetzung, Intervision und Supervision

»Trauma.help«. »Trauma.help – Deutsches Traumakompetenznetz e.V.« (https://trauma.help) ist eine junge Non-profit-Plattform, die approbierte und in Ausbildung befindliche Therapeutinnen ermutigen will, sich als Traumatherapeutin zu qualifizieren und Traumatherapie anzubieten. Trauma.help bietet einen Ort für Unterstützung, Austausch und Wissenstransfer von Therapeuten an und setzt

Deutschlands erste virtuelle Traumaambulanz um. Bei Trauma.help können niedergelassene Therapeuten Experten finden, denen sie Fragen stellen können und die ihr Wissen auf der Plattform teilen können. Supervisionen, Fallbesprechungen und Meditationsangebote erfolgen über Video-Konferenzen.

EMDR-Supervisionsgruppen. Hinweise zu EMDR-Supervisionsgruppen, die offen für alle EMDR Therapeuten sind, die die Ausbildung abgeschlossen haben oder sich in Ausbildung befinden, finden sich hier: https://bit.ly/407LF74

Complex Trauma Institute. Dieses Institut (www.complextraumainstitute.org) bietet Unterstützung und Entwicklung für Fachleute, die im Bereich der komplexen Traumastörungen arbeiten. Mitglieder erhalten nicht nur eine Menge an Ressourcen, wie die Teilnahme an virtuellen Konferenzen, sondern auch Online-Supervisions- und Intervisionsmöglichkeiten.

E-Learning: Psychologie und Psychotherapie allgemein: Kursangebote

DPtV. Die Deutsche Psychotherapeuten Vereinigung (www.dptv.de/psychotherapie/junge-psychotherapeutinnen/e-learning) bietet E-Learning für Psychotherapeuten in Ausbildung in der Prüfungsvorbereitung an mit Original-IMPP-Prüfungsfragen des Institutes für medizinische und pharmazeutische Prüfungsfragen. Im Hintergrund arbeitet ein adaptives Lernsystem, das registriert, wie gut eine Frage bereits beherrscht wird und nur die Fragen wiederholt, die noch Probleme bereiten. Im Prüfungsmodus kann die Prüfungssituation simuliert oder dynamisch nach Themengebieten gelernt werden.

Portale von Universitäten. Es gibt eine Reihe von Portalen von Universitäten, die Aus-, Fort- und Weiterbildungen im Online-Format anbieten. Ein Beispiel dafür ist Edukatico (www.edukatico.org/de/online-kurse/psychologie), ein Such- und Vergleichsportal für Online-Kurse verschiedener Anbieter. Hier werden tausende Videokurse aus 22 Fachbereichen gezeigt. Für den Bereich Psychologie werden derzeit 128 MOOC/Online-Kurse und Vorlesungsvideos zur eigenen Fortbildung zur Verfügung gestellt. Ein ähnliches Angebot ist coursera (www.coursera.org) und das Online Learning College (https://online-learning-college.com/courses/). Open Education Database (OEDb) (https://oedb.org) bietet ein umfassendes Online-Bildungsverzeichnis für kostenlose und anrechenbare Lernoptionen. Es werden detaillierte Programminformationen von akkreditierten Online-Colleges sowie eine kategorisierte Liste von über 10 000 kostenlosen Online-College-Kursen namhafter Universitäten angeboten.

Nscience (www.nscience.uk/elearning/) ist ein führender Anbieter von Weiterbildungs- und beruflichen Entwicklungsprogrammen dezidiert für Psychotherapeuten, Psychologinnen und Berater weltweit. Durch die Aufnahmen von Face-to-Face-Workshops in London, Online-Webinaren, Videokursen und selbstlernenden Online-Kursmodulen werde Inhalte für Praktiker angeboten.

Forum für Medizin und Fortbildung. Dieses Forum (www.fomf.at/fortbildungen) bietet Fortbildungen für Fachkräfte der Psychiatrie und Psychotherapie an, die durch Live-Übertragung in Echtzeit besucht werden können. Hier kann man sich interaktiv an den Fragerunden sowie an den TED-Abstimmungen beteiligen.

Weitere Angebote. Weitere E-Learning-Websites können unter https://bit.ly/3T90KpK recherchiert werden. Auch gibt es spezifische Online-Fortbildungen im Bereich der Nutzung von Spielen im virtuellen Behandlungssetting (https://bit.ly/3JA1CgQ) sowie in der auf Virtual-Reality basierenden Psychotherapie von Angststörungen (https://bit.ly/42a8yZi).

E-Learning: Psychologie und Psychotherapie allgemein – Evaluation von Kursangeboten

Insgesamt haben sich Online-Fortbildungsprogramme als geeignet erwiesen, das Wissen und die psychotherapeutischen Fähigkeiten von Therapeuten zu verbessern. In einer systematischen Übersichtsarbeit unterscheiden Jackson et al. (2018) fünf Arten von webbasierten Trainingsmethoden für die Verbreitung von evidence-based psychological treatments (EBTs):

- Das virtuelle Klassenzimmer, ein gruppenbasierter Lernansatz mit einem Moderator, der die Inhalte für die Nutzenden bereitstellt (durchschnittliche Effektgröße für Wissen g = .61, Fähigkeiten g = 1,2)
- Serieller Unterricht, ein lineares Lernprogramm, bei dem alle Nutzenden denselben Inhalt auf dieselbe Weise bearbeiten (durchschnittliche Effektgröße für Wissen g = 1,29, Fertigkeiten g = .15, Selbstwirksamkeit g = .78, Nutzung g = .65)
- Selbstgesteuertes Lernen, bei dem die Nutzenden Module und Inhalte nach ihren Interessen auswählen (Wissen g = .29, Fertigkeiten g = .22)
- Simulationstraining, bei dem die Nutzenden mit virtuellen Patienten interagieren (durchschnittliche Effektgröße für Wissen g = 2,03, Fertigkeiten g = 1,75)
- Kontinuierliche Unterstützung, die neben dem Lernprogramm auch Beratung oder Supervision umfasst (durchschnittliche Effektgröße für Unterstützung vs. keine Unterstützung g = -,04). Für alle Ansätze wurden positive Effekte auf Abschluss, Wissen, Einstellung zur Behandlung, Fähigkeiten und Treue beobachtet (Jackson et al. 2018)

Einzelne Studien befassen sich mit der Effektivität von verhaltenstherapeutischen bzw. psychodynamischen Lerninhalten. So konnte in Bezug auf die Vermittlung von *kognitiv-behavioraler Therapie* festgestellt werden, dass Online-Schulungen die erforderliche Präsenzzeit um mindestens 50 % reduzieren kann (Bennet-Levy & Perry 2009). Eine weitere Studie (Fairburn et al. 2017) konnte zeigen, dass Therapeuten, die Zugang zu einem webzentrierten Trainingsprogramm in Transdiagnostischer kognitiver Verhaltenstherapie für Essstörungen erhalten haben, einen signifikanten Anstieg ihrer Kompetenzwerte nach dem Training nachwiesen. Soll et al. (2021)

fanden heraus, dass Psychiaterinnen und Psychologen, die ein Online-CBT-Training erhalten haben, Online-Trainingsbewertungen angaben, die hinsichtlich Informationsgehalt, inhaltlicher Konzeption, didaktischer Darstellung, Einschätzung des Trainers als geeignetes Vorbild, Arbeitsklima, Eigenengagement und Praxisbezug Präsenztrainings nicht unterlegen waren. Im Gegensatz dazu konnten sie einen kleinen Effekt zugunsten von Präsenzschulungen im beruflichen Nutzen und Raum für aktive Teilnahme zeigen.

Für *psychodynamische Inhalte* wurde eine Evaluation und mündliches Feedback von Teilnehmenden als vorläufige Bewertung angegeben, die Teletechnologien für die Ausbildung in psychodynamischer Psychotherapie in einem Weiterbildungsprogramm nutzten. Dieses Programm umfasste die Entwicklung einer psychodynamischen Psychotherapie-Fallkonferenz (für Online-Fallkonferenzen in der Ausbildung von Kinder- und Jugendpsychiatern siehe auch Taurines et al. 2020) für Assistenzärzte, die in einem bestimmten Modell der Dynamischen Kurzzeittherapie durch Fernunterricht und die Verwendung webbasierter Technologien zur Bereitstellung einer individuellen Fallsupervision ausgebildet wurden. Die Ergebnisse zeigten, dass bestehende Erfahrungen mit digitalen Bildungsmodellen die Lernerfahrung für Assistenzärzte, die eine Ausbildung in psychodynamischer Psychotherapie beginnen, erheblich verbessert. Webbasierte Technologien können daher effektiv eingesetzt werden, und es könnte auch in Betracht gezogen werden, verschiedene Programme zu verknüpfen, um Ressourcen gemeinsam zu nutzen (Katzman et al. 2015).

Weitere Studien untersuchten die Effektivität und Praxis von *Online-Supervisionen* (siehe auch Rousmaniere et al. 2014). Slamet et al. (2021) befragten 123 Dozenten und 404 Studierende hinsichtlich ihrer Erfahrungen von Online-Supervisionen von Abschlussarbeiten während der Covid-19-Pandemie. Die Forschungsgruppe kommt zu dem Schluss, dass die Betreuung studentischer Abschlussarbeiten idealerweise nicht aus der Ferne durchgeführt werden sollte, da sie eine interaktive Kommunikation und eine eingehende Diskussion erfordert und ebenso die Bindung zwischen Dozent und Student loser sei. Eine Studie, die onlinebasierte Supervision und Intervision von psychologischen Beratern untersucht, nutzte halbstrukturierter Einzelinterviews und Fokusgruppeninterviews. Zudem wurden schriftliche Dokumente und Transkriptionen von Sprachaufnahmen einer thematischen Analyse unterzogen (Amanvermez et al. 2020). Als zentrale Themen zeigten sich unter anderem »Rolle des Supervisors«, »Supervisionsprozess« und »Feedback des Supervisors« sowie in Bezug auf die Intervision »Auswirkungen des Online-Prozesses auf die Peers«, »berufliche Entwicklung« und »negative Wahrnehmung der Intervision«. Insgesamt fassen die Autoren ihre Ergebnisse in der Weise zusammen, dass Online-Supervision für psychologische Beraterinnen nützlich seien, allerdings müsse in zukünftigen Studien untersucht werden, für welche Berater mit welchen Eigenschaften sie mehr bzw. weniger hilfreich ist.

Während der aktuellen pandemischen Krise wurde es auch notwendig, die familientherapeutische Supervisionspraxis an die Einschränkungen und damit an technische Umgebungen anzupassen. Seit ihren Anfängen umfasst die Familientherapieausbildung auch Live-Supervision, die in der Regel von einem Supervisor und einem Team von Auszubildenden auf der anderen Seite eines Einwegspiegels durchgeführt wird. Ein israelisches Supervisionsteam aus Tel Aviv hat somit ihre Praktika, d. h. ihre Live-Supervisionskurse in den virtuellen Raum verlagert unter Nutzung von »Zoom« und berichtet seine Erfahrungen mit dieser neuen Form des Online-Praktikums für die Online-Live-Supervision von Therapeutinnen mit geografisch verteilten Ausbildungsteilnehmern (Nadan et al. 2020). Sahebi (2020) argumentiert in diesem Zusammenhang, dass nicht nur Supervisoren und Supervisanden neue Kenntnisse erwerben müssen, die neben der therapeutischen Remote-Arbeit auch den Umgang mit Einschränkungen (Burgoyne 2020) und der besonderen Herausforderung beinhaltet, wenn Konflikte zwischen Paaren während der Sitzungen eskalieren. Darüber hinaus verfügen die Supervisanden häufig über ein höheres Ausmaß an digitaler Medienkompetenz, was zu einer Umkehrung der Rollen in der Supervision führen kann, die reflektiert werden muss.

E-Learning: Kursangebote für Traumatherapie

Die Klinik für Kinder- und Jugendpsychiatrie/Psychotherapie des Universitätsklinikums Ulm entwickelt seit mehr als 10 Jahren E-Learning-Programme für Fachkräfte aus dem sozialpädagogischen, medizinischen und juristischen Bereich, um flexible Weiterbildungen zu gestalten. Einige Beispielangebote werden im Folgenden vorgestellt.

- »ECQAT« ist ein Online-Kurs zur Traumatherapie, der sich an approbierte Psychotherapeuten richtet. Der Onlinekurs beinhaltet Module zur Vertiefung und Ergänzung theoretischen Wissens zur Diagnostik, zum Krankheitsmodell und zur Behandlung der PTBS sowie einen ausführlichen Praxisanteil. Der Online-Kurs »Traumatherapie« wurde unter Förderung des Bundesministeriums für Bildung und Forschung im Rahmen des Verbundprojektes ECQAT im Zeitraum von 2014 bis 2019 entwickelt und evaluiert. Unter der Förderung des Ministeriums für Arbeit, Soziales, Frauen und Gesundheit des Saarlandes kann der Kurs nun im Rahmen des Projektes »Kinderschutz im Saarland« erneut angeboten werden. Ziel des Online-Kurses ist es, Psychotherapeutinnen dazu zu ermutigen und zu befähigen, evidenzbasierte Methoden der Traumatherapie einzusetzen. Die Bearbeitungsdauer des Kurses beträgt ca. 43 Stunden und kann frei eingeteilt werden. Der Kurs wurde von der Landesärztekammer Baden-Württemberg als Fortbildungsveranstaltung akkreditiert. Weitere Online-Kurse, die unter https://kinderschutz-im-saarland.de angeboten werden, sind:
  - Kinderschutz in der Medizin – Ein Grundkurs für alle Gesundheitsberufe
  - Traumapädagogik
  - Leitungswissen Kinderschutz in Institutionen – Ein Online-Kurs für Führungskräfte
  - Schutzkonzepte in Organisationen – Schutzprozesse partizipativ und achtsam gestalten
  - Sexualisierte Gewalt gegen Kinder und Jugendliche – Grundlagen, Prävention und Intervention

- »SHELTER Trauma« (https://shelter.elearning-kinderschutz.de/kurse/shelter-trauma). Die Klinik für Kinder- und Jugendpsychiatrie/Psychotherapie des Universitätsklinikums Ulm hat im Rahmen eines vom Bundesministerium für Bildung und Forschung (BMBF) geförderten Projektes im Zeitraum 2016 bis 2019 ebenso drei Online-Kurse zu Themen, die im Kontext der Betreuung von geflüchteten Minderjährigen wichtig sind, erstellt und evaluiert. Zielgruppen der Online-Kurse sind sowohl Fachkräfte als auch Ehrenamtliche, die mit geflüchteten Minderjährigen arbeiten. Eine Vielzahl weiterer Online-Fortbildungen, die von »Schutz und Hilfe bei häuslicher Gewalt« bis hin zu »JAEL – Ein Online-Kurs zur Sensibilisierung für Risiko- und Schutzfaktoren im sozialpädagogischen Alltag« finden sich unter (https://elearning-kinderschutz.de).
- Das »Trauma Institute« bietet verschiedene Online-Kurse (www.ticlearn.com) aus dem Bereich der Psychotraumatologie an, so z. B. »Early Intervention Field Trauma«, »Clinical Standards of Trauma Care: Attachment, Systems and Context« oder »Tools for Trauma: A CBT Approach«.

Traumatherapie: Evaluierte Online-Fortbildungen

Evident ist, dass obwohl traumafokussierte Interventionen die Therapie der ersten Wahl für Patienten mit einer PTBS sind, sie in der klinischen Praxis nicht häufig eingesetzt werden (Kröger et al. 2010). Zu den Faktoren, die Therapeutinnen von der Anwendung traumafokussierter Methoden abhalten, gehören fehlende Ausbildung und negative Einstellung gegenüber traumafokussierter Therapie (Sansen et al. 2019). In der Studie von Sansen et al. (2019) wurde untersucht, ob ein webbasiertes Training in der Lage ist, negative Einstellungen und Vorbehalte gegenüber diesen Interventionen zu verringern. In einer wartelistenkontrollierten Evaluationsstudie wurden 499 Therapeuten in eine Interventions- oder eine Wartelistenkontrollgruppe randomisiert. Die Interventionsgruppe erhielt ein im Mittel 52 Lernstunden umfassendes Training mit drei Modulen, das Informationen über traumatische Ereignisse, PTBS, Diagnostik, Psychoedukation und verschiedene evidenzbasierte Interventionen zur

Behandlung der PTBS vermittelt. Die Ergebnisse zeigen, dass traumabehandlungsspezifische Kompetenzen und die Überwindung bestehender Vorbehalte gegenüber der traumafokussierten Therapie die Bereitschaft der Therapeuten, traumafokussierte Interventionen einzusetzen, signifikant vorhersagen. Somit ist der webbasierte Kurs geeignet, die Bereitschaft von Therapeuten zur Durchführung von traumafokussierter Therapie zu verbessern. Eine retrospektive Untersuchung der Therapeuten nach der Fortbildung und ein Vergleich der Ängste und Vorbehalte vor und nach der Fortbildung zeigen eine signifikante Reduktion der Ängste und Vorbehalte.

Die Klinik für Kinder- und Jugendpsychiatrie/Psychotherapie des Universitätsklinikums Ulm hat ihre Online-Weiterbildungen zum Thema Kindesmisshandlung evaluiert. Die Bewertung der Inhalte und Methoden durch die Teilnehmenden war sehr positiv. Wissen und Fähigkeiten nahmen durch die Partizipation zu. Darüber hinaus zeigte sich ein verbessertes Bewusstsein für die Bedeutung und die Chancen der Vernetzung im Kinderschutz zwischen verschiedenen Berufsgruppen (Maier et al. 2021).

»TF-KVT Web« (https://tfkvt.ku.de) ist ein Online-Kurs zum internetbasierten Erlernen der Traumafokussierten kognitiven Verhaltenstherapie für Kinder und deren Familien. Dieses Internetangebot ist als Ergänzung zu anderen Quellen zum Erwerb klinischer Kompetenzen gedacht, wie z. B. dem Lesen von Büchern und Therapiemanualen oder dem Besuch von Fortbildungen. Die Traumafokussierte kognitive Verhaltenstherapie – kurz TF-KVT – wurde von Judy Cohen, Esther Deblinger und Anthony Mannarino entwickelt und ist in dem PTSD-Behandlungsrichtlinien enthalten (National Institute for Health and Care Excellence 2018). Dieser Online-Kurs ist eng an das von ihnen herausgegebene Behandlungsmanual angelehnt, das auch ins Deutsche übersetzt wurde (Cohen et al. 2009). In den 12 Modulen werden unter anderem folgende Inhalte aufgegriffen: Diagnostik, Psychoedukation, Elternfertigkeiten, Ausdruck und Modulation von Affekten, kognitive Verarbeitung und Bewältigung, gemeinsame Eltern-Kind-Sitzungen. Es wird empfohlen, das Therapiemanual ergänzend zu diesem Onlinekurs zu nutzen. Kasparik et al. (2022) kamen in einer groß angelegten Evaluationsstudie zu dem Ergebnis, dass TF-KVT Web zu einem erheblichen Erkenntnisgewinn führt und mit einer hohen Zufriedenheit mit dem Programm vonseiten der Benutzer einhergeht.

»Mental Health First Aid« (MHFA) (www.mentalhealthfirstaid.org): Reavley et al. (2021) testeten, ob die reine E-Learning-Anwendung Mental Health First Aid (MHFA) oder ein Blended Training (E-Learning plus Präsenzkurs), die an einem australischen Arbeitsplatz im öffentlichen Sektor durchgeführt wurden, effektiver waren als eine Kontrollintervention beim 1-Jahres- und 2-Jahres-Follow-up. Australische Beamte (N = 608 zu Studienbeginn) wurden nach dem Zufallsprinzip ausgewählt und den Bedingungen randomisiert zugeordnet. Die Teilnehmer füllten vor und nach dem Kurs Online-Fragebögen aus. Die Fragebögen basierten auf Vignetten, die eine Person mit Depression oder PTBS beschreiben. Primäre Endpunkte waren Erste-Hilfe-Kenntnisse für psychische Gesundheit, der Wunsch nach sozialer Distanz und die Qualität der Unterstützung, die einer Person am Arbeitsplatz geboten wird. Die Ergebnisse der Studie decken sich mit der allgemeinen Literatur zu E-Learning, die zeigt, dass Blended Learning effektiver ist als E-Learning allein (Suwannaphisit et al. 2021; Topping et al. 2022).

Eine randomisiert-kontrollierte Studie untersuchte die Wirksamkeit und Akzeptanz eines webbasierten Schulungsprogramms über das Erkennen der traumatischen Belastung von Kindern in medizinischen Notfallsituationen sowie die traumainformierte Versorgung (Hoysted et al. 2019). Zu den Zulassungskriterien für diese Studie gehörten, eine Krankenschwester oder ein Arzt zu sein, der in einer Notaufnahme in Australien oder Neuseeland arbeitet, fließend Englisch spricht und über einen Internetzugang verfügt. Mitarbeitende der Notaufnahme (N = 71) wurden zufällig der Trainings- (N = 32) oder Kontrollgruppe (N = 39) zugeteilt. Zu Studienbeginn füllten die Teilnehmenden einen kurzen Fragebogen aus, in dem das Wissen über medizinischen Stress von Kindern bewertet wurde. Anschließend absolvierte die Trainingsgruppe das 15-minütige Online-Trainingsprogramm. Der Wissensfragebogen wurde allen Teilnehmenden eine Woche und einen Monat nach dem Training erneut gegeben, wonach die Kontrollgruppe Zugang zum Training erhielt.

Die Akzeptanz basierte auf einem Programmbewertungsmaß unter Verwendung qualitativer Elemente. Die Trainingsgruppe verfügte nach dem Training und bei der Nachsorge über signifikant mehr Wissen als die Kontrollgruppe und berichtete über hohe Zufriedenheit. Die Ergebnisse bieten eine vorläufige Unterstützung für die Wirksamkeit und Akzeptanz eines kurzen Online-Trainings zur Verbesserung des Wissens von Notfallabteilungsmitarbeitern, die an der traumatischen Belastung von Kindern und traumainformierter Versorgung interessiert sind.

Fazit

Für an Traumaberatung und Traumatherapie interessierte Fachkräfte steht auch im deutschsprachigen Internet eine Vielzahl von Ressourcen zur Verfügung. Im Bereich von Online-Trainings in der Psychotherapie existieren international innovative Ansätze mit vielversprechenden Befunden hinsichtlich des Kompetenzerwerbs. Diese Erkenntnisse können genutzt werden, um auch das Aus-, Fort- und Weiterbildungsangebot im Online-Modus vor allem im deutschsprachigen Bereich für die Psychotherapie im Allgemeinen und die Traumatherapie im Speziellen weiter auszubauen. So könnten z. B. Fortbildungen im Bereich der Nutzung von Spielen im virtuellen Behandlungssetting sowie auf Virtual-Reality basierenden Psychotherapie auch auf Traumafolgestörungen angepasst werden, wobei jedes entwickelte Angebot zwingend daraufhin geprüft werden sollte, ob es die Kompetenz der Therapeuten in Bezug auf objektiv klinische Fähigkeiten erhöht.

Insgesamt weisen Online-Schulungsmethoden mehrere Vorteile auf. Zum einen haben sie weniger Auswirkungen auf das Arbeits- und Privatleben und ermöglichen es den Nutzenden, das Programm flexibel und in ihrem eigenen Tempo durchzuarbeiten (Khanna & Kendall 2015). Zum anderen bieten sie Zugang zu einer größeren Zahl von klinisch Tätigen, insbesondere in ländlichen Gebieten (siehe z. B. für australische Fachkräfte Bennet-Levy & Perry 2009). Sie erhöhen auch das Wissen über Behandlungstechniken (Heck et al. 2015) und sind in der Lage, Kompetenzen zu fördern und die Einstellung zu einem Behandlungsverfahren zu ändern (Sansen et al. 2019).

Dies sollte intensiver als bisher genutzt werden, um Versorgungslücken durch einen Mangel an in Traumatherapie ausgebildeten Fachkräften zu schließen.

Gerade die videobasierte Darstellung von Patienten-Therapeuten-Interaktionen sowie die Interaktion mit virtuellen Patienten scheinen einen besonders hohen Zugewinn an Wissen und behandlungstechnischen Fertigkeiten zu bringen. Gerade in Ausnahmezeiten wie der Covid-19-Pandemie, aber auch aus ethischen Gründen (z. B. Live-Vorstellungen von Kindern oder psychisch schwer belasteten Patienten in Ausbildungsszenarien) scheint dieses Format eine gute Alternative zu sein, damit Therapeutinnen in Aus-, Fort- und Weiterbildung möglichst früh und intensiv an Fällen mittels selbstgeführter Interaktionen lernen können.

Literatur

Abresch, K., & Bering, R. (2008). Posttraumatische Belastungsstörung als Folge eines Terroranschlages: Eine Metaanalyse zu möglichen Risikofaktoren. [Unveröffentlichte Diplomarbeit, Universität zu Köln].

Abt, C. C. (1970). *Serious Games.* TheVikingPress.

Adams, W., & Flynn A. (2017). Federal prosecution of commercial sexual exploitation of children cases, 2004–2013. U. S. Department of Justice, Office of Justice Programs, Bureau of Justice Statistics. https://bjs.ojp.gov/library/publications/federal-prosecution-commercial-sexual-exploitation-children-cases-2004-2013

Ahern, E., Kinsella, S., & Semkovska, M. (2018). Clinical efficacy and economic evaluation of online cognitive behavioral therapy for major depressive disorder: a systematic review and meta-analysis. *Expert Review of Pharmacoeconomics & Outcomes Research, 18*(1), 25–41.

Ahmed, A., Ali, N., Aziz, S., Abd-Alrazaq, A. A., et al. (2021). A review of mobile chatbot apps for anxiety and depression and their self-care features. *Computer Methods and Programs in Biomedicine Update, 1,* 100012.

Ahmed, A., Aziz, S., Khalifa, M., Shah, U., et al. (2022). Thematic analysis on user reviews for depression and anxiety chatbot apps: machine learning approach. *JMIR Formative Research, 6*(3), e27654.

Akash, S. A., Al-Zihad, M., Adhikary, T., Razzaque, M. A., et al. (2016, 19.–21 Dezember). *HearMe: a smart mobile application for mitigating women harassment.* In 2016 IEEE International WIE Conference on Electrical and Computer Engineering (WIECON-ECE) (S. 87–90). IEEE.

Akhther, N., & Sopory, P. (2022). Seeking and sharing mental health information on social media during COVID-19: role of depression and anxiety, peer support, and health benefits. *Journal of Technology in Behavioral Science, 7*(2), 221–226.

Allen, A., Smith, J., Hobbs, M.,et al. (2022). Internet-delivered cognitive behaviour therapy for post-traumatic stress disorder: a randomised controlled trial and outcomes in routine care. *Behavioural and Cognitive Psychotherapy,* 50(6), 649-655. doi:10.1017/S1352465822000285

Alhusen, J., Bloom, T., Clough, A., & Glass, N. (2015). Development of the MyPlan safety decision app with friends of college women in abusive dating relationships. *Journal of Technology in Human Services, 33*(3), 263–282.

Allison, K. R., & Bussey, K. (2016). Cyber-bystanding in context: a review of the literature on witnesses' responses to cyberbullying. *Children and Youth Services Review, 65*, 183–194.

Alonso, C., & Romero, E. (2019). Conducta de sexting en adolescentes: predictores de personalidad y consecuencias psicosociales en un año de seguimiento. *Anales de Psicologia, 35*, 214–224.

Al-Rousan, S., Abuhussein, A., Alsubaei, F., Kahveci, O., et al. (2020, 31. Juli). *Social-guard: detecting scammers in online dating.* In 2020 IEEE International Conference on Electro Information Technology (EIT) (S. 416–422). IEEE.

Amanvermez, Y., Zeren, S. G., Erus, S. M., & Genç, A. B. (2020). Supervision and peer supervision in online setting: Experiences of psychological counselors. *Eurasian Journal of Educational Research, 20*(86), 249–268.

American Psychiatry Association. (2013). *Guidelines for the practice of telepsychology.* Joint Task Force for the Development of Telepsychology Guidelines for Psychologists. https://www.apa.org/pubs/journals/features/amp-a0035001.pdf

Anderson, J. C., Pollitt, E., Crowley, J., et al. (2021). A mixed-methods evaluation of college student and provider perspectives on a smartphone application for help-seeking after violence. *Journal of American College Health, 69*(6), 668–674.

Anderson, M., Vogels, E. A., & Turner, E. (2020, 6. Februar). The virtues and downsides of online dating. https://www.pewresearch.org/internet/2020/02/06/the-virtues-and-downsides-of-online-dating

Andersson, G. (2018). Internet Interventions: past, present and future. *Internet Interventions, 12*, 181–188.

Andersson, G., Carlbring, P., Berger, T., et al. (2009). What makes Internet therapy work? *Cognitive Behaviour Therapy, 38*(Suppl. 1), 55–60. https://doi.org/10.1080/16506070902916400

Andersson, G., Carlbring, P., Titov, N., & Lindefors, N. (2019). Internet interventions for adults with anxiety and mood disorders: a narrative umbrella review of recent meta-analyses. *Canadian Journal of Psychiatry, Revue Canadienne de Psychiatrie, 64*(7), 465–470. https://doi.org/10.1177/0706743719839381

Andersson, G., Paxling, B., Roch-Norlund, P., et al. (2012). Internet-based psychodynamic vs. cognitive behavioural guided self-help for generalized anxiety disorder: a randomised controlled trial. *Psychotherapy and Psychosomatics, 81*, 344–355. https://doi.org/10.1159/000339371

Andersson, M. (2019). What key design features can be identified in creating a tool/game for helping children open up about sexual abuse through the collaboration with health care professionals? [Masterarbeit, Hochschule Skövde]. http://www.diva-portal.org/smash/record.jsf?pid=diva2%3A132796

Andrade, L. H., Alonso, J., Mneimneh, Z., et al. (2014). Barriers to mental health treatment: results from the WHO World Mental Health surveys. *Psychological Medicine, 44*(6), 1303–1317. https://doi.org/10.1017/S0033291713001943

Apolinário-Hagen, J., Harrer, M., Kählke, F., et al. (2018). Public attitudes toward guided internet-based therapies: Web-based survey study. *JMIR Mental Health, 5*(2), e10735. https://doi.org/10.2196/10735

Apolinário-Hagen, J., Hennemann, S., Kück, C., et al. (2020). Exploring user-related drivers of the early acceptance of certified digital stress prevention programs in Germany. *Health Services Insights, 13*, 1–11. https://doi.org/10.1177/1178632920911061

Aref-Adib, G., O'Hanlon, P., Fullarton, K., et al. (2016). A qualitative study of online mental health information seeking behaviour by those with psychosis. *BMC Psychiatry, 16*(1), 1–10.

Augsburger, M., & Maercker, A. (2018). Spezifisch belastungsbezogene psychische Störungen im neuen ICD-11: Ein Überblick. *Fortschritte der Neurologie · Psychiatrie, 86*(03), 156–162.

Auxier, B., Bucaille A., & Westcott, K. (2021). Mental health goes mobile: the mental health app market will keep on growing. *Deloitte Insights.* https://www2.deloitte.com/xe/en/insights/industry/technology/technology-media-and-telecom-predictions/2022/mental-health-app-market.html

Ayers, J. W., Althouse, B. M., Allem, J. P., et al. (2013). Seasonality in seeking mental health information on Google. *American Journal of Preventive Medicine, 44*(5), 520–525.

Azad Khaneghah, P. (2020). *Alberta Rating Index for Apps (ARIA): an index to rate the quality of mobile health applications.* [Dissertation, Universität Alberta, Fakultät für Rehabilitationsmedizin]. https://doi.org/10.7939/r3-qagm-6984

Babson, K. A., Ramo, D. E., Baldini, L., et al. (2015). Mobile app-delivered cognitive behavioral therapy for insomnia: feasibility and initial efficacy among veterans with cannabis use disorders. *JMIR Research Protocols, 4*(3), e3852.

Backhaus, A., Agha, Z., Maglione, M. L., et al. (2012). Videoconferencing psychotherapy: a systematic review. *Psychological Services, 9*(2), 111–131. https://psycnet.apa.org/doi/10.1037/a0027924

Badour, C. L., Blonigen, D. M., Boden, M. T., et al. (2012). A longitudinal test of the bi-directional relations between avoidance coping and PTSD severity during and after PTSD treatment. *Behaviour Research and Therapy, 50*(10), 610–616. https://doi.org/10.1016/j.brat.2012.06.006

Baranowski, T., Buday, R., Thompson, D. I., & Baranowski, J. (2008). Playing for real: video games and stories for health-related behavior change. *American Journal of Preventive Medicine, 34*(1), 74–82.

Barlett, C. P., & Harris, R. J. (2008). The impact of body emphasizing video games on body image concerns in men and women. *Sex Roles, 59*(7), 586–601.

Barroso, R., Ramião, E., Figueiredo, P., & Araújo, A. M. (2021). Abusive sexting in adolescence: prevalence and characteristics of abusers and victims. *Frontiers in Psychology, 12*, 610474. https://doi.org/10.3389/fpsyg.2021.610474

Bartels, L., Sachser, C., & Landolt, M. A. (2021). Age-related similarities and differences in networks of acute trauma-related stress symptoms in younger and older preschool children. *European Journal of Psychotraumatology, 12*(1), 1948788.

Basile, K. C., Arias, I., Desai, S., & Thompson, M. P. (2004). The differential association of intimate partner physical, sexual, psychological, and stalking violence and posttraumatic stress symptoms in a nationally representative sample of women. *Journal of Traumatic Stress, 17*(5), 413–421.

Batenburg, A. E., & Das, E. (2014). Emotional coping differences among breast cancer patients from an online support group: a longitudinal study. *Journal of Medical Internet Research, 16*(2), e28. doi: 10.2196/jmir.2831

Bauer, C. (2018). Grundprinzipien des Datenschutzes bei E-Health. In C. Bauer, M. Eckard & F. Eickmeier (Hrsg.), *E-Health: Datenschutz und Datensicherheit. Herausforderungen und Lösungen im IOT-Zeitalter* (S. 33–43). Springer.

Baumeister, H., Bachem, R., & Domhardt, M. (2019). Therapie der Anpassungsstörung. In A. Maercker (Hrsg.), *Traumafolgestörungen* (5. Aufl., S 393–408). Springer.

Baumeister, H., Garatva, P., Pryss, R., et al. (2022). Digitale Phänotypisierung in der Psychologie – ein Quantensprung in der psychologischen Forschung? *Psychologische Rundschau, 74*(2), 89–106. https://doi.org/10.1026/0033-3042/a000609

Baumeister, H., Grässle, C., Ebert, D. D., & Krämer, L. V. (2018). Blended Psychotherapy – verzahnte Psychotherapie: Das Beste aus zwei Welten? *PiD-Psychotherapie im Dialog, 19*(4), 33–38.

Baunacke, M., Groeben, C., Borgmann, H., et al. (2016). Evaluation des Urologenportals. *Der Urologe, 55*(7), 923–932.

Beasley, B., & Collins Standley, T. (2002). Shirts vs. skins: clothing as an indicator of gender role stereotyping in video games. *Mass Communication and Society, 5*(3), 279–293.

Becker-Fischer, M., & Fischer, G. (2008). Sexuelle Übergriffe in der Psychotherapie und Psychiatrie. Orientierungshilfen für Therapeut und Klientin. Asanger.

Beerheide, R. (2019). Digitalisierung: Apps auf Rezept sollen kommen. *Deutsches Ärzteblatt, 116*(21), A-1045.

Behm-Morawitz, E., & Mastro, D. (2009). The effects of the sexualization of female video game characters on gender stereotyping and female self-concept. *Sex Roles, 61*(11), 808–823.

Beintner, I., Jacobi, C., & Taylor, C. B. (2014). Participant adherence to the internet-based prevention program StudentBodiesTM for eating disorders – a review. *Internet Interventions, 1*(1), 26–32. https://doi.org/1016/j.invent.2014.03.001

Bendau, A., Petzold, M. B., Pyrkosch, L., et al. (2020). Associations between COVID-19 related media consumption and symptoms of anxiety, depression and COVID-19 related fear in the general population in Germany.

European Archives of Psychiatry and Clinical Neuroscience. https://doi.org/10.1007/s00406-020-01171-6

Bender, D., & Lösel, F. (2005). Risikofaktoren, Schutzfaktoren und Resilienz bei Misshandlung und Vernachlässigung. In U. T. Egle, P. Joraschky, A. Lampe, et al. (Hrsg.), *Sexueller Missbrauch, Misshandlung, Vernachlässigung: Erkennung, Therapie und Prävention der Folgen früher Stresserfahrungen* (S.77–103). Schattauer.

Bender, J. L., Babinski, S., Wong, G., et al. (2021). Establishing best practices in cancer online support groups: protocol for a realist review. *BMJ Ppen, 11*(11), e053916.

Bennett, D. C., Guran, E. L., Ramos, M. C., & Margolin, G. (2011). College students' electronic victimization in friendships and dating relationships: anticipated distress and associations with risky behaviors. *Violence and Victims, 26*(4), 410–429.

Bennett-Levy, J., & Perry, H. (2009). The promise of online cognitive behavioural therapy training for rural and remote mental health professionals. *Australasian Psychiatry, 17*(Suppl. 1), 121–124.

Berger, T. (2015). *Internetbasierte Interventionen bei psychischen Störungen.* Hogrefe.

Berger, T., & Andersson, G. (2009). Internetbasierte Psychotherapien: Besonderheiten und empirische Evidenz. *Psychotherapie, Psychosomatik, Medizinische Psychologie, 59,* 159–170.

Bering, R., & Thüm, S. (2022). *Kompendium Traumafolgen. Verlauf, Behandlung und Rehabilitation der komplexen PTBS.* Klett-Cotta.

Berryhill, M. B., Culmer, N., Williams, N., et al. (2019). Videoconferencing psychotherapy and depression: a systematic review. *Telemedicine Journal and E-Health, 25*(6), 435–446. https://doi.org/10.1089/tmj.2018.0058

Bisson, J. I., Ariti, C., Cullen, K., et al. (2022). Guided, internet based, cognitive behavioural therapy for post-traumatic stress disorder: pragmatic, multicentre, randomised controlled non-inferiority trial (RAPID). *BMJ, 377,* e069405. https://doi.org/10.1136/bmj-2021-069405

Bisson, J. I., Berliner, L., Cloitre, M., et al. (2019). The International Society for Traumatic Stress Studies New Guidelines for the Prevention and Treatment of Posttraumatic Stress Disorder: Methodology and development process. *Journal of Traumatic Stress, 32*(4), 475–483. https://doi.org/10.1002/jts.22421

Bisson, J. I., Deursen, R., Hannigan, B., et al. (2020). Randomized controlled trial of multi-modular motion-assisted memory desensitization and reconsolidation (3MDR) for male military veterans with treatment-resistant post-traumatic stress disorder. *Acta Psychiatrica Scandinavica acps,* 13200. https://doi.org/10.1111/acps.13200

Bleichhardt, G., & Hiller, W. (2007). Hypochondriasis and health anxiety in the German population. *British Journal of Health Psychology, 12*(4), 511–523.

Boel-Studt, S., & Renner, L. M. (2013). Individual and familial risk and protective correlates of physical and psychological peer victimization.

Child Abuse & Neglect, 37(12), 1163–1174. https://doi.org/10.1016/j.chiabu.2013.07.010

Bogen, K. W., & Orchowski, L. M. (2021). A geospatial analysis of disclosure of and social reactions to sexual victimization on Twitter using #MeToo. *Women & Therapy, 44*(3–4), 374–390.

Bollinger, S. (2004). E-Mail-Kontakte und Psychotherapie. *Psychotherapeut, 49*(2), 126–128.

Bongaerts, H., Voorendonk, E. M., Van Minnen, A., et al. (2022). Fully remote intensive trauma-focused treatment for PTSD and Complex PTSD. *European Journal of Psychotraumatology, 13*(2), 2103287. https://doi.org/10.1080/20008066.2022.2103287

Boothe, B. (2019). MeToo: Sexualität im Dienst der Macht. *Psychotherapeut, 64*(2), 127–133.

Borrajo, E., Gámez-Guadix, M., Pereda, N., & Calvete, E. (2015). The development and validation of the cyber dating abuse questionnaire among young couples. *Computers in Human Behavior, 48,* 358–365.

Bouchard, S., Dumoulin, S., Robillard, G., et al. (2017). Virtual reality compared with in vivo exposure in the treatment of social anxiety disorder: a three-arm randomised controlled trial. *British Journal of Psychiatry, 210*(4), 276–283. https://doi.org/10.1192/bjp.bp.116.184234

Boukhechba, M., Chow, P., Fua, K., et al. (2018). Predicting social anxiety from global positioning system traces of college students: feasibility study. *Journal of Medical Internet Research,* 5(3), e10101. https://doi.org/10.2196/10101

Boumans, R., van Meulen, F., Hindriks, K., et al. (2019). A feasibility study of a social robot collecting patient reported outcome measurements from older adults. *International Journal of Social Robotics, 12,* 259–266. https://doi.org/10.1007/s12369-019-00561-8

Breazeal, C. (2003). Toward sociable robots. *Robotics and Autonomous Systems, 42,* 167–175.

Brehm, A. L. (2013). Navigating the feminine in massively multiplayer online games: gender in World of Warcraft. *Frontiers in Psychology, 4,* 903.

Breiding, M. J. (2014). Prevalence and characteristics of sexual violence, stalking, and intimate partner violence victimization – National Intimate Partner and Sexual Violence Survey, United States, 2011. *Morbidity and Mortality Weekly Report. Surveillance Summaries,* 63(8), 1.

Breithut, J. (2023, 1. Januar). Wenn der Chatbot beim Sexting zu weit geht. *Spiegel Netzwelt.* https://www.spiegel.de/netzwelt/gadgets/beschwerden-ueber-replika-wenn-der-chatbot-beim-sexting-zu-weit-geht-a-b3c70131-e5d2-4d3f-a58b-47074dd46eca

Breuer, J. (2010). Spielend lernen? Eine Bestandsaufnahme zum (Digital) Game-Based Learning. Landesanstalt für Medien NRW. https://www.medienanstalt-nrw.de/fileadmin/lfm-nrw/Publikationen-Download/Doku41-Spielend-Lernen.pdf

Brezinka, V. (2007). Schatzsuche – ein Computerspiel zur Unterstützung der kognitiv-verhaltenstherapeutischen Behandlung von Kindern. *Verhaltenstherapie, 17*(3), 191–194.

Brunner, A. (2006). Methoden des digitalen Lesens und Schreibens in der Online-Beratung. *e-beratungsjournal.net, 2*(4), 1–11.

Bundesinstitut für Arzneimittel und Medizinprodukte. (2022). Digitale Gesundheitsanwendungen. https://www.bfarm.de/DE/Medizinprodukte/Aufgaben/DiGA-und-DiPA/DiGA/_node.html

Bundeskriminalamt. (2023a). Kinder- und Jugendpornografie. https://www.bka.de/DE/UnsereAufgaben/Deliktsbereiche/Kinderpornografie/kinderpornografie_node.html

Bundeskriminalamt. (2023b). Kurzclips »Cybergrooming« und »Stoppt die Verbreitung von Kinderpornografie«. https://www.bka.de/DE/UnsereAufgaben/Deliktsbereiche/Kinderpornografie/Kurzclips_Cybergrooming_Verbreitung/kurzclips_node.html

Bundesministerium der Justiz. (2023). Strafgesetzbuch (StGB). § 184c. Verbreitung, Erwerb und Besitz jugendpornographischer Inhalte. https://www.gesetze-im-internet.de/stgb/__184c.html

Bundesministerium für Familie, Senioren, Frauen und Jugend. (2018). Medienkompetenz. Was ist Cybermobbing? https://www.bmfsfj.de/bmfsfj/themen/kinder-und-jugend/medienkompetenz/was-ist-cybermobbing--86484

Bundesministerium für Familie, Senioren, Frauen und Jugend. (2021). Neue Online-Plattform für Fortbildungen zu sexualisierter Gewalt. https://www.bmfsfj.de/bmfsfj/aktuelles/alle-meldungen/neue-online-plattform-fuer-fortbildungen-zu-sexualisierter-gewalt-178070

Bundesministerium für Gesundheit. (2016). Themen. Gesundheitswirtschaft im Überblick. https://www.bundesgesundheitsministerium.de/themen/gesundheitswesen/gesundheitswirtschaft/gesundheitswirtschaft-im-ueberblick.html

Bundesministerium für Gesundheit. (2017). Internetrichtlinie für Psychotherapeutinnen und Psychotherapeuten. Kriterien zur Ausgestaltung der psychotherapeutischen Beratung via Internet. https://www.lasf.at/wp-content/uploads/2017/10/internetrichtlinie_03052012.pdf)

Bundespsychotherapeutenkammer. (2017, 23. Juni). Internet in der Psychotherapie. https://www.bptk.de/wp-content/uploads/2019/01/20170629_bptk_standpunkt_internet.pdf

Bundespsychotherapeutenkammer. (2018). Videosprechstunde auch für Psychotherapeuten. *BPtK*. https://www.bptk.de/videosprechstunde-auch-fuer-psychotherapeuten-moeglich

Bündnis gegen Cybermobbing. (2022). Cyberlife IV. Spannungsfeld zwischen Faszination und Gefahr Cybermobbing bei Schülerinnen und Schülern. https://www.buendnis-gegen-cybermobbing.de/wp-content/uploads/2022/10/Cyberlife_Studie_2022_endfassung.pdf

Burgess, M. C. R., Stermer, S. P., & Burgess, S. R. (2007). Sex, lies, and video games: the portrayal of male and female characters on video game covers. *Sex Roles, 57*(5–6), 419–433.

Burgoyne, N., & Cohn, A. S. (2020). Lessons from the transition to relational teletherapy during COVID-19. *Family Process,* 59(3), 974–988.

Burke, S. C., Wallen, M., Vail-Smith, K., & Knox, D. (2011). Using technology to control intimate partners: an exploratory study of college undergraduates. *Computers in Human Behavior, 27*(3), 1162–1167.

Bush, N. E., Bosmajian, C. P., Fairall, J. M., et al. (2011). afterdeployment.org: a web-based multimedia wellness resource for the postdeployment military community. *Professional Psychology: Research and Practice,* 42(6), 455–462. https://doi.org/10.1037/a0025038

Bush, N. E., Dobscha, S. K., Crumpton, R., et al. (2015). A virtual hope box smartphone app as an accessory to therapy: proof-of-concept in a clinical sample of veterans. *Suicide and Life-Threatening Behavior,* 45(1), 1–9.

Bush, N. E., Smolenski, D. J., Denneson, L. M., et al. (2017). A virtual hope box: randomized controlled trial of a smartphone app for emotional regulation and coping with distress. *Psychiatric Services, 68*(4), 330–336.

Campbell, J. C., & Glass, N. (2009). Safety planning, danger, and lethality assessment. In C. Mitchell & D. Anglin (Hrsg.). *Intimate partner violence: a health-based perspective* (S. 319–334). Oxford University Press.

Campbell, R., Sanders, T., Scoular, J., et al. (2019). Risking safety and rights: online sex work, crimes and »blended safety repertoires«. *British Journal of Sociology, 70*(4), 1539–1560. https://doi.org/10.1111/1468-4446.12493

Canadian Psychological Association. (2020). Providing psychological services via electronic media. https://cpa.ca/aboutcpa/committees/ethics/psychserviceselectronically

Caritasverband für das Erzbistum Berlin e. V. (2022). [U25] Suizidprävention online. https://www.caritas-berlin.de/spendenundhelfen/spenden/spendenprojekte/kinder-und-jugendliche/u25/u25-berlin

Carl, E., Stein, A. T., Levihn-Coon, A., et al. (2019). Virtual reality exposure therapy for anxiety and related disorders: a meta-analysis of randomized controlled trials. *Journal of Anxiety Disorders, 61,* 27–36. https://doi.org/10.1016/j.janxdis.2018.08.003

Carlbring, P., Andersson, G., Cuijpers, P., et al. (2018). Internet-based vs. face-to-face cognitive behavior therapy for psychiatric and somatic disorders: an updated systematic review and meta-analysis. *Cognitive Behaviour Therapy, 47*(1), 1–18. https://doi.org/10.1080/16506073.2017.1401115

Carlin, A., Hoffman, H., & Weghorst S. (1997). Virtual reality and tactile augmentation in the treatment of spider phobia: a case report. *Behaviour Research and Therapy,* 35(2): 153–158. doi: 10.1016/s0005-7967(96)00085-x

Carpenter, K. M., Stoner, S. A., Schmitz, K., et al. (2014). An online stress management workbook for breast cancer. *Journal of Behavioral Medicine,* 37(3), 458–468. https://doi.org/10.1007/s10865-012-9481-6

Cavett, A. M., & Drewes, A. A. P. (2012). Play applications and trauma-specific components. In J. A. Cohen, A. P. Mannarino, & E. Deblinger (Hrsg.), *Trauma-focused CBT for children and adolescents: treatment applications* (S. 124–148). Guilford Press.

Cernvall, M., Sveen, J., Bergh Johannesson, K., & Arnberg, F. (2018). A pilot study of user satisfaction and perceived helpfulness of the Swedish version of the mobile app PTSD Coach. *European Journal of Psychotraumatology, 9*(Suppl. 1), 1472990.

Chakraborty K., & Neuwirth, C. (2020). Chapter 13: Internet, Gesetze und Penisportraits – Wie sich @antiflirting2 gegen ungefragte Dickpics stark machen. https://vangardist.com/news-article/chapter-13-internet-gesetze-und-penisportraits-wie-sich-antiflirting2-gegen-ungefragte-dickpics-stark-machen

Champion, A., Oswald, F., Khera, D. S., & Pedersen, C. (2022). Examining the gendered impacts of technology-facilitated sexual violence: a mixed methods approach. *Archives of Sexual Behavior, 51*(3), 1607–624. https//doi.org/10.1007/s10508-021-02226-y

Charnock, D. (1998). *The DISCERN handbook. Quality criteria for consumer health information on treatment choices.* University of Oxford and The British Library, 7–51.

Charnock, D., & Shepperd, S. (2004). Learning to DISCERN online: applying an appraisal tool to health websites in a workshop setting. *Health Education Research, 19*(4), 440–446.

Charsky, D. (2010). From edutainment to serious games: a change in the use of game characteristics. *Games and Culture, 5*(2), 177–198. https://doi.org/10.1177/ 1555412009354727

Chatterjee, J., & Dethlefs, N. (2023). This new conversational AI model can be your friend, philosopher, and guide … and even your worst enemy. *Patterns, 4*(1), 100676.

Checa, D., Bustillo, A. (2020). A review of immersive virtual reality serious games to enhance learning and training. *Multimedia Tools and Applications, 79*, 5501–5527. https://doi.org/10.1007/s11042-019-08348-9

Chen, J. I., Smolenski, D. J., Dobscha, S. K., et al. (2018). Correlates of mental health smartphone application use among patients with suicidal ideation. *Journal of Technology in Human Services, 36*(4), 191–207.

Choi, E. P. H., Wong, J. Y. H., & Fong, D. Y. T. (2018). An emerging risk factor of sexual abuse: the use of smartphone dating applications. *Sexual Abuse, 30*(4), 343–366.

Christensen, H., Griffiths, K. M., & Evans, K. (2002). E-mental health in Australia: implications of the internet and related technologies for policy. Information Strategy Committee discussion paper (Volume 3). Commonwealth Department of Health and Ageing, Canberra, Australia. https://pdfs.semanticscholar.org/891b/2e4683f4ffa4c45e5025a4f566d9d9860f6b.pdf

Chu, X. W., Fan, C. Y., Lian, S. L., & Zhou, Z. K. (2019). Does bullying victimization really influence adolescents' psychosocial problems? A three-wave longitudinal study in China. *Journal of Affective Disorders, 246,* 603–610. https://doi.org/10.1016/j.jad.2018.12.103

Church, T. E. (2009). Returning veterans on campus with war related injuries and the long road back home. *Journal of Postsecondary Education and Disability, 22*(1), 43–52.

Cifuentes, C. A., Pinto, M. J., Céspedes, N., & Múnera, M. (2020). Social robots in therapy and care. *Current Robotics Report, 1,* 59–74. https://doi.org/10.1007/s43154-020-00009-2

Citron, D. K. (2014). *Hate crimes in cyberspace.* Harvard University Press.

Cobb, C., & Kohno, T. (2017, April). How public is my private life? Privacy in online dating. Proceedings of the 26th International Conference on World Wide Web (S. 1231–1240).

Cohen, J. A., Mannarino, A. P., Deblinger, E., & Goldbeck, L. (2009). *Trauma-fokussierte kognitive Verhaltenstherapie bei Kindern und Jugendlichen.* Springer.

Cohen, L., & Felson, M. (1979). Social change and crime rate trends: a routine activity approach. *American Sociological Review, 44,* 588–608.

Collins, T. J., & Gillath, O. (2012). Attachment, breakup strategies, and associated outcomes: the effects of security enhancement on the selection of breakup strategies. *Journal of Research in Personality, 46*(2), 210–222. https://doi. org/10.1016/j.jrp.2012.01.008

Colon, Y. (1999). Chatte(er)ring through the fingertips: doing group therapy online. http://www.echonyc.com/ women/Issue17/public-colon.html

Connolly, T. M., Boyle, A., MacArthur, E., et al. (2012). A systematic literature review of empirical evidence on computer games and serious games. *Computer & Education,* 59(2), 661–686. https://doi.org/10.1016/j.compedu.2012.03.004

Cooper, A. (1998). Sexuality and the Internet: surfing into the new millenium. *Cyber Psychology & Behavior, 1,* 181–187.

Cordina, A., Jones, E. P, Kumar, R., & Martin, C. P. (2018, 9. Juli). Healthcare consumerism 2018: an update on the journey. *McKinsey & Company.* https://www.mckinsey.com/industries/healthcare-systems-and-services/our-insights/healthcare-consumerism-2018

Cortoni F., Babchishin K. M., Rat, C. (2017). The proportion of sexual offenders who are female is higher than thought: a meta-analysis. *Criminal Justice and Behavior, 44,* 145–162. https://doi.org/10.1177/0093854816658923

Cote, A. C. (2016). »I can defend myself«. Women's strategies for coping with harassment while gaming online. *Games and Culture, 12*(2), 136–155.

Coulson, N. S., Bullock, E., & Rodham, K. (2017). Exploring the therapeutic affordances of self-harm online support communities: an online survey of members. *JMIR Mental Health,* 4(4), e8084.

Courtice, E. L., Czechowski, K., Noorishad, P. G., & Shaughnessy, K. (2021). Unsolicited pics and sexual scripts: gender and relationship context of compliant and non-consensual technology-mediated sexual interactions. *Frontiers in Psychology, 19*(12), 673202. https://doi.org/10.3389/fpsyg.2021.673202

Cripps, J. (2016). Forms of technology-facilitated sexual violence and university women's psychological functioning. [Dissertation, Universität Toronto].

Cross, D., Lester, L., & Barnes, A. (2015). A longitudinal study of the social and emotional predictors and consequences of cyber and traditional bullying victimisation. *International Journal of Public health, 60*(2), 207–217. https://doi.org/10.1007/s00038-015-0655-1

Csef, H. (2019). Cybermobbing. Erscheinungsformen, Epidemiologie, Folgen, Prävention. https://www.kriminalpolizei.de/ausgaben/2019/dezember/detailansicht-dezember/artikel/cybermobbing.html

Cui, L., Liu, Y., Lei, L., & Tan, S. (2010, 16.–17. August). *Relationship variables in online versus face-to-face counseling* [Paper Presentation]. IEE 2nd Symposium Conference Publications, 77–82. http://ieeexplore.ieee.org/xpls/absall.jsp ?arnumber=5607476&tag=1

Cutbush, S., Williams, J., Miller, S., et al. (2012). *Electronic dating aggression among middle school students: demographic correlates and associations with other types of violence.* Poster presented at the American Public Health Association, Annual Meeting and Exposition in San Francisco, CA, 27.–31. Oktober (S. 27–31).

Czerniak, E., Caspi, A., Litvin, M., Amiaz, R., et al. (2016). A novel treatment of fear of flying using a large virtual reality system. *Aerospace Medicine and Human Performance, 87*(4), 411–416. https://doi.org/10.3357/AMHP.4485.2016

Datenschutzgrundverordnung DSGVO (2016). Erwägungsgrund 85 Meldepflicht von Verletzungen an die Aufsichtsbehörde*. https://dsgvo-gesetz.de/erwaegungsgruende/nr-85/ [abgerufen am 09.11.2022].

Davies, J., Lyon, E., & Monti-Catania, D. (1998). *Safety planning with battered women: Complex lives/difficult choices.* Sage Books.

Deblinger, E., Mannarino, A. P., Cohen, J. A., Runyon, et al. (2015). *Child sexual abuse: a primer for treating children, adolescents, and their non-offending parents.* Oxford University Press.

De Burgh, H. T., White, C. J., Fear, N. T., & Iversen, A. C. (2011). The impact of deployment to Iraq or Afghanistan on partners and wives of military personnel. *International Review of Psychiatry, 23*(2), 192–200.

De Looper, M., van Weert, J. C., Schouten, B. C., et al. (2021). The influence of online health information seeking before a consultation on anxiety, satisfaction, and information recall, mediated by patient participation: field study. *Journal of Medical Internet Research, 23*(7), e23670.

DeJonghe, E. S., Bogat, G. A., Levendosky, A. A., & von Eye, A. (2008). Women survivors of intimate partner violence and post-traumatic stress disorder: prediction and prevention. *Journal of Postgraduate Medicine, 54*(4), 294.

Deng, W., Hu, D., Xu, S., et al. (2019). The efficacy of virtual reality exposure therapy for PTSD symptoms: a systematic review and meta-analysis. *Journal of Affective Disorders, 257*, 698–709. https://doi.org/10.1016/j.jad.2019.07.086

DeSmet, A., Van Ryckeghem, D., Compernolle, S., et al. (2014). A meta-analysis of serious digital games for healthy lifestyle promotion. *Preventive Medicine, 69*, 95–107. https://doi.org/10.1016/j.ypmed.2014.08.026

Dettbarn, I. (2015). Skype and the uncanny third. In J. Scharff (Hrsg.), *Psychoanalysis online 2. impact of technology on development, training, and therapy* (S. 15–26). Karnac Books.

Deuber, L. (2020, 14. März). WHO singt Lobeshymnen auf China. *Süddeutsche Zeitung online.* https://www.sueddeutsche.de/politik/coronavirus-china-who-1.4844104

Deutsche Gesellschaft für Psychiatrie und Psychotherapie, Psychosomatik und Nervenheilkunde (DGPPN) (2022). Psyche online – Chancen und Risiken der Digitalisierung. https://www.dgppn.de/schwerpunkte/e-mental-health.html

Deutsche Psychotherapeutenvereinigung. (2020). Umfrage Psychotherapeutische Videobehandlung. (Online). https://www. deutschepsychotherapeutenvereinigung. de/index. php.

Deutschland sicher im Netz (o. J.). Cyber-Stalking – kompetent kontern. https://www.sicher-im-netz.de/cyber-stalking-kompetent-kontern

Dick, R. N., McCauley, H. L., Jones, K. A., et al. (2014). Cyber dating abuse among teens using school-based health centers. *Pediatrics, 134*(6), e1560-e1567.

Die Bundesregierung. (2022). Auswertung der Polizeilichen Kriminalstatistik. Polizei erfasst mehr der Fälle von Kinderpornografie.

Die Initiative. (2022). Surf-Fair – Schluss mit Cybermobbing! *Trainings- und Präventionsprogramm zur Förderung von Medienkompetenz in 5. bis 7. Klassen. https://www.dieinitiative.de/steckbrief-schule/surf-fair-schluss-mit-cybermobbing

Diener, E. (2020, 29. Januar). Spekulation um Coronavirus: Ist es einem Labor entwichen? *Medinside.* https://www.medinside.ch/de/post/spekulation-um-coronavirus-ist-es-einem-labor-entwichen

Dietz, T. L. (1998). An examination of violence and gender role portrayals in video games: implications for gender socialization and aggressive behavior. *Sex Roles, 38*(5/6), 425–442.

Difede, J., Cukor, J., Jayasinghe, N., et al. (2007). Virtual reality exposure therapy for the treatment of posttraumatic stress disorder following September 11, 2001. *Journal of Clinical Psychiatry, 68*(11), 1639–1647.

Difede, J., & Hoffman, H. G. (2002). Virtual reality exposure therapy for World Trade Center Post-traumatic Stress Disorder: a case report. *Cyberpsychology & Behavior*, 5(6), 529–535. https://doi.org/10.1089/109493102321018169

Dill, K. E., Gentile, D. A., Richter, W. A., & Dill, J. C. (2005). Violence, sex, race, and age in popular video games: a content analysis. In E. Cole & Daniel J. H. (Hrsg.), *Featuring females: feminist analyses of media* (S. 115–130). American Psychological Association.

Dill, K. E., & Thill, K. P. (2007). Video game characters and the socialization of gender roles: Young people's perceptions mirror sexist media depictions. *Sex Roles, 57*, 851–864.

Domhardt, M., Ebert, D. D., & Baumeister, H. (2018). Internet- und mobile-basierte Interventionen. In C.-W. Kohlmann, C. Salewski, & M. A. Wirtz (Hrsg.), *Psychologie in der Gesundheitsförderung* (S. 397–410). Hogrefe.

Domhardt, M., Ebert, D. D., & Baumeister, H. (2021). Internet- und mobile-basierte Interventionen im Kindes- und Jugendalter. In J. Fegert, P. Plener, M. Kaess et al. (Hrsg.), *Psychiatrie und Psychotherapie des Kindes- und Jugendalters* (S. 1–12). Springer. https://link.springer.com/referenceworkentry/10.1007/978-3-662-49289-5_70-1

Donker, T., Cornelisz, I., van Klaveren, C., et al. (2019). Effectiveness of self-guided app-based virtual reality cognitive behavior therapy for acrophobia: a randomized clinical trial. *JAMA Psychiatry, 76*(7), 682–690. https://doi.org/10.1001/jamapsychiatry.2019.0219

Dooley, J. J., Shaw, T., & Cross, D. (2012). The association between the mental health and behavioural problems of students and their reactions to cyber-victimization. *European Journal of Developmental Psychology, 9*(2), 275–289.

Döring, N. (2003). Sex im Internet: (k)ein Thema für die Klinische Psychologie? In R. Ott & C. Eichenberg (Hrsg.), *Klinische Psychologie und Internet. Potentiale für klinische Praxis, Intervention, Psychotherapie und Forschung* (S. 271–291). Hogrefe.

Dörner, R., Göbel, S., Effelsberg, W., & Wiemeyer, J. (2016a). Introduction. In R. Dörner, S. Göbel, W. Effelsberg, & J. Wiemeyer (Hrsg.), *Serious Games. Foundations, Concepts and Practice* (S. 1–34). Springer. https://doi.org/10.1007/978-3-319-40612-1

Dörner, R., Göbel, S., Effelsberg, W., & Wiemeyer, J. (2016b). *Serious games.* Springer.

Dorninger-Bergner, B. (2019, 21. Juni). Umgang mit Traumata in der Onlineberatung. Fachtagung Online-Beratung. https://www.dioezese-linz.at/dl/tNMtJKJKkMlKmJqx4KLJK/Umgang_mit_Traumata_in_der_Onlineberatung-Sandra_Ger__pdf

Doubek, J. (2019, 13. Februar). Americans Lost $ 143 Million in online relationship scams last year. NPR.org. https://www.npr.org/2019/02/13/694171341/americans-lost-143-million-in-online-relationship-scams-last-year.

Douglas, D. M. (2016). Doxing: a conceptual analysis. *Ethics and Information Technology, 18*(3), 199–210.

Downs, E., & Smith, S. L. (2010). Keeping abreast of hypersexuality: a video game character content analysis. *Sex Roles, 62*(11–12), 721–733.

Drago, A., Winding, T. N., & Antypa, N. (2016). Videoconferencing in psychiatry, a meta-analysis of assessment and treatment. *European Psychiatry, 36,* 29–37. https://doi.org/10.1016/j.eurpsy.2016.03.007

Duerksen, K. N., & Woodin, E. M. (2021). Cyber dating abuse victimization: Links with psychosocial functioning. *Journal of Interpersonal Violence, 36*(19–20), NP10077-NP10105.

Dugdale, S., Elison-Davies, S., Semper, H., et al. (2019). Are computer-based treatment programs effective at reducing symptoms of substance misuse and mental health difficulties within adults? A systematic review. *Journal of Dual Diagnosis, 15*(4), 291–311. https://doi.org/10.1080/15504263.2019.1652381

Dursun, A. (2020, 22. März). Bootleg alcohol kills 194 people in Iran. *Anadolu Agency*. https://www.aa.com.tr/en/middle-east/bootleg-alcoholkills-194-people-in-iran/1774565

Eaton, K. M., Hoge, C. W., Messer, S. C., et al. (2008). Prevalence of mental health problems, treatment need, and barriers to care among primary care-seeking spouses of military service members involved in Iraq and Afghanistan deployments. *Military Medicine, 173*(11), 1051–1056.

Ebert, D. D., Van Daele, T., Nordgreen, T., et al. (2018). Internet- and mobile-based psychological interventions: applications, efficacy, and potential for improving mental health: a report of the EFPA E-Health Taskforce. *European Psychologist, 23*(2), 167–187. https://doi.org/10.1027/1016-9040/a000318

Ebner-Priemer, U. W., Mühlbauer, E., Neubauer, A. B., et al. (2020). Digital phenotyping: towards replicable findings with comprehensive assessments and integrative models in bipolar disorders. *International Journal of Bipolar Disorders, 8*(1), 1–9.

Economides, M., Martman, J., Bell, M. J., & Sanderson, B. (2018). Improvements in stress, affect, and irritability following brief use of a mindfulness-based smartphone app: a randomized controlled trial. *Mindfulness, 9*(5), 1584–1593.

Eden, K. B., Perrin, N. A., Hanson, G. C., et al. (2015). Use of online safety decision aid by abused women: effect on decisional conflict in a randomized controlled trial. *American Journal of Preventive Medicine, 48*(4), 372–383.

Edwards, K. M., & Gidycz, C. A. (2014). Stalking and psychosocial distress following the termination of an abusive dating relationship: a prospective analysis. *Violence Against Women, 20*(11), 1383–1397.

Eichenberg, C. (1998). In der virtuellen Welt – Selbstdarstellung im Internet. In L. Janssen (Hrsg.), *Auf der virtuellen Couch – Selbsthilfe, Therapie und Beratung im Internet* (S. 186–199). Psychiatrie-Verlag.

Eichenberg, C. (2006). Sexueller Kindesmissbrauch und Internet: Zwischen Prävention und Kriminalität. *Zeitschrift für Psychotraumatologie, 4*, 57–72.

Eichenberg, C. (2007). Der Einsatz von »virtuellen Realitäten« in der Psychotherapie: Ein Überblick zum Stand der Forschung. *Psychotherapeut, 52*(5), 362–367.

Eichenberg, C. (2014a, 10. Mai). *Klinisch-psychologische Interventionen im Internet: Zentrale forschungs- und praxisrelevante Fragen.* Vortrag auf der Veranstaltung der Psychotherapeutenkammer Berlin »Psychotherapie online: Ein Konzept der Zukunft?« in Berlin [Broschüre]. https://www.psychotherapeutenkammer-berlin.de/system/files/va_online_therapie_10.05.2014_foliensatz_gesamt.pdf

Eichenberg, C. (2014b). Online-Foren für junge Menschen mit selbstschädigenden Problematiken: Pro-Ana-Blogs, Suizid-Boards und Foren zu selbstverletzendem Verhalten. In T. Porsch & S. Pieschl (Hrsg.). *Neue Medien und deren Schatten: Mediennutzung, Medienwirkung und Medienkompetenz* (S. 245–274). Hogrefe.

Eichenberg, C. (2015). Internetsucht. In E. Brähler & H.-W. Hoefert (Hrsg.), Lexikon der Modernen Krankheiten – Phänomene, Gefahren, Irrtümer (S. 236–240). MWV.

Eichenberg, C. (2017). E-Mental Health-Anwendungen bei PTBS und anderen Traumafolgestörungen Psychotherapie [Präsentation]. Workshop auf dem 6. Psychotraumakolloquium der Bundeswehr, Berlin.

Eichenberg, C. (2019). E-Mental Health Anwendungen für depressive und suizidale Menschen: eine Übersicht. *Psychotherapie Forum, 23*, 111–119. https://doi.org/10.1007/s00729-019-00123-3

Eichenberg, C. (2020). Robotik in der Psychotherapie: anwendungsfelder – Effektivität – Praxisbeispiele. In M. C. Bauer & L. Deinzer (Hrsg.), *Bessere Menschen? Technische und ethische Fragen in der transhumanistischen Zukunft* (S. 97–125). Springer.

Eichenberg, C. (2021). Onlinepsychotherapie in Zeiten der Coronapandemie. *Psychotherapeut, 66*(3), 195–202.

Eichenberg, C. (2022). *Möglichkeiten der Nutzung und Bewertung von Virtual-Reality-Anwendungen in der Psychotherapie.* Präsentation in der Online-Fortbildungsreihe »Digitalisierung und ihre Anwendungen in der Psychotherapie« der Bundespsychotherapeutenkammer am 16. September.

Eichenberg, C., & Aden, J. (2015). Onlineberatung bei Partnerschaftskonflikten und psychosozialen Krisen. *Psychotherapeut, 60*(1), 53–63. https://doi.org/10.1007/s00278-014-1092-y

Eichenberg, C., & Auersperg, F. (2015). Selbstmedikation: Wunsch nach Selbstbestimmtheit. *Deutsches Ärzteblatt, 14*, 75.

Eichenberg, C., & Auersperg, F. (2018). *Chancen und Risiken digitaler Medien für Kinder und Jugendliche.* Hogrefe.

Eichenberg, C., Blokus, G., & Malberg, D. (2013). Evidenzbasierte Patienteninformationen im Internet – Eine Studie zur Qualität von Websites zur Posttraumatischen Belastungsstörung. *Zeitschrift für Psychiatrie, Psychologie und Psychotherapie, 61*(4), 263–271.

Eichenberg, C., & Ebert, S. (2008). Die Darstellung von Opfern und Tätern von Gewaltverbrechen in öffentlichen Medien – Ergebnisse einer Inhaltsanalyse und einer experimentellen Studie. *Zeitschrift für Psychotraumatologie, Psychotherapiewissenschaft und Psychologische Medizin, 6*(1), 47–68.

Eichenberg, C., Feige, S.-C., & Schneider, R. (2022). *(Re-)Traumatisiert das Setzen eines MeToo-Hashtags nach sexuellem Missbrauch? Eine Online-Befragungsstudie.* Vortrag auf dem Deutschen Kongress für Psychosomatische Medizin und Psychotherapie, 22.–24. 06., Berlin.

Eichenberg, C., Flümann, A., & Hensges, K. (2011). Pro-Ana-Foren im Internet. *Psychotherapeut, 56*(6), 492–500.

Eichenberg, C., Grabmayer, G., & Green, N. (2016). Acceptance of serious games in psychotherapy: an inquiry into the stance of therapists and patients. *Telemedicine Journal and E-Health, 22*(11), 945–951.
Eichenberg, C., & Harm, S. (2008). Der Umgang von Funktionsträgern und Hilfseinrichtungen mit traumatisierten Menschen: Was sind förderliche und hinderliche Faktoren für die Traumabewältigung? *Zeitschrift für Psychotraumatologie, Psychotherapiewissenschaft und Psychologische Medizin, 6*(3), 65–82.
Eichenberg, C., & Herzberg, P. Y. (2016). Do therapists google their patients? A survey among psychotherapists. *Journal of Medical Internet Research, 18*(1), e4306.
Eichenberg, C., & Hübner, L. (2017). Selbstmedikation, Gesundheit und Internetbestellung – eine Online-Befragungsstudie. *Gesundheitswesen, 2,* 80–85.
Eichenberg, C., & Hübner, L. (2018). Psychoanalyse via Internet. *Psychotherapeut, 63*(4), 283–290.
Eichenberg, C., & Hübner, L. (2019). Onlineinterventionen bei psychischen Erkrankungen: Zur Qualität der Beziehung. *Deutsches Ärzteblatt, 18,* 516.
Eichenberg, C., Huss, J., & Küsel, C. (2020). Online dating: modern options of searching for a partner and its implications for psychotherapy. In A. Abela, S. Suela & S. Piscopo (Hrsg.), *Couple relationships in a global context. understanding love and intimacy across cultures* (S. 261–278). Springer.
Eichenberg, C., Khamis, M., & Hübner, L. (2019). The attitudes of therapists and physicians on the use of sex robots in sexual therapy: online survey and interview study. *Journal of Medical Internet Research, 21*(8), e13853.
Eichenberg, C., & Kienzle, K. (2013). Psychotherapeuten und Internet. *Psychotherapeut, 58*(5), 485–493.
Eichenberg, C., & Kühne, S. (2014). Einführung Onlineberatung und -therapie: Grundlagen, Interventionen und Effekte der Internetnutzung. UTB.
Eichenberg, C., & Küsel, C. (2016). Zur Wirksamkeit von Online-Beratung und Online-Psychotherapie. Resonanzen. *E-Journal für biopsychosoziale Dialoge in Psychosomatischer Medizin, Psychotherapie, Supervision und Beratung, 4*(2), 93–107.
Eichenberg, C., & Küsel, C. (2017). E-Mental health: Potenzielle Grenzverletzungen. *Deutsches Ärzteblatt, Ausgabe PP, 12,* 590–592.
Eichenberg, C., & Malberg, D. (2011). Internet und sexuelle Gewalt: zwischen Hilfsangeboten und virtuellen Übergriffen. *Zeitschrift für Psychotraumatologie, Psychotherapiewissenschaft und Psychologische Medizin, 1,* 21–35.
Eichenberg, C., & Malischnig, D. (2022). E-Mental Health Anwendungen im Bereich der Suchttherapie. *SuchtMagazin, 48*(6), 6–14.
Eichenberg, C., Piening, K., & van Loh, J. (2022). Exploration und Berücksichtigung von Medienproblemen in der Psychotherapie von Erwachsenen: Eine Online-Befragung von Psychotherapeut*innen. *Zeitschrift für*

Psychosomatische Medizin und Psychotherapie, 68(1). https://doi.org/10.13109/zptm.2022.68.1.24

Eichenberg, C., Roffler, R., & Wutka, B. (2011). Internet und Selbsthilfe im Jugendalter: Potenziale und Gefahren aus psychologischer Perspektive. *Zeitschrift für Psychotraumatologie, Psychotherapiewissenschaft und Psychologische Medizin, 9*(4), 67–81.

Eichenberg, C., & Schott, M. (2017). An empirical analysis of Internet message boards for self-harming behavior. *Archives of Suicide Research, 21*(4), 672–686.

Eichenberg, C., & Schott, M. (2019). Use of web-based health services in individuals with and without symptoms of hypochondria: survey study. *Journal of Medical Internet Research, 21*(6), e10980.

Eichenberg, C., & Senf, W. (2019). *Einführung Klinische Psychosomatik.* UTB.

Eichenberg, C., & Stetina, B. U. (2015). Risiken und Nebenwirkungen in der Online-Therapie. *Psychotherapie im Dialog, 4,* 56–60.

Eichenberg, C., & Streeck, U. (2004). Narzissmus und Internet. *PiD – Psychotherapie im Dialog, 5*(03), 307–308.

Eichenberg, C., Strobl, L., Jaeger, T., et al. (2022). Comparison of attitudes to media representation of mental illness between journalists and mental health professionals in Russia with German-speaking countries of Switzerland, Germany, and Austria. *International Journal of Social Psychiatry.* https://doi.org/10.1177/00207640221141589

Eichenberg, C. & Wolters, C. (2012). Virtual realities in the treatment of men-tal disorders: a review of the current state of research. In C. Eichenberg (Hrsg.), *Virtual reality* (S. 35–64). InTech.

Eichenberg, C., & Wolters, C. (2013). Differenzielle Indikationen des Einsatzes moderner Medien in der Traumatherapie. *Zeitschrift für Psychotraumatologie, Psychotherapiewissenschaft und Psychologische Medizin, 11*(2), 7–19.

Eichenberg, C., & Wolters, C. (2014). Cyberchondrie oder »Der eingebildete Kranke 2.0«. *hautnah dermatologie, 30*(1), 18–24.

Eichenberg, C., Wolters, C., & Brähler, E. (2013). The internet as a mental health advisor in Germany – results of a national survey. *PloS one, 8*(11), e79206.

Eichenberg, C., & Zimmermann, P. (2017). *Einführung Psychotraumatologie.* UTB.

Eichstaedt, J. C., Smith, R. J., Merchant, R. M., et al. (2018). Facebook language predicts depression in medical records. *Proceedings of the National Academy of Sciences of the United States of America, 115,* 11203–11208. https://doi.org/10.1073/pnas.1802331115

Eickmeier, F. (2018). Der rechtliche Rahmen für Datenschutz bei E-Health. In C. Bauer, M. Eckard & F. Eickmeier (Hrsg.), *E-Health Datenschutz und Datensicherheit. Herausforderungen und Lösungen im IOT-Zeitalter* (S. 45–73). Springer.

Ellis, L. A., Meulenbroeks, I., Churruca, K., Pomare, C., et al. (2021). The application of e-mental health in response to COVID-19: scoping review and bibliometric analysis. *JMIR Mental Health, 8*(12), e32948.

Emmelkamp, P. M., Krijn, M., Hulsbosch, A. M., et al. (2002). Virtual reality treatment versus exposure in vivo: a comparative evaluation in acrophobia. *Behaviour Research and Therapy, 40*(5), 509–516. https://doi.org/10.1016/s0005-7967(01)00023-7

Endendijk, J. J., Tichelaar, H. K., Deen, M., & Deković, M. (2021). Vil Du?! incorporation of a serious game in therapy for sexually abused children and adolescents. *Child Adolescent Psychiatry and Mental Health, 15*(25), 1–13. https://doi.org/10.1186/s13034-021-00377-3

Enggasser, J. L., Livingston, N. A., Ameral, V., et al. (2021). Public implementation of a web-based program for veterans with risky alcohol use and PTSD: a RE-AIM evaluation of VetChange. *Journal of Substance Abuse Treatment, 122,* 108242.

Engelhardt, E. (2018). Online-Beratung. https://www.socialnet.de/lexikon/Onlineberatung

Engelhardt, E., & Gerner V. (2017). Einführung in die Onlineberatung per Video. *e-beratungsjournal.net, 13*(1), 18–29.

Engelhardt, E., & Engels, S. (2021). Einführung in die Methoden der Videoberatung. *e-beratungsjournal.net, 16*(1), 9–27.

Engelhardt, E., & Piekorz, K. (2022). Einführung in die Onlineberatung per Messenger. *e-beratungsjournal.net, 18*(1), 18–33.

Engelhardt, T., & Weiss, M. (2012). A child with a difficult airway: what do I do next? *Current Opinion in Anesthesiology, 25*(3), 326–332.

Entertainment Software Association. (2019). Essential fact about the computer and video game industry. https://www.theesa.com/wp-content/uploads/2019/05/2019-Essential-Facts-About-the-Computer-and-Video-Game-Industry.pdf

Epple, C. (2020). Fünf Überraschungen, die Psychotherapeut:innen mit Virtual Reality erleben. https://www.virtuallytheremedia.com/post/fuenf-ueberraschungen-die-psychotherapeuten-mit-virtual-reality-erleben

Eshuis, L. V., van Gelderen, M. J., van Zuiden, M., et al. (2021). Efficacy of immersive PTSD treatments: a systematic review of virtual and augmented reality exposure therapy and a meta-analysis of virtual reality exposure therapy. *Journal of Psychiatric Research, 143,* 516–527. https://doi.org/10.1016/j.jpsychires.2020.11.030

Etzelmueller, A., Radkovsky, A., Hannig, W., et al. (2018). Patient's experience with blended video- and internet based cognitive behavioural therapy service in routine care. *Internet Interventions, 12,* 165–175. https://doi.org/10.1016/j.invent.2018.01.003

Europäische Union. (2016). Erwägungsgrund 85. Meldepflicht von Verletzungen an die Aufsichtsbehörde (DSGVO, 85/1). https://dsgvo-gesetz.de/erwaegungsgruende/nr-85/

European Commission. (2003). Ministerial Declaration. http://ec.europa.eu/information_society/eeurope/ehealth/conference/2003/doc/min_dec_22_may_03.pdf

Eyuboğlu, M., Eyuboğlu, D., Pala, S. C., et al. (2021). Traditional school bullying and cyberbullying: Prevalence, the effect on mental health problems and self-harm behavior. *Psychiatry Research, 297*, 113730. https://doi.org/10.1016/j.psychres.2021.113730

Fairburn, C. G., Allen, E., Bailey-Straebler, S., et al. (2017). Scaling up psychological treatments: a countrywide test of the online training of therapists. *Journal of Medical Internet Research, 19*(6), e7864.

Faller, S. (2022, 16. März). Sexuelle Belästigung im Internet: Diese »Flirt«-Nachrichten sind nicht harmlos! *Desired*. https://www.desired.de/liebe/dating/antiflirting-sexuelle-belaestigung-internet-beispiele

Farley, S., Coyne, I., Sprigg, C., et al. (2015). Exploring the impact of workplace cyberbullying on trainee doctors. *Medical Education, 49*(4), 436–443. https://doi.org/10.1111/medu.12666

Favarel-Garrigues, G., Tanner, S., & Trottier, D. (2020). Introducing digital vigilantism. *Global Crime, 21*(3–4), 189–195.

Finkelhor, D., Turner, H., & Colburn, D. (2022). Prevalence of online sexual offenses against children in the US. *JAMA Network Open, 5*(10), e2234471. https://doi.org/10.1001/jamanetworkopen.2022.34471

Finn, J. (2004). A survey of online harassment at a university campus. *Journal of Interpersonal Violence, 19*, 468–483.

Firth, J., Torous, J., Nicholas, J., et al. (2017). The efficacy of smartphone-based mental health interventions for depressive symptoms: a meta-analysis of randomized controlled trials. *World Psychiatry, 16*(3), 287–298.

Fischer, G. (1996). Dialektik der Veränderung in Psychoanalyse und Psychotherapie. Modell, Theorie und systematische Fallstudie. Asanger.

Fischer, G. (2000a). *KÖDOPS – Kölner Dokumentationssystem für Psychotherapie und Traumabehandlung*. Deutsches Institut für Psychotraumatologie.

Fischer, G. (2000b). *Mehrdimensionale psychodynamische Traumatherapie MPTT. Manual zur Behandlung psychotraumatischer Störungen*. Asanger.

Fischer, G., & Angenendt, G. (2005). Bibliographisches Material als Hilfe zur Selbsthilfe in der Behandlung akuttraumatisierter Patienten. *Zeitschrift für Psychotraumatologie & Psychologische Medizin, 3*, 29–47.

Fischer, G., & Fäh, M. (1998). *Sinn und Unsinn in der Psychotherapieforschung*. Psychosozial Verlag.

Fischer, G., Klein, A., & Orth, A. (2012). *Vom Opfer zum Täter: Traumafokussiertes Profiling in Diagnostik und Prävention*. Asanger.

Fischer, G., & Nathan, R. (2002). Diagnose der Psychodynamik bei Störungsbildern mit psychotraumatischer Ätiologie. *Psychotraumatologie, 3*(1), 28.

Fischer, G., & Riedesser, P. (2009). *Lehrbuch der Psychotraumatologie* (4., aktualisierte erw. Aufl.). Reinhardt.

Fitzpatrick, K. K., Darcy, A., & Vierhile, M. (2017). Delivering cognitive behavior therapy to young adults with symptoms of depression and anxiety using a fully automated conversational agent (Woebot): a randomized controlled trial. *JMIR Mental Health, 4*(2), e7785.

Flach, R. M., & Deslandes, S. F. (2017). Cyber dating abuse in affective and sexual relationships: a literature review. *Cadernos de Saude Publica, 33*(7), e00138516.

Flatten, G., Gast, U., Hofmann, A., Knaevelsrud, C., et al. (2011). S3-Leitlinie Posttraumatische Belastungsstörung ICD-10: F43.1. *Trauma & Gewalt, 3,* 202–211.

Fleming, T. M., Bavin, L., Stasiak, K., et al. (2017). Serious games and gamification for mental health: Current status and promising directions. *Frontiers in Psychiatry, 7,* 215. https://doi.org/10.3389/fpsyt.2016.00215

Fleming, T. M., de Beurs, D., Khazaal, Y., et al. (2016). Maximizing the impact of e-therapy and serious gaming: time for a paradigm shift. *Frontiers in Psychiatry, 7,* 65. https://doi.org/10.3389/fpsyt.2016.00065

Fletcher, J. (2012, 4. Juni). Sexual harassment in the world of video gaming. BBC News Magazine.

Fliß, C., & Igney, C. (2008). *Handbuch Trauma und Dissoziation.* Pabst Science Publishers.

Flückiger, C., Del Re, A. C., Wampold, B. E., & Horvath, A. O. (2018). The alliance in adult psychotherapy: a meta-analytic synthesis. *Psychotherapy, 55*(4), 316–340. https://doi.org/10.1037/pst0000172

Focus online (2020, 12. März). Coronavirus: Deutschen Intensivstationen droht der Kollaps. https://www.focus.de/gesundheit/arzt-klinik/kommentar-zur-sars-cov-2-pandemie-coronavirus-deutschen-intensivstationen-droht-der-kollaps_id_11762875.html

Fodor, L. A., Coteţ, C. D., Cuijpers, P., et al. (2018). The effectiveness of virtual reality based interventions for symptoms of anxiety and depression: a meta-analysis. *Scientific Reports, 8*(1), 10323. https://doi.org/10.1038/s41598-018-28113-6

Foo, L., & Margolin, G. (1995). A multivariate investigation of dating aggression. *Journal of Family Violence, 10*(4), 351–377.

Ford, J. D., & Courtois, C. A. (Hrsg.) (2020). *Treating complex traumatic stress disorders in adults: scientific foundations and therapeutic models* (2. Aufl.). The Guilford Press.

Fox, J., Bailenson, J. N., & Tricase, L. (2013). The embodiment of sexualized virtual selves: the Proteus effect and experiences of self-objectification via avatars. *Computers in Human Behavior, 29*(3), 930–938.

Fox, J., & Tang, W. Y. (2014). Sexism in online video games: The role of conformity to masculine norms and social dominance orientation. *Computers in Human Behavior, 33,* 314–320.

Franklin, J. C., Fox, K. R., Franklin, C. R., et al. (2016). A brief mobile app reduces nonsuicidal and suicidal self-injury: evidence from three randomized controlled trials. *Journal of Consulting and Clinical Psychology, 84*(6), 544.

Fredman, L. A. (2018). Not just a game: sexual toxicity in online gaming hurts women. [Dissertation, Universität Austin].

Freedman, G., Powell, D. N., Le, B., & Williams, K. D. (2019). Ghosting and destiny: implicit theories of relationships predict beliefs about ghosting. *Journal of Social and Personal Relationships, 36*(3), 905–924.

Freeman, D., Lambe, S., Kabir, T., et al. (2022). Automated virtual reality therapy to treat agoraphobic avoidance and distress in patients with psychosis (gameChange): a multicentre, parallel-group, single-blind, randomised, controlled trial in England with mediation and moderation analyses. *The Lancet Psychiatry, 9*(5), 375–388. https://doi.org/10.1016/S2215-0366(22)00060-8

Frey, M., Mazziotta, A., & Rohmann, A. (2022). Wie kann Online-Selbsthilfe Menschen mit Traumafolgestörungen unterstützen? *Trauma & Gewalt, 16*(2), 144–158.

Friedmann, F., Santangelo, P., Ebner-Priemer, U., et al. (2020). Life within a limited radius: investigating activity space in women with a history of child abuse using global positioning system tracking. *PloS one, 15*(5), e0232666. https://doi.org/10.1371/journal.pone.0232666

Gaebel, W., Lukies, R., Kerst, A., et al. (2020). Upscaling e-mental health in Europe: a six-country qualitative analysis and policy recommendations from the eMEN project. *European Archives of Psychiatry and Clinical Neuroscience*. https://doi.org/10.1007/ s00406-020-01133-y

Gallagher, R. J., Stowell, E., Parker, A. G., & Foucault Welles, B. (2019). Reclaiming stigmatized narratives: The networked disclosure landscape of #MeToo. *Proceedings of the ACM on Human-Computer Interaction, 3*(CSCW), 1–30.

Garandeau, C. F., Vartio, A., Poskiparta, E., & Salmivalli, C. (2016). School bullies' intention to change behavior following teacher interventions: effects of empathy arousal, condemning of bullying, and blaming of the perpetrator. *Prevention Science, 17*(8), 1034–1043. https://doi.org/10.1007/s11121-016-0712-x

García-Palacios, A., Botella, C., Hoffman, H., & Fabregat, S. (2007). Comparing acceptance and refusal rates of virtual reality exposure vs. in vivo exposure by patients with specific phobias. *Cyberpsychology & Behavior, 10*(5), 722–724. https://doi.org/10.1089/cpb.2007.9962

Gassó, A. M., Klettke, B., Agustina, J. R., & Montiel, I. (2019). Sexting, mental health, and victimization among adolescents: a literature review. *International Journal of Environmental Research and Public Health, 16*(13), 2364.

Gebhardt, T., Briken, P., Tozdan, S., & Schröder, J. (2022). Typen und Strategien von Täterinnen bei sexuellem Kindesmissbrauch. *Forensische Psychiatrie, Psychologie, Kriminologie, 16*, 34–41. https://doi.org/10.1007/s11757-021-00695-4

Gee, J. P. (2003). What video games have to teach us about learning and literacy. *Computers in Entertainment, 1*(1), 20. https://doi.org/10.1145/950566.950595

Gega, L., Marks, I., & Mataix-Cols, D. (2004). Computer-aided CBT self-help for anxiety and depressive disorders: experience of a London clinic and future directions. *Journal of Clinical Psychology, 60*(2), 147–157.

Gerardi, M., Rothbaum, B. O., Ressler, K., et al. (2008). Virtual reality exposure therapy using a virtual Iraq: Case report. *Journal of Traumatic Stress, 21*, 209–213.

Gerke, S., Stern, A. D., & Minssen, T. (2020). Germany's digital health reforms in the COVID-19 era: lessons and opportunities for other countries. *NPJ Digital Medicine, 3*, 94. https://doi.org/10.1038/s41746-020-0306-7

Gestos, M., Smith-Merry, J., & Campbell, A. (2018). Representation of women in video games: a systematic review of literature in consideration of adult female wellbeing. *Cyberpsychology, Behavior, and Social Networking*. https://doi.org/10.1089/cyber.2017.0376

Gieselmann, J. (2021). *Platform investment incentives: dating and fake profiles*. 4th Doctoral Workshop on The Economics of Digitization, Online Event, May 18–19.

GKV Spitzenverband. (2022). Fokus: Digitale Gesundheitsanwendungen (DiGA). https://www.gkv-spitzenverband.de/gkv_spitzenverband/presse/fokus/fokus_diga.jsp

Glass, N., Clough, A., Case, J., et al. (2015). A safety app to respond to dating violence for college women and their friends: the MyPlan study randomized controlled trial protocol. *BMC Public Health, 15*(1), 1–13.

Glass, N. E., Clough, A., Messing, J. T., et al. (2021). Longitudinal impact of the myPlan app on health and safety among college women experiencing partner violence. *Journal of Interpersonal Violence*, 0886260521991880.

Glass, N. E., Perrin, N. A., Hanson, G. C., et al. (2017). The longitudinal impact of an internet safety decision aid for abused women. *American Journal of Preventive Medicine, 52*(5), 606–615.

Göbel, S. (2016). Serious games application examples. In R. Dörner, S. Göbel, W. Effelsberg, & J. Wiemeyer (Hrsg.), *Serious games* (S. 319–405). Springer. https://doi.org/10.1007/978-3-319-40612-1

Göbel, S., Gutjahr, M., & Steinmetz, R. (2011). What makes a good serious game – conceptual approach towards a metadata format for the description and evaluation of serious games. In D. Gouscous & M. Meimaris (Hrsg.), *5th European Conference on Games based Learning* (S. 202–210). Academic Conferences Limited.

Goldman, S., & Goyal, D. (2019). Knowledge regarding child victims of commercial sexual exploitation and the feasibility of using a smartphone application: a pilot study. *Journal of Forensic Nursing, 15*(2), 103–109.

Gonçalves, R., Pedrozo, A. L., Coutinho, E. S., et al. (2012). Efficacy of virtual reality exposure therapy in the treatment of PTSD: a systematic review. *PloS one, 7*(12), e48469. https://doi.org/10.1371/journal.pone.0048469

Goodyer, I. M., Reynolds, S., Barrett, B., et al. (2017). Cognitive-behavioural therapy and short-term psychoanalytic psychotherapy versus brief psychosocial intervention in adolescents with unipolar major depression

(IMPACT): a multicentre, pragmatic, observer-blind, randomised controlled trial. *Health Technology Assessment, 21*(12), 1–94. https://doi.org/10.3310/hta21120

Gould, C. E., Kok, B. C., Ma, V. K., et al. (2019). Veterans Affairs and the department of defense mental health apps: a systematic literature review. *Psychological Services, 16*(2), 196.

Gowen, L. K. (2013). Online mental health information seeking in young adults with mental health challenges. *Journal of Technology in Human Services, 31*(2), 97–111.

Gray, K. L., Buyukozturk, B., & Hill, Z. G. (2017). Blurring the boundaries: using Gamergate to examine »real« and symbolic violence against women in contemporary gaming culture. *Sociology Compass, 11*(3), e12458.

Greijdanus, H., de Matos Fernandes, C. A., Turner-Zwinkels, F., et al. (2020). The psychology of online activism and social movements: relations between online and offline collective action. *Current Opinion in Psychology, 35,* 49–54.

Grohol, J. M., Slimowicz, J., & Granda, R. (2014). The quality of mental health information commonly searched for on the Internet. *Cyberpsychology, Behavior, and Social Networking, 17*(4), 216–221.

Guerra, C., Aguilera, G., Lippians, C., et al. (2022). Online sexual abuse and symptomatology in chilean adolescents: the role of peer support. *Journal of Interpersonal Violence, 37*(7–8), NP5805–NP5817. https://doi.org/10.1177/0886260520957685

Haas, B., Jurkovich, G. J., Wang, J., et al. (2009). Survival advantage in trauma centers: expeditious intervention or experience? *Journal of the American College of Surgeons, 208*(1), 28–36. https://doi.org/10.1016/j.jamcollsurg.2008.09.004

Habermeyer, E., Habermeyer, V., Jähn, K., et al. (2009). Fachlich moderiertes Internetforum für Menschen mit Borderline-Persönlichkeitsstörung. *Psychiatrische Praxis, 36*(01), 23–29.

Hadji-Vasilev, A. (2022, 25. Juni). 25 online dating statistics & trends in 2023. *Cloudwards.* https://www.cloudwards.net/online-dating-statistics

Hagenaars, M. A., Holmes, E. A., Klaassen, F., & Elzinga, B. (2017). Tetris and Word games lead to fewer intrusive memories when applied several days after analogue trauma. *European Journal of Psychotraumatology, 8* (Suppl. 1), 1386959. https://doi.org/10.1080/20008198.2017.1386959

Halldorsson, B., Hill, C., Waite, P., et al. (2021). Annual research review: immersive virtual reality and digital applied gaming interventions for the treatment of mental health problems in children and young people: the need for rigorous treatment development and clinical evaluation. *Journal of Child Psychology and Psychiatry, and Allied Disciplines, 62*(5), 584–605. https://doi.org/10.1111/jcpp.13400

Hallenbeck, H. W., Jaworski, B. K., Wielgosz, J., et al. (2022). PTSD Coach Version 3.1: a closer look at the reach, use, and potential impact of this updated mobile health app in the general public. *JMIR Mental Health 9*(3).

Han, K. M., Park, J. Y., Park, H. E., et al. (2019). Social support moderates association between posttraumatic growth and trauma-related psychopathologies among victims of the Sewol Ferry Disaster. *Psychiatry Research, 272*, 507–514.

Handelsblatt. (2021). Apps auf Rezept kosten Kassen zweistelligen Millionenbetrag. https://www.handelsblatt.com/inside/digital_health/jahres bilanz-apps-auf-rezept-kosten-kassen-zweistelligen-millionenbetrag/ 27684116.html

Haninger, K., & Thompson, K. M. (2004). Content and ratings of teen-rated video games. Journal of the American Medical Association, 291, 856–865.

Hara, N., & Huang, B. Y. (2011). Online social movements. *Annual Review of Information Science and Technology*. https://doi.org/10.1002/aris.2011. 1440450117

Harik, J. M., Hundt, N. E., Bernardy, N. C., et al. (2016). Desired involvement in treatment decisions among adults with PTSD symptoms. *Journal of Traumatic Stress, 29*(3), 221–228.

Haverkamp, R., Kilchling, M. (2017). Crime prevention and the victims. Lessons learned from victimology. In J. A. Winterdyk (Hrsg.), *Crime prevention. International perspectives, issues, and trends* (S. 403–427). CRC Press.

Heck, N. C., Saunders, B. E., & Smith, D. W. (2015). Web-based training for an evidence-supported treatment: Training completion and knowledge acquisition in a global sample of learners. *Child Maltreatment, 20*(3), 183–192.

Hecker, T., & Maercker, A. (2015). Komplexe posttraumatische Belastungsstörung nach ICD-11. *Psychotherapeut, 60*(6), 547–562.

Hegerl, U., Oehler, C., & Reif. A. (2017). Chancen und Risiken der digitalen Revolution für depressiv Erkrankte, *Die Psychiatrie, 14*, 175–183. https://doi.org/10.1016/j. invent.2014.08.003

Hennemann, S., Beutel, M. E., & Zwerenz, R. (2016). Drivers and barriers to acceptance of web-based aftercare of patients in inpatient routine care: a cross-sectional survey. *Journal of Medical Internet Research, 18*(12), e337. https://doi.org/10.2196/jmir.6003

Hennemann, S., Beutel, M. E., & Zwerenz, R. (2017). Ready for eHealth? Health professionals' acceptance and adoption of eHealth interventions in inpatient routine care. *Journal of Health Communication, 22*(3), 274–284. https://doi.org/10.1080/10810730.2017.1284286

Henry, N., Flynn, A., & Powell, A. (2020). Technology-facilitated domestic and sexual violence: a review. *Violence Against Women, 26*(15–16), 1828–1854. https://doi.org/10.1177/1077801219875821

Hensler, I., Sveen, J., Cernvall, M., & Arnberg, F. K. (2022). Efficacy, benefits, and harms of a self-management app in a Swedish trauma-exposed community sample (PTSD coach): randomized controlled trial. *Journal of Medical Internet Research, 24*(3), e31419.

Hernández-Morante, J. J., Jiménez-Rodríguez, D., Cañavate, R., & del Carmen Conesa-Fuentes, M. (2015). Analysis of information content and general quality of obesity and eating disorders websites. *Nutricion Hospitalaria, 32*(2), 606–615.

Hernández-Serrano, O., Ghiţă, A., Figueras-Puigderrajols, N., et al. (2020). Predictors of changes in alcohol craving levels during a virtual reality cue exposure treatment among patients with alcohol use disorder. *Journal of Clinical Medicine, 9*(9), 3018. MDPI AG. http://dx.doi.org/10.3390/jcm9093018

Herrick, S. S. C., Hallward, L., & Duncan, L. R. (2021). »This is just how I cope«: an inductive thematic analysis of eating disorder recovery content created and shared on TikTok using #Edrecovery. *International Journal of Eating Disorders, 54*(4), 516–526. https://doi.org/10.1002/eat.23463

Hertlein, K. M. (2021). The weaponized web: how internet technologies fuel intimate partner violence. *International Journal of Systemic Therapy, 32*(3), 171–193.

Hiller, W., & Rief, W. (2004). *Internationale Skalen für Hypochondrie.* Huber.

Hintenberger, G (2019). Prozessmodelle für die schriftbasierte Onlineberatung. *e-beratungsjournal, 15*(1), 26–37.

Hintenberger, G. (2010). Oraliteralität als Interventionsstrateige in der Mail-Beratung mit Jugendlichen. *e-beratungsjournal.net, 2*(5).

Hintenberger, G. (2021). Allgemeine Wirkfaktoren in der schriftbasierten Onlinetherapie und -beratung. *Psychotherapie Forum, 25,* 161–168. https://doi.org/10.1007/s00729-021-00192-3

Hohendorf, I. (2020). Opfer, Täter oder beides? Ausmaß und Form von Beziehungsgewalt junger Menschen in Deutschland. *Forum Kriminalprävention, 4,* 9–13.

Holmes, E. A., James, E. L., Coode-Bate, T., & Deeprose, C. (2009). Can playing the computer game »Tetris« reduce the build-up of flashbacks for trauma? A proposal from cognitive science. *PloS one, 4*(1), e4153. https://doi.org/10.1371/journal.pone.0004153

Holz Ivory, A., Fox, J., Franklin Waddell, T., & Ivory, J. D. (2014). Sex role stereotyping is hard to kill: a field experiment measuring social responses to user characteristics and behavior in an online multiplayer first-person shooter game. *Computers in Human Behavior, 35,* 148–156.

Holtzhausen, N., Fitzgerald, K., Thakur, I., et al. (2020). Swipe based dating applications use and its association with mental health outcomes: a cross sectional study. *BMC Psychology, 8*(1), 1–12.

Hong, S., Lu, N., Wu, D., et al. (2020). Digital sextortion: Internet predators and pediatric interventions. *Current Opinion in Pediatrics, 32*(1), 192–197. https://doi.org/10.1097/MOP.0000000000000854

Horch, K. (2021). Suche von Gesundheitsinformationen im Internet – Ergebnisse der KomPaS-Studie. *Journal of Health Monitoring, 6*(2). https://doi.org/10.25646/7143

Horne-Moyer, H. L., Moyer, B. H., Messer, D. C., & Messer, E. S. (2014). The use of electronic games in therapy: a review with clinical implications. *Current Psychiatry Reports, 16*(12), 1–9.

Hornor G. (2020). Online sexual solicitation of children and adolescents. *Journal of Pediatric Health Care, 34*(6), 610–618. https://doi.org/10.1016/j.pedhc.2020.05.008

Houlihan, M. C., & Tariman, J. D. (2017). Comparison of outcome measures for traditional and online support groups for breast cancer patients: an integrative literature review. *Journal of the Advanced Practitioner in Oncology, 8*(4), 348.

Hoysted, C., Jobson, L., & Alisic, E. (2019). A pilot randomized controlled trial evaluating a web-based training program on pediatric medical traumatic stress and trauma-informed care for emergency department staff. *Psychological Services, 16*(1), 38.

Huber, E. (2019). *Cybercrime – eine Einführung.* Springer.

Huberty, J., Green, J., Glissmann, C., et al. (2019). Efficacy of the mindfulness meditation mobile app »calm« to reduce stress among college students: randomized controlled trial. *JMIR mHealth and uHealth, 7*(6), e14273.

Hurley, A. L., Sullivan, P., & McCarthy, J. (2007). The construction of self in online support groups for victims of domestic violence. *British Journal of Social Psychology, 46*(4), 859–874.

Huss, J. H. (2022). The acceptance of serious games by mental health service users and mental health professionals: an international comparison study. Universität Kassel. https://kobra.uni-kassel.de/handle/123456789/13469

Huss, J. H., & Eichenberg, C. (2015). Psychotraumatologische Abwehrstrategien in der journalistischen Berichterstattung am Beispiel des 11. September. *PPmP – Psychotherapie, Psychosomatik, Medizinische Psychologie, 66*(2), 74–81.

Huss, J. H., & Eichenberg, C. (2016). Psychotraumatologische Abwehrmechanismen in der Katastrophenberichterstattung. In B. Rieken (Hrsg.), *Erzählen über Katastrophen. Psychotherapiewissenschaft in Forschung, Profession und Kultur* (S. 133–148). Waxmann.

Huss, J. & Eichenberg, C. (2021). Psychotaumatologische Abwehrmechanismen in der medialen Berichterstattung am Beispiel der COVID-19-Pandemie. In R. Bering & C. Eichenberg (Hrsg.), *Die Psyche in Zeiten der Corona-Krise. Herausforderungen und Lösungsansätze für Psychotherapeuten und soziale Helfer* (3. vollständ. überarb. Neuaufl.) (S. 361–375). Klett-Cotta.

Idsoe, T., Dyregrov, A., & Idsoe, E. C. (2012). Bullying and PTSD symptoms. *Journal of Abnormal Child Psychology, 40*(6), 901–911. https://doi.org/10.1007/s10802-012-9620-0

Ierardi, E., Bottini, M., & Riva Crugnola, C. (2022). Effectiveness of an online versus face-to-face psychodynamic counselling intervention for university students before and during the COVID-19 period. *BMC Psycholology, 10*(35). https://doi.org/10.1186/s40359-022-00742-7

Ilagan, G. S., Iliakis, E. A., Wilks, C. R., et al. (2020). Smartphone applications targeting borderline personality disorder symptoms: a systematic review and meta-analysis. *Borderline Personality Disorder and Emotion Dysregulation, 7*(1), 1–15.

Inkster, B., O'Brien, R., Selby, E., et al. (2020). Digital health management during and beyond the COVID-19 pandemic: opportunities, barriers, and recommendations. *JMIR Mental Health, 7*(7), e19246.

Ipser, J. C., Dewing, S., & Stein, D. J. (2007). A systematic review of the quality of information on the treatment of anxiety disorders on the internet. *Current Psychiatry Reports, 9*(4), 303–309.

Jackson, C. B., Quetsch, L. B., Brabson, L. A., & Herschell, A. D. (2018). Web-based training methods for behavioral health providers: a systematic review. *Administration and Policy in Mental Health and Mental Health Services Research, 45*(4), 587–610.

Jäkel, A., Schultze-Krumbholz, A., Zagorscak, P., & Scheithauer, H. (2012). Das Medienhelden-Programm. Prävention von Cybermobbing und Förderung von Medienkompetenzen im Schulkontext. *Forum Kriminalprävention.* https://www.forum-kriminalpraevention.de/files/1Forum-kriminalpraevention-webseite/pdf/2012-01/cybermobbing-2012-01.pdf

Jesser, A., Muckenhuber, J., & Lunglmayr, B. (2022). Psychodynamic therapist's subjective experiences with remote psychotherapy during the covid-19-pandemic. a qualitative study with therapists practicing guided affective imagery, hypnosis and autogenous relaxation. *Frontiers in Psychology, 12,* 777102. https://doi.org/10.3389/fpsyg.2021.777102

Jin, Y., Xu, S., Wang, Y., Li, H., et al. (2022). Associations between PTSD symptoms and other psychiatric symptoms among college students exposed to childhood sexual abuse: a network analysis. *European Journal of Psychotraumatology, 13*(2), 2141508. https://doi.org/10.1080/20008066.2022.2141508

Johansson, R., Hesslow, T., Ljotsson, B., et al. (2017). Internet-based affect-focused psychodynamic therapy for social anxiety disorder: a randomized controlled trial with 2-year follow-up. *Psychotherapy, 54,* 351–360. https://doi.org/10.1037/pst0000147

Jones, R., Sharkey, S., Ford, T., et al. (2011). Online discussion forums for young people who self-harm: user views. *The Psychiatrist,* 35(10), 368–370.

Jones, C., Scholes, L., Rolfe, B., & Stieler-Hunt, C. (2020). A serious-game for child sexual abuse prevention: an evaluation of orbit. *Child Abuse & Neglect, 107,* 104569.

Josman, N., Somer, E., Reisberg, A., Weiss, P., et al. (2006). BusWorld: Designing a virtual environment for post-traumatic stress disorder in Israel: a protocol. *Cyberpsychology & Behavior, 9*(2), 241–244.

Josman, N., Reisberg, A., Weiss, P. L., Garcia-Palacios, et al. (2008). Bus World: an analog pilot test of a virtual environment designed to treat post-traumatic stress disorder originating from a terrorist suicide bomb attack. *Cyberpsychology & Behavior, 11*(6), 775–777.

Jouriles, E. N., McDonald, R., Kullowatz, A., et al. (2009). Can virtual reality increase the realism of role plays used to teach college women sexual coercion and rape-resistance skills? *Behavior Therapy, 40,* 337–45. https://doi.org/10.1016/j.beth.2008.09.002

Jouriles, E. N., Rowe, L. S., McDonald, R., et al. (2011). Assessing women's responses to sexual threat: validity of a virtual role-play procedure. *Behavior Therapy, 42,* 475–484. https://doi.org/10.1016/j.beth.2010.11.005

Jugendschutz.net. (2023). 2021 Jahresbericht. Jugendschutz im Internet. Risiken und Handlungsbedarf. https://www.jugendschutz.net/fileadmin/daten/publikationen/jahresberichte/jahresbericht_2021.pdf

Jungmann, S. M., & Witthöft, M. (2020). Health anxiety, cyberchondria, and coping in the current COVID-19 pandemic: Which factors are related to coronavirus anxiety? *Journal of Anxiety Disorders, 73,* 102239.

Juul, J. (2010). A casual revolution: reinventing video games and their players. MIT Press.

Juuuport. (2023). Cybergrooming – sexuelle Gewalt im Internet. https://www.juuuport.de/ratgeber/cybergrooming

Kaiser, J., Hanschmidt, F., & Kersting, A. (2021). The association between therapeutic alliance and outcome in internet-based psychological interventions: a meta-analysis. *Computers in Human Behavior, 114,* 106512.

Kannaley, K., Mehta, S., Yelton, B., & Friedman, D. B. (2019). Thematic analysis of blog narratives written by people with Alzheimer's disease and other dementias and care partners. *Dementia, 18*(7–8), 3071–3090.

Kargl, F., van der Heijden, R. W., Erb, B., & Bösch, C. (2019). Privacy in mobile sensing. In H. Baumeister, C. Montag (Hrsg.), *Digital phenotyping and mobile sensing* (S. 3–12). Springer. https://doi.org/10.1007/978-3-030-31620-4_1

Karyotaki, E., Ebert, D. D., Donkin, L., et al. (2018). Do guided internet-based interventions result in clinically relevant changes for patients with depression? An individual participant data meta-analysis. *Clinical Psychology Review, 63,* 80–92. https://doi.org/10.1016/j.cpr.2018.06.007

Karyotaki, E., Riper, H., Twisk, J., et al. (2017). Efficacy of self-guided internet-based cognitive behavioral therapy in the treatment of depressive symptoms: a meta-analysis of individual participant data. *JAMA Psychiatry, 74*(4), 351–359.

Kasparik, B., Saupe, L. B., Mäkitalo, S., & Rosner, R. (2022). Online training for evidence-based child trauma treatment: evaluation of the German language TF-CBT-Web. *European Journal of Psychotraumatology, 13*(1), 2055890. https://doi.org/10.1080/20008198.2022.2055890.

Kassam-Adams, N., Marsac, M. L., Kohser, K. L., et al. (2016). Pilot randomized controlled trial of a novel web-based intervention to prevent posttraumatic stress in children following medical events. *Journal of Pediatric Psychology, 41*(1), 138–148. https://doi.org/10.1093/jpepsy/jsv057

Kato, P. M., Cole, S. W., Bradlyn, A. S., & Pollock, B. H. (2008). A video game improves behavioral outcomes in adolescents and young adults with cancer: a randomized trial. *Pediatrics, 122*(2), e305–e317. https://doi.org/10.1542/peds.2007-3134

Katzer, C. (2016). *Cyberpsychologie. Leben im Netz: Wie das Internet uns verändert.* dtv.

Katzman, J., Abbass, A., Coughlin, P., & Arora, S. (2015). Building connections through teletechnologies to augment resident training in psychodynamic psychotherapy. *Academic Psychiatry, 39*(1), 110–113.

Kaur, P., Dhir, A., Tandon, A., et al. (2021). A systematic literature review on cyberstalking. An analysis of past achievements and future promises. *Technological Forecasting and Social Change, 163,* 120426.

Kenny, M. C. C. (2009). Child sexual abuse prevention: Psychoeducational groups for preschoolers and their parents. *Journal for Specialists in Group Work, 34,* 24–42. https://doi.org/10.1080/01933920802600824

Kero, S. (2023, 1. Februar). *Cais research for the digital age.* ChatGPT, wie viele Menschen kennen Dich bereits? *Cais Research for the Digital Age.* https://www.cais-research.de/news/chatgpt-wie-viele-menschen-kennen-dich-bereits

Kerst, A., Zielasek, J., & Gaebel, W. (2020). Smartphone applications for depression: a systematic literature review and a survey of health care professionals' attitudes towards their use in clinical practice. *European Archives of Psychiatry and Clinical Neuroscience, 270*(2), 139–152.

Kessler, H., Schmidt, A. C., James, E. L., et al. (2020). Visuospatial computer game play after memory reminder delivered three days after a traumatic film reduces the number of intrusive memories of the experimental trauma. *Journal of Behavior Therapy and Experimental Psychiatry, 67,* 101454. https://doi.org/10.1016/j.jbtep.2019.01.006

Khanna, M. S., & Kendall, P. C. (2010). Computer-assisted cognitive behavioral therapy for child anxiety: Results of a randomized clinical trial. *Journal of Consulting and Clinical Psychology, 78*(5), 737–745. https://doi.org/10.1037/a0019739

Khanna, M. S., & Kendall, P. C. (2015). Bringing technology to training: Web-based therapist training to promote the development of competent cognitive-behavioral therapists. *Cognitive and Behavioral Practice, 22*(3), 291–301.

Khazaal, Y., Chatton, A., Zullino, D., & Khan, R. (2012). HON label and DISCERN as content quality indicators of health-related websites. *Psychiatric Quarterly, 83*(1), 15–27.

Killip, S. C., Kwong, N. K., MacDermid, J. C., et al. (2020). The quality, readability, completeness, and accuracy of PTSD websites for firefighters. *International Journal of Environmental Research and Public Health, 17*(20), 7629.

Kim, S., Colwell, S. R., Kata, A., et al. (2017). Cyberbullying victimization and adolescent mental health: Evidence of differential effects by sex and mental health problem type. *Journal of Youth and Adolescence 47,* 661–72. https://doi.org/10.1007/s10964-017-0678-4

Kim, J. I., Yun, J. Y., Park, H., et al. (2018). A mobile videoconference-based intervention on stress reduction and resilience enhancement in employees: randomized controlled trial. *Journal of Medical Internet Research, 20*(10), e10760. https://doi.org/10.2196/10760

King, S. A., & Moreggi, D. (1998). Internet therapy and self-help groups – the pros and cons. In J. Gackenbach (Hrsg.), *Psychology and the Internet: Intrapersonal, interpersonal, and transpersonal implications* (S. 77–109). Academic Press.

Klettke, B., Hallford, D. J., Clancy, E., et al. (2019). Sexting and psychological distress: The role of unwanted and coerced sexts. *Cyberpsychology, Behavior, and Social Networking, 22*(4), 237–242.

Klicksafe. (2021). Strafbarer Trend: Jugendliche verbreiten Pornos im Klassenchat. https://www.klicksafe.de/news/strafbarer-trend-jugendliche-verbreiten-pornos-im-klassenchat

Klicksafe. (2022). Cyber-Mobbing – was ist das? https://www.klicksafe.de/themen/kommunizieren/cyber-mobbing/cyber-mobbing-was-ist-das

Klicksafe. (2023). Strafbarer Trend: Jugendliche verbreiten Pornos im Klassenchat. https://www.klicksafe.de/news/strafbarer-trend-jugendliche-verbreiten-pornos-im-klassenchat

Knaevelsrud, C., & Lange, A. (2010). Interapy. Eine Internetbasierte Behandlung für PTBS. In A. Maercker & R. Rosner (Hrsg.), *Psychotherapie der Posttraumatischen Belastungsstörungen* (S. 116–127). Thieme.

Knaevelsrud, C., & Maercker, A. (2007). Internet-based treatment for PTSD reduces distress and facilitates the development of a strong therapeutic alliance: a randomized controlled clinical trial. *BMC Psychiatry, 7*, 13. https://doi.org/10.1186/1471-244X-7-13

Knaevelsrud, C., Wagner, B., & Böttche, M. (2015). *Online-Therapie und -Beratung. Ein Praxisleitfaden zur onlinebasierten Behandlung psychischer Störungen.* Hogrefe.

Knatz, B., & Dodier, B. (2003). *Hilfe aus dem Netz. Theorie und Praxis der Beratung per E-Mail.* Pfeiffer bei Klett-Cotta.

Knecht, T. (2005). »Erinnerungsbilder« von sexuellem Missbrauch. *Krankenhauspsychiatrie, 16*(02), 79–83.

Knibbs, C. (2016). Cyber-trauma: The impact of the online world on the developing brain and interpersonal struggles of children, young people and adults too. 2nd International Conference on Adolescent Medicine and Child Psychology, Oktober, London, UK.

Knibbs, C. (2006–2021). What ist Cybertrauma? https://www.childrenandtech.co.uk

Knibbs, C. (2021). *Children, technology and healthy development: how to help kids be safe and thrive online.* Routledge.

Koffel, E., Kuhn, E., Petsoulis, N., et al. (2018). A randomized controlled pilot study of CBT-I Coach: feasibility, acceptability, and potential impact of a mobile phone application for patients in cognitive behavioral therapy for insomnia. *Health Informatics Journal, 24*(1), 3–13.

Kolominsky-Rabas, P. L., Tauscher, M., Gerlach, R., et al. (2022). Wie belastbar sind Studien der aktuell dauerhaft aufgenommenen digitalen Gesundheitsanwendungen (DiGA)? Methodische Qualität der Studien zum Nachweis positiver Versorgungseffekte von DiGA. *Zeitschrift für Evidenz, Fortbildung und Qualität im Gesundheitswesen, 175*, 1–16. https://doi.org/10.1016/j.zefq.2022.09.008

Konya, J., Perôt, C., Pitt, K., et al. (2020). Peer-led groups for survivors of sexual abuse and assault: a systematic review. *Journal of Mental Health, 12*, 1–13.

Koo, J. H. (2016). Information-seeking within negative affect: lessons from North Korean refugees' everyday information practices within PTSD. *Journal of the Korean Society for Library and Information Science, 50*(1), 285–312.

Kornelius, S. (2020, 8. Mai). Corona treibt die Welt auseinander – mit unabsehbaren Folgen. Süddeutsche Zeitung online. https://www.sueddeutsche.de/politik/coronavirus-china-usatitanenkampf-1.4901373

Kothgassner, O. D., Goreis, A., Kafka, J. X., et al. (2019). Virtual reality exposure therapy for posttraumatic stress disorder (PTSD): a meta-analysis. *European Journal of Psychotraumatology, 10*(1), 654782. https://doi.org/10.1080/20008198.2019.1654782

Kowalski, R. M., Toth, A., & Morgan, M. (2018). Bullying and cyberbullying in adulthood and the workplace. *Journal of Social Psychology, 158*(1), 64–81. https://doi.org/10.1080/00224545.2017.1302402

Kriegel, E. R., Lazarevic, B., Athanasian, C. E., & Milanaik, R. L. (2021). TikTok, Tide Pods and Tiger King: health implications of trends taking over pediatric populations. *Current Opinion in Pediatrics, 33*(1), 170–177. https://doi.org/10.1097/MOP.0000000000000989

Kröger, C., Kliem, S., Sarmadi, N. B., & Kosfelder, J. (2010). Versorgungsrealität bei der Behandlung der posttraumatischen Belastungsstörung. Eine Umfrage unter psychotraumatologisch erfahrenen Psychologischen Psychotherapeuten. *Zeitschrift für Klinische Psychologie und Psychotherapie, 39*(2), 116–127.

Krömer, K. (2022). Du darfst nicht alles glauben, was du denkst: Meine Depression. Kiepenheuer & Witsch.

Krumbholz, A., Höher, J., Fiebig, J., & Scheithauer, H. (2014). Wie definieren Jugendliche in Deutschland Cybermobbing? Eine Fokusgruppenstudie unter Jugendlichen einer deutschen Großstadt. *Praxis der Kinderpsychologie und Kinderpsychiatrie, 63*(5), 361–378.

Kuester, A., Niemeyer, H., & Knaevelsrud, C. (2016). Internet-based interventions for posttraumatic stress: a meta-analysis of randomized controlled trials. *Clinical Psychology Review, 43*, 1–16. https://doi.org/10.1016/j.cpr.2015.11.004

Kuhn, E., Kanuri, N., Hoffman, J. E., et al. (2017). A randomized controlled trial of a smartphone app for posttraumatic stress disorder symptoms. *Journal of Consulting and Clinical Psychology, 85(3)*, 267.

Kuhn, E., van der Meer, C., Owen, J. E., et al. (2018). PTSD Coach around the world. Mhealth, 4.

Kuhn, E., Weiss, B. J., Taylor, K. L., et al. (2016). CBT-I coach: a description and clinician perceptions of a mobile app for cognitive behavioral therapy for insomnia. *Journal of Clinical Sleep Medicine, 12*(4), 597–606.

Kühne, S., & Hintenberger, G. (2022). Online-Beratung und -therapie in Zeiten der Krise. Ein Überblick. *e-beratungsjournal.net, 1*(3).

Kuittinen, J., Kultima, A., Niemelä, J., & Paavilainen, J. (2007). Casual games discussion. In *Proceedings of the 2007 Conference on Future Play* (pp. 105–112). *Association for Computing Machinery*.

Kumar, H., Musabirov, I., Shi, J., et al. (2022). Exploring the design of prompts for applying GPT-3 based chatbots: a mental wellbeing case study on mechanical turk. *arXiv preprint arXiv*:2209.11344.

Kuosmanen, T., Fleming, T. M., Newell, J., & Barry, M. M. (2017). A pilot evaluation of the SPARX-R gaming intervention for preventing depression and improving wellbeing among adolescents in alternative education. *Internet Interventions, 8*, 40–7. https://doi.org/10.1016/j.invent.2017.03.004

Kupfer, A., & Mayer, M. (2019). Digitalisierung der Beratung. Onlineberatung für Kinder und Jugendliche und die Frage nach Möglichkeiten des Blended Counseling in der Kinder- und Jugendhilfe. *Soziale Passagen, 11*, 243–265. https://doi.org/10.1007/s12592-019-00333-1

Kuznekoff, J. H., & Rose, L. M. (2013). Communication in multiplayer gaming: examining player responses to gender cues. *New Media & Society, 15*(4), 541–556.

Laato, S., Islam, A. N., Farooq, A., & Dhir, A. (2020). Unusual purchasing behavior during the early stages of the COVID-19 pandemic: The stimulus-organism-response approach. *Journal of Retailing and Consumer Services, 57*, 102224.

Laban, G., Ben-Zion, Z., & Cross, E. S. (2022). Social Robots for Supporting Post-traumatic Stress Disorder Diagnosis and Treatment. *Frontiers in Psychiatry, 12*, 752874. https://doi.org/10.3389/fpsyt.2021.752874

LaMotte, S. (2017). For some, #MeToo sexual assault stories trigger trauma not empowerment. *CNN, 19*.

Lampert, C., Schwinge, C., & Tolks, D. (2009). Der gespielte Ernst des Lebens: Bestandsaufnahme und Potenziale von Serious Games (for Health). *MedienPädagogik, 15*(16). https://doi.org/10.21240/mpaed/15+16/2009.03.11.X

Landesanstalt für Medien NRW. (2022). Immer mehr Kinder und Jugendliche machen Erfahrungen mit Cybergrooming. https://www.medienanstalt-nrw.de/presse/pressemitteilungen-2022/2022/november/watchdog22-eindeutig-online-werbekennzeichnung-im-netz/immer-mehr-kinder-und-jugendliche-machen-erfahrungen-mit-cybergrooming.html

Landesmedienzentrum Baden-Württemberg. (2022). Cybermobbing. Definition und Besonderheiten. https://www.lmz-bw.de/medienbildung/themen-von-a-bis-f/cybermobbing/cybermobbing-definition-und-besonderheiten

Lange, A., Schoutrop, M., Schrieken, B., & van de Ven, J.-P. (2002). Interapy: a model for therapeutic writing through the Internet. In S. J. Lepore & J. M. Smyth (Hrsg.), *The writing cure: How expressive writing promotes health and emotional well-being* (S. 215–238). APA Books.

Langlet, B. S., Odegi, D., Zandian, M., et al. (2021). Virtual reality app for treating eating behavior in eating disorders: development and usability study. *JMIR Serious Games, 9*(2), e24998. https://doi.org/10.2196/24998

Lapidot-Lefler, N., & Barak, A. (2012). Effects of anonymity, invisibility, and lack of eye-contact on toxic online disinhibition. *Computers in Human Behavior, 28*(2), 434–443.

Laport-López, F., Serrano, E., Bajo, J., & Campbell, A. T. (2020). A review of mobile sensing systems, applications, and opportunities. *Knowledge and Information Systems, 62,* 145–174. https://doi.org/10.1007/s10115-019-01346-1

Lätth, J., Landgren, V., McMahan, A., et al. (2022). Effects of internet-delivered cognitive behavioral therapy on use of child sexual abuse material: a randomized placebo-controlled trial on the Darknet. *Internet Interventions, 30,* 100590. https://doi.org/10.1016/j.invent.2022.100590

Lau, H. M., Smit, J. H., Fleming, T. M., & Riper, H. (2017). Serious games for mental health: are they accessible, feasible, and effective? A systematic review and meta-analysis. *Frontiers in Psychiatry, 7,* 209. https://doi.org/10.3389/fpsyt.2016.00209

Lee, M., Ackermans, S., Van As, N., Chang, H., et al. (2019, Mai). Caring for Vincent: a chatbot for self-compassion. In S. Brewster & G. Fitzpatrick (Hrsg.), *Proceedings of the 2019 CHI Conference on Human Factors in Computing Systems* (S. 1–13).

LeFebvre, L. E., Rasner, R. D., & Allen, M. (2020). »I guess I'll never know …«: Non-initiators account-making after being ghosted. *Journal of Loss and Trauma, 25*(5), 395–415.

Lekkas, D., & Jacobson, N. C. (2021). Using artificial intelligence and longitudinal location data to differentiate persons who develop posttraumatic stress disorder following childhood trauma. *Scientific Reports, 11*(1), 10303. https://doi.org/10.1038/s41598-021-89768-2

Lemma, A., & Fonay, P. (2013). Feasibility study of a psychodynamic online group intervention for depression and anxiety. *Psychoanalytic Psychology, 30*(3), 367–380.

Lewis, C., Roberts, N. P., Gibson, S., & Bisson, J. I. (2020). Dropout from psychological therapies for post-traumatic stress disorder (PTSD) in adults: systematic review and meta-analysis. *European Journal of Psychotraumatology, 11*(1), 1709709. https://doi.org/10.1080/20008198.2019.1709709

Li, L. S. E., Wong, L. L., & Yap, K. Y. L. (2021). Quality evaluation of stress, anxiety and depression apps for COVID-19. *Journal of Affective Disorders Reports, 6,* 100255.

Lilienfeld, S. O., Ritschel, L. A., Lynn, S. J., Cautin, R. L., et al. (2014). Why Ineffective Psychotherapies Appear to Work: a Taxonomy of Causes of Spurious Therapeutic Effectiveness. *Perspectives on Psychological Science, 9*(4), 355–387. https://doi.org/10.1177/1745691614535216

Lima, W. S., Souto, E., El-Khatib, K., et al. (2019). Human activity recognition using inertial sensors in a smartphone: an overview. *Sensors, 19,* 3213. https://doi.org/10.3390/s19143213

Lin, H., Sun, C. T., & Tinn, H. H. (2003). Exploring clan culture: social enclaves and cooperation in online gaming. *DiGRA '03 – Proceedings of the 2003 DiGRA International Conference: Level Up, 2.* http://www.digra.org/digital-library/publications/exploring-clan-culture-social-enclaves-and-cooperation-in-online-games/

Lincke, L., Ulbrich, L., Reis, O., et al. (2022). Attitudes toward innovative mental health treatment approaches in Germany: e-mental health and home treatment. *Frontiers in Psychiatry, 13,* 889555. https://doi.org/10.3389/fpsyt.2022.889555

Lindegaard, T., Hesslow, T., Nilsson, M., et al. (2020). Internet-based psychodynamic therapy vs cognitive behavioural therapy for social anxiety disorder: a preference study. *Internet Interventions, 20,* 100316. https://doi.org/10.1016/j.invent.2020.100316

Lindner, P., Miloff, A., Bergman, C., et al. (2020). Gamified, automated virtual reality exposure therapy for fear of spiders: a single-subject trial under simulated real-world conditions. *Frontiers in Psychiatry, 11,* 116. https://doi.org/10.3389/fpsyt.2020.00116

Lindner, P., Miloff, A., Zetterlund, E., et al. (2019). Attitudes toward and familiarity with virtual reality therapy among practicing cognitive behavior therapists: a cross-sectional survey study in the era of consumer vr platforms. *Frontiers in Psychology, 10,* 176. https://doi.org/10.3389/fpsyg.2019.00176

Lindsay, M., Booth, J. M., Messing, J. T., & Thaller, J. (2016). Experiences of online harassment among emerging adults: emotional reactions and the mediating role of fear. *Journal of Interpersonal Violence, 31*(19), 3174–3195.

Link, E., & Baumann, E. (2020). Nutzung von Gesundheitsinformationen im Internet: personenbezogene und motivationale Einflussfaktoren. *Bundesgesundheitsblatt – Gesundheitsforschung – Gesundheitsschutz, 63*(6), 681–689.

Littleton, H., Grills, A. E., Kline, K. D., et al. (2016). The From Survivor to Thriver program: RCT of an online therapist-facilitated program for rape-related PTSD. *Journal of Anxiety Disorders, 43,* 41–51. https://doi.org/10.1016/j.janxdis.2016.07.010

Litvin, S., Saunders, R., Maier, M. A., & Lüttke, S. (2020). Gamification as an approach to improve resilience and reduce attrition in mobile mental health interventions: a randomized controlled trial. *PloS one, 15*(9), e0237220. https://doi.org/10.1371/journal.pone.0237220

Litz, B. T., & Gray, M. J. (2002). Early intervention for mass violence: what is the evidence? What should be done? *Cognitive and Behavioral Practice, 9*(4), 266–272.

Liu, S., Yang, L., Zhang, C., et al. (2020). Online mental health services in China during the COVID-19 outbreak. *The Lancet Psychiatry, 7*(4), e17–e18. https:// doi.org/10.1016/S2215-0366(20)30077-8

Livingston, N. A., Mahoney, C. T., Ameral, V., et al. (2020). Changes in alcohol use, PTSD hyperarousal symptoms, and intervention dropout following veterans' use of VetChange. *Addictive Behaviors, 107,* 106401.

Lobe, A. (2022, 16. Dezember). Wie das Metaverse Belästigung loswerden und mehr Jobchancen kreieren will. https://www.derstandard.at/story/2000139173402/wie-das-metaverse-belaestigung-los-werden-und-mehr-jobchancen-kreieren

Loh, J., & Snyman, R. (2020). The tangled web: consequences of workplace cyberbullying in adult male and female employees. *Gender in Management, 35*(6), 567–584. https://doi.org/10.1108/GM-12-2019-0242

Luborsky, L., Mark, D., Hole, A. V., et al. (1995). Supportive-expressive dynamic psychotherapy of depression: a time-limited version. In J. P. Barber & P. Crits-Christoph (Hrsg.), *Dynamic therapies for psychiatric disorders (Axis I)* (S. 13–42). Basic Books.

Lucassen, M. F., Hatcher, S., Fleming, T. M., et al. (2015). A qualitative study of sexual minority young people's experiences of computerised therapy for depression. *Australasian Psychiatry, 23*(3), 268–273. https://doi.org/10.1177/1039856215579542

Lucassen, M. F., Stasiak, K., Fleming, T., et al. (2020). Computerized cognitive behavioural therapy for gender minority adolescents: analysis of the real-world implementation of SPARX in New Zealand. *Australian & New Zealand Journal of Psychiatry,* 55(9). https://doi.org/10.1177/0004867420976846

Lucero, J. L., Weisz, A. N., Smith-Darden, J., & Lucero, S. M. (2014). Exploring gender differences: Socially interactive technology use/ abuse among dating teens. *Affilia, 29*(4), 478–491.

Lückert, K. (2018, 5. Oktober). Ein Jahr #MeToo-Debatte/»Wir haben mittlerweile ein Klima der Denunziation«. *Deutschlandfunk.* https://www.deutschlandfunk.de/ein-jahr-metoo-debatte-wir-haben-mittlerweile-ein-klima-der-100.html

Lux, T., & Breil, B. (2017). Digitalisierung im Gesundheitswesen – zwischen Datenschutz und moderner Medizinversorgung. *Wirtschaftsdienst, 97*(10), 687–703.

Ly, K. H., Ly, A. M., & Andersson, G. (2017). A fully automated conversational agent for promoting mental well-being: a pilot RCT using mixed methods. *Internet Interventions, 10,* 39–46.

Lynch, T., Tompkins, J. E., van Driel, I. I., & Fritz, N. (2016). Sexy, strong, and secondary: a content analysis of female characters in video games across 31 years. *Journal of Communication, 66*(4), 564–584.

Lyons, N., Cooper, C., & Lloyd-Evans, B. (2021). A systematic review and meta-analysis of group peer support interventions for people experiencing mental health conditions. *BMC Psychiatry, 21*(1), 1–17.

Ma, M., Oikonomou, A., & Jain, L. C. (Hrsg.) (2011). *Innovations in serious games for future learning.* Springer.

Ma, Y., Zhao, Y., Liu, J., He, X., et al. (2020). Effects of temperature variation and humidity on the death of COVID-19 in Wuhan, China. *Science of the Total Environment, 724,* 138226.

MacCallum-Stewart, E. (2009). »The Street Smarts of a Cartoon Princess«: new roles for women in games. *Digital Creativity* 20(4), 225–237.

Mackintosh, M. A., Niehaus, J., Taft, C. T., et al. (2017). Using a mobile application in the treatment of dysregulated anger among veterans. *Military Medicine, 182*(11–12), e1941-e1949.

Maercker, A., & Schützwohl, M. (1998) Erfassung von psychischen Belastungsfolgen: Die Impact of Event Skala – revidierte Version. *Diagnostica, 44*(3), 130–141.

Maier, A., Hoffmann, U., Fegert, J. M., & Rassenhofer, M. (2021). Aus-, Fort- und Weiterbildung zu Kindesmisshandlung,-vernachlässigung und sexualisierter Gewalt durch interdisziplinäre E-Learning-Angebote. *Kindesmisshandlung und -vernachlässigung, 24*(1), 34–47.

Malzahn, P. (2020, 21. Oktober). Antiflirting 2 – Aufräumen mit sexualisierter Gewalt im Internet. https://www.supernovamag.de/antiflirting-2-aufraeumen-mit-sexualisierter-gewalt-im-internet

Mano, R. (2015). Online health information, situational effects and health changes among e-patients in Israel: a »push/pull« perspective. *Health Expectations, 18*(6), 2489–2500.

Mansell, W., Harvey, A., Watkins, E. D., & Shafran, R. (2009). Conceptual foundations of the transdiagnostic approach to CBT. *Journal of Cognitive Psychotherapy, 23*(1), 6–19.

Marganski, A., & Melander, L. (2018). Intimate partner violence victimization in the cyber and real world: examining the extent of cyber aggression experiences and its association with in-person dating violence. *Journal of Interpersonal Violence, 33*(7), 1071-1095. https://doi.org/10.1177/0886260515614283

Markota, M., McKean, A. J., Romanowicz, M., et al. (2018). Rehospitalization to a child and adolescent psychiatry unit: role of trauma and bullying. *General Hospital Psychiatry, 55*, 10–14. https://doi.org/10.1016/

Marquart, B. S., Nannini, D. K., Edwards, R. W., et al. (2007). Prevalence of dating violence and victimization: regional and gender differences. *Adolescence, 42*(168), 645–657.

Marsac, M., Kohser, K., Winston, F., et al. (2013). Using a web-based game to prevent posttraumatic stress in children following medical events: design of a randomized controlled trial. *European Journal of Psychotraumatology, 4*. https://doi.org/10.3402/ejpt.v4i0.21311

Marsac, M., Winston, F., Hildenbrand, A., et al. (2015). Systematic, theoretically grounded development and feasibility testing of an innovative, preventive web-based game for children exposed to acute trauma. *Clinical Practice in Pediatric Psychology, 3*, 12–24. https://doi.org/10.1037/cpp0000080

Marshall, J. M., Dunstan, D. A., & Bartik, W. (2020). The role of digital mental health resources to treat trauma symptoms in Australia during COVID-19. *Psychological Trauma: Theory, Research, Practice, and Policy, 12*(S1), S269.

Marstedt, G. (2018). Das Internet: auch Ihr Ratgeber für Gesundheitsfragen? Bevölkerungsumfrage zur Suche von Gesundheitsinformationen im Internet und zur Reaktion der Ärzte. Bertelsmann Stiftung.

Martins, N., Williams, D. C., Harrison, K., & Ratan, R. A. (2009). A content analysis of female body imagery in video games. *Sex Roles, 61*(11–12), 824–836.

Mascolo, G. (2020, 19. Juli). Corona: Woher kommt das Virus? *NDR Kultur Online.* https://www.ndr.de/ndrkultur/sendungen/gedanken_zur_zeit/CoronaWoher kommtVirus,coronavirus2686.html

Matta, A. (2022, 24. August). Gamescom 2022: Der »einsame Gamer« ist Geschichte, 87 Prozent der Deutschen spielen mit anderen zusammen. *Notebookcheck.* https://www.notebookcheck.com/Gamescom-2022-Der-einsame-Gamer-ist-Geschichte-87-Prozent-der-Deutschen-spielen-mit-anderen-zusammen.642405.0.html

Matthews, N. L., Lynch, T., & Martins, N. (2016). Real ideal: investigating how ideal and hyper-ideal video game bodies affect men and women. *Computers in Human Behavior, 59,* 155-164.

Mayer, R. E. (2019). Thirty years of research on online learning. *Applied Cognitive Psychology, 33*(2), 152–159. https://doi.org/10.1002/acp.3482

Mazza, M., Kammler-Sücker, K., Leménager, T., et al. (2021). Virtual reality: a powerful technology to provide novel insight into treatment mechanisms of addiction. *Translational Psychiatry, 11*(1), 617. https://doi.org/10.1038/s41398-021-01739-3

McIntyre, V. (2016). Do (x) you really want to hurt me: adapting IIED as a solution to doxing by reshaping intent. *Tulane Journal of Technology & Intellectual Property, 19,* 111.

McLay, R. N., Wood, D. P., Webb-Murphy, J. A., et al. (2011). A randomized, controlled trial of virtual reality-graded exposure therapy for post-traumatic stress disorder in active duty service members with combat-related post-traumatic stress disorder. *Cyberpsychology, Behavior, and Social Networking, 14*(4), 223–229. https://doi.org/10.1089/cyber.2011.0003

McLean, L., & Griffiths, M. D. (2019). Female gamers' experience of online harassment and social support in online gaming: a qualitative study. *International Journal of Mental Health and Addiction, 17*(4), 970–994.

McMullan, R. D., Berle, D., Arnáez, S., & Starcevic, V. (2019). The relationships between health anxiety, online health information seeking, and cyberchondria: systematic review and meta-analysis. *Journal of Affective Disorders, 245,* 270–278.

McTavish, J. R., Sverdlichenko, I., MacMillan, H. L., & Wekerle, C. (2019). Child sexual abuse, disclosure and PTSD: a systematic and critical review. *Child Abuse & Neglect, 92,* 196–208. 10.1016/j.chiabu.2019.04.006

MDR Wissen Online (2020, 27. März). Ursprung des Corona-Virus. Nicht das Schuppentier ist schuld, sondern der Mensch. *mdr Wissen.* https://www.mdr.de/wissen/schuppentier-pangolin-uebertraeger-corona-100.html

Medienhelden. (2022). Qualität & Evaluation. https://www.medienhelden.info/qualitaet.html

Medienpädagogischer Forschungsverbund Südwest. (Hrsg.) (2020). *JIM-Studie 2020. Jugend, Information und Medien. Basisuntersuchung zum Medienumgang 12- bis 19-Jähriger.* https://www.mpfs.de/fileadmin/files/Studien/JIM/2020/JIM-Studie-2020_Web_final.pdf

Meiser-Stedman, R., Smith, P., McKinnon, A., et al. (2017). Cognitive therapy as an early treatment for post-traumatic stress disorder in children and adolescents: a randomized controlled trial addressing preliminary efficacy and mechanisms of action. *Journal of Child Psychology and Psychiatry, and Allied Disciplines, 58*(5), 623–633. https://doi.org/10.1111/jcpp.12673

Mendes-Santos, C., Weiderpass, E., Santana, R., & Andersson, G. (2020). Portuguese psychologists' attitudes toward internet interventions: exploratory cross-sectional study. *Journal of Medical Internet Research Mental Health, 7*(4), 1–17. https://doi.org/10.2196/16817

Merry, S. N., Hetrick, S. E., Cox, G. R., et al. (2012). Cochrane Review: Psychological and educational interventions for preventing depression in children and adolescents. *Evidence-Based Child Health, 7*(5), 1409-1685.

Meurer, C. (2022). Digital healthcare in the EU: transforming digital applications for respiratory desiases collaboration analysis in the software development process of a mhealth start-up: a qualitative analysis. [Dissertation, Universität Nova de Lisboa].

Michael, D. R., & Chen, S. (2006). *Serious games: games that educate, train and inform.* Thomson Course Technology.

Middleton, D., Mandeville-Norden, R., Hayes, E. (2009). Does treatment work with Internet sex offenders? Emerging findings from the Internet sex offender treatment programme (i-SOTP). *Journal of Sexual Aggression, 15*(1), 5–19.

Miller, K. E., Kuhn, E., Owen, J. E., et al. (2017). Clinician perceptions related to the use of the CBT-I coach mobile app. *Behavioral Sleep Medicine, 17*(4).

Miller, M. K., & Summers, A. (2007). Gender differences in video game characters' roles, appearances, and attire as portrayed in video game magazines. *Sex Roles, 57*(9), 733–742.

Miner, A., Kuhn, E., Hoffman, J. E., et al. (2016). Feasibility, acceptability, and potential efficacy of the PTSD Coach app: a pilot randomized controlled trial with community trauma survivors. *Psychological Trauma: Theory, Research, Practice, and Policy, 8*(3), 384.

Miotto, R., Wang, F., Wang, S., et al. (2017). Deep learning for healthcare: Review, opportunities and challenges. *Briefings in Bioinformatics, 19,* 1236–1246. https://doi.org/10.1093/bib/bbx044

Mitchell, H., & Aamodt, M. G. (2005). The incidence of child abuse in serial killers. *Journal of Police and Criminal Psychology, 20,* 40–47. https://doi.org/10.1007/BF02806705

Mitchell, K. J., Wolak, J., & Finkelhor, D. (2008). Are blogs putting youth at risk for online sexual solicitation or harassment? *Child Abuse & Neglect, 32*(2), 277–294.

Moon, K. J., Park, K. M., & Sung, Y. (2017). Sexual abuse prevention mobile application (SAP_MobAPP) for primary school children in Korea. *Journal of Child Sexual Abuse, 26*(5), 573–589.

Möltner, H., Leve, J., & Esch, T. (2018). Burnout-Prävention und mobile Achtsamkeit: Evaluation eines appbasierten Gesundheitstrainings bei Berufstätigen. *Das Gesundheitswesen, 57*(03), 295–300.

Moessner, M., & Bauer, S. (2017). E-Mental-Health und internetbasierte Psychotherapie. *Psychotherapeut, 62*(3), 251–266. https://doi.org/10.1007/s00278-017-0198-4

Montagni, I., Guichard, E., Carpenet, C., et al. (2016). Screen time exposure and reporting of headaches in young adults: a cross-sectional study. *Cephalalgia, 36*(11), 1020–1027.

Moore, R. J. (2010, 16. März). Chatroulette is 89 percent male, 47 percent american, and 13 percent perverts. *TC.* https://tcrn.ch/3Lq8j6v

Mori, C., Cooke, J. E., Temple, J. R., et al. (2020). The prevalence of sexting behaviors among emerging adults: a meta-analysis. *Archives of Sexual Behavior, 49*(4), 1103–1119. https://doi.org/10.1007/s10508-020-01656-4

Mori, C., Temple, J. R., Browne, D., & Madigan, S. (2019). Association of sexting with sexual behaviors and mental health among adolescents: a systematic review and meta-analysis. *JAMA Pediatrics, 173*(8), 770–779.

Morina, N., Ijntema, H., Meyerbröker, K., & Emmelkamp, P. M. (2015). Can virtual reality exposure therapy gains be generalized to real-life? A meta-analysis of studies applying behavioral assessments. *Behaviour Research and Therapy, 74*, 18–24. https://doi.org/10.1016/j.brat.2015.08.010

Morland, L. A., Niehaus, J., Taft, C., Marx, B. P., et al. (2016). Using a mobile application in the management of anger problems among veterans: a pilot study. *Military Medicine, 181*(9), 990–995.

Morris, R. R., Kouddous, K., Kshirsagar, R., & Schueller, S. M. (2018). Towards an artificially empathic conversational agent for mental health applications: system design and user perceptions. *Journal of Medical Internet Research, 20*(6), e10148.

Mortensen, T. E. (2018). Anger, fear, and games: the long event of #GamerGate. *Games and Culture, 13*(8), 787–806.

Mota, L. R. A. D., Ferreira, C. C. G., Costa Neto, H. A. A. D., et al. (2018). Is doctor-patient relationship influenced by health online information? *Revista da Associação Médica Brasileira, 64*, 692–699.

Müller, K. W., & Wölfling, K. (2017). *Pathologischer Mediengebrauch und Internetsucht.* Kohlhammer Verlag.

Muller, J. P. (2007). A view from Riggs: treatment resistance and patient authority-IV: why the pair needs the third. *Journal of the American Academy of Psychoanalysis and Dynamic Psychiatry, 35*(2), 221–241.

Nadan, Y., Shachar, R., Cramer, D., et al. (2020). Behind the (virtual) mirror: online live supervision in couple and family therapy. *Family Process, 59*(3), 997–1006.

National Institute for Health and Care Excellence. (2018). Post-traumatic Stress Disorder (NICE Guideline 116). www.nice.org.uk/guidance/ng116.

Naughton, F. (2016). Delivering »Just-in-time« smoking cessation support via mobile phones: current knowledge and future directions. *Nicotine & Tobacco Research, 19*(3), 379–383.

Nemeroff, C. B., Bremner, J. D., Foa, E. B., et al. (2006). Posttraumatic stress disorder: a state-of-the-science review. *Journal of Psychiatric Research, 40*(1), 1–21.

Nesbitt, T. S. (2012). The evolution of telehealth: where have we been and where are we going? In Institute of Medicine, Board on Health Care Services & T. A. Lustig (Hrsg.), *The role of telehealth in an evolving health care environment: workshop summary* (S. 11–16). National Academies Press. https://doi.org/10.17226/13466

Newman, M. L., Holden, G. W., & Delville, Y. (2005). Isolation and the stress of being bullied. *Journal of Adolescence, 28,* 343–57.

Newman, E., Efthymiadou, E., Stelzmann, D., et al. (2019). Campaigns to deter viewing of child sexual abuse images online: results of two campaign cases in Europe. NSPCC.

Neyret, S., Navarro, X., Beacco, A., et al. (2020). An embodied perspective as a victim of sexual harassment in virtual reality reduces action conformity in a later milgram obedience scenario. *Scientific Reports, 10*(1), 6207.

Ng, E. D., Chua, J. Y. X., & Shorey, S. (2022). The effectiveness of educational interventions on traditional bullying and cyberbullying among adolescents: a systematic review and meta-analysis. *Trauma, Violence & Abuse, 23*(1), 132–151. https://doi.org/10.1177/1524838020933867

Nielsen, M. B., Tangen, T., Idsoe, T. et al. (2015). Post-traumatic stress disorder as a consequence of bullying at work and at school. A literature review and meta-analysis. *Aggression and Violent Behavior, 21,* 17–24. https://doi.org/10.1016/j.avb.2015.01.001

Nielsen, E., Kirtley, O. J., & Townsend, E. (2017). »Great powers and great responsibilities«: a brief comment on »A brief mobile app reduces nonsuicidal and suicidal self-injury: evidence from three randomized controlled trials« (Franklin et al., 2016). *Journal of Consulting and Clinical Psychology, 85*(8), 826–830.

Niu, Z., Willoughby, J. F., Mei, J., et al. (2020). A cross-cultural comparison of an extended planned risk information seeking model on mental health among college students: cross-sectional study. *Journal of Medical Internet Research, 22*(5), e15817.

Nobles, M R., Reyns, B. W., Fox, K. A., & Fisher, B. S. (2014). Protection against pursuit: a conceptual and empirical comparison of cyberstalking and stalking victimization among a national sample. *Justice Quarterly, 31*(6), 986–1014.

Nolan, J., Lindeman, S., & Varghese, F. P. (2019). Mobile app interventions for military and veteran families: Before, during, and after deployment. *Psychological Services, 16*(2), 208.

Obasola, O. I., & Agunbiade, O. M. (2016). Online health information seeking pattern among undergraduates in a Nigerian university. *Sage Open, 6*(1), 2158244016635255.

Ochberg, F. M., & Fojtik, K. M. (1984). A comprehensive mental health clinical service program for victims: Clinical issues and therapeutic strategies. *American Journal of Social Psychiatry, 4*(3), 12–23.

Ogolsky, B. G., Monk, J. K., Rice, T. K. M., et al. (2017). Relationship maintenance: a review of research on romantic relationships. *Journal of Family Theory and Review* 9(3), 275–306.

Øistad, B. (2015, 29. Mai). Young women twice as exposed to cyber bullying as men. *Partner Science Norway.* https://partner.sciencenorway.no/forskningno-gender-harassment/young-women-twice-as-exposed-to-cyber-bullying-as-men/1418553

O'Leary, A. (2012, 1. August). In virtual play, sexual harassment is all too real. *The New York Times.* https://www.nytimes.com/2012/08/02/us/sexual-harassment-in-online-gaming-stirs-anger.html [abgerufen am 20.12.2022].

Olff, M. (2015). Mobile mental health: a challenging research agenda. *European Journal of Psychotraumatology, 6*(1), 27882.

Olson, C. K., Kutner, L. A., & Warner, D. E. (2008). The role of violent video game content in adolescent development: boys' perspectives. *Journal of Adolescent Research, 23*(1), 55–75.

Olthuis, J. V., Wozney, L., Asmundson, G. J., et al. (2016). Distance-delivered interventions for PTSD: a systematic review and meta-analysis. *Journal of Anxiety Disorders, 44,* 9–26. https://doi.org/10.1016/j.janxdis.2016.09.010

Otto, M. W., Henin, A., Hirshfeld-Becker, D. R., Pollak, M. H., et al. (2007). Posttraumatic stress disorder symptoms following media exposure to tragic events: impact of 9/11 on children at risk for anxiety disorders. *Journal of Anxiety Disorders, 21*(7), 888–902.

Orcha (2021). *Digital & mental health recovery action plans.* [Broschüre]. https://orchahealth.com/wp-content/uploads/2021/04/Mental_Health_Report_2021_final.pdf Online: 15.07.2022

Owen, J. E. (2022). PTSD Coach Version 3.1: a closer look at the reach, use, and potential impact of this updated mobile health app in the general public. *JMIR Mental Health, 9*(3), e34744.

Owen, J. E., Kuhn, E., Jaworski, B. K., et al. (2018). VA mobile apps for PTSD and related problems: public health resources for veterans and those who care for them. *Mhealth, 4*(28).

Paaßen, B., Morgenroth, T., & Stratemeyer, M. (2017). What is a true gamer? The male gamer stereotype and the marginalization of women in video game culture. *Sex Roles, 76*(7–8), 421–435.

Pancani, L., Aureli, N., & Riva, P. (2022). Relationship dissolution strategies: comparing the psychological consequences of ghosting, orbiting, and rejection. *Cyberpsychology: Journal of Psychosocial Research on Cyberspace, 16*(2). https://doi.org/10.5817/CP2022-2-9

Pape-Köhler, C. I., Simanski, C., Nienaber, U., & Lefering, R. (2014). External factors and the incidence of severe trauma: time, date, season and moon. *Injury,* 45(Suppl. 3), S93–S99. https://doi.org/10.1016/j.injury.2014.08.027

Park, S. Y., Kim, S. M., Roh, S., et al. (2016). The effects of a virtual reality treatment program for online gaming addiction. *Computer Methods and*

Programs in Biomedicine, 129, 99–108. https://doi.org/10.1016/j.cmpb.2016.01.015

Parkins, J. (2022, 14. März). Covid-19: Mental health app growth reveals unmet needs. https://www.medicaldevice-network.com/homepage/covid-19-mental-health-app-growth-reveals-unmet-needs

Parsons, T. D., & Rizzo, A. A. (2008). Affective outcomes of virtual reality exposure therapy for anxiety and specific phobias: a meta-analysis. *Journal of Behavior Therapy and Experimental Psychiatry, 39*(3), 250–261. https://doi.org/10.1016/j.jbtep.2007.07.007

Patel, R., Pathak, M., Jain, A., & Lagman, J. (2023). Bringing to light the TikTok Benadryl challenge: a case of seizure from Benadryl overdose. *Psychiatry Research Case Reports, 2*(1), 100087.

Patel, U., & Roesch, R. (2020). The prevalence of technology-facilitated sexual violence: a meta-analysis and systematic review. *Trauma, Violence & Abuse, 23*(2), 428–443. https://doi.org/10.1177/1524838020958057

Paulus, F. W. (2021, 24. November). Cybermobbing und übermäßiger Medienkonsum. Kinderschutztag. Kinder und Corona – Psychosoziale Folgen der Pandemie. *AK Interpersonelle Gewalt / Fortbildungsakademie.* https://www.uniklinikum-saarland.de/fileadmin/UKS/Einrichtungen/Kliniken_und_Institute/Neurologie_und_Psychiatrie/Kinder_und_Jugendpsychiatrie/Paulus_F/PAULUS_2021_11_Cybermobbing_AeK_HH.pdf

Pennebaker, J. W. (1997). Writing about emotional experiences as a therapeutic process. *Psychological Science, 8*(3), 162–166. https://doi.org/10.1111/j.1467-9280.1997.tb00403.x

Pennebaker, J. W. (2004). Theories, therapies, and taxpayers: on the complexities of the expressive writing paradigm. *Clinical Psychology-science and Practice,* https://doi.org/10.1093/CLIPSY.BPH063

Pennell, H., & Behm-Morawitz, E. (2015). The empowering (super) heroine? The effects of sexualized female characters in superhero films on women. *Sex Roles, 72*(5), 211–220.

Permata, V. H. (2021). Online prostitution amidst the rapid technological advances: legal and social aspects. *Semarang State University Undergraduate Law and Society Review, 1*(1), 19–34. https://doi.org/10.15294/lsr.v1i1.49837

Perrigo, B. (2023, 18. Januar) Exclusive: openai used kenyan workers on less than $2 per hour to make chatgpt less toxic. *Time.* https://time.com/6247678/openai-chatgpt-kenya-workers

Peterson, A. L., Straud, C. L., Young-McCaughan, S., et al. (2022). Combining a stellate ganglion block with prolonged exposure therapy for posttraumatic stress disorder: a nonrandomized clinical trial. *Journal of Traumatic Stress, 35*(6), 1801–1809. https://doi.org/10.1002/jts.22873

Pfetsch, J., & Schultze-Krumbholz, A. (2019). Cybermobbing und die schweigende Mehrheit. *BPJM AKTUELL, 2*, 10–14.

Phan, A., Seigfried-Spellar, K., & Choo, K. K. R. (2021). Threaten me softly: a review of potential dating app risks. *Computers in Human Behavior Reports, 3*, 100055.

Pharshy, A. (2016). *Children's storytelling app for detecting potential child sexual abuse.* [Masterarbeit, OCAD-Universität Toronto]. https://core.ac.uk/reader/54849850.

Philippe, F. L., Lecours, S., & Beaulieu-Pelletier, G. (2009). Resilience and positive emotions: examining the role of emotional memories. *Journal of Personality, 77*(1), 139–175. https://doi.org/10.1111/j.1467-6494.2008.00541.x

Piening, E. P., Thies, F., Wessel, M., & Benlian, A. (2021). Searching for success – entrepreneurs' responses to crowdfunding failure. *Entrepreneurship Theory and Practice, 45*(3), 626–657.

Piening, K., van Loh, J., & Eichenberg, C. (2021). *Digital media use in psychotherapy: a survey among psychotherapists in Austria and Germany.* Posterpräsentation auf der European Conference on Digital Psychology, 19.–20. Februar, Milan, Italien.

Pieschl, S., & Porsch, T. (2012). *Schluss mit Cybermobbing! Das Trainings- und Präventionsprogramm »Surf-Fair«.* Beltz.

Pieschl, S. & Urbasik, S. (2013). Does the cyberbullying prevention program Surf-Fair work? – An evaluation study. In R. Hanewald (Hrsg.), *From cyber bullying to cyber safety: issues and approaches in educational contexts* (S. 205–224). Nova Science Publishers.

Pinchefsky, C. (2012, 3. August). Sexual harassment in videogame culture. Forbes. http://www.forbes.com/sites/carolpinchefsky/2012/08/03/sexual-harassment-in-videogame-culture/ [abgerufen am 11. 12. 2022].

Pine, R., Fleming, T., McCallum, S., & Sutcliffe, K. (2020). The effects of casual videogames on anxiety, depression, stress, and low mood: a systematic review. *Games for Health Journal, 9*(4), 255–264. https://doi.org/10.1089/g4h.2019.0132

Poole, D. A., & Bruck, M. (2012). Divining testimony? The impact of interviewing props on children's reports of touching. *Developmental Review, 32*(3), 165–180. https://doi.org/10.1016/j.dr.2012.06.007

Possemato, K., Kuhn, E., Johnson, E., et al. (2016). Using PTSD Coach in primary care with and without clinician support: a pilot randomized controlled trial. *General Hospital Psychiatry, 38*, 94–98.

Potrum, M., Uhl, A., & Potrum H. (o. J.). *Neue Studie zum Potential von E-Psychotherapie in Österreich.* [Broschüre]. https://www.sfu.ac.at/wp-content/uploads/SFU_Presseinfos_2020_08_28_E-Psychotherapie.pdf

Powell, J., & Clarke, A. (2006). Internet information-seeking in mental health: population survey. *British Journal of Psychiatry, 189*(3), 273–277.

Powers, M. B., & Emmelkamp, P. M. (2008). Virtual reality exposure therapy for anxiety disorders: a meta-analysis. *Journal of Anxiety Disorders, 22*(3), 561–569. https://doi.org/10.1016/j.janxdis.2007.04.006

Prada, P., Zamberg, I., Bouillault, G., et al. (2017). EMOTEO: a smartphone application for monitoring and reducing aversive tension in borderline personality disorder patients, a pilot study. *Perspectives in Psychiatric Care, 53*(4), 289–298.

Premkumar, P., Heym, N., Brown, D. J., et al. (2021). The effectiveness of self-guided virtual-reality exposure therapy for public-speaking anxiety. *Frontiers in Psychiatry, 12,* 694610. https://doi.org/10.3389/fpsyt.2021.694610

Prensky, M. (2001). Digital natives, digital immigrants part 2: do they really think differently? On the horizon.

Pritha, S. T., Tasnim, R., Kabir, M. A., et al. (2021). A systematic review of mobile apps for child sexual abuse education: limitations and design guidelines. arXiv preprint arXiv:2107.01596.

Pulantara, I. W., Parmanto, B., & Germain, A. (2018). Clinical Feasibility of a Just-in-Time Adaptive Intervention App (iREST) as a behavioral sleep treatment in a military population: feasibility comparative effectiveness study. *Journal of Medical Internet Research, 20*(12), e10124. https://doi.org/10.2196/10124

Purkayastha, S., Addepally, S. A., & Bucher, S. (2020). Engagement and usability of a cognitive behavioral therapy mobile app compared with web-based cognitive behavioral therapy among college students: randomized heuristic trial. *JMIR Human Factors, 7*(1), e14146.

Purkayastha, A., Sen, C., Garcia Jr, G., et al. (2020). Direct exposure to SARS-CoV-2 and cigarette smoke increases infection severity and alters the stem cell-derived airway repair response. *Cell Stem Cell, 27*(6), 869–875.

Quayle, E. (2020). Prevention, disruption and deterrence of online child sexual exploitation and abuse. *ERA Forum 21,* 429–447. https://doi.org/10.1007/s12027-020-00625-7

Rademacher, J. (2022). Klage gegen TikTok: Gefährliche Challenge fordert Kinderleben. https://www.ingame.de/news/tiktok-eltern-klage-trend-kinder-tod-blackout-challenge-pennsylvania-plattform-zr-91649557.html

Ragavan, M. I., Ferre, V., & Bair-Merritt, M. (2020). Thrive: a novel health education mobile application for mothers who have experienced intimate partner violence. *Health Promotion Practice, 21*(2), 160–164.

Raghavan, S. S., & Sandanapitchai, P. (2019). Cultural predictors of resilience in a multinational sample of trauma survivors. *Frontiers in Psychology, 10,* 131.

Rainer, V., & Schölzhorn, S. (2009). Psychotherapie im Internet. https://www.uibk.ac.at/psychologie/mitarbeiter/leidlmair/psychotherapie-im-internet.pdf

Ramanathan, V. (2015). »The words are stuck inside me; I write to heal«: memory, recall, and repetition in PTSD blogs. *Communication & Medicine, 12*(2–3), 257–271.

Raphael, B., Lundin, T., & McFarlane, C. (1989). A research method for the study of psychological and psychiatric aspects of disaster. *Acta Psychiatrica Scandinavica, 80*(Suppl. 353), 1–75.

Raphael, B., Lundin, T., & Weisaeth, L. (1989). Post-traumatic symptom scale PTSS-10: reactions following an accident or a disaster. *Acta Psychiatrica Scandinavia, 80*(Suppl. 353), 58.

Rapunzel. (2016). Meine Wunschklinik für Entwicklungstraumata und kPTBS. [Artikel auf privater Internetseite]. https://ptbs.blog/2016/11/12/meine-wunschklinik-fuer-entwicklungstraumata-und-kptbs

Reavley, N. J., Morgan, A. J., Fischer, J. A., et al. (2021). Longer-term effectiveness of eLearning and blended delivery of Mental Health First Aid training in the workplace: 2-Year follow-up of a randomised controlled trial. Internet Interventions, 25, 100434.

Rees, C. S., & Maclaine, E. (2015). A systematic review of videoconference-delivered psychological treatment for anxiety disorders. *Australian Psychologist, 50*(4), 259–264.

Reeves, B., & Nass, C. (1996). The media equation: how people treat computers, television, and new media like real people. *Zeitschriftname?, 10,* 236605.

Reger, G. M., Browne, K. C., Campellone, T. R., et al. (2017). Barriers and facilitators to mobile application use during PTSD treatment: clinician adoption of PE coach. *Professional Psychology: Research and Practice, 48*(6), 510.

Reger, M. A., Luxton, D. D., Tucker, R. P., et al. (2017). Implementation methods for the caring contacts suicide prevention intervention. *Professional Psychology: Research and Practice, 48*(5), 369.

Richmond, K., & Johnson, N. L. (2021). Resistance & recovery in the #MeToo era. *Women & Therapy, 44*(3–4), 241–249.

Riper, H., Andersson, G., Hunter, S. B., et al. (2014). Treatment of comorbid alcohol use disorders and depression with cognitive-behavioural therapy and motivational interviewing: a meta-analysis. *Addiction, 109*(3), 394–406. https://doi.org/10.1111/add.12441

Ritterband, L. M., & Thorndike, F. (2006). Internet Interventions or patient education web sites? *Journal of Medical Internet Research, 8*(3), e18–e19. https://doi.org/10.2196/jmir.8.3.e18

Riva, G., Baños, R. M., Botella, C., et al. (2016). Transforming experience: the potential of augmented reality and virtual reality for enhancing personal and clinical change. *Frontiers in Psychiatry, 7,* 164. https://doi.org/10.3389/fpsyt.2016.00164

Rivera, S. C., Liu X., Chan A. W., et al. (2020). Guidelines for clinical trial protocols for interventions involving artificial intelligence: the SPIRIT-AI extension. *British Medical Journal, 370*(9), m3210. https://doi.org/10.1136/bmj.m3210

Rizvi, S. L., Hughes, C. D., & Thomas, M. C. (2016). The DBT Coach mobile application as an adjunct to treatment for suicidal and self-injuring individuals with borderline personality disorder: a preliminary evaluation and challenges to client utilization. *Psychological Services, 13*(4), 380.

Rizzo, A. A., Reger, G., Difede, J, et al. (2009). Development and clinical results from the virtual Iraq exposure therapy application for PTSD. *Virtual Rehabilitation International Conference,* Haifa, Israel, S. 8–15, https://doi.org/ 10.1109/ICVR.2009.5174198.

Rizzo, A. A., Rothbaum, B. O., Graap, K. (2007). Virtual reality applications for combat-related posttraumatic stress disorder. In C. R. Figley & W. P. Nash (Hrsg.), *Combat stress injury: theory, research and management* (S. 183–204). Routledge.

Rizzo, A., & Shilling, R. (2017). Clinical Virtual Reality tools to advance the prevention, assessment, and treatment of PTSD. *European Journal of Psychotraumatology, 8*(Suppl. 5), 1414560. https://doi.org/10.1080/20008198.2017.1414560

Roberts, A. L., Liu, J., Lawn, R. B., Jha, S. C., et al. (2022). Association of Posttraumatic Stress Disorder With Accelerated Cognitive Decline in Middle-aged Women. *JAMA Network Open, 5*(6), e2217698. https://doi.org/10.1001/jamanetworkopen.2022.17698

Roberts, N. P., Roberts, P. A., Jones, N., & Bisson, J. I. (2015). Psychological interventions for post-traumatic stress disorder and comorbid substance use disorder: a systematic review and meta-analysis. *Clinical Psychology Review, 38,* 25–38.

Robinson, N. L., Cottier, T. V., & Kavanagh, D. J. (2019). Psychosocial health interventions by social robots: systematic review of randomized controlled trials. *Journal of Medical Internet Research, 21*(5), e13203. https://doi.org/10.2196/13203

Rodríguez-Domínguez, C., Pérez-Moreno, P. J., & Durán, M. (2020). Cyber dating violence: a review of its research methodology. *Anales de Psicología, 36*(2), 200–209.

Röhr, S., Jung, F. U., Pabst, A., et al. (2021). A self-help app for Syrian refugees with posttraumatic stress (Sanadak): randomized controlled trial. *JMIR mHealth and uHealth, 9*(1), e24807.

Roller, D. (2021). Menschenhandel: Neue Gefahren durch das Internet und digitale Technologien. https://www.bundestag.de/resource/blob/840090/642b75ee533d6e2697f516a1f5ed35c6/Stellungnahme_Dietmar-Roller-data.pdf

Römer, C., & Mundelsee, L. (2021). Einstellung gegenüber Online-Beratung: Eine Umfrage unter Berater: innen, Coaches und Therapeut: innen. *Coaching| Theorie & Praxis, 7*(1), 173–184.

Rosenfeld, M. J., Thomas, R. J., & Hausen, S. (2019). Disintermediating your friends: how online dating in the United States displaces other ways of meeting. *Proceedings of the National Academy of Sciences, 116*(36), 17753–17758.

Rosner, R., Barke, A., Albrecht, B., et al. (2020). Best for can – bringing empirically supported treatments to children and adolescents after child abuse and neglect: study protocol. *European Journal of Psychotraumatology, 11*(1), 1837531. https://doi.org/10.1080/20008198.2020.1837531

Rothbaum, B. O., Hodges, L. F., Ready, D., et al. (2001). Virtual reality exposure therapy for Vietnam veterans with posttraumatic stress disorder. *Journal of Clinical Psychiatry, 62,* 617–622.

Rousmaniere, T., Abbass, A., & Frederickson, J. (2014). New developments in technology-assisted supervision and training: a practical overview. *Journal of Clinical Psychology, 70*(11), 1082–1093.

Rübner, M. (2022). Konzeptionelle und methodische Ansatzpunkte der Videoberatung in Bildung, Beruf und Beschäftigung. *e-beratungsjournal.net, 18*(2), 1–19.

Runchman, F. (2019). My work with Jonathan. *Stillpoint Magazine.* https://stillpointmag.org/articles/my-workwith-jonathan

Ruvalcaba, O., Shulze, J., Kim, A., et al. (2018). Women's experiences in esports: gendered differences in peer and spectator feedback during competitive video game play. *Journal of Sport and Social Issues, 42*(4), 295–311.

Saarento, S., Boulton, A. J., & Salmivalli, C. (2015). Reducing bullying and victimization: student- and classroom-level mechanisms of change. *Journal of Abnormal Child Psychology, 43*(1), 61–76. https://doi.org/10.1007/s10802-013-9841-x

Saeb, S., Zhang, M., Karr, C. J., et al. (2015). Mobile phone sensor correlates of depressive symptom severity in daily-life behavior: an exploratory study. Journal of Medical Internet Research, 17(7), e175. https://doi.org/10.2196/jmir.4273

Sagener, N. (2017, 14. Dezember). Sophia Thomalla: #MeToo beleidigt wahre Vergewaltigungsopfer. https://www.ikz-online.de/kultur/fernsehen/maischberger-thomalla-sorgt-mit-meetoo-kritik-fuer-aerger-id212849843.html

Sahebi, B. (2020). Clinical supervision of couple and family therapy during COVID-19. *Family Process, 59*(3), 989–996.

Sajeev, M. F., Kelada, L., Yahya Nur, A. B., et al. (2021). Interactive video games to reduce paediatric procedural pain and anxiety: a systematic review and meta-analysis. *British Journal of Anaesthesia, 127*(4), 608–619. https://doi.org/10.1016/j.bja.2021.06.039

Salmivalli, C. (2014). Participant Roles in Bullying: How Can Peer Bystanders Be Utilized in Interventions? *Theory Into Practice, 53*(4), 286–292. http://www.jstor.org/stable/43894468

Salmivalli, C., Poskiparta, E., Ahtola, A., & Haataja, A. (2013). The implementation and effectiveness of the KiVa antibullying program in Finland. *European Psychologist, 18*(2), 79-88.

Salter, A., & Blodgett, B. (2012). Hypermasculinity & dickwolves: the contentious role of women in the new gaming public. *Journal of Broadcasting & Electronic Media, 56*(3), 401–416.

Salter, M. (2018). From geek masculinity to Gamergate: the technological rationality of online abuse. *Crime, Media, Culture, 14*(2), 247–264.

Salzmann-Erikson, M., & Hiçdurmaz, D. (2017). Use of social media among individuals who suffer from post-traumatic stress: a qualitative analysis of narratives. *Qualitative Health Research, 27*(2), 285–294.

Sander, J., Bolinski, F., Diekmann, S., et al. (2021). Online therapy: an added value for inpatient routine care? Perspectives from mental health care professionals. *European Archives of Psychiatry and Clinical Neuroscience.* https://doi.org/10.1007/s00406-021-01251-1

Sanders, T., Scoular, J., Campbell, R., et al. (2018). *Internet sex work: beyond the gaze.* Palgrave.

Sangeorzan, I., Andriopoulou, P., & Livanou, M. (2019). Exploring the experiences of people vlogging about severe mental illness on YouTube: an interpretative phenomenological analysis. *Journal of Affective Disorders, 246*, 422–428.

Sanhaji, M. (2020). Online dating: a threat to our mental wellbeing or the self-validation we need? [Bachelorarbeit, Universität Twente].

Sansen, L. M., Saupe, L. B., Steidl, A., et al. (2019). Daring to process the trauma: Using a web-based training to reduce psychotherapists' fears and reservations around implementing trauma-focused therapy. *European Journal of Psychotraumatology, 10*(1), 1696590.

Sargent, K. S., Jouriles, E. N., Chmielewski, M., & McDonald, R. (2020). Using virtual reality to create an observational assessment of adolescent resistance to antisocial peer pressure. *Journal of Clinical Child and Adolescent Psychology, 49*(2), 178–189. https://doi.org/10.1080/15374416.2018.1504296

Schade, B., Schüffel, W., Schunk, T. (1998). *A brief inventory to investigate stress reactions: the Posttraumatic Symptom Scale, 10-Items (PTSS-10) – the German version.* Paper auf der Tagung der Europäischen Gesellschaft für Traumatische Stress Studien, Maastricht.

Scharff, J. S. (2013). *Psychoanalysis online: mental health, teletherapy, and training.* Karnac Books.

Scharrer, E. (2004). Virtual violence: Gender and aggression in video game advertisements. *Mass Communication and Society, 7*(4), 393–412.

Schneider, R., & Eichenberg, C. (2022). *Cyber-dating Abuse is related with PTSD-symptoms in college students: an online-survey.* [Unveröffentlichtes Manuskript, Sigmund-Freud-Privatuniversität, Fakultät für Medizin].

Schneider, R., Sungler, J., Eichenberg, C. (2022). *Sexism in Online-Gaming is linked with PTSD-symptoms.* [Unveröffentlichtes Manuskript, Sigmund-Freud-Privatuniversität, Fakultät für Medizin].

Schnurr, M. P., Mahatmya, D., & Basche III., R. A. (2013). The role of dominance, cyber aggression perpetration, and gender on emerging adults' perpetration of intimate partner violence. *Psychology of Violence, 3*(1), 70.

Schreiber, C. (2003). Selbsthilfe im Internet: Ein Erfahrungsbericht am Beispiel Missbrauch. In R. Ott & C. Eichenberg (Hrsg.), *Klinische Psychologie und Internet. Potenziale für klinische Praxis, Intervention, Psychotherapie und Forschung* (S. 229–246). Hogrefe.

Schröder, J., Berger, T., Meyer, B., Lutz, W., et al. (2017). Attitudes towards internet interventions among psychotherapists and individuals with mild to moderate depression symptoms. *Cognitive Therapy and Research, 41*(5), 745–756.

Schuman, D. L., Lawrence, K. A., & Pope, N. (2019). Broadcasting war trauma: an exploratory netnography of veterans' youtube vlogs. *Qualitative Health Research, 29*(3), 357–370.

Schuster, R., Pokorny, R., Berger, T., et al. (2018). The advantages and disadvantages of online and blended therapy: Survey study amongst licensed psychotherapists in Austria. *Journal of Medical Internet Research, 20*(12), e11007. https://doi.org/10.2196/11007

Schuster, R., Topooco, N., Keller, A., et al. (2020). Advantages and disadvantages of online and blended therapy: Replication and extension of findings on psychotherapists' appraisals. *Internet Interventions, 21*, 1–12. https://doi.org/10.1016/j.invent.2020.100326

Seabrook, E. M., Kern, M. L., Fulcher, B. D., & Rickard, N. S. (2018). Predicting depression from language-based emotion dynamics: Longitudinal analysis of Facebook and Twitter status updates. *Journal of Medical Internet Research, 20*(5), e168. https://doi.org/10.2196/jmir.9267

Seinfeld, S., Arroyo-Palacios, J., Iruretagoyena, G., et al. (2018). Offenders become the victim in virtual reality: impact of changing perspective in domestic violence. *Scientific Reports, 8*(1), 2692. https://doi.org/10.1038/s41598-018-19987-7

Seitz D., Knaevelsrud, C., Duran, G., et al. (2014). Efficacy of an internet-based cognitive-behavioral intervention for long-term survivors of pediatric cancer: a pilot study. *Supportive Care in Cancer, 22*(8), 2075–2083. https://doi.org/10.1007/s00520-014-2193-4

Semigran, H. L., Levine, D. M., Nundy, S., & Mehrotra, A. (2016). Comparison of physician and computer diagnostic accuracy. *JAMA Internal Medicine, 176*(12), 1860–1861.

Semigran, H. L., Linder, J. A., Gidengil, C., & Mehrotra A. (2015). Evaluation of symptom checkers for self diagnosis and triage: audit study. *BMJ, 351*, h3480.

Setton, L. (2015). Is there a difference between Telefone and in-person sessions? In J. Scharff (Hrsg.), *Psychoanalysis online 2. impact of technology on development, training, and therapy* (S. 173–184). Karnac Books.

Shaer, O., Westendorf, L., Knouf, N. A., & Pederson, C. (2017). Understanding gaming perceptions and experiences in a women's college community. *Proceedings of the 2017 CHI Conference on Human Factors in Computing Systems*, 1544–1557). https://doi.org/10.1145/3025453.3025623

Sharma, A., Lin, I. W., Miner, A. S., Atkins, D. C., et al. (2023). Human – AI collaboration enables more empathic conversations in text-based peer-to-peer mental health support. *Nature Machine Intelligence, 5*, 46–57.

Shaw, A., & Chess, S. (2016). Reflections on the casual games market in a post-GamerGate world. In M. Willson & T. Leaver (Hrsg.), *Social, casual and mobile games: the changing gaming landscape* (S. 277–290). Bloomsbury Academic.

Shen, Y. I., Nelson, A. J., & Oberlin, B. G. (2022). Virtual reality intervention effects on future self-continuity and delayed reward preference in substance use disorder recovery: pilot study results. *Discover Mental Health, 2*, 19. https://doi.org/10.1007/s44192-022-00022-1

Sheridan, L. P., & Grant, T. (2007). Is cyberstalking different? *Psychology, Crime & Law, 13*(6), 627–640.

Short, E., Guppy, A., Hart, J. A., & Barnes, J. (2015). The impact of cyberstalking. *Studies in Media and Communication, 3*(2), 23–37.

Shute, V. J., Ventura, M., Bauer, M., & Zapata-Rivera, D. (2009). Medling the power of serious games and embedded assessment to monitor and foster learning. In U. Ritterfeldt, M. Cody, & P. Vorderer (Hrsg.), *Serious games: mechanisms and effects* (S. 295–321). Routledge.

Simanovych, O. (2020, 24. März). How journalists can deal with trauma while reporting on COVID-19. https://gijn.org/2020/03/24/how-journalists-can-deal-with-trauma-while-reporting-on-covid19/

Simon, N., Robertson, L., Lewis, C., et al. (2021). Internet-based cognitive and behavioural therapies for post-traumatic stress disorder (PTSD) in adults. *The Cochrane database of Systematic Reviews, 5*(5), CD011710. https://doi.org/10.1002/14651858.CD011710.pub3

Simpson, S., & Reid, C. (2014). Therapeutic alliance in videoconferencing psychotherapy: a review. *The Australian Journal of Rural Health, 22*, 280–299. https://doi.org/10.1111/ajr.12149

Simpson, T. L., Goldberg, S. B., Louden, D. K., et al. (2021). Efficacy and acceptability of interventions for co-occurring PTSD and SUD: a meta-analysis. *Journal of Anxiety Disorders, 84*, 102490.

Simpson, T. L., Lehavot, K., & Petrakis, I. (2017). No wrong doors: Findings from a critical review of behavioral randomized clinical trials for individuals with co-occurring alcohol/drug problems and PTSD. *Alcoholism: Clinical and Experimental Research, 41*(4), 681–702.

Simpson, S., Richardson, L., Pietrabissa, G., Castelnuovo, G., et al. (2020). Videotherapy and therapeutic alliance in the age of COVID-19. *Clinical Psychology & Psychotherapy*. https://doi.org/10.1002/cpp.2521

Slamet, S., Amrullah, A. M. K., Sutiah, S., & Ridho, A. (2021). Differences in the experience of lecturers and students on distance learning in higher education in Indonesia: case study in the pandemic of Covid-19. *Systematic Reviews in Pharmacy, 12*(1), 742–747.

Smith, A. C., Thomas, E., Snoswell, C. L., et al. (2020). Telehealth for global emergencies: implications for coronavirus disease 2019 (COVID-19). *Journal of Telemedicine and Telecare, 26*(5), 309–313. https://doi.org/10.1177/1357633X20916567.

Soll, D., Fuchs, R., & Mehl, S. (2021). Teaching cognitive behavior therapy to postgraduate health care professionals in times of COVID 19. An asynchronous blended learning environment proved to be non-inferior to in-person training. *Frontiers in Psychology, 12*, 657234. https://doi.org/10.3389/fpsyg.2021.657234

Sonneck, G. (2000). Krisenintervention und Suizidverhütung. UTB.

Sonntag (2021, Februar 19). Sexismus im Gaming: Es ist schlimmer, als ihr dachtet – aber ihr könnt es ändern. https://www.spieletipps.de/artikel/10596/1/

Spears, B. A., Taddeo, C. M., Daly, A. L., et al. (2015). Cyberbullying, help-seeking and mental health in young Australians: implications for public health. *International Journal of Public Health, 60*, 219–226. https://doi.org/10.1007/s00038-014-0642-y

Spiegel (2003, 3. Dezember). Geständnisse des Kannibalen – »Es gibt Tausende, die gefressen werden wollen«. Spiegel online. www.spiegel.de/panorama/0,1518,276651,00.html

Spitzenverband Digitale Gesundheitsversorgung e. V. (2021). Digitalversorgt. Das Informationsportal für digitale Gesundheit. https://digitalversorgt.info

Springer, C., & Misurell, J. R. G. (2010). Game-based cognitive-behavioral therapy (GB-CBT): an innovative group treatment program for children who have been sexually abused. *Journal of Child & Adolescent Trauma, 3*(3), 163–180. https://doi.org/10.1080/19361521.2010.491506.

Starcevic, V., Berle, D., & Arnáez, S. (2020). Recent insights into cyberchondria. *Current Psychiatry Reports, 22*(11), 1–8.

Starcevic, V., Schimmenti, A., Billieux, J., & Berle, D. (2021). Cyberchondria in the time of the COVID-19 pandemic. *Human Behavior and Emerging Technologies, 3*(1), 53–62.

Statista. (2022a). Anteil der Computer- und Videospieler in Deutschland im Jahr 2022 nach Geschlecht. https://de.statista.com/statistik/daten/studie/315920/umfrage/anteil-der-computerspieler-in-deutschland-nach-geschlecht/ [abgerufen am 07.12.2022].

Statista. (2022b). Statistiken zu Online-Games. https://de.statista.com/themen/106/online-games/#topicHeader__wrapper

Statista (2022c). Einstellungen zur Digitalisierung im deutschen Gesundheitswesen 2020. https://de.statista.com/statistik/daten/studie/1218018/umfrage/bewertung-von-digitalisierung-im-deutschen-gesundheitswesen

Statista Research Department. (2022, 3. November). Anzahl der zahlenden Abonnenten von Tinder weltweit bis zum 3. Quartal 2022. https://de.statista.com/statistik/daten/studie/806485/umfrage/abonnenten-von-tinder-weltweit/ [abgerufen am 07.12.2022].

Steenkamp, M. M., Litz, B. T., Hoge, C. W., & Marmar, C. R. (2015). Psychotherapy for military-related PTSD: a review of randomized clinical trials. *JAMA, 314*(5), 489–500. https://doi.org/10.1001/jama.2015.8370

Steffgen, G., Böhmer, M. (2022). Cybermobbing und die gesundheitlichen Folgen für Kinder und Jugendliche. In A. Heinen, R. Samuel, C. Vögele & H. Willems (Hrsg.), *Wohlbefinden und Gesundheit im Jugendalter.* Springer VS. https://doi.org/10.1007/978-3-658-35744-3_20

Stern online (2020, 13. März). Woher stammt das Coronavirus? Zwischen China und den USA tobt eine Propaganda-Schlacht. *Stern.* https://www.stern.de/politik/ausland/ coronavirus-zwischen-china-und-usa-tobt-propaganda-schlacht-9180824.html

Stieler-Hunt, C., Jones, C. M., Rolfe, B., & Pozzebon, K. (2014). Examining key design decisions involved in developing a serious game for child sexual abuse prevention. *Frontiers in Psychology, 5*, 73.

Stöcker, C. (2023, 5. Februar). Wie man eine KI baut, der man trauen kann. *Spiegel online.* https://www.spiegel.de/wissenschaft/mensch/chatgpt-wie-man-eine-ki-baut-der-man-trauen-kann-kolumne-a-8ad8050a-6eb3-459b-8451-393840f9b2eb

Stommel, W., & Van Der Houwen, F. (2015). Counseling and new media technologies: a comparison of problem presentations in e-mail and in chat. *Communication & medicine, 12*(2–3), 243–256. https://doi.org/10.1558/cam.18298

Stoyanov, S. R., Hides, L., Kavanagh, D. J., et al. (2015). Mobile app rating scale: a new tool for assessing the quality of health mobile apps. *JMIR mHealth and uHealth, 3*(1), e27. https://doi.org/10.2196/mhealth.3422

Suler, J. (2004). The online disinhibition effect. *Cyberpsychology & Behavior, 7*(3), 321–326.

Sułkowska-Janowska, M. (2013). Aesteticised violence. *Folia Philosophica,* 179–190.

Summers, A., & Miller, M. K. (2014). From damsels in distress to sexy superheroes: how the portrayal of sexism in video game magazines has changed in the last twenty years. *Feminist Media Studies, 14*(6), 1028–1040.

Sun, Y., Zhang, Y., Gwizdka, J., & Trace, C. B. (2019). Consumer evaluation of the quality of online health information: systematic literature review of relevant criteria and indicators. *Journal of Medical Internet Research, 21*(5), e12522.

Sungler, J. (2022). *Sexismus in Online Games.* [Masterarbeit, Sigmund-Freud-Privatuniversität].

Surmann, M., Bock, E. M., Krey, E., et al. (2017). Einstellungen gegenüber eHealth-Angeboten in Psychiatrie und Psychotherapie. *Der Nervenarzt, 88*(9), 1036–1043.

Suwannaphisit, S., Anusitviwat, C., Tuntarattanapong, P., & Chuaychoosakoon, C. (2021). Comparing the effectiveness of blended learning and traditional learning in an orthopedics course. *Annals of Medicine and Surgery, 72,* 103037.

Taurines, R., Radtke, F., Romanos, M., & König, S. (2020). Using real patients in e-learning: case-based online training in child and adolescent psychiatry. *GMS Journal for Medical Education, 37*(7).

Tedeschi, R. G. (2018). Posttraumatic growth: theory, research, and applications. Routledge.

Terhorst, Y,. Rathner, E, -M, Baumeister, H., (2018). »Hilfe aus dem App-Store?«. Eine systematische Übersichtsarbeit und Evaluation von Apps zur Anwendung bei Depressionen. *Verhaltenstherapie, 28,* 101-112. https://doi.org/10.1159/000481692

The German Game Association. (2019). Growth in the German games market levels off at 2 per cent. https://www.game.de/en/growth-in-the-german-games-market-levels-off-at-2-per-cent

The German Games Association (2022). Growth in the German games market levels off at 2 per cent. https://www.game.de/en/growth-in-the-german-games-market-levels-off-at-2-per-cent

The Royal Australian College of General Practitioners. (2015). *E-Mental health. A guide for GPs.* [Broschüre]. https://www.racgp.org.au/download/Documents/Guidelines/e-Mental%20health/e-mentalhealthguide.pdf

Thorisdottir, A. S., & Asmundson, G. (2022). Internet-delivered cognitive processing therapy for individuals with a history of bullying victimization: a randomized controlled trial. *Cognitive Behaviour Therapy, 51*(2), 143–169. https://doi.org/10.1080/16506073.2021.1938663

Tiet, Q. Q., Duong, H., Davis, L., et al. (2019). PTSD coach mobile application with brief telephone support: a pilot study. *Psychological Services, 16*(2), 227.

Tighe, J., Shand, F., Ridani, R., et al. (2017). Ibobbly mobile health intervention for suicide prevention in Australian Indigenous youth: a pilot randomised controlled trial. *BMJ open, 7*(1), e013518.

Timmermans, E., Hermans, A. M., & Opree, S. J. (2020). Gone with the wind: Exploring mobile daters' ghosting experiences. *Journal of Social and Personal Relationships, 38*(2), 783–801.

Tomaszewska, P., & Schuster, I. (2021). Prevalence of teen dating violence in Europe: a systematic review of studies since 2010. *New Directions for Child and Adolescent Development, 178,* 11–37.

Tondello, G. F, Mora, A., & Nacke, L. E. (2017, 15. Oktober). *Elements of gameful design emerging from user preferences.* Presented at the CHI PLAY '17: Proceedings of the Annual Symposium on Computer-Human Interaction in Play, Amsterdam. https://dl.acm.org/doi/proceedings/10.1145/3116595

Tong, S. T., Hancock, J. T., & Slatcher, R. B. (2016). The influence of technology on romantic relationships: Understanding online dating. In G. Meiselwitz (Hrsg.), *Social computing and social media. design, ethics, user behavior, and social network analysis* (S. 162–173). Springer.

Topping, K. J., Douglas, W., Robertson, D., & Ferguson, N. (2022). Effectiveness of online and blended learning from schools: a systematic review. *Review of Education, 10*(2), e3.

Torchalla, I., Nosen, L., Rostam, H., & Allen, P. (2012). Integrated treatment programs for individuals with concurrent substance use disorders and trauma experiences: a systematic review and meta-analysis. *Journal of Substance Abuse Treatment, 42,* 65–77.

Torous, J., Kiang, M. V, Lorme, J., & Onnela, J.-P. (2016). New tools for new research in psychiatry: a scalable and customizable platform to empower data driven smartphone research. *JMIR Mental Health, 3*(2), e16. https://doi.org/10.2196/mental.5165

Torres, J. (2008). Bullying is biggest »negative« in online gaming experience – study. *GMA News Online.* http://www.gmanetwork.com/news/story/117927/scitech/bullying-is-biggest-negative-in-online-gaming-experience-study

Ttofi, M. M., & Farrington, D. P. (2011). Effectiveness of school-based programs to reduce bullying: a systematic and meta-analytic review. *Journal of Experimental Criminology, 7*(1), 27–56. https://doi.org/10.1007/s11292-010-9109-1

Turgoose, D., Ashwick, R., & Murphy, D. (2018). Systematic review of lessons learned from delivering tele-therapy to veterans with post-traumatic stress disorder. *Journal of Telemedicine and Telecare, 24*(9), 575–585. https://doi.org/10.1177/1357633X17730443

Turgoose, D., & Murphy, D. (2019). A systematic review of interventions for supporting partners of military Veterans with PTSD. *Journal of Military, Veteran and Family Health, 5*(2), 195–208.

Twomey, C., & O'Reilly, G. (2017). Effectiveness of a freely available computerised cognitive behavioural therapy programme (MoodGYM) for depression: meta-analysis. *Australian & New Zealand Journal of Psychiatry, 51*(3), 260–269.

Ullman, S. E., & Filipas, H. H. (2001). Predictors of PTSD symptom severity and social reactions in sexual assault victims. *Journal of Traumatic Stress, 14*(2), 369–389.

Unabhängige Beauftragte für Fragen des sexuellen Kindesmissbrauchs. (2023). Sexuelle Gewalt im Internet. https://beauftragte-missbrauch.de/themen/definition/sexuelle-gewalt-im-internet

Universität für Weiterbildung Krems. (2020). Psyche durch Corona-Maßnahmen belastet. https://www.donau-uni.ac.at/de/aktuelles/news/2020/psyche-durch-corona-masznahmen-belastet.html

Vagharseyyedin, S. A., Gholami, M., Hajihoseini, M., & Esmaeili, A. (2017). The effect of peer support groups on family adaptation from the perspective of wives of war veterans with posttraumatic stress disorder. *Public Health Nursing, 34*(6), 547–554.

Vagharseyyedin, S. A., Zarei, B., Esmaeili, A., & Gholami, M. (2018). The role of peer support group in subjective well-being of wives of war veterans with post-traumatic stress disorder. *Issues in Mental Health Nursing, 39*(12), 998–1003.

Vanderhoef, J. (2013). Casual threats: the feminization of casual video games. *Ada, 2*(2).

Van der Meer, C. A., Bakker, A., Schrieken, B. A., et al. (2017). Screening for trauma-related symptoms via a smartphone app: the validity of Smart Assessment on your Mobile in referred police officers. *International Journal of Methods in Psychiatric Research, 26*(3), e1579.

Van Herpen, M. M., Boeschoten, M. A., Te Brake, H., et al. (2020). Mobile Insight in Risk, Resilience, and Online Referral (MIRROR): psychometric evaluation of an online self-help test. *Journal of Medical Internet Research, 22*(9), e19716.

Van Laer, T. (2014). The means to justify the end: combating cyber harassment in social media. *Journal of Business Ethics, 123*(1), 85–98.

Van Ouytsel, J., Punyanunt-Carter, N. M., Walrave, M., & Ponnet, K. (2020). Sexting within young adults' dating and romantic relationships. *Current Opinion in Psychology, 36,* 55–59.

Varghese, S. S., Ramesh, A., & Veeraiyan, D. N. (2019). Blended module-based teaching in biostatistics and research methodology: a retrospective study with postgraduate dental students. *Journal of Dental Education, 83*(4), 445–450.

Varker, T., Brand, R. M., Ward, J., et al. (2019). Efficacy of synchronous telepsychology interventions for people with anxiety, depression, post-traumatic stress disorder, and adjustment disorder: a rapid evidence assessment. *Psychological Services, 16*(4), 621–635. https://doi.org/10.1037/ser0000239

Ventura, S., Badenes-Ribera, L., Herrero, R., et al. (2020). Virtual reality as a medium to elicit empathy: a meta-analysis. *Cyberpsychology, Behavior, and Social Networking, 23*(10), 667–676. https://doi.org/10.1089/cyber.2019.0681

Vergin, J. (2020, 27. März). Solidarität: Wie uns das Coronavirus hilfsbereiter macht. DW online. https://www.dw.com/de/solidarität-wie-uns-das-coronavirus-hilfsbereiter-macht/a-52939281

Vila-Badia, R., Butjosa, A., Del Cacho, N., et al. (2021). Types, prevalence and gender differences of childhood trauma in first-episode psychosis. What is the evidence that childhood trauma is related to symptoms and functional outcomes in first episode psychosis? A systematic review. *Schizophrenia Research, 228,* 159–179. https://doi.org/10.1016/j.schres.2020.11.047

Villa, P. I. (2018). Die #MeToo-Debatte. *POP, 7*(1), 79–85.

Vindegaard, N., & Benros, M. E. (2020). COVID-19 pandemic and mental health consequences: Systematic review of the current evidence. *Brain, Behavior, and Immunity, 89,* 531–542.

Voth, M., Chisholm, S., Sollid, H., et al. (2022). Efficacy, effectiveness, and quality of resilience-building mobile health apps for military, veteran, and public safety personnel populations: scoping literature review and app evaluation. *JMIR mHealth and uHealth, 10*(1), e26453.

Wahle, F., Kowatsch, T., Fleisch, E., et al. (2016). Mobile sensing and support for people with depression: a pilot trial in the wild. *JMIR mHealth and uHealth, 4*(3), e111. https://doi.org/10.2196/mhealth.5960

Wajda, Z., Kapinos-Gorczyca A, Lizinczyk S, et al. (2022). Online group psychodynamic psychotherapy: The effectiveness and role of attachment: the results of a short study. *Frontiers in Psychiatry, 13,* 798991. https://doi.org/10.3389/fpsyt.2022.798991

Waligóra, J., & Bujnowska-Fedak, M. M. (2019). Online health technologies and mobile devices: attitudes, needs, and future. *Medical Science and Research, 1153,* 19–29.

Walther, J. B. (2007). Selective self-presentation in computer-mediated communication: hyperpersonal dimensions of technology, language, and cognition. *Computers in Human Behavior, 23*(5), 2538–2557.

Wang, Z., Küffer, A., Wang, J., & Maercker, A. (2014). Nutzung eines webbasierten Selbsthilfeprogramms für Traumaopfer: Auswertung von Dropout-Raten und ihren Prädiktoren. *Verhaltenstherapie, 24*(1), 6–14. https://doi.org/10.1159/000358472

Wangemann, T., Golkaramnay, V. (2004). Psychotherapie und Internet: Chat-Gruppe als Brücke in den Alltag. *Deutsches Ärzteblatt, 1001*(9): a-550–553.

Watson, A., & van Kessel, K. (2018). Cancer survivors' experiences and explanations of postcancer fatigue: an analysis of online blogs. *Cancer Nursing, 41*(2), 117–123.

Webelhorst, C., Jepsen, L., & Rummel-Kluge, C. (2020). Utilization of e-mental-health and online self-management interventions of patients with mental disorders – a cross-sectional analysis. *PloS one, 15*(4), e0231373. https://doi.org/10.1371/journal.pone.0231373

Weichert, T. (2014). Big Data, Gesundheit und der Datenschutz. *Datenschutz und Datensicherheit, 12*, 831–838.

Weidemann, A. (2008). Primäre und sekundäre Traumatisierung: ein Berufsrisiko für Journalisten. Überblick zum Stand der Forschung. *Trauma & Gewalt, 3*, 234–245.

Weitzel, E. C., Quittschalle, J., Welzel, F. D., et al. (2021). E-Mental-Health und digitale Gesundheitsanwendungen in Deutschland. *Nervenarzt, 92*, 1121–1129.

WePlay Esports (2021). How many people play video games in the world? https://weplayholding.com/blog/how-many-people-play-video-games-in-the-world

Wesemann, U., Kowalski, J., Zimmermann, P., et al. (2016). Vom Helden zum Profi – Veränderung der Einstellung zu psychischen Erkrankungen bei Einsatzsoldaten durch das präventive Computerprogramm CHARLY. *Wehrmedizinische Monatsschrift, 60*(1), 2–7.

Westrup, D., Fremouw, W. J., Thompson, R. N., & Lewis, S. F. (1999). The psychological impact of stalking on female undergraduates. *Journal of Forensic Science, 44*(3), 554–557.

Whitty, M. T., & Buchanan, T. (2016). The online dating romance scam: the psychological impact on victims – both financial and non-financial. *Criminology & Criminal Justice, 16*(2), 176–194.

White, M. D., Mulvey, P., Fox, A. M., & Choate, D. (2012). A hero's welcome? Exploring the prevalence and problems of military veterans in the arrestee population. *Justice Quarterly, 29*(2), 258–286.

White, R. W., & Horvitz, E. (2009). Cyberchondria: studies of the escalation of medical concerns in Web search. *ACM Transactions on Information Systems, 27*(4), 1–37. http://doi.acm.org/10.1145/1629096.1629101

Whitson, J. A., & Galinsky, A. D. (2008). Lacking control increases illusory pattern perception. *Science, 322*, 115–117.

Wiederhold, B. K., Gavshon, L., & Wiederhold, M. D. (2010). A psychodynamic view of virtual reality exposure therapy. *Journal of CyberTherapy and Rehabilitation, 3*(4) 395.

Wijnhoven, L., Creemers, D., Vermulst, A. A., et al. (2020). Effects of the video game »Mindlight« on anxiety of children with an autism spectrum disorder: a randomized controlled trial. *Journal of Behavior Therapy and Experimental Psychiatry, 68*, 101548. https://doi.org/10.1016/j.jbtep.2020.101548

Wildhagen, J. (2021, 10. August). Das Tierheim München vermittelt Tiere jetzt über Tinder. https://www.deine-tierwelt.de/magazin/purrfect-match-tierheim-muenchen-vermittelt-tiere-ueber-tinder

Winslow, B. D., Kwasinski, R., Hullfish, J., et al. (2022). Automated stress detection using mobile application and wearable sensors improves symptoms of mental health disorders in military personnel. *Frontiers in Digital Health, 4*, 919626. https://doi.org/10.3389/fdgth.2022.919626

Wolak, J., Finkelhor, D., Walsh, W., & Treitman, L. (2018). Sextortion of Minors: Characteristics and Dynamics. *Journal of Adolescent Health, 62*(1), 72–79. https://doi.org/10.1016/j.jadohealth.2017.08.014

Wolak, J., Liberatore, M., Levine, B. N. (2014). Measuring a year of child pornography trafficking by U. S. computers on a peer-to-peer network. *Child Abuse & Neglect, 38*(2), 347–356. https://doi.org/10.1016/j.chiabu.2013.10.018

Wong, K. P., Bonn, G., Tam, C. L., & Wong, C. P. (2018). Preferences for online and/or face-to-face counseling among university students in Malaysia. *Frontiers in Psychology, 9*, 64. https://doi.org/10.3389/fpsyg.2018.00064

World Health Organisation. (2016). Health topics: eHealth. http://www.who.int/topics/ehealth/en

Wouters, P., van Nimwegen, C., van Oostendorp, H., & van der Spek, E. D. (2013). A meta-analysis of the cognitive and motivational effects of serious games. *Journal of Educational Psychology, 105*(2), 249–265. https://doi.org/10.1037/a0031311

Xu, R., Mei, G., Zhang, G., et al. (2012). A voice-based automated system for PTSD screening and monitoring. *Studies in Health Technology and Informatics, 173*, 552–558.

Ybarra, M. L., Mitchell, K. J., Palmer, N. A., & Reisner, S. L. (2015). Online social support as a buffer against online and offline peer and sexual victimization among U. S. LGBT and non-LGBT youth. *Child Abuse & Neglect, 39*(X), 123–136. https://doi.org/10.1016/j.chiabu.2014.08.006

Yee, N. (2014). The Proteus paradox: how online games and virtual worlds change us-and how they don't. Yale University Press.

Yee, N., & Bailenson, J. (2007). The Proteus effect: the effect of transformed self-representation on behavior. *Human Communication Research, 33*(3), 271–290.

Yin, Q., Sun, Z., Liu, T., et al. (2020). Posttraumatic stress symptoms of health care workers during the corona virus disease 2019. *Clinical Psychology & Psychotherapy, 27*(3), 384–395. https://doi.org/10.1002/cpp.2477.603.2477

Zeitjung. (2017, Oktober 17). #MeToo zeigt: Sexuelle Belästigung ist Alltag für viele Frauen. https://www.zeitjung.de/metoo-social-media-twitter-sexuelle-belaestigung-erfahrung

Zeren, S. G., Erus, S. M., Amanvermez, Y., et al. (2020). The effectiveness of online counseling for university students in Turkey: a non-randomized controlled trial. *European Journal of Educational Research, 9*(2), 825–834.

Zhou, Y., Bai, Z., Wu, W., et al. (2021). Impacts of internet-based interventions for veterans with ptsd: a systematic review and meta-analysis. *Frontiers in Psychology*, 12, 711652. https://doi.org/10.3389/fpsyg.2021.711652

Zielasek, J., & Gouzoulis-Mayfrank, E. (2020). COVID-19-Pandemie: Psychische Störungen werden zunehmen. *Deutsches Ärzteblatt, 228*(21), A-1114.

Zimmermann, P., Alliger-Horn, C., Willmund, G., et al. (2013). Integration moderner Medien in das psychosoziale Versorgungsangebot deutscher Soldaten. *Zeitschrift für Psychotraumatologie, Psychotherapiewissenschaft und Psychologische Medizin, 2*(11), 35–47.

Zweig, J. M., Dank, M., Yahner, J., & Lachman, P. (2013). The rate of cyber dating abuse among teens and how it relates to other forms of teen dating violence. *Journal of Youth and Adolescence, 42*(7), 1063–1077.

Zweig, J. M., Lachman, P., Yahner, J., & Dank, M. (2014). Correlates of cyber dating abuse among teens. *Journal of Youth and Adolescence, 43*(8), 1306–1321.

Zwerenz, R., Baumgarten, C., Becker, J., et al. (2019). Improving the course of depressive symptoms after inpatient psychotherapy using adjunct web-based self-help: follow-up results of a randomized controlled trial. *Journal of Medical Internet Research, 21*(10), e13655. https://doi.org/10.2196/13655

Zwerenz, R., Becker, J., Johansson, R., et al. (2017). Transdiagnostic, psychodynamic web-based self-help intervention following inpatient psychotherapy: results of a feasibility study and randomized controlled trial. *Journal of Medical Internet Research,* 4(4), e41. https://doi.org/10.2196/mental.7889

Zyda, M. (2005). From visual simulation to virtual reality to games. *Computer, 38*(9), 25–32. https://doi.org/10.1109/MC.2005.297

Die Autorinnen

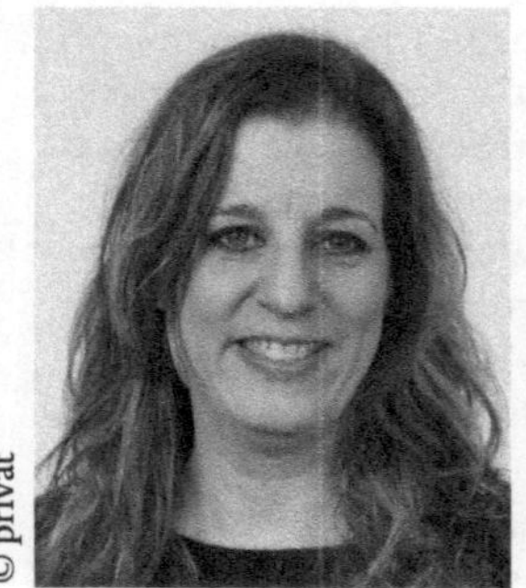

© privat

Christiane Eichenberg, Univ.-Prof. Dr., Diplom-Psychologin und Psychotherapeutin (Psychoanalyse), ist Leiterin des Instituts für Psychosomatik an der Fakultät für Medizin der Sigmund Freud PrivatUniversität Wien. Zu den Forschungs-, Publikations- und Vortragstätigkeiten siehe www.christianeeichenberg.de

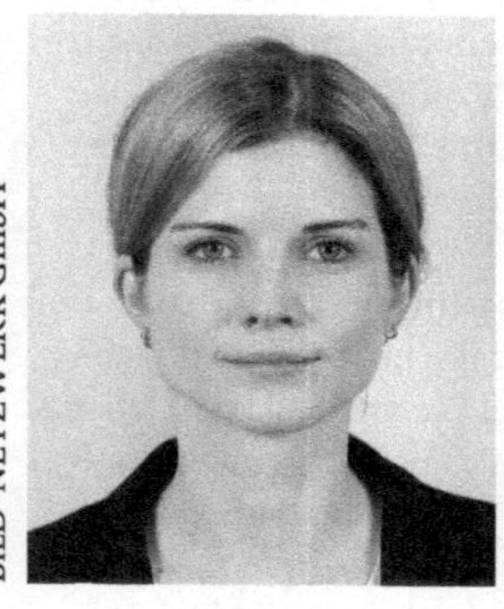

© BILDSCHÖN – DAS SCHNELLE BILD-NETZWERK GmbH

Jessica Huss, Dr., ist als Psychologin mit dem Fokus »E-Mental-Health« im wirtschaftlichen und gesundheitspolitischen Kontext tätig. Berufsbegleitend promovierte sie an der Universität Kassel zum Einsatz von Serious Games in der Psychotherapie. Ihre weiteren Forschungs- und Inhaltsschwerpunkte sind Psychotherapieforschung, Online-Interventionen und Psychotraumatologie.